Ganzheitliche Pflege bei Patienten mit Stoma

Gabriele Gruber
(Hrsg.)

Ganzheitliche Pflege bei Patienten mit Stoma

Praxis und Beratung – stationär und ambulant

Mit 100 Abbildungen

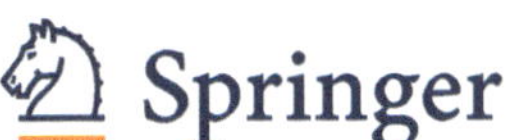
Springer

Herausgeber
Gabriele Gruber
MedicalSupport
München
Deutschland

ISBN 978-3-662-48428-9 ISBN 978-3-662-48429-6 (eBook)
DOI 10.1007/978-3-662-48429-6

Die Deutsche Nationalbibliothek verzeichnet diese Publikation in der Deutschen Nationalbibliografie; detaillierte bibliografische Daten sind im Internet über http://dnb.d-nb.de abrufbar.

Umschlaggestaltung: deblik Berlin
Fotonachweis Umschlag: © fotolia/Photographee.eu

Gedruckt auf säurefreiem und chlorfrei gebleichtem Papier

Springer ist Teil von Springer Nature
Die eingetragene Gesellschaft ist Springer-Verlag GmbH Deutschland
Die Anschrift der Gesellschaft ist: Heidelberger Platz 3, 14197 Berlin, Germany

Die Medizin und Pflege unterliegt einem fortwährenden Entwicklungsprozess, sodass alle Angaben, insbesondere zu diagnostischen, therapeutischen und pflegerischen Verfahren, immer nur dem Wissenstand zum Zeitpunkt der Drucklegung des Manuskriptes entsprechen können. Jeder ist daher aufgefordert Beipackzettel, Gebrauchsanleitungen und Fachinformationen der Hersteller als auch Fachbücher sowie Spezialisten zu konsultieren um sein Wissen aktuell zu halten. Der Anwender selbst bleibt verantwortlich für jede therapeutische Arbeit, Behandlung, Medikation oder Durchführung.

Vorwort

Die Praxis der „Stomatherapie" hat sich in den letzten 30 Jahren insbesondere durch neue Therapiekonzepte und die sich verändernden Versorgungsstrukturen im Gesundheitswesen weiterentwickelt. Ziel dieses Buches ist es, die Komplexität der „Stomatherapie" aus den unterschiedlichsten Perspektiven zu beleuchten und dabei den Schwerpunkt vor allem auf die Bedürfnisse der Betroffenen zu legen.

Die Herausforderung lag von Anfang an darin, die Ganzheitlichkeit der pflegerischen Praxis darzustellen und gleichzeitig den einzelnen Menschen mit Stoma in dieser komplexen Situation aus Diagnose, Therapieoptionen und möglichen weiteren Behandlungen und dem Angebot der Selbsthilfe nicht aus den Augen zu verlieren. Das Hauptaugenmerk sollte stets auf die individuelle, empathische und pflegefachliche Beratung und Praxis gerichtet werden.

Die zahlreichen Experten aus Pflege, Medizin, Selbsthilfe und den interdisziplinären Fachbereichen haben mit ihrem Fachwissen dazu beigetragen, ausführlich darzustellen, wie ganzheitliche Pflege bei Stoma, speziellen parastomalen Wundverhältnissen und Kontinenzstörungen umgesetzt werden kann. Dieses Buch soll Lösungen für Fragen und Probleme bieten und als Nachschlagwerk bei besonderen Beratungssituationen dienen, wenn spezielle Fragestellungen – wie zum Beispiel Resorptionsstörungen bei Kurzdarmsyndrom – auftreten. Dadurch kann es Sicherheit vermitteln, wenn bei der Anleitung und Schulung von Betroffenen und Angehörigen Fragen gestellt werden, die nicht im alltäglichen Kontext beantwortet werden können. Ich wünsche mir, dass Pflegende in der Aus-, Weiter- und Fortbildung hierzu grundsätzliche Antworten finden.

Die Kapitel mit vielen praxisnahen Tipps tragen dazu bei, dass Patienten eine adäquate pflegerische Anleitung erhalten, um sich im Alltag selbstständig zu versorgen. Für all jene, die eine Fachweiterbildung im Handlungsfeld Stoma, Kontinenz und Wunde absolvieren, sind Aspekte der interdisziplinären und multiprofessionellen Arbeit des Pflegeexperten SKW aus den verschiedenen Professionen zusammengetragen worden. Mit diesem Wissen kann der Pflegeexperte auf die wechselnden Bedürfnisse, egal ob stationär, in der Rehabilitationsklinik oder beim Patienten Zuhause, im Alltag bedarfsgerecht und lösungsorientiert reagieren.

Ein solches Buch kann ohne die Unterstützung und hervorragende Zusammenarbeit der Autoren nicht gelingen. Ganz herzlich bedanke ich mich bei allen Mitwirkenden und deren Familien für das entgegengebrachte Vertrauen und die Zeit, dieses Projekt mitzugestalten. Die fachlich hervorragenden Ergebnisse der einzelnen Kapitel geben einen Überblick darüber, was „ganzheitliche Stomapflege" fordert und tatsächlich leisten kann!

Ich bedanke mich beim Team des Springer Verlages und den Sponsoren, die es ermöglicht haben, das Buch in diesem Umfang zu verwirklichen und farbig zu gestalten. Besonders bedanke ich mich bei Frau Ute Villwock für ihre einfühlsame Arbeit, durch die sie aus über 30 Einzeltexten ein gut lesbares Werk geschaffen hat.

Ich wünsche mir und den Autoren, dass das Buch besonders den Pflegenden praktisches, interessantes und aktuelles Fachwissen für die tägliche Arbeit bietet, um die anspruchsvollen Aufgaben in der Beratung, Anleitung und Schulung von Betroffenen mit Stoma bewältigen zu können.

Sollte das Buch immer griffbereit am Arbeitsplatz liegen, um die Fragen von Betroffenen mit Stoma zu beantworten, so wäre das für uns Autoren der Hinweis, dass wir die richtigen Themen bearbeitet haben.

Gabriele Gruber
Im Juli 2016

Geleitwort

„Alles begann damit, dass ich einen leichten Schnupfen bekam", sang Hannes Wader einmal. Bei mir war es das Übliche: stressbedingte Magenbeschwerden. Kenn ich! Ein paar Pillen und das geht wieder weg. Doch dieses Mal kam es anders. Es ging nicht weg. Die Diagnose: Darmkrebs! Ein Schock für jemanden, der 60 Jahre ohne eine ernsthafte Erkrankung durchs Leben gekommen war. Doch damit nicht genug. Inmitten der Chemotherapie ein Darmverschluss. Ein künstlicher Darmausgang war unvermeidlich.

Der Gedanke war für mich unerträglich. Ein künstlicher Darmausgang – ein Stoma!

Das war immer so weit weg. Das hatten immer nur „die anderen". Unvorstellbar - Man(n) fühlt sich wie ein halber Mensch. Vieles scheint ab hier zu Ende zu sein. In dieser Situation sind speziell medizinisch und pflegerisch ausgebildete Fachkräfte unentbehrlich. Von Anfang an kümmerten sich meine Stoma-Therapeutinnen um mich. Ohne sie und meine Partnerin wäre ich in tiefe Verzweiflung gestürzt. Ihre persönliche Beratung, die Versorgung und vor allem die „undramatische Normalität", die sie an den Tag legten – das brauchte ich, dafür danke ich ihnen wie kaum jemandem zuvor.

Entgegen meiner Vorstellungen – und vermutlich der der meisten Menschen – ist mit einem Stoma nach einer Gewöhnungszeit ein fast normales Leben möglich. Ohne postoperative therapeutische Unterstützung gelänge dieser Weg auf einen Modus vivendi wohl kaum. In Deutschland leben mehr als 130.000 Menschen mit einem Stoma. Dennoch führt die Stomatherapie noch ein völlig unterbewertetes Dasein. Erst vor etwa 20 Jahren betrat die Chirurgische Klinik der Uniklinik Erlangen Neuland und ließ als erste deutsche Klinik eigens eine Krankenschwester zur Stomatherapeutin in den USA ausbilden. Eine unendlich wichtige Vorreiterleistung!

Heute ist die Stomatherapie als ein spezielles Fachgebiet der Krankenpflege besser entwickelt. Aber zufriedenes Zurücklehnen ist nicht angesagt. Die Zahl der Krebserkrankungen steigt nach Untersuchungen der WHO weltweit stark. Laut Statistischem Bundesamt ist in Deutschland Krebs heute die zweithäufigste Todesursache. Grund genug für eine verstärkte Krebsforschung ebenso wie eine bessere Personalausstattung, Unterstützung und Bezahlung der Menschen im Gesundheitswesen sowie die Verbesserung der Regelleistungen der Versicherungsträger für die Stomapatienten.

Denn: „Wenn Du arm bist, musst Du früher sterben", haben wir doch lange überwunden – oder?

Thomas Händel

Vorsitzender des Ausschusses für Beschäftigung und soziale Angelegenheiten im Europa-Parlament

Inhaltsverzeichnis

Abbildungsverzeichnis

Autoren

Andrea Adamek
Exam. Krankenschwester, Pflegeexperte SKW
Döllstädtstraße 16
99423 Weimar
a.adamek@reha-aktiv2000.de

Kathrin Dittmann
Exam. Krankenschwester, Pflegeexperte SKW
SRH Wald-Klinikum Gera gGmbH,
Abtl. Stomatherapie
Straße des Friedens 122
07548 Gera
kathrin.dittmann@wkg.srh.de

Werner Droste
Gesundheits- und Krankenpfleger,
Pflegeexperte SKW
Nikolaus-Groß-Weg 6
59379 Selm
werner.droste@gmx.net

Prof. Dr. med. Gerhard Englert
Dernburgstraße 56
14057 Berlin
g-h.englert@t-online.de

Dr. med. Friederike Eisner
Universitätsklinikum Tübingen, Klinik für
Allgemeine, Viszeral- und Transplantationschirurgie
Hoppe-Seyler-Straße 3
72076 Tübingen
f.eisner@gmx.net

Mag.[a] phil. Doris Fölsch
Philosophin, Ethik- und Unternehmensberaterin,
Fachautorin, diplomierte Gesundheits-
und Krankenschwester
Gaisbergweg 5 B
A-5400 Hallein
doris.foelsch@pflegeethik.at

Bernd Ginsberg
Exam. Krankenpfleger, Enterostomatherapeut
Siegen
info@wegimed.de

Prof. Dr. med. Jörg Glatzle
Gesundheitsverbund Landkreis Konstanz,
Klinikum Konstanz,
Klinik für Allgemein- und Viszeralchirurgie
Luisenstraße 7
78464 Konstanz
allgemeinchirurgie.kn@glkn.de

PD Dr. Peter J. Goebell
Friedrich-Alexander Universität,
Urologische Klinik
Rathsberger Straße 57
91054 Erlangen
peter.goebell@uk-erlangen.de

Gabriele Gruber, MSc
Gesundheitsmanagement und Systemmanagerin
Qualität im Gesundheitswesen,
Risikobeauftragte, akademische Kontinenz-
und Stomaberaterin, Pflegeexperte SKW,
exam. Krankenschwester,
Fachdozentin, Autorin
München
kontakt@gabriele-gruber.de

Ulrike Gumbmann
Staatlich anerkannte Physiotherapeutin
Am Wasserwerk 1b
91074 Herzogenaurach
Ulrike.Gumbmann@gmx.de

Thomas Händel
Chairman Committee on Employment
and Social Affairs - EMPL 03M059,
Willy Brandt Building
60, rue Wiertz / Wiertzstraat 60
B-1047 Brüssel
ThomasHaendel@web.de

Nina Hasait
Fachapothekerin für Klinische Pharmazie
Klinikapotheke des Universitätsklinikums
Hamburg Eppendorf
Martinistraße 52
20246 Hamburg
nina.hasait@uke.de

Maria Haß
Deutsche ILCO e. V. -Bundesgeschäftsstelle
Thomas-Mann-Straße 40
53111 Bonn
maria.hass@ilco.de

Dr. Daniela Hayder-Beichel, MScN, BScN
Pflegewissenschaftlerin,
exam Krankenschwester Zentrum für
Wissenstransfer im Gesundheitswesen
Düsseldorf
hayder@zewig.de

Annette Heuwinkel-Otter
Gesundheits-und Krankenpflegerin mit
Weiterbildung A+I, Pflegemanagement
und -pädagogik, Lektorin, Programmleiterin im
Verlagswesen derzeit freiberufliche Journalistin,
Fach- und Sachbuchautorin
Leopoldstraße 108b
80802 München
a.heuwinkel@t-online.de

Gabriele Hofmann
Exam. Krankenschwester, Pflegeexpertin SKW
Zur alten Burg 1
91085 Weisendorf-Reuth
ga-e.hofmann@t-online.de

Dr. Doreen Jaenichen
Integrative Onkologie/Allgemeinmedizin/
Naturheilkunde
MVZ Bad Berka
Robert-Koch-Allee 9
99437 Bad Berka
Doreen.Jaenichen@mvz-zentralklinik.de

Silke Jeltsch
Exam. Krankenschwester,
Pflegeexperte Stoma, Inkontinenz, Wunde
silke.jeltsch@publicare-gmbh.de

Ricky Karg-Straninger
Exam Krankenschwester, Pflegeexpertin SKW
Friedenspromenade 61a
81827 München
info@rickyskaro.de

Manuela Kaser-Brehmer
Exam. Krankenschwester,
Pflegeexpertin SKW,
Aromapflegeexpertin
Mitterfeld 25a
85419 Mauern
manuela.kaser@gmx.de

Doris Kost
Exam Krankenschwester,
Pflegeexpertin Stoma-Inkontinenz-Wunde
Hannover
Kost.Doris@web.de

Dr. med. Peter Kruck
Falkenweg 9
55583 Bad Münster am Stein
Kruck.ebg@gmx.de

Christian Limpert
Am Bettenheimer Hof 26
55576 Spredlingen
christian@stoma-welt.de

Petra Linkenbach
Staatlich anerkannte Physiotherapeutin
Anna-Pirson-Weg 3
91052 Erlangen
Petra.linkenbach@t-online.de

Cornelia Mögel
Exam Krankenschwester,
Aromatherapeutin, Heilpraktikerin
Schlesische Straße 2a
85560 Ebersberg
info@aromaseminare.de

Mag. Markus Ofner
Psychologe
Am Reiterbach 4
A-5165 Berndorf
mag.markus.ofner@sbg.at

Tina Ofner, MSc
Psychologin
Am Reiterbach 4
A-5165 Berndorf
tina.ofner@sbg.at

Prof. Dr. med. Oliver Rick
Dr. Ebel Fachkliniken GmbH & Co.
Klinik Reinhardshöhe GmbH
Quellenstraße 8–12
34537 Bad Wildungen
oliver.rick@klinik-reinhardshoehe.de

Berit Sayer
Exam. Krankenschwester, Fachkraft Palliativversorgung, Kursleiterin von Palliative-Care-Kursen für Pflegende, Wundmanager ICW
Klinik für Palliativmedizin,
Zentralklinik Bad Berka GmbH
Robert-Koch-Allee 9
99437 Bad Berka
Berit.Sayer@zentralklinik.de

Prof. Dr. med. Henning Schulze-Bergkamen
Klinik für Innere Medizin II (Gastroenterologie, Hämatologie/Onkologie, Rheumatologie, Diabetologie), Marien-Hospital gGmbH
Pastor-Janßen-Str. 8-38
46483 Wesel
henning.schulze-bergkamen@prohomine.de

PD Dr. med. Ulf Seifart
Klinik Sonnenblick der Deutschen Rentenversicherung Hessen
Amöneburger Straße 1–6
35043 Marburg/Lahn
ulf.seifart@drv-hessen.de

Scarlett Summa
Exam. Krankenschwester, Pflegeexpertin SKW, Fachtherapeutin Wunde® ICW
Falkenstraße 45
91056 Erlangen
Scarlettsumma@aol.com

Prof. Dr. med. Christiane Szliska
Diakonie Klinikum Bethesda,
Dermatologische Klinik
Euelsbruchstraße 39
57258 Freudenberg
christiane.szliska@diakonie-sw.de

Doris Wansch
Exam. Krankenschwester
Chirurgische Universitätsklinik
Ernährungsteam/Adipositaszentrum
Krankenhausstraße 12
91054 Erlangen
doris.wansch@uk-erlangen.de

Beate Wessel
Exam. Krankenschwester Pflegeexpertin SWK, Akademische Kontinenz- und Stomaberaterin, Wundexpertin ICW
Josephs-Hospital Warendorf, Abteilung Stomatherapie
Am Krankenhaus 2
48231 Warendorf
b.wessel@jhwaf.de

Margarete Wieczorek
Gesundheits- und Krankenpflegerin, Praxisanleiterin, Pflegeexpertin SKW
Krankenhaus Barmherzige Brüder Regensburg
Prüfeningerstr. 86
93049 Regensburg
margarete.wieczorek@barmherzige-regensburg.de

Dr. med. Beate Will
Klinik für Palliativmedizin,
Zentralklinik Bad Berka GmbH
Robert-Koch-Allee 9
99437 Bad Berka
beate.will@zentralklinik.de

Cora Worms
Exam. Krankenschwester für Anästhesie und Intensivmedizin,
Dipl. Pflegepädagogin (FH), (M.A.),
Aromachologin (FE)
Erbsenlachen 46
78050 Villingen-Schwenningen
c.worms@t-online.de

Stomatherapie im Gesundheitswesen

W. Droste, G. Gruber, G. Hofmann

G. Gruber (Hrsg.), *Ganzheitliche Pflege bei Patienten mit Stoma*,
DOI 10.1007/978-3-662-48429-6_1

1.1 Stellenwert der Stomatherapie im Gesundheitswesen

G. Gruber

Seit 2000 Jahren zählt die „Anlage eines Stomas“ zur ältesten Behandlungsmethode am Darm. Die Ursachen waren stets akute Geschehen, die eine lebenserhaltende Operation erforderten. Zur Versorgung des Stomas und zum Auffangen der Ausscheidung gab es unterschiedliche Methoden (▶ Abschn. 1.2).

1.1.1 Wo stehen wir heute?

In Deutschland erkrankten 2012 ca. 478.000 Menschen an Krebs (RKI 2015). Für das Jahr 2014 wurde prognostisch eine Anzahl von ca. 65.000 Menschen, die an Darmkrebs erkranken, genannt. Darmkrebspatienten können entweder eine temporäre oder eine endgültige Stomaanlage erhalten. Bei Blasenkarzinom (ca. 16.000/J.) wird infolge einer Zystektomie bei 60 % der Patienten ein Urinstoma oder eine Harnableitung (Neoblase/Pouch) angelegt. Weitere Ursachen für Stomaanlagen sind chronisch entzündliche Darmerkrankungen, gynäkologische Ursachen und bei Kindern Missbildungen.

Die Stomatherapie hat sich in Deutschland als Fachgebiet der Gesundheits- und Krankenpflege beständig weiterentwickelt. Parallel zur medizinischen Entwicklung haben sich die Handlungsfelder der Pflege gewandelt und erweitert. Spezialisierungen zu „einzelnen“ Fachgebieten haben an Bedeutung gewonnen und pflegerisches Grundwissen der Ausbildung in Kombination mit erweitertem Fachwissen ist unabdingbar geworden. Mittlerweile hat sich die Weiterbildung zum „Pflegeexperten Stoma, Kontinenz und Wunde (SKW)“etabliert.

Heute wie früher ist es die Aufgabe und Zielsetzung der Stomatherapie, Betroffene darin zu unterstützen, Fertigkeiten zu erlernen und Kompetenzen zu entwickeln, um ihre Stomaanlage weitgehend selbstständig zu versorgen. Sie benötigen aktuelle unabhängige Informationen, um die Diagnose verarbeiten, das Stoma selbstständig versorgen oder Problemen (Komplikationen) und deren Verschlimmerung vorbeugen zu können (Deutsche ILCO 2007). Die Betroffenen fordern zu den mittlerweile komplexen Therapien (Krebserkrankungen) und speziellen Versorgungssituationen Beratung und Anleitung, um mit der Erkrankung im Alltag besser leben zu können.

Eine wichtige Aufgabe des Pflegeexperten SKW ist es, die physischen, psychischen und sozialen Aspekte der Patienten mitzuberücksichtigen. Im multiprofessionellen Behandlungsteam werden deshalb fachspezifische Beratungen und Schulungen angeboten, die den Einzelnen, seine Familie und seine Umfeld individuell betrachten. Diese Beratungen können folgende Inhalte haben:

- Fortlaufende Gewährleistung der benötigten Informationen, Anleitungen, Beratungen und Schulungen
- Besprechung von Erwartungen, Vorstellungen oder Ängsten
- Benennung der einzelnen Schritte im Behandlungsprozess
- Kontinuierliche Begleitung und Versorgung
- Information über therapeutische Optionen und spezielle Beratung und Anleitung bei zusätzlichen Kontinenzstörungen, bei Entwicklung einer Inkontinenz oder bei parastomalen Wundsituationen

» Spezialisierte Pflegende haben zudem eine Schlüsselposition an der Schnittstelle zwischen Ärzten, Patienten und deren Angehörigen. Diese zentrale Rolle ist eine unschätzbare Hilfe für alle Beteiligten und kann eine Betreuungskontinuität bieten, die von Patienten sehr geschätzt wird. (Foubert 2011)

1.1.2 Einwirkungen

Neben der demografischen Entwicklung führen strukturelle Veränderungen, geringes Budget und gesetzliche Reformen im Gesundheitswesen dazu, dass sich die Pflegesituation und die Betreuungskontinuität verändern. Die Liegezeiten in den Klinken verkürzen sich. Waren Stomaträger in den 1980er Jahren noch durchschnittlich 3 bis 4 Wochen in der Klinik, werden sie heute nach durchschnittlich 8 bis 12 Tagen (manchmal auch schon früher) entlassen.

Die für die selbstständige Versorgung der Stomaanlage benötigte Beratung und Schulung kann so häufig nicht im benötigten Maß und Umfang durchgeführt werden. Zusätzlich stellt das häufig hohe Lebensalter der Patienten mit zusätzlichen Nebenerkrankungen, wie Sehschwäche oder Mobilitätsstörungen, ein Problem dar. Umso wichtiger ist dann bei Bedarf die weitere häusliche Betreuung durch qualifizierte ambulante Pflegefachkräfte nach dem stationären Aufenthalt. So kann die Beratung und Anleitung fortgeführt werden, wie es der Expertenstandard Entlassungsmanagement vorsieht (DNQP 2009).

Wenn durch einen anschließenden Aufenthalt in einer Rehabilitationsklinik (► Abschn. 6.6) keine Stabilität der Situation hergestellt werden kann, entsteht nach der Entlassung möglicherweise ein Bedarf an häuslicher Pflege. Bisher ist die häusliche Pflege, vor allem für alleinstehende Stomaträger, schwierig zu organisieren, da z. B. der alleinige Versorgungswechsel keine Leistungspflicht der gesetzlichen Krankenkasse auslöst. Die Betroffenen müssen häufig die Pflegeleistung selber bezahlen. Das heißt, auch wenn der Betroffene nur eine Hand benutzen konnte, weil die andere verletzt war, musste er den Pflegedienst selber finanzieren. Ausnahmen sind, wenn eine parastomale Wunde versorgt werden muss, dann werden für die Dauer der „Behandlungspflege" die Kosten der ambulanten Pflege in der Regel übernommen. Durch gesetzliche Änderungen (u. a. zweites Pflegestärkungsgesetz/Krankenhausstrukturgesetz, 2016) werden die bisherigen Pflegestufen derzeit auf Pflegegrade umgestellt. Für alleinlebende Stomaträger kann das bedeuten, dass unter Umständen durch die neu definierten Voraussetzungen ab 2017 die Versorgungslücken der „Übergangspflege" oder Kurzzeitpflege geschlossen werden.

Pflegefachkräfte in Homecare-Unternehmen/Sanitätshäusern übernehmen nicht die Aufgaben einer ambulanten Pflege, da dies im Sozialgesetz so nicht vorgesehen ist. Aufgrund der gesetzlich geforderten Versorgungsverträge mit den Krankenkassen (§ 127 Abs. 2 SGB V) sind sie für die Koordination, die Produktauswahl, die Lieferung sowie die Anleitung zum Gebrauch der Hilfsmittel und deren Anpassung bei Problemen verantwortlich. Auch an dieser Stelle ist der ökonomische Druck zu spüren, einerseits eine kostengünstige, aber gleichzeitig qualitativ gute Versorgung zu gewährleisten. Seit 2007, mit Inkrafttreten des GKV-Wettbewerbsstärkungsgesetzes, wurde die Finanzierung der Stomaprodukte neu geregelt und von vielen Krankenkassen die Erstattung monatlich pauschaliert (► Abschn. 9.7). Seit August 2016 werden auch Stomaprodukte von Krankenkassen ausgeschrieben.

1.1.3 Aktive Unterstützung und Auswirkungen

Aktive Unterstützung in Entscheidungsprozessen können Pflegeexperten SKW geben, wenn die entsprechenden Strukturen und Ressourcen (Stellen) geschaffen werden. Nur dann ist es ihnen zeitlich ausreichend möglich, während des präoperativen Gesprächs mit dem Arzt Fragen zum Stoma zu beantworten und an der Markierung der späteren Stomaposition mitzuwirken. Aktuell wird dies in den S3-Leitlinien Kolorektales Karzinom (AWMF 2014) und der S3-LL Früherkennung, Diagnose, Therapie und Nachsorge des Harnblasenkarzinoms (AWMF 2016) beschrieben.

Dieses Vorgehen beschreiben auch Stöckli und Conca. Sie stellten in ihrer Untersuchung fest, dass sich drei zusätzliche präoperative Schulungen positiv auf den postoperativen Verlauf auswirken: Die Patienten konnten postoperativ die Stomaversorgung schneller erlernen, der Klinikaufenthalt verkürzte sich und es traten weniger Stomakomplikationen auf. Die Patienten reagierten darüber hinaus hoffnungsvoller und zuversichtlich, ihre Stomaversorgung selber bewältigen zu können (Stöckli und Conca 2008).

Die Forderung nach weitergebildeten Pflegeexperten findet sich auch im Erhebungsbogen zur Zertifizierung von Darmkrebszentren (DKG 2015). Da Patienten vermehrt „ambulant oder im niedergelassenen Bereich" versorgt werden, ist eine multiprofessionelle Zusammenarbeit in Klinken und im poststationären Bereich (auch während des seit 2015 gesetzlich geforderten Entlassmanagements) unabdingbar. Durch Strukturänderungen im Gesundheitswesen bedeutet dies für Patienten bei Nebenwirkungen einer Therapie oder Versorgungsschwierigkeiten jedoch, dass viele „Leistungserbringer" als Ansprechpartner vorhanden sind, aber oftmals der „Lotse" fehlt, um Fragen zu klären, Lösungen anzubieten und „durch das System zu steuern".

Eine gute Zusammenarbeit zwischen Ärzten, Psychologen, onkologischen Pflegefachkräften, dem Sozialdienst, Selbsthilfeorganisationen, Seelsorgern, Mitarbeitern im Homecare-Unternehmen und ambulanten Pflegediensten und bei Bedarf des Palliativteams ist für die Versorgung der Patienten und seine speziellen Bedürfnisse enorm wichtig. Momentan bleibt oft die Frage offen: „Wie gelingt das für den Einzelnen? Wer finanziert die Leistungen?"

1.1.4 Welche Lösungsansätze gibt es derzeit?

Die Umsetzung der Expertenstandards (besonders des Entlassmanagements, DNQP) und der genannten S3-Leitlinien (AWMF, 2015 und 2016) nehmen zunehmend Einfluss auf die Strukturen im Gesundheitswesen und die Versorgungskontinuität der Krebspatienten (Landenberger und Bauer 2014). Für die Patienten bedeutet dies, dass sie bereits prästationär ein Beratungsgespräch mit einem Pflegeexperten SKW führen können. Ein wichtiges Thema dabei ist auch die Markierung der Stomaposition. Im postoperativen Verlauf sind u. a. Anleitung und Beratung im Gebrauch der Hilfsmittel und ein geregeltes Entlassungsmanagement als Leistung in der Klinik vorgesehen. Interdisziplinarität wird im Erhebungsbogen auch über den Krankenhausaufenthalt hinaus beschrieben. Pflegerelevante Elemente sind in S3-Leitlinien, auch durch die Mitarbeit von Pflegeexperten SKW, eingeflossen (AWMF 2016). Nun kommt es darauf an, wie im Gesundheitswesen alle genannten Professionen auch sektorenübergreifend den Anspruch und somit die Umsetzung vorantreiben und realisieren.

1.2 Geschichte der Stomatherapie

G. Hofmann

Die Anlagen künstlicher Darmausgänge sind vermutlich die ältesten chirurgischen Verfahren am Darmtrakt. Indikationen waren besonders Verletzungen aber auch inkarzerierte Hernien, Anorektalatresien und vermutlich Ileuszustände. Die ohnehin hoffnungslosen Situationen rechtfertigten die heroischen Eingriffe. Seit 350 v. Christus haben Ärzte unterschiedlicher Nationalität die Operationsmethoden und die Anlagetechniken der verschiedenen Stomaarten stetig weiterentwickelt, verbessert und standardisiert.

Heute werden Resektionen, aufgrund veränderter Operationstechniken und -instrumente (Stapler), sehr viel näher an der Anokutanlinie durchgeführt, z. B. ileoanale Anastomosen. Temporäre Stomaanlagen werden häufig im Bereich des Dünn- und Dickdarms angelegt, um die für Insuffizienzen anfälligen Darm-Anastomosen zu schützen. Außerdem werden kontinenzerhaltende, stomavermeidende OP-Techniken oder kontinente Stomaanlagen in der Urologie eingesetzt (► Kap. 4).

1.2.1 Geschichte der Stomaversorgung

Stomaanlagen retteten in früheren Zeiten den Patienten zwar das Leben, aber ihre Lebensqualität war dadurch deutlich vermindert. Die damals zur Verfügung stehenden Versorgungsmöglichkeiten waren in keinster Weise mit der heutigen modernen Stomapflege vergleichbar. Zuerst standen nur Tücher oder Ähnliches zur Verfügung, ab ca. 1734 waren es „Auffangbehälter", später sogenannte „Pelotten" aus den verschiedensten Materialien. Allen aber war eines gemeinsam, sie waren weder geruchsdicht noch hautschonend, Undichtigkeiten waren unvermeidbar. Eine Stomaanlage bedeutete damals für die Betroffenen berufliche und soziale Isolation (◘ Abb. 1.1).

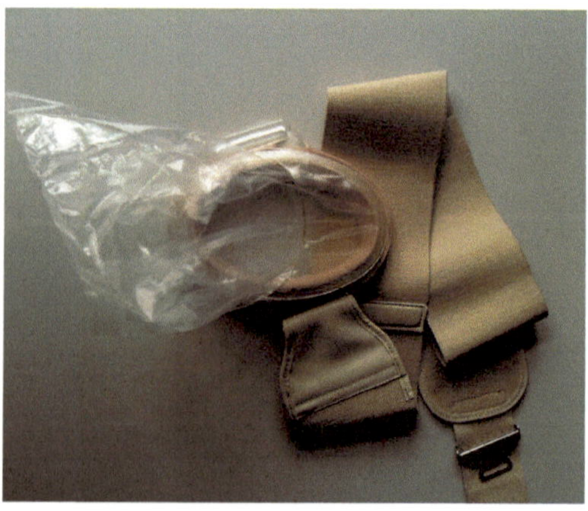

◘ **Abb. 1.1** Stomaversorgung in den 1950er Jahren (Bild-Quelle: G. Hofmann, Erlangen)

1954 revolutionierte die dänische Krankenschwester Elise Sörenson die Stomaversorgung. Ihre jüngere Schwester hatte nach einer Krebsoperation eine Kolostomieanlage. Konfrontiert mit den Versorgungsproblemen ihrer Schwester erfand und entwickelte Elise Sörenson in Zusammenarbeit mit einem Plastiktütenhersteller den ersten selbstklebenden Plastikbeutel. Zwei Jahre später kam dieser weltweit erste Stomabeutel zur einmaligen Verwendung unter dem Namen „Regular" auf den Markt. Leider stellte sich heraus, dass der damals verwendete Klebstoff Zinkoxyd zwar eine gute Haftung aber keine ausreichende Hautverträglichkeit gewährleistete. Ab 1960 wurde immer häufiger das hygroskopische und hautfreundliche tropische Baumharz Karaya als Haftmaterial eingesetzt oder mit Klebeflächen kombiniert.

1972 kam der erste hydrokolloide Hautschutz als „Hautschutzplatte" unter dem Namen „Stomahesive®" auf den Markt. Gleichzeitig wurden Stomapaste und -puder sowie verschiedene Beutelarten entwickelt. Gab es zunächst nur geschlossene Beutel, so kamen mit der Zeit Ausstreif-Urostomie- und -Drainagebeutel in unterschiedlichen Größen und Ausstattungen dazu.

1978 erschien das erste zweiteilige post-OP-Set, gefolgt von dem ersten zweiteiligen Versorgungsset, bestehend aus einer Basisplatte mit Rastring und aufklipsbarem Beutel. Seitdem wurden Kolostomiebeutel mit Filtern ausgestattet. Im Ein- und Zweiteilerbereich folgten plane, konvexe, softkonvexe und curvexe® Produkte in unterschiedlichen Stabilitäten, Formen und Tiefen. Die Haftflächen waren vorgestanzt, ausschneidbar und modellierbar, mit durchgehendem Hautschutzmaterial (verschiedene Hautschutz-Mixturen, ▶ Abschn. 5.4) oder in Kombination mit Hafträndern.

Seit 2003 gibt es zweiteilige Systeme mit Klebekopplung. Des Weiteren sind Modellierstreifen, Hautschutzringe plan und konvex, alkoholfreie Pasten und Silikonhautschutzprodukte wie Ringe und Pasten auf dem Markt. Zubehör, wie integrierte Verschlussklammern, Geruchsbinder, Gelbildner und verbesserte Filter, unterstützen die Versorgung. In den vergangenen Jahren kamen Hautschutzmixturen mit Inhaltsstoffen wie Aloe vera, Manuka-Honig, Ceramide oder Alginate hinzu. Das Angebot an Stomaversorgungsartikeln ist nahezu unüberschaubar geworden, aber jede Weiterentwicklung dient dazu, jedem Stomaträger eine individuell optimale Stomaversorgung zu gewährleisten.

1.2.2 Geschichte der Stomatherapie

Die Geschichte der Stomatherapie beginnt 1958 in Cleveland/Ohio. Norma Gill, selbst Ileostomieträgerin, wird von ihrem Operateur Dr. Rupert Turnbull zur Betreuung der Stomapatienten an der Cleveland Clinic eingestellt und gründet 1961 die erste Stomatherapeutenschule, um ihr Wissen und ihre Erfahrungen in der Versorgung und der Betreuung der Betroffenen weiterzugeben.

Die neuere Entwicklung wird in ◘ Tab. 1.1 dargestellt.

1.3 Entwicklung der Fachgesellschaft Stoma, Kontinenz und Wunde e. V.

W. Dorste

Die Fachgesellschaft einst und heute Die Fachgesellschaft Stoma, Kontinenz und Wunde e. V., kurz FgSKW e. V., wurde im Jahre 1979 in Düsseldorf als eingetragener Verein mit dem Namen „Deutsche Vereinigung der Enterostomatherapeuten (DVET)" gegründet (◘ Abb. 1.2). Die Stomatherapie als spezialisiertes Handlungsfeld der professionellen Pflege gab es bis zu dieser Zeit in Deutschland noch nicht. Ausgehend von der Geburtsstätte der Stomatherapie an der Cleveland Clinic im amerikanischen Bundesstaat Ohio verbreitete sich die Idee einer Pflegespezialisierung weltweit in vielen Nationen.

Die Stomatherapie mit ihren vielseitigen fachlichen Aufgabenbereichen für beruflich Pflegende kann in einer Zeit vor Etablierung der Pflegewissenschaft in Deutschland durchaus als gutes Beispiel für die strukturierte Weitergabe von praxisorientiertem Expertenwissen auf Basis erlebter Erfahrungen dienen. Ausgehend von den Bedürfnissen stomabetroffener Menschen wurden ganzheitliche Konzepte entwickelt, die Beratung, Anleitung und Schulung von Menschen mit Stomaanlagen zum Inhalt hatten und haben.

Tab. 1.1 Entwicklung der Stomatherapie seit 1973

1973	In Deutschland wird die Selbsthilfegruppe/Organisation Deutsche ILCO e. V. (Deutsche Ilestomie-Colostomie-Vereinigung) gegründet.
1976	Anneliese Eidner aus Erlangen wird als erste Deutsche in Cleveland zur Stomatherapeutin ausgebildet. Sie schult und berät die Stomaträger in der Chirurgischen Universitätsklinik Erlangen stationär aber auch ambulant in einer Stomasprechstunde.
1977	... findet der erste zweiwöchige Stomapflegekurs in Erlangen unter Leitung von Anneliese Eidner statt.
1978	Gründung der ersten Schule für Stomatherapie nach den Richtlinien des World Council of Enterostomal Therapists (WCET) an der Universitätsklinik Düsseldorf, Dauer der Weiterbildung damals 6 Wochen.
1979	Die Deutsche Vereinigung der Stomatherapeuten (DVET) e. V. wird gegründet.
1985	Der DVET e. V. schließt sich kooperativ dem DBfK e. V. an.
1987/ 1990	Eine zweite Weiterbildung in Deutschland wird am Bildungszentrum des DBfK in Essen etabliert. Das Themengebiet „Inkontinenz" wird in die Weiterbildung aufgenommen. Dauer der Weiterbildung 12 Wochen.
1993	Die Weiterbildung wird nach dem Curriculum des DVET e. V. und des DBfK zur zweijährigen berufsbegleitenden Weiterbildung. Der Fachbereich „spezielle Wundversorgung" ist nunmehr integriert. Bezeichnung des DVET e. V. als Fachverband Stoma Inkontinenz.
1994	Die DAA Kassel startet die Weiterbildung Enterostomatherapie nach den WCET-Kriterien in Vollzeit. Gründung des WCET Sektion Deutschland e. V.
1996	Die damalige Evangelische Fortbildungsstätte Dornstadt, heute Diakonisches Institut für soziale Berufe, Dornstadt, bietet die zweijährige berufsbegleitende Weiterbildung an.
1998	Das Bildungszentrum Ruhr bietet die zweijährige berufsbegleitende Weiterbildung in Herne an.
2003	European Council of Enterostomal Therapy (ECET)-Kongress in München und Gründung des ECET Deutschland e. V., der WCET-Sektion Deutschland e. V. wird aufgelöst.
ab 2007	Die Weiterbildungsstätten in Deutschland übernehmen die Inhalte und Strukturen des Curriculums „Pflegeexperte Stoma, Kontinenz und Wunde" des DVET/DBfK (nun FgSKW/DBfK).
2010	Der ECET Deutschland e. V. wird auf Mitgliederbeschluss aufgelöst. Aus der DVET e. V. wird die Fachgesellschaft Stoma, Kontinenz, Wunde, kurz FgSKW e. V.
2013	Die FgSKW e. V. etabliert die Zertifizierung der Fortbildung Pflegeexperte SKW, um die einzelnen Qualifizierungsabschlüsse und Zertifikate der Pflegeexperten für externe Betrachter und Auditoren bewertbar und vergleichbar zu machen.
2014	... startet erstmals die akademische Weiterbildung zum Kontinenz- und Stomaberater an der Donau-Universität Krems mit der Möglichkeit, fortführend als Master in Advanced Practise Nursing abzuschließen.
2015	Das Curriculum „Pflegeexperte Stoma, Kontinenz und Wunde" von 2007 (DVET/DBfK) wurde von der FgSKW e. V. gemeinsam mit den Pädagogen des Qualitätsverbundes „Weiterbildung" bearbeitet, überarbeitet, aktualisiert und für die Durchführung modularisiert. Start der modularisierten Weiterbildung nach FgSKW e. V. an der Akademie für Gesundheitsberufe, Rheine.
2016	Start der modularisierten Weiterbildung nach FgSKW e. V. an der DAA, Kassel.

Um diese Patientenbedürfnisse in das Zentrum der berufspolitischen Handlungen der FgSKW e. V. zu stellen, war es eine wichtige Entscheidung, die inhaltliche Entwicklung der Aufgaben der FgSKW e. V. in enger Abstimmung mit den Selbsthilfeorganisationen durchzuführen. Hier ist besonders die langjährige vertrauensvolle Zusammenarbeit mit der Deutschen ILCO e. V. zu nennen. In neuerer Zeit hat die FgSKW e. V. eine enge und wertvolle Kooperation mit der internetgestützten Selbsthilfeorganisation Stoma-Welt.de aufgebaut. Die FgSKW arbeitet ebenfalls langjährig sehr eng mit den Selbsthilfeorganisationen wie SOMA, der ASBH, der SH Blasenkrebs und der DCCV zusammen. So fließen vielseitige

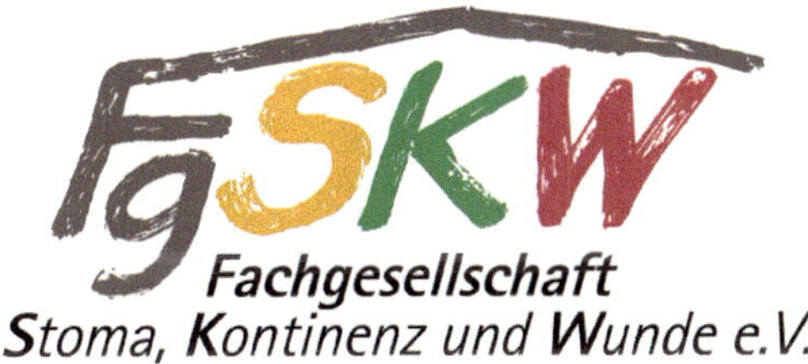

Abb. 1.2 Logo FgSKW

Erkenntnisse und Anforderungen aus unterschiedlichen Bereichen der Patientenvertretungen in die Arbeit der FgSKW e. V. ein.

Recht schnell sah man sich in den 1980er Jahren aufgrund der Patientenbedürfnisse gezwungen, im Zusammenhang mit der Stomatherapie die Curricula der Weiterbildungsangebote um die ergänzenden pflegerischen Handlungsfelder Wundmanagement und Inkontinenzversorgung zu erweitern. Die unterschiedlichen Stomaanlagen der einzelnen Betroffenen erforderten eine vielseitigere Spezialisierung der beruflich Pflegenden als die Gründungsmitglieder der DVET es damals für möglich gehalten haben. Die Einführung der pflegewissenschaftlichen Arbeitsweise zog eine Erweiterung der Weiterbildung um die Vermittlung moderner pflegewissenschaftlicher Kenntnisse zusätzlich zu den medizinischen, pflegerischen und sozialrechtlichen Fachinhalten nach sich. Diese sind nach dem aktuellen Curriculum der FgSKW e. V. Inhalt der Weiterbildung (▶ Abschn. 1.4).

Pflegeexperten SKW sind Fachkräfte im Bereich Stomatherapie, Kontinenzförderung und Wundbehandlung.

Eine zentrale berufspolitische Forderung der Pflegeexperten SKW an die FgSKW e. V. besteht in dem Wunsch, die berufspolitische Akzeptanz der weitergebildeten Pflegeexperten im bundesdeutschen Gesundheitswesen zu stärken. Wie in vielen anderen Spezialisierungen in der Pflege gibt es für diese Pflegenden bisher keine staatlichen Möglichkeiten, durch entsprechende gesetzliche Regelungen neben der fachlichen Akzeptanz auch eine lange geforderte staatliche Anerkennung der Weiterbildungsqualifikation zu erreichen. Viele Vorstöße der FgSKW e. V. und der früheren Verbände DVET e. V. und ECET Deutschland e. V. sind hier über lange Jahre erfolglos geblieben.

Ein gravierendes Problem auf dem Weg zu einer möglichen staatlichen Anerkennung dieser Qualifikation besteht sicherlich in der insgesamt geringen Anzahl der Pflegeexperten SKW im Vergleich zur Gesamtzahl der beruflich Pflegenden. Die FgSKW schätzt, dass in mehr als 30 Jahren in der BRD etwa 2.000 Pflegende diese Weiterbildung absolviert haben. Diese Zahl steht den aktuell mehr als 1,4 Millionen Beschäftigten in der Pflege gegenüber, weshalb möglicherweise die politisch Verantwortlichen in der BRD dieser kleinen Gruppe bisher keine formelle staatliche Anerkennung ausgesprochen haben.

Die fachliche Akzeptanz der Pflegeexperten SKW hat sich davon unabhängig selbst weiter entwickelt und im Gesundheitswesen etabliert. Sie werden in Kliniken aufgrund ihrer mehrfachen Spezialisierung im Bereich Stomatherapie, Kontinenzförderung und spezieller Wundversorgung in vielen Bereichen fachübergreifend eingesetzt, wenn auch häufig noch Planstellen fehlen oder erst geschaffen werden. Sanitätshäuser, Homcare-Unternehmen und große Fachhandelsunternehmen in der BRD, die zum Teil mehrere hundert qualifizierte Pflegeexperten beschäftigen, schätzen deren fachlichen Qualitäten und fördern deshalb schon lange die fachliche Weiterbildung der poststationär eingesetzten Pflegenden tatkräftig.

Fluch und Segen besteht hierbei immer darin, dass zu keiner Zeit in Deutschland die pflegerische Beratung, Schulung und Anleitung der Patienten durch qualifizierte Pflegeexperten von den zuständigen Kostenträgern vergütet wurden. Die Kostenträger finanzieren aufgrund der Bestimmungen der deutschen Sozialgesetzgebung immer nur die eingesetzten Hilfsmittel zur Stoma- oder Inkontinenzversorgung oder die Verbandmaterialien zur Wundversorgung, jedoch nie separat die damit verbundene pflegerische Dienstleistung.

Pflegeexperten SKW haben kaum eine Möglichkeit, sich eine selbstständige pflegerische Existenz für die kontinuierliche Betreuung der Betroffenen ohne abhängiges Beschäftigungsverhältnis mit einer Klinik, Reha-Klinik oder einem Fachhandelsunternehmen aufzubauen.

Eine weitere zentrale Herausforderung der FgSKW e. V. besteht darin, den Mitgliedern dabei behilflich zu sein, sich in einem schnell wandelnden Gesundheitsmarkt in der BRD einen festen Platz im multiprofessionellen Team zu sichern und eine starke Gemeinschaft zu bilden. Neben den berufspolitischen Anliegen ist dieser Führungsanspruch als fachliches Kompetenzzentrum in der politischen Positionierung einer pflegerischen Fachgesellschaft von immenser Bedeutung. Dieses Ziel will die FgSKW e. V. nicht im Alleingang isoliert umsetzen, sondern gemeinsam mit anderen Fachgesellschaften mit ähnlichen Zielsetzungen im pflegerischen Bereich, in der Medizin, in anderen Berufsgruppen des Gesundheitswesens sowie in den Organisationen der Patientenvereinigungen und der Selbsthilfe realisieren.

Die FgSKW e. V. verfolgt die Verwirklichung folgender Ziele:

- Realisierung der formulierten Qualitätsanforderungen an qualifizierte Pflegeexperten SKW
- Unterstützung der Mitglieder der FgSKW e.V. an deren Einsatzorten
- Forderung nach Entwicklung und Implementierung qualitätsgesicherter Standards und Leitlinien für die Pflegeexperten, z. B. in zertifizierten Darmkrebszentren, Reha-Kliniken und bei der Betreuung und Versorgung im Homecare-Bereich

Als Fachgesellschaft muss die FgSKW e. V. die Verantwortung übernehmen, dass diese Standards und Leitlinien nach den wissenschaftlichen Regeln des Evidenz Based Nursing entwickelt und publiziert werden. Nur die strikte Verpflichtung zum hohen wissenschaftlichen Standard unter Einbeziehung des breiten Erfahrungswissens der Beteiligten garantiert später eine breite Akzeptanz der entwickelten Standards und Leitlinien und stellt damit das wichtigste Instrument in der Qualitätssicherung dar.

Als Fachgesellschaft steht die FgSKW e. V. dabei in der Verpflichtung, den Mitgliedern und den Menschen mit einem Stoma, einem Kontinenzproblem oder einer schlecht heilenden Wunde pflegerische Beratungen, Schulungen und Anleitungen im Gebrauch der Hilfsmittel und Verbandstoffe auf dem aktuellen Stand der medizinischen und pflegerischen Fachkenntnis zu gewährleisten. Ihre Aufgabe ist es, dafür zu sorgen, dass die tatsächliche Nutzung der

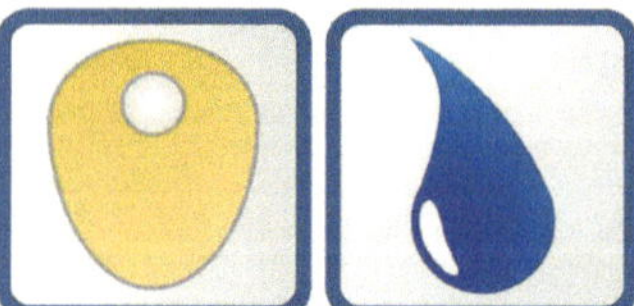

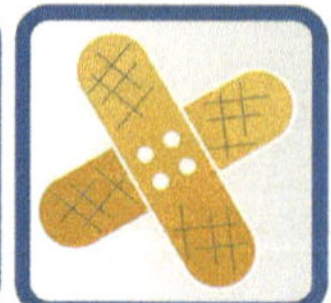

Abb. 1.3 Logo Zertifizierung für Pflegeexperten Stoma, Kontinenz und Wunde

entwickelten Standards in der Praxis sichergestellt wird.

Um diesen Verpflichtungen nachzukommen, muss sich auch die Fachgesellschaft SKW selbst einem permanenten Entwicklungsprozess unterwerfen. Dazu zählen auch die Modernisierung der Organisationsstruktur der Fachgesellschaft, ihrer Handlungsprozesse und die Überprüfung der erreichten Qualität durch eine nachhaltige Ergebnissicherung. Die FgSKW e. V. nimmt diese Maßnahmen der Qualitätsentwicklung und -sicherung sehr ernst und evaluiert seit Jahren ihre Fortbildungsangebote für Pflegeexperten.

Im Sinne der Forderung nach lebenslangem Lernen hat die FgSKW e. V. im Jahre 2012 die freiwillige Zertifizierung für Pflegeexperten SKW eingeführt (Abb. 1.3). Bei dieser Zertifizierung verpflichten sich die qualifizierten Pflegeexperten dazu, jeweils im Abstand von drei Jahren den Besuch von Fortbildungen nachzuweisen, die durch die FgSKW e. V. zertifiziert und mit Fortbildungspunktwerten versehen wurden. Über die Publikationsmedien der FgSKW e. V. werden im Internet fachliche Informationen für viele Nutzer zur Verfügung gestellt. Seit den 1980er Jahren betätigt sich die Fachgesellschaft bzw. die Vorgängerorganisation DVET e. V. als Herausgeber der Fachzeitschrift „MagSi®". Diese Zeitschrift ist einmalig im deutschsprachigen Raum und veröffentlicht in drei Ausgaben pro Jahr jeweils fachliche Berichte und Reportagen aus den drei Handlungsfeldern.

Ergänzt wird diese Kommunikationsmöglichkeit durch ein monatlich erscheinendes Online-Magazin, dem MagSi InterAktiv®, zur Vermittlung kurzer und aktueller Nachrichten und Kurzberichte. Seit Juni 2015 bedient die FgSKW e. V. ergänzend dazu eine eigene Informationsseite in den sozialen Netzwerken.

Stark frequentierte Nutzungen der verschiedenen Informationsmedien bestätigen das gute und interessante Informationsangebot der FgSKW e. V.

Die Herausforderungen der Zukunft sieht die FgSKW e. V. vor allem in

- der Verfestigung der berufspolitischen Ziele der Pflegeexperten SKW,
- der Behauptung dieser pflegerischen Spezialisten auf einem sich stark wandelnden Gesundheitsmarkt bei knapper werdenden Ressourcen und
- der Sicherung der pflegerischen Beratungs- und Versorgungsqualität.

1.4 Fort- und Weiterbildung zum Pflegeexperten SKW

W. Droste, G. Gruber

1.4.1 Fortbildung Stoma, Kontinenz und Wunde

Die FgSKW e. V., verschiedene Bildungsinstituten und die Industrie bieten eine Vielzahl an Seminaren, ein- oder mehrtätigen Fortbildungen an. Sie sind geeignet, in das Thema hineinzuschnuppern oder aber vorhandenes Wissen zu vertiefen. Dadurch erhalten die in zahlreichen Kliniken, Rehabilitations- und Homecare-Einrichtungen beschäftigten Pflegekräfte einen ersten Eindruck der benötigten Spezialisierung im Bereich Stomapflege, Kontinenzförderung und spezieller Wundversorgung.

1.4.2 Berufsbegleitende Weiterbildung

Die in den S3-Leitlinien (AWMF 2016 und 2014) geforderte pflegerische Qualifikation wird über die Spezialisierung zum „Pflegeexperten Stoma, Kontinenz und Wunde" abgebildet. Die Weiterbildung nach dem aktuellen Curriculum der FgSKW e. V. umfasst heute 740 Unterrichtsstunden als Präsenzunterricht bei einer zusätzlich notwendigen Zahl von etwa 275 Stunden selbstständigen Lernens, zuzüglich 160 Stunden Praxisunterricht. Diese Weiterbildung kann nach der aktuellen Weiterbildungs- und Prüfungsordnung in verschiedenen Zeitmodellen als Teilzeit- oder Vollzeitlehrgang innerhalb von maximal 4 Jahren an entsprechenden Instituten in Kooperation mit der FgSKW e. V. absolviert werden.

In mehr als 30 Jahren Stomatherapie in der BRD wurden Qualifizierungsangebote entwickelt, die den jeweiligen Anforderungen der Zeit entsprachen. Ursprünglich als kurzzeitiges Fortbildungsangebot aus den USA übernommen, hat sich das Weiterbildungscurriculum immer mehr erweitert und inhaltlich den Anforderungen der tatsächlichen Patientenbedürfnisse entsprechend angepasst. Somit stellt sich heutzutage für externe Betrachter und Auditoren die Schwierigkeit, die einzelnen Qualifizierungsabschlüsse und Zertifikate der Pflegeexperten zu bewerten und zu vergleichen. Die Fachgesellschaft Stoma, Kontinenz und Wunde e. V. hat sich aus diesem Grunde dazu entschlossen, mit der Aktualisierung des Curriculums ein bundesweit einheitliches Zertifikat für Pflegeexperten Stoma, Kontinenz und Wunde anzubieten (mehr Informationen unter: http://www.fgskw.org/bildung/zertifizierung-pflegeexperte-stoma-kontinenz-und-wunde.php).

1.4.3 Akademische Weiterbildung

2006 wurde ein Lehrgangskonzept an der Donau-Universität unter der Leitung von Martina Kuttig (Ltg. Fachbereich Pflegewissenschaft) als akademische Weiterbildung entwickelt. Ziel war es, Pflegekräften aus dem Fachbereich Stoma und (In-)Kontinenz eine berufsbegleitende Möglichkeit zu bieten, ihre Kompetenz zu erweitern und sich nach der Weiterbildung auch auf den „akademischen Weg" zu machen. Im März 2014 startete die akademische Weiterbildung „Kontinenz- und Stomaberatung" an der Donau-Universität Krems. Dort besteht die Möglichkeit, nach der Fachweiterbildung das weiterführende Expertenprogramm (Kontinenz- und Stomaberatung Akademischer Experte) zu absolvieren. Wer sich noch weiter qualifizieren möchte, kann weitere Kompetenzen in der aufbauenden akademischen Weiterbildung „Advanced Nursing Practice" erlangen.

Eine Liste der aktuellen Fort- und Weiterbildungsangebote wird auf der Homepage der FgSKW e. V. unter www.fgskw.org ständig aktualisiert und zum kostenfreien Download vorgehalten.

1.5 Aufgaben, Tätigkeits- und Handlungsfelder der Pflegeexperten SKW

G. Gruber

▪ Was Pflege leistet

Der Deutsche Berufsverband für Krankenpflege schreibt hierzu:

> Pflege umfasst die eigenverantwortliche Versorgung und Betreuung, allein oder in Kooperation mit anderen Berufsangehörigen, von Menschen aller Altersgruppen, von Familien oder Lebensgemeinschaften sowie von Gruppen und sozialen Gemeinschaften, ob krank oder gesund, in allen Lebenssituationen (Settings). Pflege schließt die Förderung der Gesundheit, Verhütung von Krankheiten und die Versorgung und Betreuung kranker, behinderter und sterbender Menschen ein. Weitere Schlüsselaufgaben der Pflege sind Wahrnehmung der Interessen und Bedürfnisse (Advocacy), Förderung einer sicheren Umgebung, Forschung, Mitwirkung in der Gestaltung der Gesundheitspolitik sowie im Management des Gesundheitswesens und in der Bildung. (ICN-Definition von Pflege, DBfK 2016)

Im Sinne der Stomatherapie beschäftigen sich Pflegende (Krankenschwestern/-pfleger, Kinderkrankenschwestern/-pfleger, Altenpflegerinnen/-pfleger) in der Weiterbildung als Pflegeexperten SKW (▶ Abschn. 1.4) mit der körperlichen, seelischen und gesellschaftlichen Rehabilitation von Menschen mit Stomata zur Stuhl- und Harnableitung, mit Kontinenzstörungen sowie speziellen Wundversorgungsproblemen.

▪ Entwicklung

> Das, was heute unter Pflege verstanden wird, ist zu einem großen Teil das Ergebnis historischer Prozesse und gesellschaftlicher Entwicklungen, die nicht ausschließlich die Pflege, sondern auch andere wissenschaftliche Disziplinen in hohem Maße beeinflusst haben. (Lauber 2001)

Die Stomatherapie hat sich in Deutschland seit über 40 Jahren als Fachgebiet der Gesundheits- und Krankenpflege ständig weiterentwickelt (▶ Abschn. 1.2). Unter Berücksichtigung der physischen, psychischen und sozialen Aspekte der Patienten setzen Pflegeexperten SKW spezifisches Fachwissen und Kompetenzen ein und sind in allen Phasen der Krankheit und somit bedarfsgerecht und sektorenübergreifend tätig, um Patienten in ihrer Krankheitsverarbeitung zu unterstützen. Sie stellen fortlaufend (▶ Kap. 6) die aktuellen und speziellen Informationen in Form von Anleitungen, Beratungen und Schulungen zur Verfügung und besprechen die Erwartungen, Vorstellung oder auch Ängste der Betroffenen und ihrer Angehörigen. Wenn zur Stomaanlage zusätzlich Kontinenzstörungen auftreten oder sich eine Inkontinenz (▶ Kap. 12) entwickelt bzw. parastomale Wundsituationen (▶ Kap. 8) auftreten, erhalten die Betroffenen Informationen, spezielle Beratung und Anleitung zu den pflegerischen und therapeutischen Optionen (Droste und Gruber 2010).

▪ Qualifikation

Das Curriculum der Fachgesellschaft Stoma, Kontinenz und Wunde (FgSKW e. V.) an Weiterbildungsinstituten dient der Vermittlung der erforderlichen Qualifikationen und Kompetenzen. Dadurch erwerben Pflegekräfte spezielle Fertigkeiten und Kompetenzen für die Bewältigung des beruflichen Alltags. Mit ihrer erworbenen Fach-, Methoden- und Sozial- sowie personalen Kompetenz wirken sie in verschiedenen Sektoren des Gesundheitswesens mit, um Menschen, die ein Stoma erhalten, zu rehabilitieren.

Bis heute ist der Begriff „Stomatherapeut" nicht staatlich anerkannt und dadurch nicht geschützt. Dies wäre aber wichtig, da sich auch Personen, die nicht aus dem Pflegeberuf kommen, oder Pflegende, die keine Fachweiterbildung absolviert haben, „Stomatherapeut" nennen können.

Einsatzbereiche der Pflegeexperten SKW (bei vorhandenen Strukturen und Ressourcen/Planstellen):

- Kliniken als Pflegeexperten/Praxisanleiter
- Darmkrebszentren (Erhebungsbogen zur Zertifizierung (Dt. Krebsgesellschaft, AWMF

2015) und zukünftig auch in der Urologie bei Blasenkarzinom (AWMF 2016)
- Sprechstunden/Ambulanzen (z. B. an Darmkrebszentren)
- Qualifizierte Rehabilitations-/AHB-Kliniken (DRV-Bund 2015)
- Zugelassener qualifizierter Sanitätsfachhandel oder Homecare-Unternehmen (Hilfsmittelversorgung § 127, Abs. 2, SGB V) (▶ Abschn. 9.7)
- Ambulante Pflege
- Geriatrische Zentren
- Krankenkassen
- Weiteren Institutionen (z. B. MVZ)

▪ Pflegerisches Handeln

Die pflegerischen Tätigkeiten und Verantwortungsbereiche beginnen optimalerweise schon dann, bevor ein Betroffener ein Stoma erhält. Die Stomatherapie geht davon aus, dass jeder die seinen Bedürfnissen entsprechende Hilfe, Anleitung, Beratung und Schulung bekommen muss, um (krankheitsbezogene) Entscheidungen treffen zu können, Folgen seiner Behinderung zu verhüten, zu mindern oder deren Verschlimmerung vorzubeugen. Notwendig ist hierbei, dass der Betroffene bei der individuellen Pflege auch ein bedarfsgerechtes koordiniertes Versorgungsmanagement mit Hilfsmitteln erhält, um ein selbstbestimmtes Leben führen zu können (▶ Kap. 2).

▪ Patientenedukation: Beratung, Anleitung, Schulung

Um dem Patienten Wissen und Können für die veränderte Lebenssituation zu vermitteln und somit auf den Umgang mit seinem Stoma vorzubereiten, setzen Pflegeexperten Fachwissen ein, sie informieren, beraten, informieren, schulen und leiten an.

> **Beratung und Schulung unterscheiden sich im Sinne der Patientenedukation grundlegend. Im Sprachgebrauch wird dies nicht immer hinreichend berücksichtigt. So kann es vorkommen, dass sich im Praxisalltag Beratungs- und Schulungsgespräche vermischen (Sailer 2010).**

- **Beratung:** Beratung ist ein Gespräch(-sangebot) für Patienten zur Entscheidungsfindung oder Reflexion der Empfindungen und bietet die Möglichkeit, Bedenken oder Fragen zu äußern. Die Beratung unterscheidet sich von alltäglichen Ratschlägen, da sie u. a. eine professionelle pflegerische Perspektive einnimmt und sich auf die aktuellen Bedürfnisse und die möglichen Perspektiven, Ressourcen und Handlungsoptionen des Patienten fokussiert. Ein Beispiel für die Beratung ist das präoperative Gespräch (▶ Abschn. 6.1.1) oder das Entlassungsgespräch (▶ Abschn. 6.3).
- **Information:** Fragen des Betroffenen und seiner Bezugspersonen werden beantwortet. Indem die Möglichkeit gegeben wird, Fragen oder auch ein Feedback, bzw. persönliche Erfahrungen zu äußern, unterstützen die Informationen Veränderungen, das Verhalten und den Kompetenzzuwachs des Patienten zur lösungsorientierten Entscheidungsfindung und/oder Selbstständigkeit.

Beispiel

Patienten haben negative Erfahrungen in ihrer Familie im Zusammenhang mit dem Leben mit einem Stoma gemacht, die aber jahrelang zurückliegen. Die Information, wie und mit welchen modernen Produkten heute Stomaversorgung stattfindet, können die Denkmuster des Patienten positiv beeinflussen und/oder verändern.

- **Schulung:** Einzelschulungen, z. B. zur Planung eines Versorgungswechsels, sind strukturiert und vermitteln Fähigkeiten und Fertigkeiten mit dem Ziel, eine Selbstversorgung zu übernehmen und Komplikationen vorzubeugen. Schulungen sollten in mehrere Termine (Schulungseinheiten bzw. Mikroschulungen) unterteilt werden (▶ Abschn. 6.2).
- **Anleitung:** Bei der Anleitung zum Versorgungswechsel werden einzelne Schritte gezeigt und erklärt. Dies kann am Modell oder am Patienten stattfinden. Schritt für Schritt kann der Patient Handgriffe selbstständig übernehmen (▶ Kap. 6).

Schriftliche Informationen, Bildanleitungen, Broschüren ergänzen die Patientenedukation (▶ Abschn. 6.7).

Literatur

Aulbert, E., & Gruber, G. (2012). Rehabilitation in der Palliativmedizin und Stomapflge. In E. Aulber, F. Nauck, & L. Radbruch (Hrsg.), *Lehrbuch der Palliativmedizin*. Stuttgart: Schattauer

AWMF (2016). *Arbeitsgemeinschaft der Wissenschaftlichen Medizinischen Fachgesellschaften e.V.; S3-Leitlinie Früherkennung, Diagnose, Therapie und Nachsorge des Harnblasenkarzinoms.* Abgerufen am 29.02.2016. März 2016 von http://leitlinienprogramm-onkologie.de: http://leitlinienprogramm-onkologie.de/uploads/tx_sbdownloader/LL_BlasenCa_Langversion_Konsultationsfassung.pdf

AWMF (2014). *Arbeitsgemeinschaft der Wissenschaftlichen Medizinischen Fachgesellschaften e.V.; S3-Leitlinie Kolorektales Karzinom.* (A. d. V., Hrsg.) Abgerufen am 21. März 2015 von http://www.awmf.org/uploads/tx_szleitlinien/021-007OLl_S3_KRK_2014-08.pdf

DBfK (2016). *Deutscher Berufsverband für Pfegeberufe e. V. -Bedeutung professioneller Pflege.* Abgerufen am 04. April 2016 von https://www.dbfk.de/de/themen/Bedeutung-professioneller-Pflege.php

Deutsche ILCO (2007). *Charta der Rechte von Stomaträgern.* Abgerufen am 23. März 2014 von http://www.ilco.de/stoma/stomatraeger-weltweit.html

DKG (2015). *Erhebungsbogen für Darmkrebszentren der Deutschen Krebsgesellschaft.* Abgerufen am 01. März 2016 von http://www.krebsgesellschaft.de/deutsche-krebsgesellschaft-wtrl/deutsche-krebsgesellschaft/zertifizierung/erhebungsboegen/organkrebszentren.html

Droste, W., & Gruber, G. (2010). Sektorenübergreifender Leitfaden Stomatherapie für Krankenhäuser, die ambulante Homecare-Versorgung und Rehabilitationskliniken (2. Ausg.). Hannover: Schlütersche Verlagsgesellschaft mbH & Co. KG

DRV-Bund (2015). *Deutsche Rentenversicherung - Klassifikation therapeutischer Leistungen in der medizinischen Rehabilitation.* Abgerufen am 24. Februar 2016 von http://www.deutsche-rentenversicherung.de/Allgemein/de/Navigation/3_Infos_fuer_Experten/01_Sozialmedizin_Forschung/02_reha_qualitaetssicherung/ktl_node.html

Foubert, J. (2011). Die Rolle der Pflegenden in der Onkologie. In A. Margulies, T. Kroner, A. Gaisser, & I. Bachmann-Mettler (Hrsg.), *Onkologische Pflege*. Berlin Heidelberg: Springer Medizin

Gruber, G. (2008). Menschen mit Kontinenzstörungen Prozess-Phasen der Versorgung. *Pro Care* (05/2008)

Gruber, G. (2014). Parastomale Hautveränderungen unter zielgerichteter Antikörpertherapie in der Onkologie. Eine neue Ursache für parastomale Komplikationen und deren pflegerischen Versorgungsschwierigkeiten? (unveröffentlichte akadem. Abschlussarbeit)

Landenberger, M., & Bauer, A. (2014). Pflege wirkt mit an S3-Leitlinie Kolorektales Karzinom. *Onkologische Pflege (KOK), 04* (Dezember)

Lauber, A. (2001). Leitbild und Pflege. In *Grundlagen beruflicher Pflege*. Stuttgart: Thieme Verlag

Laumann, K.-J. (2016). *Patientenbeauftragter der Bundesregierung für die Belange der Patientinnen und Patienten sowie Bevollmächtigter der Pflege.* Abgerufen am 31. März 2016 von http://www.patientenbeauftragter.de/images/positionspapiere/20160220_Positionspapier_Hilfsmittelversorgung.pdf

RKI (2015). *Krebs in Deutschland 2011 /2012.* Abgerufen am 03.Februar 2016 von http://www.krebsdaten.de/Krebs/DE/Content/Publikationen/Krebs_in_Deutschland/kid_2015/krebs_in_deutschland_2015.pdf?__blob=publicationFile und http://www.rki.de/DE/Content/Service/Presse

Sailer, M. (2010). Patientenedukation. In E.-M. Panfil, & G. Schröder (Hrsg.), *Pflege von Menschen mit chronischen Wunden - Lehrbuch für Pflegende und Wundexperten*. Bern: Verlag Hans Huber

Stöckli, M., & Conca, A. (2008). Pfegewissenschaft im Standard für Stomapflege. *Pro Care* (07–08)

Der Stomaprozess

G. Gruber, A. Heuwinkel-Otter

G. Gruber (Hrsg.), *Ganzheitliche Pflege bei Patienten mit Stoma*,
DOI 10.1007/978-3-662-48429-6_2

2.1 Prozessorientierte, kontinuierliche Betreuung durch Pflegeexperten

G. Gruber

Die Stomatherapie hat zum Ziel, den Betroffenen in seiner Rehabilitation zu begleiten. Die pflegerischen Tätigkeiten sollten nahtlos ineinandergreifen und ohne Schnittstellen und Versorgungseinbrüche kontinuierlich und bedarfsorientiert für den Betroffen zur Verfügung stehen. Hierzu werden Handlungsschritte, Checklisten, Pflegestandards und Handlungsanweisungen im Behandlungsprozess benannt, um den Patienten adäquat zu begleiten und zu versorgen.

Teilprozesse

1. Aufnahme im Akutkrankenhaus
2. Präoperative Maßnahmen
3. Operation
4. Postoperative Pflege
5. Anleitung, Beratung und Schulung zur Selbstversorgung
6. Entlassung und Überleitung und ggfs. Betreuung in der Sprechstunde der Klinik
7. Betreuung Zuhause (z. B. durch Homecare-Unternehmen)
8. Stationäre Rehabilitation

Die Betreuung des Betroffenen mit der Indikation „Stomaanlage" beginnt bereits vor der Operation, am besten, bei entsprechenden Ressourcen und Strukturen, bereits prästationär in Zusammenarbeit mit dem behandelnden Arzt (◘ Abb. 2.1). Mit einer ausführlichen Anamnese und mit dem Angebot des präoperativen ärztlichen und pflegerischen Gesprächs wird die Behandlung eingeleitet und die Krankheitsbewältigung unterstützt. Danach erfolgt die Markierung der späteren Stomaposition (AWMF 2013, AWMF 2016).

Damit die Betroffenen in ihrer Versorgung selbstständig werden können, müssen im Rahmen des Entlassmanagements in der prä- und postoperativen Phase bis zur Entlassung aus dem Krankenhaus eine umfassende Beratung sowie die Anleitung im Gebrauch der Hilfsmittel aus stomatherapeutischer Sicht stattfinden. Im Sinne der Entlassungsplanung wird in einem Entlassungsgespräch zusammen mit dem Betroffenen, und auf Wunsch mit den Bezugspersonen, die Handhabung der Stomapflege überprüft, Fragen werden geklärt.

Durch die Verkürzung der Liegezeiten in der Akutklinik haben Betroffene häufig nach der Entlassung noch Anleitungs- oder Schulungsbedarf, der bedarfsgerecht durch Stomatherapeuten im qualifizierten Fachhandel oder in Homecare-Unternehmen oder durch die „stomatherapeutische Sprechstunde/Ambulanz in der Klink" angeboten wird. Für Betroffene gibt es die Möglichkeit einer stationären Rehabilitation oder Anschlussheilbehandlung. Ein entsprechender Anspruch ist mit dem Arzt zusammen mit dem Sozialdienst und die Kostenübernahme individuell mit dem Kostenträger zu klären. Auch in diesem Fall sind nach der Entlassung eine bedarfsgerechte Kontrolle der Stomaanlage und die Anleitung des Betroffenen notwendig, damit sie in der Lage sind, Veränderungen zu erkennen. Nur so können Komplikationen oder Folgekosten vermieden werden (▶ Kap. 6).

Die Arbeit im Prozess erfordert ein multiprofessionelles Zusammenspiel vieler Beteiligter, beispielhaft wird hier die Prozessübersicht „Interdisziplinäre, multiprofessionelle Zusammenarbeit" abgebildet (Droste & Gruber, 2010) (◘ Abb. 2.2).

Nach dem Klinikaufenthalt sollen keine Versorgungseinbrüche auftreten, was durch ein sektorenübergreifendes, klinikassoziiertes Arbeiten der Pflegeexperten SKW unterstützt wird. Die Erfahrung zeigt, ein multiprofessionelles Team und dessen Zusammenarbeit in den Fachbereichen Pflege, Medizin, Sozialdienst, Selbsthilfe, Ernährungsberatung, Pharmazie, Psychoonkologie, Onkologie und komplementäre Medizin ermöglicht eine ganzheitliche Betreuung und die dauerhafte Sicherung der Lebensqualität von Betroffenen. Ein wie vom Gesetzgeber gefordertes umfassendes, frühzeitig einsetzendes sektorenübergreifendes Versorgungs- und Entlassmanagement wird ermöglicht (BMG 2016).

▪ Dokumentation, Überprüfung und mögliche Fragen im Qualitätsprozess

Die Versorgung stomabetroffener Menschen erfolgt nach aktuellen medizinischen und pflegerischen Leitlinien, Expertenstandards und Empfehlungen (z. B. von Fachgesellschaften, RKI, KRINKO und EAUN) prozessorientiert und standardisiert

Der sektorenübergreifende Pflegeprozess „Rehabilitation des Stomaträgers"

Prozessübersicht: Tätigkeiten im Akutkrankenhaus, in der ambulanten Nachsorge und in der stationären Rehabilitation/Anschlussheilbehandlung (AHB)

Akutkrankenhaus

Rehabilitation des Stomaträgers

1. Aufnahme Akutklinik	2. Präop. Maßnahmen	3. Operation	4. Postop. Stoma-pflege	5. Anleitung Schulung Beratung	6. Entlassung Überleitung	7. Homecare-Betreuung	8. Stationäre Reha./AHB
1.1 Prästationäre Zusammenarbeit, Beratung und Anleitung	2.1 Präoperative ärztliche Maßnahmen	3.1 Operations-verfahren	4.1 Postoperative Beobachtung	5.1 Berücksichtig. der Grundsätze	6.1 Entlassungs-/Überleitungs-maßnahmen	7.1 Erstkontakt in der Klinik	8.1 Aufnahme in die Reha-Einrichtung
1.2 Administrative u. ärztliche Aufnahme	2.2 Präoperatives pflegerisches Gespräch, ggf. mit Anleitung	3.2 Erste Versorgung im OP	4.2 Postop. Pflege und erster Versorgungs-wechsel	5.2 Anleitung zur Selbstversorg.	6.2 Entlassungs-gespräch	7.2 Poststationäre u. ambulante Betreuung: Hausbesuch, Beratung u. Anleitung, Prävention u. Komplikationen	8.2 Rehabilitationsplan
1.3 Pflegerische Aufnahme	2.3 Markierung d. Stomaanlage			5.3 Spezielle pflegerische Beratung (Versorgungs-wechsel, Kom-plikationspro-phylaxe etc.)	6.3 Erstver-sorgung für die Entlassung	7.3 Versorgung mit Hilfsmitteln	8.3 Anleitung, Schulung, Beratung
	2.4 Allgem. OP-Vorbereitung					7.4 Information und Zusammenarbeit	8.4 Spezielle Beratungs-themen / Selbsthilfe-gruppen
							8.5 Entlassung

Abb. 2.1 Prozess „Rehabilitation des Stomaträgers" (Droste und Gruber 2010)

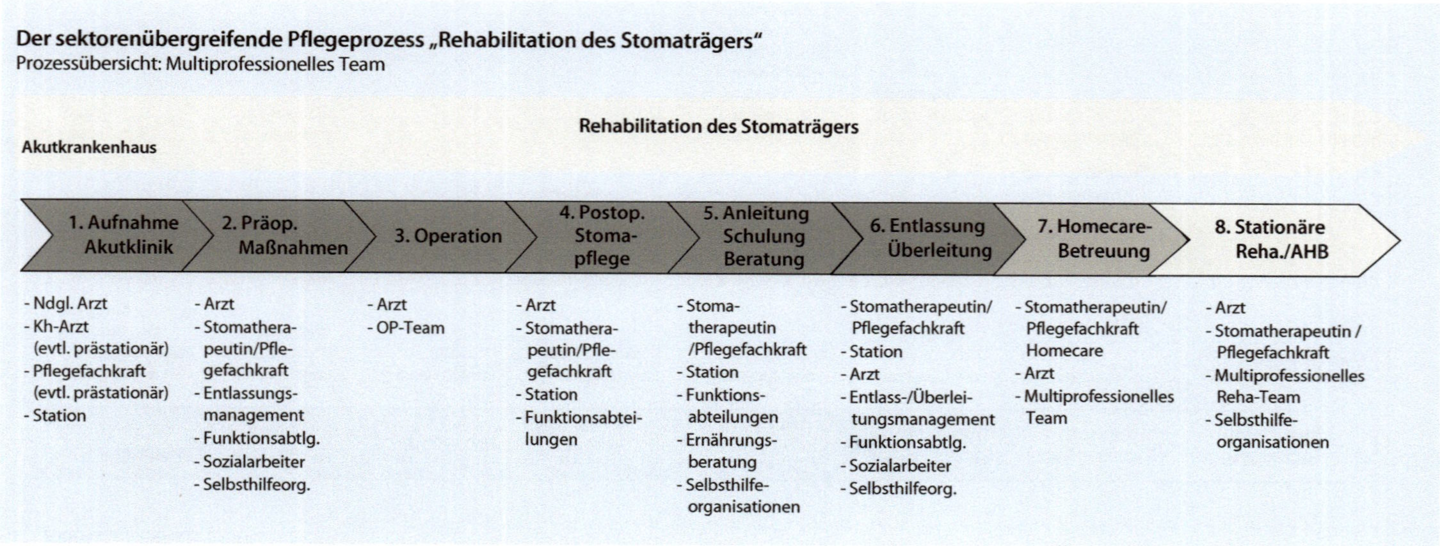

Der sektorenübergreifende Pflegeprozess „Rehabilitation des Stomaträgers“
Prozessübersicht: Multiprofessionelles Team

Akutkrankenhaus

Rehabilitation des Stomaträgers

1. Aufnahme Akutklinik	2. Präop. Maßnahmen	3. Operation	4. Postop. Stomapflege	5. Anleitung Schulung Beratung	6. Entlassung Überleitung	7. Homecare-Betreuung	8. Stationäre Reha./AHB
- Ndgl. Arzt - Kh-Arzt (evtl. prästationär) - Pflegefachkraft (evtl. prästationär) - Station	- Arzt - Stomatherapeutin/Pflegefachkraft - Entlassungsmanagement - Funktionsabtlg. - Sozialarbeiter - Selbsthilfeorg.	- Arzt - OP-Team	- Arzt - Stomatherapeutin/Pflegefachkraft - Station - Funktionsabteilungen	- Stomatherapeutin /Pflegefachkraft - Station - Funktionsabteilungen - Ernährungsberatung - Selbsthilfeorganisationen	- Stomatherapeutin/ Pflegefachkraft - Station - Arzt - Entlass-/Überleitungsmanagement - Funktionsabtlg. - Sozialarbeiter - Selbsthilfeorg.	- Stomatherapeutin/ Pflegefachkraft Homecare - Arzt - Multiprofessionelles Team	- Arzt - Stomatherapeutin / Pflegefachkraft - Multiprofessionelles Reha-Team - Selbsthilfeorganisationen

Abb. 2.2 Das multiprofessionelles Team (Droste und Gruber 2010)

(Standards, Arbeitsanweisungen). Durch die kontinuierliche Bereitstellung der Informationen wird Transparenz hergestellt und rechtlich der Pflicht einer umfassenden lückenlosen Dokumentation nachgekommen.

> **Alle praxis-, vergütungs- und prüfungsrelevanten sowie juristisch erforderlichen Pflege-Leistungen werden vollständig und nachvollziehbar dokumentiert. Die jeweiligen datenschutzrechtlichen Bestimmungen sind zu berücksichtigen und einzuhalten.**

Die zu dokumentierenden Daten sollten so ausgewählt und definiert werden, dass sie den Behandlungsverlauf und den Gesundheitszustand des Patienten für alle Beteiligten nachvollziehbar darstellen, um einen hohen Akzeptanzgrad bei den Prozessbeteiligten im Team zu erreichen. Die Evaluation erfolgt anhand der vorher festgelegten objektiven Kriterien und Kennzahlen (Qualitäts- (QM) und Risikomanagement bezogen). Sie dienen u. a. dazu:

- die Wirkung der Pflegemaßnahmen zu bewerten,
- mögliche Abweichungen/Mängel zu erkennen, deren Ursachen zu korrigieren (Patientensicherheit) und
- Transparenz in der Therapie, Betreuung, Beratung und Anleitung zu schaffen (Kundenorientierung).

Werden Abweichungen im Sinne des QM festgestellt, sind diese im Team zu besprechen, zu analysieren, zu verbessern und ggf. zu korrigieren. Zur Evaluation können Interviews, Fragebögen, Telefonate mit Betroffenen nach der Entlassung sowie Rückmeldungen der poststationären Betreuenden genutzt werden.

2.2 Kompetent mit Pflegediagnosen arbeiten

A. Heuwinkel-Otter

Heilkundliche Tätigkeiten, die dem Pflegepersonal durch den gemeinsamen Bundesausschuss übertragen wurden (Urteil des Bundessozialgerichtes vom 21. Juli 2011), werden durch die Anwendung von Pflegediagnosen unterstützt. Im deutschsprachigen Raum sind die NANDA-Pflegediagnosen (North American Nursing Diagnosis Association) wohl am bekanntesten. Sie verändern sich in einem zweijährigen Rhythmus, d. h. Pflegediagnosen entfallen, neue werden aufgenommen, die Kennzeichen bestehender Diagnosen werden überarbeitet. Inzwischen gibt es verschiedene deutschsprachige Übersetzungen und Abwandlungen, was zu Verwirrungen führt. Das Ziel der NANDA-Konferenz, weltweit eine einheitliche Fachterminologie einzuführen, wurde nicht erreicht. Gleichbleibend ist nur die NANDA-Taxonomie (Klassifikation, Ordnung nach fünfstelligen Zahlen), anhand der sich eine Diagnose zu ihrem Ursprung zurückverfolgen lässt.

2.2.1 Grundständige Pflegediagnosen „GPD"

Die zunehmend unübersichtliche Situation führte im Jahr 2006 zur Entwicklung von 60 „Grundständigen Pflegediagnosen (GPD)". Die GPD entstanden auf der Grundlage der NANDA-Pflegediagnosen. Die Pflegediagnosentitel der „GPD" sind alphabethisch geordnet und mit einer Kombination aus Buchstaben und Nummern versehen, sog. Klassifikationscode (▣ Tab. 2.1). Sie dienen als Ordnungssystem und bleiben als feststehende Struktur ohne Veränderung der Begrifflichkeiten bestehen. Gibt es Übereinstimmungen mit den Pflegediagnosentiteln der NANDA, sind sie mit der fünfstelligen NANDA-Taxonomie kenntlich gemacht. GPD ohne NANDA-Taxonomie wurden umformuliert oder von Heuwinkel-Otter et al. neu entwickelt.

Durch Anwendung der GPD wird die pflegerische Versorgung konkret, transparent und ohne großen Dokumentationsaufwand darstellt. Ziele der GPD's:

- Einfach durchschaubares Konzept für die Versorgung von Pflegebedürftigen, das sich leicht lernen lässt
- Beständige Arbeitsstruktur, die ohne großen Aufwand in die Pflegepraxis etabliert werden kann
- Grundlage für ein Abrechungssystem (ähnlich wie DRG's im ärztlichen Bereich), durch transparent dargestellte Pflegetätigkeiten und ein Klassifikationssystem

Tab. 2.1 60 Grundständige Pflegediagnosen (GPD), nach Heuwinkel-Otter et al. in: Menschen pflegen" (2006) Springer, Berlin, Heidelberg

A	**A1** Aktivitätsintoleranz, Gefahr 00094/Aktivitätsintoleranz 00092, ***A2*** *Allergische Reaktion, Gefahr/Allergische Reaktion,* ***A3*** *Angst 00146/Furcht 00148,* **A4** Anpassung beeinträchtigt 00070, **A5** Aspirationsgefahr 00039/ Aspiration, **A6** Atemstörung, Gefahr/Atemstörung
B	**B1** Beschäftigungsdefizit 00097, **B2** Bewusstsein gestört
C	**C1** Copingdefizit (Bewältigungsveränderung)
D	**D1** Denkprozesse gestört 00130, **D2** Durchblutungsstörung 00024/venöse Abflussstörung, **D3** Dysreflexie autonom, Gefahr 00010/Dysreflexie autonom 00009
E	**E1** Elterliche Fürsorge beeinträchtigt, Gefahr 00057/Elterliche Fürsorge beeinträchtigt 00056, **E2** Elternrollenkonflikt 00064, **E3** Empfinden gestört, **E4** Entscheidungskonflikt 00083, **E5** Erstickungsgefahr 00036
F	**F1** Familienprozesse beeinträchtigt, **F2** Flüssigkeitshaushalt unausgeglichen, Gefahr 00025/ Flüssigkeitshaushalt unausgeglichen
G	**G1** Gesundheitsverhalten unwirksam 00099, **G2** Gesundungsprozess beeinträchtigt, **G3** Gewalttätigkeit, Gefahr/Gewalttätig, **G4** Glaubensverlust
H	**H1** Haushaltsführung beeinträchtigt 00098, ***H2*** *Haut- und Gewebeschädigung, Gefahr /Haut- und Gewebeschädigung,* **H3** Herzleistung vermindert 00029, **H4** Hoffnungslosigkeit 00124
I	**I1** Identität gestört 00121, **I2** Infektionsgefahr 00004/Infektion
K	**K1** Kommunikation, beeinträchtigt (verbale nonverbale) **K2** Kooperationsbereitschaft fehlend (Noncompliance; Therapieverweigerung) 00079, ***K3*** *Körperbildstörung 00118/Neglect 00123,* **K4** Körperschädigung, Gefahr 00035/Körperschädigung, **K5** Körpertemperatur und Schweißproduktion unausgeglichen, Gefahr /Körpertemperatur und Schweißproduktion unausgeglichen
L	**L1** Lebensgefahr
M	**M1** Machtlosigkeit, Gefahr 00152/Machtlosigkeit (Kontrollverlust) 00125, M2 Mobilität körperlich beeinträchtigt 00085, **M3** Müdigkeit/Erschöpfung, M4 Mundschleimhaut und/oder Mundhöhle beeinträchtigt
N	**N1** Nahrungsaufnahme beeinträchtigt, Gefahr/Nahrungsaufnahme beeinträchtigt
P	**P1** Posttraumatisches Syndrom, Gefahr 00145/Posttraumatische Syndrom 00141
R	**R1** Rollenverhalten unwirksam 00055
S	**S1** Schlafstörung 00095, **S2** Schluckstörung 00103, ***S3*** *Schmerzen akut 00132/Schmerzen chronisch 00133,* **S4** Selbstversorgungsdefizit, **S5** Selbstschutz unwirksam 00043, **S6** Selbstwertgefühl gestört, ***S7*** *Sexualstörung 00059,* ***S8*** *Sexualverhalten unwirksam 00065,* **S9** Sinneswahrnehmungen beeinträchtig, ***S10*** *Sozialverhalten beeinträchtigt,* **S11** Stillen beeinträchtigt/Stillen erfolgreich 00106, ***S12*** *Stuhlausscheidung beeinträchtigt*
T	**T1** Trauern gestört
U	***U1*** *Urinausscheidung beeinträchtigt 00016*
V	**V1** Vergewaltigungssyndrom 00142, **V2** Vergiftungsgefahr 00086/Vergiftung
W	**W1** Wachstum und Entwicklung beeinträchtigt, ***W2*** *Wissensdefizit 00126*

Die fünfstelligen Zahlen entsprechen der NANDA-Taxonomie. *Kursiv* sind 11 GPD dargestellt, die den Fachbereich Stoma, Kontinenz, Wunde direkt betreffen und ohne deren Berücksichtigung eine adäquate Versorgung von Stomaträgern nicht möglich ist.

2.2.2 Das Wichtigste über Pflegediagnosen

Der pflegediagnostische Prozess umfasst alle Aktivitäten von beruflich Pflegenden, die eine Einschätzung des pflegebezogenen Zustandes eines Patienten ermöglichen. Der Prozess verläuft rational, bewusst, auf der Basis theoretischen Fachwissens sowie intuitiv, d. h. es wird erspürt, was in einem Menschen vorgeht, was er braucht.

▪ Pflegediagnosen im Pflegeprozess

Die Pflegediagnosen treten im Pflegeprozess an die Stelle der Pflegeprobleme. Der Pflegeprozess beinhaltet je nach Modell meist vier (WHO) oder sechs Schritte (nach Fiechter und Meier). Das von Heuwinkel-Otter et al. hier als Grundlage verwendete vier-Phasenmodell des Pflegeprozesses vereinfacht die Anwendung der GPD und verdeutlicht (◘ Abb. 2.3): Pflege hat therapeutische Anteile, sodass der Begriff Pflegetherapie eingeführt wurde. Im ersten Prozessschritt der Pflegediagnostik sind fünf Suchstrategien, sog. Beobachtungstechniken notwendig, um Probleme genau zu identifizieren und um sie mit einem Pflegediagnosentitel zu benennen (◘ Tab. 2.1). Die Anpassung der Pflege wurde neu hinzugefügt, da allein aufgrund des wissenschaftlichen Fortschrittes dieser Schritt unabdingbar ist.

4-Phasenmodell des Pflegeprozesses (Heuwinkel-Otter et al.) in Anlehnung an das 4-Phasen-Modell der WHO

1. **Pflegediagnostik** (pflegediagnostischer Prozess in fünf Schritten):
   - Informationen, inklusive Ressourcen, **sammeln** (Gespräche, Untersuchung, Messungen etc.)
   - Informationen **analysieren**, interpretieren
   - Informationen **synthetisieren** (bündeln)
   - Kennzeichencluster **benennen**
   - Pflegediagnose **formulieren** (Verdachtsdiagnose und/oder endgültige Diagnose)
2. **Pflegetherapie**
   - Pflegeziele, Pflegerichtung festlegen (aktivierend, gleichbleibend, palliativ, koordinierend, präventiv)
   - Pflegemaßnahmen planen
   - Pflegemaßnahmen umsetzen (inkl. Prävention, Gesundheitsberatung)
3. **Pflegeevaluation**
   Erfolg der Pflegetherapie anhand der Situation des Pflegebedürftigen bewerten (z. B. Gesundheitszustand, Verhaltensänderung)
4. **Pflegeanpassung**
   Pflegetherapie aufgrund der veränderten Situation des Pflegebedürftigen, einer erfolglosen Pflegetherapie; neuem Pflegefachwissen oder wissenschaftlichen Erkenntnissen anpassen

▪ Sechs Bestandteile von Pflegediagnosen

Die NANDA-Pflegediagnosen beinhalten sechs Komponenten (sechs Blütenblätter ◘ Abb. 2.4). Der pflegerische Prozess beschäftigt sich zuerst mit den Symptome/Kennzeichen (Zeichen, Merkmale). Daraus folgt ein kurzer Pflegediagnosentitel, meist mit einem Bestimmungswort und einer etwas ausführlicheren Definition versehen. Hinzu kommen je nach Pflegediagnosenart die Einflussfaktoren (Ätiologie/Ursachen, mögliche Ursachen, Risiko-[Gefahr-]Faktoren) und die Präzisierung einer Pflegediagnose.

▪ Symptome/Kennzeichen

Eine Pflegediagnose wird stets über Kennzeichen definiert. Kennzeichen ist der Sammelbegriff für Symptome, Zeichen, Merkmale (amerikan: »cue«). Sie stellen die Indikatoren für die jeweilige Situation dar.

▪ Bestimmungswort, Pflegediagnosentitel und Definition

Der **Pflegediagnosetitel** (früher im Pflegeprozess „Pflegeproblem") **beschreibt** mit ein bis zwei Wörtern präzise die Reaktion eines Menschen bzw. von Familien oder Lebensgemeinschaften auf Gesundheits- oder Lebensprozesse.

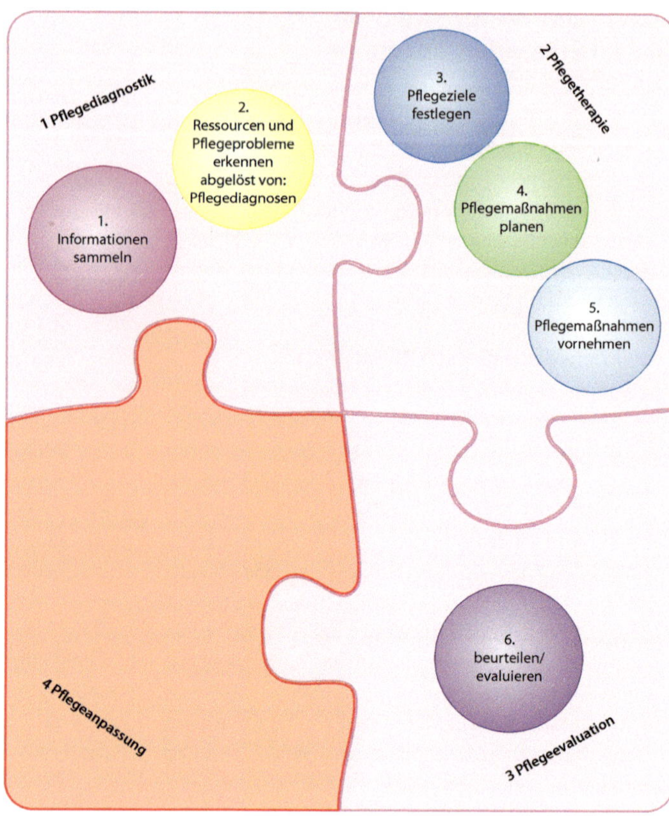

Abb. 2.3 Phasenmodell nach Heuwinkel-Otter et al. (in: Menschen pflegen 2006, Bd. 1, S. 68, Springer, Berlin, Heidelberg

Bestimmungswörter konkretisieren den Pflegediagnosentitel, z. B. „S12 Stuhlausscheidung beeinträchtigt" bedeutet, dass die Defäkation einer Person nicht den gewünschten Effekt hat. Die Bestimmungsworte sind festgelegt und anhand einer Tabelle aufzufinden, z. B. akut, beeinträchtigt, chronisch, defizitär, effektiv.

Die **Definition** (oder Problembeschreibung) erklärt, was genau unter dem Pflegediagnosentitel zu verstehen ist, z. B. „Schwierigkeiten, den Stuhl auszuscheiden (Verstopfung: Obstipation), ihn zu halten (Durchfall: Diarrhö) oder unwillkürlicher Stuhlabgang (Stuhlinkontinenz) mit der Folge von Unbehagen und/oder der Anwendung von Medikamenten bzw. Hilfsmitteln".

Einflussfaktoren (Ätiologie/Risikofaktoren)

Äiologische Faktoren (Ursachen bzw. mögliche Ursachen) sind für die Reaktion eines Menschen verantwortlich bzw. verursachen ein Gesundheitsproblem oder halten es aufrecht, u. a. Verhaltensweisen des Patienten, Einflüsse aus dessen Umgebung.

Beispiel

S12 Stuhlausscheidung beeinträchtigt, Obstipation: mögliche ätiologische Faktoren: zu geringe Flüssigkeitszufuhr, z. B. durch körperliche oder psychische Beeinträchtigung.

Risiko- oder Gefahrenfaktoren unterschiedlicher Genese, z. B. umweltbedingt, psychologisch, physiologisch, genetisch oder chemisch, gefährden eine Person. Sie sollen minimiert oder beseitigt werden.

Beispiel

Eine Demenz ist ein Risikofaktor für ein Flüssigkeitsdefizit (vergisst das Trinken) und beinhaltet die Gefahr einer Obstipation.

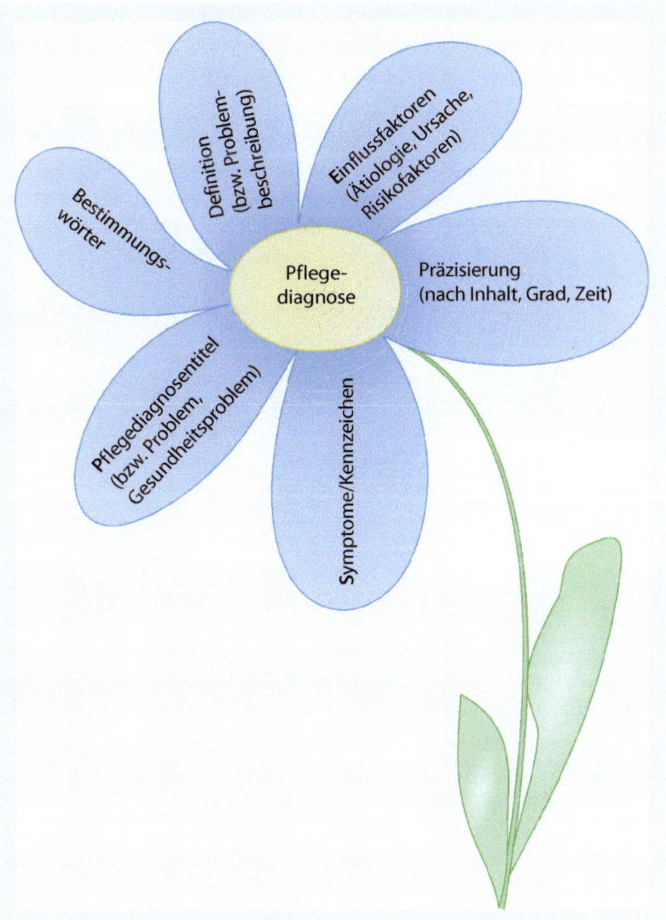

Abb. 2.4 Sechs Komponenten der Pflegediagnosen nach Heuwinkel-Otter et al, (in: Menschen pflegen 2006, Bd. 1, S. 69, Springer, Berlin, Heidelberg)

Präzisierung nach Inhalt, Grad und Zeit

Verschiedene Pflegediagnosen werden zusätzlich zum Diagnosetitel genauer beschrieben, damit sie präzise und unmissverständlich sind.

- **Inhalt:** Bei Pflegediagnosen, die zusammengefasst sind, wird die konkrete Erscheinungsform benannt, um herauszustellen, um was es genau geht, z. B. „Selbstversorgungsdefizit" beinhaltet mehrere Bereiche: sich kleiden/äußere Erscheinung, Essen, Körperpflege. Inhalt dokumentieren: „S4 Selbstversorgungsdefizit: Essen; oder kürzer: S4: Essen".
- **Grad:** Teilweise sind Aussagen über den Grad, die Stufe, die Intensität oder die Ausprägung der Pflegediagnose notwendig, z. B. bei den Diagnosen Angst, Aktivitätsintoleranz, Mobilität körperlich eingeschränkt, Hautschädigung und Selbstversorgungsdefizit. Zur Präzisierung werden Scores oder Skalen verwendet, z. B. „A3 Angst: Stufe I".
- **Zeit:** Erfolgt durch Begriffe wie akut, chronisch, intermittierend, kontinuierlich, z. B. „A3 Angst: Stufe I, kontinuierlich".

PES-Schema

Pflegediagnosen werden nach dem PES-Schema erstellt: **P**flegediagnosentitel, **E**influssfaktoren, **S**ymptome. In anderer Literatur ist das „E" durch ein „Ä" für Ätiologie (Ursachen, mögliche Ursachen) ersetzt, sog. „PÄS-Schema".

Beispiel

P = Pflegediagnosetitel – beeinflusst durch (b/d) E = Einflussfaktor – angezeigt durch (a/d) S = Symptome, Zeichen und Merkmale.

Bei der Dokumentation einigt man sich auf eine Formulierungsweise. Wird mit den Buchstaben PES oder PÄS gearbeitet, können die Formulierungen »beeinflusst durch (b/d)« oder »angezeigt durch (a/d)« entfallen.

Beispiel

P – Gewebeschädigung; E – Mangelernährung, eingeschränkte Mobilität S – Blasenbildung der Haut, li. äußerer Fußknöchel, Durchmesser ca. 2 cm oder Gewebeschädigung: **b/d:** Mangelernährung, eingeschränkte Mobilität **a/d:** Blasenbildung der Haut, li. äußerer Fußknöchel, Durchmesser ca. 2 cm.

Pflegediagnose-Arten

Aktuelle Pflegediagnosen beschreiben aktuelle, d. h. derzeitige Reaktionen von Menschen auf Gesundheitsprobleme oder Lebensprozesse. Aktuelle Pflegediagnosen sind nach dem PES-Schema aufgebaut und deshalb dreiteilig.

Risiko-Pflegediagnosen benennen Zustände, die voraussichtlich eintreten werden (voraussehbar sind). Risikofaktoren sind gefährdende Indikatoren, die das Auftreten einer Pflegediagnose begünstigen. Das Ziel der Pflege ist es, die Risikofaktoren zu minimieren bzw. zu beseitigen. Eine Risiko-Pflegediagnose setzt sich zusammen aus:

- Gefahr von … (Pflegediagnosentitel) – beeinflusst durch (b/d) einen oder mehrere
- Risikofaktor/en

Beispiel

Hautschädigung, Gefahr b/d: körperliche Immobilität, mechanische Faktoren (Scherkräfte, Druck), Feuchtigkeit, Knochenvorsprünge, veränderte Stoffwechsellage

Syndrom-Pflegediagnosen umfassen eine Gruppe von aktuellen Pflegediagnosen oder Risikodiagnosen, die mindestens einen gemeinsamen ätiologischen Faktor besitzen, der im Diagnosetitel enthalten ist. Syndrom-Pflegediagnosen helfen, komplexe Problemsituationen zu dokumentieren, da nur der Pflegediagnosentitel des Syndroms und nicht einzelne damit zusammenhängende Pflegediagnosen aufgeführt werden.

Beispiel

Vergewaltigungssyndrom; gemeinsamer ätiologischer Faktor: Vergewaltigung

Zusammenhängend mit der Syndrom-Pflegediagnose „Vergewaltigungssyndrom" sind die PD: Machtlosigkeit, Coping unwirksam, Trauern erschwert, Trauern vorzeitig, Angst, Furcht.

Gesundheitsdiagnosen finden Anwendung bei gesunden Menschen, die den Wunsch äußern, ihr Gesundheitsverhalten zu ändern, um von einem bestehenden Gesundheitsniveau zu einem höheren zu gelangen oder um sich persönlich weiterzuentwickeln. Gesundheitsdiagnosen enthalten Ressourcen des Patienten, die er einsetzen kann, um sein Wohlbefinden zu verbessern. Die Gesundheitsdiagnose besteht aus: Pflegediagnosetitel und der direkten Aussage des Betroffenen über die gewünschte Gesundheitsveränderung.

Beispiel

Gesundheitsförderliches Verhalten: Patient wünscht Umstellung auf gesunde Ernährungs- und Bewegungsgewohnheiten.

Literatur

Literatur zu 2.1

AWMF (2016). Arbeitsgemeinschaft der Wissenschaftlichen Medizinischen Fachgesellschaften e.V.; S3-Leitlinie Früherkennung, Diagnose, Therapie und Nachsorge des Harnblasenkarzinoms. Abgerufen am 29.02.2016. März 2016 von http://leitlinienprogramm-onkologie.de: http://leitlinienprogramm-onkologie.de/uploads/tx_sbdownloader/LL_BlasenCa_Langversion_Konsultationsfassung.pdf

AWMF (2014). Arbeitsgemeinschaft der Wissenschaftlichen Medizinischen Fachgesellschaften e.V.; S3-Leitlinie Kolorektales Karzinom. (A. d. V., Hrsg.) Abgerufen am 21. März 2015 von http://www.awmf.org/uploads/tx_szleitlinien/021-007OLl_S3_KRK_2014-08.pdf

BMG (2016). Bundesministerium für Gesundheit, Entlassungsmanagement; Abgerufen am 08. Juli 2016 von http://www.bmg.bund.de/glossarbegriffe/e/entlassungsmanagement.html

Droste, W., & Gruber, G. (2010). Sektorenübergreifender Leitfaden Stomatherapie für Krankenhäuser, die ambulante Homecare-Versorgung und Rehabilitationskliniken (2. Ausg.). Hannover: Schlütersche Verlagsgesellschaft mbH & Co. KG.

EAUN European Association Urological Nurses; Guidelines. Abgerufen am 08. Juli 2016 von http://nurses.uroweb.org/nurses/guidelines/

Literatur zu 2.2

Berger S. et al, NANDA-I-Pflegediagnosen 2012-2014: Definitionen und Klassifikation, Recom, Bad Emstal.

Doenges, M. E. (2014) Pflegediagnosen und Pflegemaßnahmen, Hans Huber, Bern.

Gitschel, K. et al (2012) Störungen der Harnausscheidung: Diagnostik und Therapie in der Pflege, Kohlhammer, Stuttgart.

Gordon M. (2013) Handbuch Pflegediagnosen, Hans Huber, Bern.

Heuwinkel-Otter A., Nümann-Dulke, A. Matscheko N. (Hrg. 2006) Menschen pflegen. Bd. 1 und Bd. 2, Springer, Berlin, Heidelberg.

Stefan H. et al (2012) POP - PraxisOrientierte Pflegediagnostik, Springer, Wien, New York.

Wiesinger G., Stoll-Salzer E. (2012) Stoma- und Kontinenzberatung (Pflegepraxis), Thieme Stuttgart.

Wieteck, P. (Hrsg.) (2013) Praxisleitlinien Pflege, Planen und Dokumentieren auf Basis von Pflegediagnosen der Klassifikation Recom, Kassel

Anatomische, physiologische und pathophysiologische Grundlagen

P.J. Goebell, P. Kruck

G. Gruber (Hrsg.), *Ganzheitliche Pflege bei Patienten mit Stoma*,
DOI 10.1007/978-3-662-48429-6_3

3.1 Anatomie und Physiologie des Verdauungstraktes

P. Kruck

3.1.1 Einleitung

Die Homöostase des Körpers ist durch wechselseitig abgestimmte Aktivitäten der beteiligten Organe gewährleistet. Nicht ganz so einfach ist die Frage, ob nach dem Verlust eines Körperanteils – hier speziell eines Teiles des Verdauungstraktes – dessen verloren gegangene Funktion kompensiert werden kann oder ob mit einem bleibenden Funktionsausfall gerechnet werden muss. In der Praxis muss je nach Operationsmodus mit oder ohne Stomaanlage mit unterschiedlichen anatomischen Veränderungen und Funktionsausfällen gerechnet werden. Im Folgenden sollen, ausgehend von einem definierten Organverlust, die korrespondierenden Funktionsausfälle besprochen werden.

Aufgabe des Verdauungstraktes ist es, die komplex aufgebauten Nahrungsbestandteile in ihre Einzelbausteine zu zerlegen und letztere anschließend zu resorbieren. Im weiteren Verlauf werden diese über Blut- und Lymphwege zur weiteren Verwendung im Stoffwechsel abtransportiert, vorwiegend in die Leber.

Ermöglicht werden diese Verdauungsvorgänge durch mechanische Prozesse – nämlich durch Zerkleinerung, Mischung und Transport – und gleichzeitig durch chemische Prozesse – nämlich durch den Zusatz von Enzymen. Mechanische und chemische Abläufe sind stets miteinander gekoppelt und von gleicher Wichtigkeit. Die nachfolgende Resorption der nunmehr resorptionsfähig gewordenen Nährstoffeinheiten ist nur möglich, wenn diese Kontakt mit der resorbierenden Darmoberfläche haben, d. h., die Resorption ist abhängig von Transport, Mischung und Verweildauer in den einzelnen hierfür geeigneten Darmabschnitten und dem notwendigen Kontakt mit der Darmschleimhaut. Beispielsweise können Störungen in den Bewegungsabläufen des Verdauungstraktes durchaus Störungen in der chemischen Verdauungstätigkeit verursachen, während umgekehrt auch mangelnde chemische Funktionen die Motorik negativ beeinflussen.

Zum Verständnis der Verdauungsvorgänge werden zunächst die anatomischen Verhältnisse des Verdauungstraktes aufgezeigt und ihre Funktions- und Tätigkeitsabläufe dargestellt. Im Anschluss wird erörtert, welche Störungen auftreten können, wenn einzelne Abschnitte des Darmes fehlen und damit dem Verdauungsablauf nicht mehr zur Verfügung stehen. Hierbei beschränkt sich die Betrachtung auf solche operativen Eingriffe, welche die Anlage eines Stomas notwendig machen. Operationen am Verdauungstrakt, die nicht zu Stomaanlagen führen, finden somit keine wesentliche Beachtung.

3.1.2 Anatomie des Verdauungstraktes

Der Verdauungstrakt ist ein mehr oder weniger schlauchförmiges Gebilde, welches sich in Speiseröhre, Magen, Zwölffingerdarm, Dünndarm und Dickdarm gliedert.

- Der **Dünndarm** hat je nach Zustand und Betrachtungsweise eine Länge von 3,5 bis 6 m. Er gliedert sich in zwei Teile, das magenwärts gelegene Jejunum (Leerdarm) und das dickdarmwärts gelegene Ileum (Krummdarm). Üblicherweise können 2/5 des Dünndarmes zum Jejunum und 3/5 zum Ileum gerechnet werden. Beide Abschnitte haben keine erkennbare scharfe Grenze. Das Ileum mündet im Bereich der Bauhin-Klappe (Valvula ileocoecalis) in den Dickdarm. Letztere wird gebildet, weil sich der Dünndarm in die Dickdarmwand einstülpt, und zwar in Form von zwei Falten, die einen Schlitz bilden. Hierdurch entsteht ein ventilartiges Gebilde, welches verhindert, dass Inhalt des Dickdarmes in den Dünndarm tritt. Dieses Hindernis ist auch der Grund dafür, dass die Bakterienbesiedlung im Dünndarm – speziell im Ileum – um den Faktor 10^5 (100.000-fach) geringer ist als im Dickdarm.
- Der **Dickdarm** hat eine Länge von etwa 1,5 m und wird in den Blinddarm (Coecum), aufsteigenden Teil (Colon ascendens), Querdarm (Colon transversum), absteigenden Teil (Colon descendens), Sigma (Colon sigmoideum) und Mastdarm (Rektum) eingeteilt.

Es ist leicht vorstellbar, dass die Resorption der Nahrungsbestandteile eine große Darmoberfläche erfordert. Je größer diese Oberfläche ist, umso schneller und gründlicher erfolgt die Aufnahme der resorbierbaren Bestandteile der Nahrung. Eine Vergrößerung der Darmoberfläche um das Dreifache wird bereits erreicht durch die Ausbildung von Schleimhautfalten (sogenannte Kerckring-Falten). Diese weisen zusätzliche fingerähnliche, dicht nebeneinander liegende Vorstülpungen (Zotten) und Einbuchtungen (Krypten) auf. Hierdurch wird die Oberfläche nochmals um das Zehnfache vergrößert. Die Zellen der Oberfläche dieser Zotten (Epithelzellen) besitzen zusätzlich einen Bürstensaum (Mikrovili), der die Oberfläche noch einmal um das 200-Fache erweitert. Über diese anatomischen Besonderheiten ergibt sich z. B. im Bereich des Dünndarmes eine Vergrößerung der Oberfläche um das 600-Fache, wenn man im Vergleich hierzu eine glatte Oberfläche des zylinderförmigen Darmrohres heranziehen würde.

Alle Darmabschnitte sind grundsätzlich in ähnlicher Weise aufgebaut, bis auf geringe Abweichungen, die durch Funktionsunterschiede bedingt sind und zunächst in diesem Zusammenhang vernachlässigt werden können. Die Darmwand besitzt zwei Lagen Muskelgewebe, dessen Fasern einerseits längs – und andererseits ringförmig angelegt sind und von einem eigenen netzartigen Nervengewebe gesteuert wird.

3.1.3 Motorische Funktion des Darmes

Die längsseits angeordneten Muskelfasern sind in der Lage, die Länge des Darmes zu verändern. Die konzentrischen, ringförmig verlaufenden Muskelfasern ermöglichen Einschnürungen bzw. Erweiterungen (Segmentationen) des Darmlumens, zum Teil in fortlaufender Form (Peristaltik). Hierdurch wird einerseits der Darminhalt durchgeknetet und durchmischt, andererseits aber auch transportiert. Das Nervensystem, welches diese Vorgänge steuert (sogenannte Auerbach- und Meissner-Plexus) beeinflusst gleichzeitig die sekretorischen Funktionen des Darmes. Die Aktivitäten dieses Nervennetzes werden durch das vegetative Nervensystem (Vagus bzw. Sympathikus) moduliert.

■ Motorik im Verdauungsverlauf

Nach der Nahrungsaufnahme treten in den verschiedenen Darmabschnitten typische Bewegungsmuster auf. Eine vorantreibende Bewegungsform (propulsive Peristaltik) ist hauptsächlich für Speiseröhre, Magen und partiell für den Dünndarm charakteristisch. Andere Bewegungsmuster, die weniger den Transport, sondern mehr eine Durchmischung zum Ziel haben, gestatten Pendelbewegungen des Darminhaltes oder eine rhythmische Durchknetung – typisch für Dünn- und Dickdarm.

Diese Bewegungen des Verdauungstraktes sind nicht alleine von der Nahrungsaufnahme abhängig, sondern auch von der Zusammensetzung des Darminhaltes und den einzelnen Nahrungsbestandteilen. Die Funktion der Muskelfasern bzw. deren Beeinflussung durch die Darmnerven werden zusätzlich von gastrointestinalen Hormonen und Peptiden gesteuert und koordiniert, die allein für diese Verdauungsvorgänge im Verdauungstrakt gebildet werden.

■ Zeitbedarf von der Nahrungsaufnahme bis zur Ausscheidung

Zahlreiche Faktoren können den Verdauungsvorgang beeinflussen und die Zeitspanne kann somit stark variieren. Der Magen benötigt bis zu drei Stunden, um seinen Inhalt an den Zwölffingerdarm weiterzugeben – diese Zeitspanne ist allerdings abhängig von der Zusammensetzung der Speisen und bei sehr fett- und eiweißreichen Nahrungsbestandteilen am längsten. Sie kann aber auch wesentlich kürzer sein, z. B. bei Überwiegen von kohlensäurehaltigen Getränken. Der Dünndarm benötigt durchschnittlich etwa 7 bis 9 Stunden zur Verdauung. Im Dickdarm beläuft sich die durchschnittliche Passagezeit je nach Nahrungszusammensetzung (Ballaststoffe, Flüssigkeitsanteile), Füllungszustand und vegetativen (aber auch psychischen) Gegebenheiten auf etwa 30 bis 36 Stunden (mit Schwankungen zwischen 5 bis 90 Stunden).

3.1.4 Resorption der Nahrungsbestandteile

Die eigentliche Resorption der Nahrungsbestandteile über die Darmoberfläche verläuft in vier Phasen:

- Die Nahrungskomponenten werden durch die Enzyme in ihre kleinsten Bausteine aufgespalten.
- Die Endprodukte der Spaltung gelangen über den Bürstensaum in die Zellen der Darmoberfläche (Epithelzellen der Schleimhaut).
- In den Zellen wird, zum Teil durch Veränderung, die weitere Transportform ermöglicht.
- Die resorbierten Fragmente werden an die Blut- und Lymphbahnen abgegeben und in Richtung Leber abtransportiert.

Die Hauptkomponenten unserer Nahrung sind bekanntlich Kohlenhydrate, Fette und Eiweiße. Diese werden mit Hilfe von Verdauungsenzymen in ihre Grundbausteine zerlegt: Kohlenhydrate z. B. in Monosaccharide, Eiweiße (Proteine) in unterschiedliche Aminosäuren, Fette (Lipide) in Fettsäuren, Glycerin u. a. Diese nun resorbierbaren Einheiten werden in unterschiedlicher Weise und in unterschiedlicher Lokalisation in den verschiedenen Abschnitten des Verdauungstraktes aufgenommen (◘ Abb. 3.1).

Das Duodenum (Zwölffingerdarm) ist im Resorptionsprozess bei der Aufnahme eines Teils der Kohlenhydrate, des Kalziums und des Eisens beteiligt. Im Jejunum (Leerdarm) erfolgt die überwiegende Aufnahme der Kohlenhydrate sowie die Resorption von Eiweiß und Fett, benachbarte Abschnitte des Ileum (Krummdarm) nehmen ebenfalls Fettanteile auf.

Zusammenfassend lässt sich feststellen, dass fast alle Komponenten der Nahrung (das gilt auch für Vitamine, Mineralien und Spurenelemente) im Jejunum und oralwärts gelegenen Abschnitte des Ileums resorbiert werden. Somit ist die komplikationslose Verdauung für den Stomaträger auch nach der Operation gewährleistet. Allerdings gibt es hierbei zwei Einschränkungen, die bei Operationen am terminalen Ileum auftreten können.

3.1.5 Besonderheiten des terminalen Ileums

Bei der Resorption im Bereich des terminalen Ileums gibt es zwei Besonderheiten: Die Resorption von Vitamin B12 und den Gallensalzen findet in den analwärts gelegenen Ileumanteilen (dem terminalen Ileum) statt, also in den Ileumabschnitten vor der

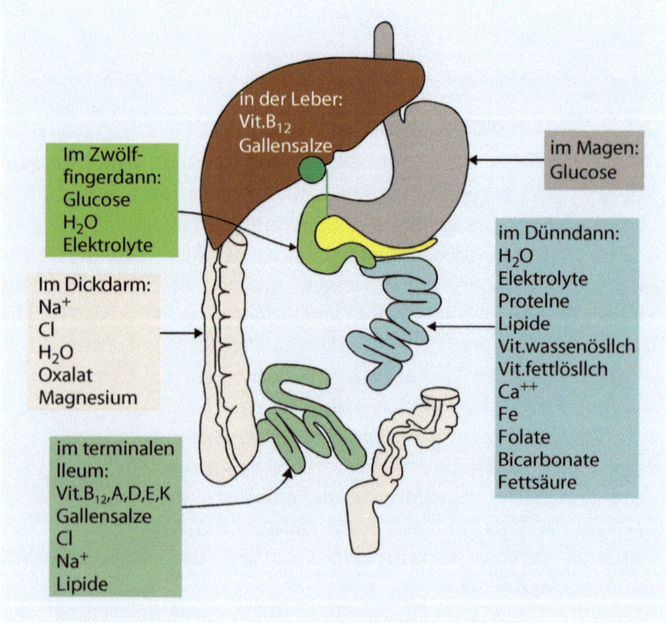

◘ **Abb. 3.1** Resorptionsareale im Verdauungstrakt

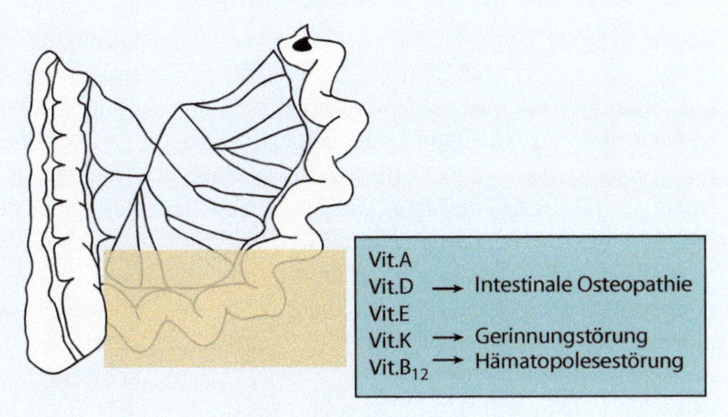

Abb. 3.2 Vitaminresorption im terminalen Ileum

Bauhin-Klappe (Abb. 3.2). Da es Situationen gibt, in denen die Resektion von Teilen des terminalen Ileums notwendig ist, bedürfen diese Besonderheiten einer genaueren Betrachtung. Speziell betroffen sind Patienten mit urologischem Pouch (Nabelpouch) und Neoblase, bei denen größere Abschnitte des Dünndarmes bzw. terminalen Ileums zur Pouchbildung verwendet wurden. Weniger ausgeprägt kann dies auch Patienten nach Anlage eines Ileum-Conduits oder einer doppelläufigen Ileostomie betreffen.

Resorption von Vitamin B12 (Cobalamin)

Vitamin B12 befindet sich in tierischen Lebensmitteln (Fleisch, Fisch, Eidotter, Milch und Milchprodukten), aber auch in fermentierten Nahrungsmitteln (z. B. Sauerkraut und Bier). Eine ausreichende Versorgung von Vitamin B12 ist normalerweise durch eine gemischte Kost ohne wesentliche Einschränkungen gewährleistet. Resorbiert wird Vitamin B12 ausschließlich im Bereich der terminalen Ileumabschnitte.

Ein Verlust größerer Anteile dieses Dünndarmabschnitts durch Operation (über 50 cm) oder ihr Funktionsausfall aus anderen Gründen (z. B. Entzündung) kann zu Vitamin-B12-Mangelerscheinungen führen, da die übrigen Darmabschnitte den Ausfall dieser Resorptionsfläche nicht ersetzen können.

Das klinische Bild eines Vitamin-B12-Mangels kann sehr unterschiedliche Symptome aufweisen, wie z. B. Leber- und Milzvergrößerung, Zungenbrennen, Sehstörungen, allgemeine Müdigkeit und Erschöpfung. Nicht selten finden sich in fortgeschrittenen Stadien Nervenausfälle, beginnend an den unteren Extremitäten in Form von Kribbeln, Schmerzen und/oder Gefühllosigkeit bis hin zu Gangstörungen.

Das wichtigste und charakteristischste Zeichen eines Vitamin-B12-Mangels aber ist eine besondere Form der Anämie – die **perniziöse Anämie**. Sie ist gekennzeichnet durch eine „strohgelbe" Blässe der Haut und zunehmende Müdigkeit und Antriebslosigkeit. Der medizinische Beweis erfolgt durch eine Untersuchung des Blutbildes und einen speziellen Test, den Schilling-Test. Dieser Test ist bei einem Verlust von über 50 cm Ileumlänge immer pathologisch und bestätigt die Notwendigkeit einer Substitution von Vitamin B12, die immer parenteral erfolgen muss, weil ja der Darm zur Resorption nicht mehr in der Lage ist.

Resorption von Gallensäuren

Die Gallensäuren werden in der Leber synthetisiert und über die Gallenflüssigkeit ausgeschieden. Sie gelangen über die Gallenwege in den Darmtrakt und durch weiteren Transit in das Ileum. Hier werden sie von der Schleimhaut wieder resorbiert und über den Kreislauf in die Leber zurücktransportiert (sogenannter enterohepatischer Kreislauf). Die Gallensäuren zirkulieren etwa 10-mal pro Tag auf diese Weise. Bei jedem Umlauf geht etwa 1 Prozent, d. h. 40 mg (pro Tag etwa 400 mg), durch Ausscheidung über den Stuhl verloren. Das entstehende Defizit wird durch Neubildung in der Leber wieder ausgeglichen. Gallensäuren haben die Aufgabe, das Fett der Nahrung zu emulgieren. Sie sind deshalb für eine normale Fettverdauung unverzichtbar (▶ Abschn. 3.2.4).

3.1.6 Bedeutung der Ileozökalklappe (Bauhin-Klappe)

Die Ileozökalklappe ist der Übergang des Dünndarms in den Dickdarm. Durch ihre ventilartige Anatomie verhindert sie den Rückfluss von Dickdarminhalt in den Dünndarm und somit eine Besiedlung des Dünndarmes mit Dickdarmbakterien. Ist die Entfernung der Ileozökalklappe erforderlich, kommt es zu einer vermehrten bakteriellen Besiedlung des Dünndarmes. Dies kann zu einer generellen Verminderung von Gallensäuren führen, hauptsächlich durch deren bakterielle Aufspaltung und somit sekundär zu einer Insuffizienz der Fettverdauung mit Durchfällen und evtl. zu den oben beschriebenen Komplikationen. Durch bakterielle Bindung des Vitamin-B12-Komplexes besteht außerdem die Gefahr eines vermehrten Vitamin-B12-Mangels.

Bleibt die Ileozökalklappe erhalten, ist auch längere Passagezeit (Transitzeit) der Nahrungsbestandteile gewährleistet und somit eine Verbesserung der Verdauungsleistung.

3.1.7 Wasser- und Elektrolythaushalt

Der erwachsene Organismus besteht zu 55 bis 60 % aus Wasser – bezogen auf die fettfreie Körpermasse sogar zu über 70 %. Jede größere Veränderung im Wasserhaushalt, z. B. bei Durchfall, kann deshalb zu tiefgreifenden Störungen führen. Die Bedeutung des Wasserhaushaltes – und damit auch des Elektrolythaushaltes – spiegelt sich auch in der Aufnahme und Ausscheidung von Wasser im Verdauungstrakt wider.

> **Etwa 9 Liter Flüssigkeit passieren täglich den Dünndarm. Davon stammen etwa 2 Liter aus der Nahrungsaufnahme und 1–2 Liter aus der Sekretion von Speicheldrüsen und der Bauchspeicheldrüse, 2 Liter der Flüssigkeitsmenge ist Magensaft und etwa ein halber Liter Gallenflüssigkeit.**

Etwa 2,5 Liter werden von der Dünndarmschleimhaut zusätzlich ausgeschieden. Insgesamt werden etwa 8 Liter, also der größte Teil, wieder vom Dünndarm rückresorbiert. Bilanziert man Ausscheidungen und Aufnahme der Flüssigkeit im Dünndarm, bleibt ein Rest von etwa 1,1 Liter. Dieser Rest gelangt in den Dickdarm, hier wird noch einmal ein Liter resorbiert, sodass etwa 100 ml Wasser unter normalen Bedingungen über den Stuhl ausgeschieden werden.

Die Bedeutung der Wasserbilanz ist umso eindrucksvoller, wenn man sie mit der Menge der Blutflüssigkeit des menschlichen Körpers (Plasmavolumen etwa 3–4 Liter) vergleicht. Zu erkennen ist, dass die Flüssigkeitsmenge des Verdauungstraktes die Menge der Blutflüssigkeit (Plasmavolumen) weit übersteigt. Deshalb können Störungen des Flüssigkeitsumsatzes im Verdauungstrakt schwerwiegende Folgen im Gesamtorganismus nach sich ziehen. Eine Überprüfung des Flüssigkeitshaushaltes durch eine Einfuhr- und Ausfuhrkontrolle ist deshalb in der Zeit direkt nach Resektion größerer Darmanteile dringend erforderlich (▶ Abschn. 3.2).

Physiologisch erfolgt die endgültige Bilanzierung der Elektrolyte über die Nieren. Natrium und Chlor sind quantitativ die wichtigsten Elektrolyte des Extrazellulärraums. Sie bestimmen dessen Gesamtvolumen und den osmotischen Druck. Ihre Resorption erfolgt auf passivem Wege durch Diffusion, also dem Konzentrationsgefälle zwischen Darminhalt und Schleimhaut. Auch intrazellulär haben Natrium und Chlor eine Vielzahl von Funktionen, speziell auch als treibende Kraft bei den meisten zellulären Transportprozessen.

▪ Regulations- und Resorptionsprozesse bei Ausfall von Darmanteilen

Ileostomie: Ist der Dickdarm vollständig entfernt oder vorübergehend ausgeschaltet worden, ergibt sich aus den beschriebenen Funktionsabläufen, dass hauptsächlich die Wasser - und Elektrolytbilanz betroffen ist, da die übrigen Komponenten der aufgenommenen Nahrung im Dünndarm störungsfrei resorbiert werden können. Unmittelbar nach der Operation ist mit vermehrtem Wasser- und Elektrolytverlust zu rechnen. Der betroffene Patient sollte deshalb angehalten werden, den Flüssigkeitsverlust durch eine größere Trinkmenge auszugleichen. In den folgenden 2 bis 3 Monaten ist aber ein Rückgang der vermehrten Wasserausscheidung zu erwarten, weil die Dünndarmschleimhaut in der Lage ist, sich an die veränderte Situation anzupassen und vermehrt Wasser und Elektrolyte zu resorbieren. Die Zotten der Dünndarmschleimhaut – und somit die Schleimhautoberfläche – vergrößern sich. Offenbar erfolgt auch eine zusätzliche Verlängerung und Erweiterung der Dünndarmabschnitte. Aus diesen Veränderungen resultiert eine Verlängerung der Passagezeit des Darminhaltes und eine Zunahme der resorbierenden Schleimhautkapazität.

Trotz Anpassung des im Körper verbliebenen Dünndarmes an den Verlust des Dickdarmes muss damit gerechnet werden, dass auch im weiteren Verlauf Wasser mehr als normalerweise ausgeschieden, bzw. weniger resorbiert wird, wobei auch ein zusätzlicher Kochsalzverlust relevant ist.

Ferner muss berücksichtigt werden, dass der vermehrte Wasserverlust die Gefahr einer verminderten Urinproduktion einschließt mit dem möglichen Risiko einer Nierensteinbildung. Deshalb sollte die tägliche Flüssigkeitszufuhr bei Ileostomieträgern bilanziert werden und so bemessen sein, dass die tägliche Urinmenge etwa 1000 ml beträgt (▶ Abschn. 3.2.4).

Kolostomie: Sind nur Teile des Dickdarms entfernt worden, ist mit einem weitaus geringeren Wasserverlust zu rechnen. Bei einem Stoma im Sigmabereich ist zu erwarten, dass die verbliebenen Dickdarmabschnitte die notwendige Wasserresorption in den nächsten Monaten nach Stomaanlage nahezu vollständig kompensieren.

Allerdings ist die Wahrscheinlichkeit, Durchfall zu bekommen, durch die Verringerung der für die Wasserresorption zur Verfügung stehenden Schleimhautfläche erhöht. Nahrungsmittel, die erfahrungsgemäß eher zu Durchfall oder schneller Darmpassage führen, sollten deshalb nur in kleineren Mengen gegessen werden (Sauerkraut, frisches Brot o. Ä.). Die individuelle Reaktion des Darmes wird sich nur durch Ausprobieren und eigene Erfahrungen ermitteln lassen. Allerdings sollte in diesem Zusammenhang nicht vergessen werden, dass der laxierende Milchzucker häufig auch als Lebensmittelzusatz (Füllmenge) verwendet wird (siehe Deklaration auf der Packung!) und bestimmte Süßstoffe in kalorienreduzierten Lebensmitteln und Diabetiker-Diät (Sorbit, Mannitxylose, Fructose) sowie in Bonbons und Kaugummi ebenfalls Durchfall verursachen können (u. a. die sog. „Kaugummi-Diarrhö").

Auch verschiedene Medikamente sind nicht selten Auslöser von Durchfall, z. B. Antibiotika, Zystostatika, Acarbose, Biguanide, Magnesium. Eine eventuell notwendige Beratung muss ggf. durch den behandelnden Arzt, die Ernährungsberatung oder den Pflegeexperten erfolgen.

3.1.8 Gasbildung im Verdauungstrakt

Die Gasmenge, die normalerweise täglich aus dem Enddarm ausgeschieden wird, beträgt im Mittel etwa 600 ml, ist aber erheblichen Schwankungen unterworfen (200–2000 ml pro Tag). Ursachen für eine vermehrte Gasmenge im Verdauungstrakt sind:

- Geschluckte Luft
- Erhöhte Gasproduktion im Darm
- Verminderte Resorption des Gases durch die Darmschleimhaut

Bei jedem Schluckakt gelangt Luft in den Magen. Der größere Teil dieser Gasmenge wird über Aufstoßen wieder ausgeschieden. Der andere Anteil gelangt über den Zwölffingerdarm in die nachfolgenden Abschnitte des Verdauungstraktes und kann – besonders, wenn es sich um größere Mengen handelt – durchaus auch zu Beschwerden führen (Knigge: „Beim Essen wenig sprechen").

Die Neubildung von Darmgas erfolgt sowohl im Dünndarm als auch im Dickdarm. Es handelt sich überwiegend um die Gase Kohlendioxid (CO_2), Wasserstoff (H_2), Stickstoff (N_2) und Methan (CH_4). Im Dünndarm entsteht überwiegend Kohlendioxid. Ein großer Teil dieses Gases kann verhältnismäßig schnell von der Schleimhaut resorbiert werden, tritt dann in das Blut über und wird über die Lunge und die Atemluft ausgeschieden. Größere Mengen, wie z. B. nach vermehrter Zufuhr von kohlensäurehaltigen Getränken (Bier, Sprudel, Sekt), können sich aber durchaus unangenehm bemerkbar machen.

Im Dickdarm werden überwiegend Wasserstoff, Stickstoff, aber auch Methan und Kohlendioxid gebildet. Nicht verdaute oder unverdauliche Nahrungsbestandteile gelangen aus dem Dünndarm in den Dickdarm und werden dort von Bakterien weiter abgebaut bzw. fermentiert. Dieser Prozess ist von einer mehr oder minder starken Gasbildung begleitet. Ursachen eines vermehrten Gasvolumens:

- Obst, Gemüse und andere sog. Ballaststoffe, die komplexe Kohlenhydrate enthalten, welche

nicht durch die Fermente im Dünndarm aufgespalten werden können, z. B. Hülsenfrüchte, Birnen, Pflaumen, Zwiebeln, Knoblauch, Kohl, Kleie, Vollkornbrot
- Größere Mengen Mehlprodukte mit Anteilen sogenannter resistenter Stärke (besonders Weizen, Hafen, Mais)
- Zuckerersatzstoffe, z. B. Sorbit, Fructose
- Lactulose (synthetischer Milchzucker)
- Medikamente, z. B. Acarbose (Diabetes-Therapie)

Den Geruch der Blähungen verursachen nicht die beschriebenen Gase, sondern beigemengte Spurengase, deren Auftreten abhängig von der Speisenzusammensetzung ist. Nahrungsbestandteile, die bereits beim Essen einen charakteristischen Eigengeruch haben (z. B. Käse, Fisch, Knoblauch, Zwiebeln), führen im Darm gleichermaßen zu stärkerer Geruchsbildung.

Die Dickdarmschleimhaut ist in der Lage, große Mengen z. B. von Wasserstoff und Kohlendioxid durch Diffusion wieder aufzunehmen. Diese Gase treten in das Blut über und werden ebenfalls durch die Lunge ausgeatmet. Im fortgeschrittenen Alter, aber auch durch Blutzirkulationsstörungen des Darmes (z. B. Verwachsungen nach Operationen) kann die Gasresorption und hierdurch die Verminderung der Gasmenge im Darm erheblich behindert werden. Das ist die Ursache für den vermehrten Gasabgang durch das Stoma, aber auch Anlass für zum Teil quälende Blähungsbeschwerden. Abhilfe wird durch den Verzicht auf erfahrungsgemäß blähende Nahrungsmittel erreicht. Eine subjektive Besserung wird auch von sogenannten Carminativa beschrieben, z. B. in Form der Kümmel-, Anis-, Fenchel-Tee-Mischungen oder durch oberflächenaktive Substanzen, enthalten in Medikamenten mit Dimethylpolysiloxan.

3.1.9 Fazit

Aufgrund der anatomischen Voraussetzungen im Verdauungstrakt und dessen funktionellen Abläufen sind bei einem Teilverlust des Darmes je nach Lokalisation unterschiedliche Folgen zu erwarten, die sich durch die Lage der Stomaanlage unterscheiden. Nach Anlage einer **Sigmakolostomie** sind Störungen des Verdauungsvorgangs nicht zu erwarten. Lediglich die Kontrolle einer geregelten Stuhl- und Gasentleerung (Kontinenz) fällt aus und benötigt entsprechende Versorgung.

Eine Stomaanlage an weiter oralwärts gelegenen Kolonanteilen (z. B. **Transversostoma**) führt lediglich zu einer zunehmenden Einschränkung der Wasser- und Elektrolytresorption und somit zu einer weicheren Stuhlbeschaffenheit und zusätzlichen Gasabgängen als deren Folgen. Notwendig wird in diesem Fall eine zusätzliche Trinkmenge, um ein etwaiges Wasser- bzw. Elektrolytdefizit auszugleichen.

Die beschriebenen Funktionseinschränkungen verstärken sich, je näher die Stomaanlage an der Ileozökalklappe gelegen ist (**Ileostoma/Jejunostoma**). Der Darminhalt ist vermehrt von breiiger bis flüssiger Beschaffenheit und die Frequenz der Stuhlentleerung erhöht, letztere kann schon kurze Zeit (ein bis zwei Stunden) nach Nahrungsaufnahme auftreten. Der Darminhalt in diesem Bereich enthält auch nach ungestörtem Verdauungsvorgang relativ aggressive Bestandteile (Gallensäuren, unverdaute Nahrungsbestandteile, Enzyme) und stellt auch wegen seiner flüssigen Beschaffenheit hohe Anforderungen an eine korrekte Versorgung.

3.2 Pathophysiologie nach Verlust eines Darmteiles

P. Kruck

3.2.1 Einleitung

Die Beantwortung der Frage „Was fehlt, wenn ein Stück Darm fehlt?" lässt rückblickend auf die Anatomie und Physiologie des Darmes die Feststellung zu, dass – bezogen auf Verdauungsleistung und Stoffwechsel – erfreulicherweise nur wenig verlorengegangen ist. Der Mensch ist mit seinem Verdauungstrakt großzügig ausgestattet, einerseits, was die Länge dieses Organsystems betrifft, andererseits auch durch dessen Fähigkeit, sich veränderten Verhältnissen anzupassen und eventuell auftretende Mängel zu kompensieren.

Eine spezielle Bedeutung besitzen aber die bleibenden Folgen eines operationsbedingten Ausfalls der Ileozökalklappe (Valvula Bauhini) und größerer Anteile des terminalen Ileums. Ein hiermit möglicherweise verbundenes Gallensäureverlustsyndrom oder eine Vitamin-B12-Resorptionsstörung bedürfen einer verstärkten diagnostischen Beobachtung und einer evtl. Therapie.

3.2.2 Funktionsstörungen nach Verlust einzelner Darmabschnitte

Ileozökalklappe

Die Ileozökalklappe ist der Übergang des Dünndarms in den Dickdarm. Durch ihre ventilartige Anatomie verhindert sie den Rückfluss von Dickdarminhalt in den Dünndarm und eine Besiedlung des Dünndarms mit Dickdarmbakterien. Wenn die Ileozökalklappe entfernt werden muss, kommt es zu einer vermehrten bakteriellen Besiedlung des Dünndarmes. Diese führt zu einer zusätzlichen Verminderung von Gallensäuren durch bakterielle Aufspaltung und somit zu einer Störung der Fettverdauung. Durch bakterielle Bindung des Vitamin-B12-Komplexes besteht die Gefahr eines Vitamin-B12-Mangels.

Bleibt die Ileozökalklappe erhalten, ist eine längere Passagezeit (Transitzeit) der Nahrungsbestandteile und somit eine Verbesserung der Verdauungsleistung gewährleistet (Tab. 3.1).

Tab. 3.1 Beeinflussung des klinischen Verlaufes (nach Shanbhogue)

	Günstig	Ungünstig
Verbliebene Dünndarmlänge	Über 20 %	Unter 20 %
Resezierter Darm	Jejunum	Ileum
Ileozökalklappe	Erhalten	Entfernt
Dickdarm	Erhalten	Entfernt
Begleitende Darmerkrankung (z. B. Morbus Crohn)	Fehlt	Vorhanden

3.2.3 Terminales Ileum

Gallensäureverlustsyndrom

Werden **mehr als 25 cm** vom terminalen Ileum entfernt, ist die Rückresorption von Gallensäuren gestört oder zumindest vermindert. Es gelangen vermehrt Gallensäuren in den Dickdarm, was dort zur Hemmung der Wasser- und Elektrolytresorption und sogar zu zusätzlicher Ausscheidung (Sekretion) von Wasser und Elektrolyten führt, mit massiven Durchfällen als Folge (chologene Diarrhö).

Wenn **mehr als 100 cm** des terminalen Ileums entfernt worden sind, steigt anteilsmäßig der Verlust von Gallensäuren. Dieser Verlust kann die Leber durch Neubildung nicht mehr ausgleichen (▶ Abschn. 3.1.5). Es kommt zu einer Verminderung von Gallensäuren in der Gallenflüssigkeit und hierdurch zu einer zusätzlichen Störung der Fettverdauung. Das unverdaute Fett wird in Form des typischen Fettstuhls (Steatorrhö) ausgeschieden. Dieser Durchfall hat eine helle Farbe, ist stark riechend und weist teilweise eine makroskopisch erkennbare Fettdurchmengung auf. Die gestörte bzw. verminderte Fettverdauung ist auch Ursache für eine rapide Abnahme des Körpergewichts (verminderte Kalorienzufuhr) und einen eventuell auftretenden Mangel an fettlöslichen Vitaminen (Vitamine A, D, E und K), die nur mit dem Fett resorbiert werden können.

Ein hoher Verlust von Gallensäure hat aber noch weitere Folgen: Bereits eine geringe Verminderung des Gallensalzgehaltes in der Gallenflüssigkeit verschlechtert die Löslichkeit für Cholesterin und verstärkt die Bereitschaft zur Bildung von Gallensteinen. Ein Gallensteinleiden ist daher eine typische Komplikation bei Patienten mit dem sogenannten Gallensäureverlustsyndrom. Statistisch haben diese Patienten dreimal häufiger Gallensteine als gesunde Menschen.

Der Gallensäureverlust hat außerdem Auswirkungen auf den Oxalsäurestoffwechsel. Normalerweise bilden Oxalate mit dem Nahrungskalzium im Dünndarm komplexe Verbindungen, die vom Darm nicht resorbiert werden können und deshalb mit dem Stuhl ausgeschieden werden. Bei einer Störung der Fettverdauung wird Kalzium durch die im Darm verbliebenen Fettsäuren gebunden. Das Oxalat kann deswegen kein komplexes Kalzium bilden und wird im Dickdarm resorbiert und über die Nieren ausgeschieden. Die erhöhte Konzentration von Oxalat im Urin bewirkt eine Bereitschaft zur Bildung von Nierensteinen. 10 % der Betroffenen mit Kurzdarmsyndrom leiden unter Oxalatsteinen.

- **Vitamin-B12-Mangel**

> **Eine Entfernung von etwa 50 cm oder mehr des terminalen Ileums verursacht eine Beeinträchtigung der Aufnahme von Vitamin B12, da die übrigen Darmabschnitte diese Resorption nicht ersetzen können.**

Das klinische Bild eines Vitamin-B12-Mangels kann sehr unterschiedliche Symptome aufweisen (► Abschn. 3.1.5).

Verlust einzelner Dünndarmabschnitte

- **Ileum (Krummdarm)**

Da das Ileum eine wichtige Funktion bei der Flüssigkeitsresorption erfüllt, leiden Patienten nach ausgedehnter Resektion (Entfernung) anfangs an massiven Flüssigkeitsverlusten in Form wässriger Durchfälle. Ferner darf nicht übersehen werden, dass auch im Ileum Hormone freigesetzt werden, die eine entscheidende Rolle bei der Magenentleerung und Transitzeitregulierung haben. Bei größeren Verlusten muss durch Verminderung entsprechender Hormonspiegel ebenfalls mit einer verkürzten Transitzeit gerechnet werden mit allen Nachteilen für eine ausreichende Verdauung (Digestion) und Aufnahme (Resorption).

Von zentraler Bedeutung für mögliche Funktionsstörungen sind die Lokalisation und Länge der entfernten Ileumanteile.

> **Je umfangreicher die Resektion des terminalen Ileums, umso ausgeprägter die Funktionsdefizite.**

- **Jejunum (Leerdarm)**

Ein Verlust des Jejunums bei verbliebenem Ileum verursacht keine dauerhafte Verminderung der Aufnahme von Nährstoffen und Elektrolyten, weil das Ileum wesentliche Funktionen der Resorption übernehmen kann. Als Folge des Verlustes größerer Anteile des Jejunums kommt es allerdings anfänglich zu einer rascheren Magenentleerung.

Die nahezu schwallartige Beförderung der Nahrung in den verbliebenen Dünndarm kann Unverträglichkeiten besonders beim Verzehr großer Mengen stark gesalzener oder gezuckerter (hyperosmolarer) Flüssigkeiten und Speisen bewirken. Diese plötzliche Überfüllung der Darmabschnitte führt zu Übelkeit, Brechreiz und krampfartigen Beschwerden (sog. Frühdumping-Syndrom).

Der Verlust großer Jejumum-Anteile kann darüber hinaus eine verminderte Bildung von gastrointestinalen Hormonen zur Folge hat. Diese Hormone regulieren die Funktion des Magen-Darm-Traktes und somit auch die Verdauung (Sekretin, Cholezystokinin, Gastrin).

> **Ein derartiges Defizit führt zu einer Beeinträchtigung der Gallenblasenfunktion und zu einer Verminderung von Verdauungsenzymen der Bauchspeicheldrüse.**

Ferner ist – zumindest anfänglich in der Zeit kurz nach der Operation – eine Verstärkung der Magensäureproduktion zu erwarten. Die Übersäuerung des Magens vermindert die Aktivität der Verdauungsenzyme zusätzlich. Hierbei ist besonders die Fettversorgung betroffen, was Fettstühle und eine zusätzliche Gewichtsabnahme verursacht.

Das Enzym Laktase, welches vor allem in den Zellen des Jejunums gebildet wird, führt bei Verlust großer Teile des Jejunums zu einer Störung der Verdauung von Milchzucker und zu einer Unverträglichkeit von Milch und Milchprodukten mit Darmkrämpfen und massiven Durchfällen.

3.2.4 Das Kurzdarmsyndrom

Der Verlust großer Anteile des Dünndarmes wird als sog. „Kurzdarmsyndrom" beschrieben. Die Resektion oder das Ausschalten großer Dünndarmanteile führt zu einer Verminderung der Resorptionsfähigkeit des Dünndarms. In der Folge ist eine Nährstoff-, Flüssigkeits- und Energieaufnahme bei gewöhnlicher Nahrungszufuhr mehr oder minder eingeschränkt (Malabsorbtion) oder gar nicht mehr gewährleistet. Betroffen sind Stomaträger mit einer deutlich oralwärts gelegenen Stomaanlage des Dünndarmes und Patienten mit einem ileoanalen/rektalen Pouch sowie Urostomieträger, bei denen für einen Pouch oder eine Neoblase umfangreiche Dünndarmanteile verwendet worden sind.

Das Kurzdarmsyndrom kann je nach Ausprägung und Verlaufsstadium zusätzliche diätetische, enterale (Sondennahrung), parenterale oder medikamentöse Therapiemaßnahmen erfordern.

Umfang der entfernten Dünndarmanteile

Durch die Verminderung der Schleimhautoberfläche, die für die Aufnahme der Nahrungsbausteine zur Verfügung steht, kommt es zu einer verkürzten Passagezeit des Darminhaltes (Transitzeit), was zu den klinisch meist im Vordergrund stehenden Durchfällen führt. Die Störungen machen sich allerdings erst dann bemerkbar, wenn 50–60 % des Darmes entfernt wurden.

Ernstere Probleme entstehen, wenn weniger als 70–100 cm Restdarm erhalten sind. Durch die beschleunigte Darmpassage bleibt die Aufspaltung der Nahrungsmittel durch Verdauungsenzyme wegen der verkürzten Kontaktzeit unvollständig. Die verminderte Resorption der Nahrungsbestandteile (Malabsorption) wird zusätzlich verstärkt durch die Behinderung der Verdauungsleistung (Maldigestion) aufgrund der verkürzten Transitzeit.

Stadien des Kurzdarmsyndroms

Die geschilderten Funktionsstörungen manifestieren sich teilweise nur vorübergehend, weil das Verdauungssystem sich abhängig vom Verlust der Anteile partiell an die Veränderungen anpassen kann. Nach einer ausgedehnten Dünndarmentfernung kann der klinische Verlauf in drei Stadien eingeteilt werden.

Tab. 3.2 Stadien des Kurzdarmsyndroms

	Stuhlvolumen	Dauer
1. Hypersekretion	über 2,5 l/Tag	1–4 Wochen
2. Adaptation	unter 2,5 l/Tag	4 Wochen–1 Jahr
3. Stabilisation		3–12 Monate

Stadium der der Hypersekretion

Die unmittelbar nach der Operation auftretenden Beschwerden sind gekennzeichnet von einem mehr oder minder vollständigen Ausfall der Verdauungsleistung und durch gravierende Verluste von Wasser und Elektrolyten in Form wässriger Durchfälle (Stuhlvolumen über 2,5 l pro Tag). Neben dem Verlust an resorbierender Darmoberfläche ist eine massive Vermehrung von Magensaft (Hypersekretion) Ursache für diese Symptome.

Therapie in der Hypersekretionsphase (1–4 Wochen lang):

- Ausgleich des Flüssigkeits- und Elektrolythaushaltes
- Adäquate Energiezufuhr durch eine totale parenterale Ernährung (Infusionstherapie)
- Partielle Blockade der Magensäureproduktion (sog. Protonenpumpenblocker)

In der Betreuung eines Ileostomieträgers sollte die „Hypersekretion" („High-Output-Stoma") nicht nur mit einem großvolumigen Ausstreif-, Tagdrainage- oder Drainagebeutel versorgt werden, es ist immer die ärztliche Therapie einzuleiten → Gefahr des akuten Nierenversagens!

Stadium der Adaptation (Anpassung)

Der Anpassungsvorgang kann **mehrere Monate** bis **ein oder zwei Jahre** dauern. Diese Phase ist gekennzeichnet von Veränderungen der verbliebenen Restdarmabschnitte mit dem Ziel, durch eine Steigerung der Aufnahmekapazität die Funktionsausfälle auszugleichen. Wie weit diese Anpassung gelingt, ist abhängig von der Länge und der Lokalisation verbliebener Dünndarmabschnitte. Im Zuge der Anpassung kommt es zu einer Verdickung (Hypertrophie) der Darmwandstrukturen sowie Erweiterung und Verlängerung der verbliebenen Dünndarmabschnitte. Diese Veränderungen erlauben, dass sich die Passage des Darminhaltes verlangsamt (Verlängerung der Transitzeit) und die resorbierende (aufnehmende) Schleimhautoberfläche vergrößert wird.

Ohne ein orales Nahrungsangebot (über den Verdauungstrakt) erfolgt allerdings keine oder eine nur ungenügende Anpassung der verbliebenen Darmabschnitte an die zusätzlichen Aufgaben. Bei einer lang andauernden parenteralen Ernährung (ausschließlich Infusionstherapie) besteht die Gefahr einer Verkümmerung (Atrophie) der Schleimhautstrukturen und damit eine weitere Verschlechterung der Resorptionskapazität. Überlappend zur Infusionstherapie wird in diesem Stadium deshalb zunächst eine bilanzierte Diät über eine Ernährungssonde zugeführt.

Therapie in der Adaptationsphase:

- Glutamin (Energiequelle für die resorbierenden Schleimhautzellen) zur Verbesserung und Beschleunigung des Anpassungsprozesses (wird derzeit wissenschaftlich noch kontrovers diskutiert)
- Wachstumshormone bei Restdünndarmlängen von unter 60 cm
- Medikamentöse Verminderung der Magensäureproduktion
- Antidiarrhoika (z. B. Loperamid sublingual) zur Behandlung des Durchfalls
- Quellstoffe, wie z. B. Flohsamenschalen, geschrotet
- Colestyramin bindet Gallensäuren und verhindert eine chologene Diarrhö
- Fettzufuhr über mittelkettige Triglyzeride (MCT-Fett), die besser resorbiert werden können

Stadium der Stabilisierung

Beim Übergang in das Stadium der Stabilisierung wird klar, ob oder in welchem Ausmaß der Betroffene von einer parenteralen Ernährung abhängig bleibt. Angestrebt wird eine leichte Vollkost, die auf mehrere kleine Mahlzeiten pro Tag verteilt werden sollte. Die Möglichkeit einer Normalkost ist abhängig von der verbliebenen Länge des Dünndarms. Bei einer Restdarmlänge von unter 50–60 cm ist die normale orale Ernährung nur in sehr geringen Mengen möglich, sodass eine parenterale Ernährung (durch Infusion) über ein Portsystem auf Dauer eingesetzt werden muss.

Auch bei größeren Restdarmlängen (zwischen 60 und 90 cm) kann eine zusätzliche Infusionstherapie zeitweise notwendig werden, wenn ein unzureichender Ernährungszustand eintritt. Häufig ist es nicht mehr möglich, die Länge des verbliebenen Dünndarms nachträglich zu bestimmen. Nicht selten kann aus technischen Gründen oder wegen der Grundkrankheit während der Operation die Länge des funktionsfähigen Dünndarmrests nicht festgelegt werden.

Wichtiger als eine Längenbestimmung des Restdarms ist für die therapeutische Planung und die Entscheidung zwischen parenteraler und oraler Ernährung eine Beobachtung des Beschwerdebildes und der Funktionsstörungen, die es auszugleichen gilt (Flüssigkeitsverlust, Durchfall, Abnahme des Körpergewichtes usw.). Eine parenterale Ernährung schließt eine zusätzliche orale Nahrungszufuhr über den Verdauungstrakt nicht aus.

> **Eine orale Ernährung sollte, falls sie vertragen wird, immer angestrebt werden.**

Bei langfristiger parenteraler Ernährung kann das Auftreten von Komplikationen, die teils technischen Ursprungs sind (z. B. Probleme mit dem Infusionskatheter), teils organische Ursachen haben (z. B. in Leber und Gallenwegen), nicht ausgeschlossen werden. Der Grund für Leberveränderungen bei langandauernder parenteraler Ernährung ist noch nicht abschließend geklärt. Diskutiert werden verschiedene Ursachen, etwa ein Überangebot von Kalorien in Form von Glukose, Ablagerungen von Fettanteilen in den Leberzellen oder Störungen des Gallensäurekreislaufs.

Therapie in der Stabilisierungsphase:

1. **Bei Durchfall (Diarrhö):**
   - Häufige kleine Mahlzeiten
   - Verminderung von Ballastoffen (z. B. übermäßig Sauerkraut, Vollkornbrot) unter 15 g pro Tag
   - Vermeiden blähender Speisen
   - Bevorzugen von „stopfenden“ Speisen (z. B. Bananen, Trockengebäck, geriebener Apfel)
   - Trinkmenge zwischen die Mahlzeiten legen
   - Medikamente gegen Durchfall (Loperamid)
   - Cholestyramin bei Gallensäureverlustsyndrom
2. **Bei Fettstuhl (Steatorrhö):**
   - Ersatz von 50–75 % des üblichen Nahrungsfettes durch mittelkettige Triglyzeride (MCT-Margarine bzw. Öl), max. 75 g pro Tag, sonst Gefahr einer zusätzlichen Diarrhö
   - Verdauungsfermente mit hohem Lipaseanteil
   - Substitution fettlöslicher Vitamine abhängig vom Ausmaß der Steatorrhö

3. **Bei Vitaminmangel:**
   - Nach ausgedehnten Dünndarmresektionen oder Verlust von mehr als 50 cm des Ileums wird folgende Vitaminzufuhr empfohlen (einhergehend mit der Kontrolle der Blutwerte):
   - Oral täglich 100 mg Vitamin C
   - Parenteral 14-täglich Vitamin-B-Komplex
   - Monatlich 30 mg Retinol (Vitamin A), 15 mg Cholecalciferol
   - Monatlich 10 mg Vitamin K, 200 μg Vitamin B12, 20 mg Folsäure, Vitamin D
4. **Bei Laktosemalabsortion (Milchzuckerunverträglichkeit):**
   Unverträglichkeit von Milchzucker nach Verlust größerer Anteile des Jejunum (Symptome: Bauchkrämpfe und Durchfall anhängig von der Menge des zugeführten Milchzuckers, kleinere Mengen werden häufig vertragen oder Ersatz von Milchprodukten durch Sojaprodukte)
5. **Bei Gewichtsverlust bzw. Untergewicht:**
   - Energiereiche evtl. ballaststoffarme Ernährung, z. B. leichte Vollkost (50–60 kcal/kg/Tag), bei unzureichender Energie- und Nährstoffversorgung durch eine normale Ernährung ist der Einsatz von energiereicher Trinknahrung („Elementardiät", „chemisch definierte Diät") empfehlenswert
   - Lipasesubstitution für eine ausreichende Verdauung des Fettanteils
   - Mittelkettige Triglyzeride (MCT-Fett)
6. **Bei Nierensteinen:**
   - Prophylaktisch Vermeidung oxalsäurereicher Nahrungsmittel, z. B. Kakao, Spinat, Rhabarber, Mangold, rote Rüben, Sellerie, Bohnen, Cola
   - Ausreichende Flüssigkeitszufuhr (Urinproduktion ca. 1l./24 h)
   - Täglich 1–2 g Kalzium (Bindung von Oxalsäure im Darm)

Allgemeine Empfehlungen

Den größten Stellenwert hat die Deckung des Energiebedarfs, wobei die Zufuhr der notwendigen Nahrung bzw. Energieträger je nach Resorptionskapazität der verbliebenen Dünndarmanteile problematisch sein kann. Bei der Nahrungszufuhr sollte die Nahrungsmenge auf viele kleine Mahlzeiten verteilt werden. Beim Essen muss immer ausreichend Zeit zur Verfügung stehen, um den Verdauungstrakt nicht zu überlasten. Damit eine Irritation des Verdauungstraktes vermieden wird, dürfen die Speisen weder zu heiß noch zu kalt sein und müssen gründlich gekaut werden.

Die Nahrung sollte sich im Idealfall aus 20 % Eiweiß, 50 % Kohlenhydrate und 30 % Fett zusammensetzen. Die Aufnahme von Fett beim Kurzdarmsyndrom ist jedoch meist eingeschränkt, deshalb sollte die Fettzufuhr gegebenenfalls zu 50 % aus mittelkettigen Triglyzeriden (MCT) bestehen, die von der Darmschleimhaut wesentlich besser resorbiert werden können.

Der Energiebedarf ist individuell je nach körperlicher Beanspruchung zu veranschlagen, allgemein geht man von einem täglichen Bedarf von etwa 25–30 kcal pro kg Körpergewicht aus. Langfristig kann der Effekt einer ausreichenden Nahrungszufuhr an der Entwicklung des Körpergewichts abgelesen werden.

Wenn eine normale (orale) Ernährung nicht möglich ist, wird eine zusätzliche Sondenernährung erforderlich. Diese kann über Nacht verabreicht werden, um stärkere Belästigungen und Einschränkungen zu vermeiden. Die Sondenernährung verbessert die Energiebilanz und damit auch den Ernährungszustand sowie die Aufnahme lebenswichtiger Vitamine und Spurenelemente. Darüber hinaus können bestehende Verdauungsbeschwerden (z. B. Durchfall, Fettstuhl) vermindert werden. In Grenzfällen ist auch Trinknahrung zusätzlich zur normalen Kost für eine ausreichende ausgeglichene Nahrungszufuhr nützlich.

Eine zusätzliche Ergänzung von Vitaminen ergibt sich bei stark eingeschränkter Fettverdauung (fettlösliche Vitamine A, D, E und K) und bei Verlust größerer Anteile des Ileums (Vitamin B12). Bei Nachweis des Bedarfs durch den behandelnden Arzt dürften keine Schwierigkeiten bei der Bewilligung der Kostenübernahme für eine Vitaminsubstitution durch die Krankenkassen auftreten. Vitaminmangelerscheinungen treten wegen vorhandener Speicher im Körper (besonders der Leber) meist erst nach länger eingeschränkter Zufuhr auf. In Zweifelsfällen kann eine Laborkontrolle notwendig werden. Hinsichtlich der Zufuhrmenge von Vitamin- und

Spurenelementen gelten Standardempfehlungen, die regelmäßig von den Fachgesellschaften (Deutsche Gesellschaft für Ernährungsmedizin, DGEM) aktualisiert werden.

Kostenübernahme durch die Krankenkasse

Werden zusätzlich zur Therapie Diätpräparate, Trinknahrung oder ergänzend Mineralien, Vitamine oder Spurenelemente eingesetzt, muss die Frage nach der Kostenerstattung durch die Kostenträger (Krankenkassen) geklärt werden. Hierzu gibt es derzeit gesetzliche Regelungen (§§ 2, 12, 70 und 31 SGB V), außerdem spezielle Ausführungen in den Arzneimittelrichtlinien des Bundesausschusses.

Die Kosten sogenannter „Ernährungstherapeutika" werden grundsätzlich nicht erstattet. Eine Ausnahme bilden Elementardiäten („Gemische von Nahrungsgrundbausteinen, Vitaminen und Spurenelementen") bei Kurzdarmsyndrom. Allerdings muss der Bedarf durch den behandelnden Arzt begründet und nachgewiesen werden. Gleiches gilt für die zusätzliche Verordnung von Vitaminen. Eine Kostenübernahme wird nur dann vorgenommen, wenn ein „durch die Ernährung nicht behebbarer Vitaminmangel besteht" (das gilt z. B. für injizierbare fettlösliche Vitamine und Vitamin B12 nach Verlust des Ileums). Die Kostenerstattung muss beantragt werden und erfordert eine Dokumentation und Nachweis durch den behandelnden Arzt.

Medikamenteneinnahme

Die Einnahme von Medikamenten beim Kurzdarmsyndrom kann problematisch sein. Grundsätzlich ist wegen der verminderten Resorption eine Injektion bzw. Infusion zu bevorzugen. Medikamente, die geschluckt werden (orale Anwendung), sollten prinzipiell ihren Wirkstoff in kurzer Zeit abgeben können. Deshalb sind möglichst Medikamente in Form von Säften, Tropfen oder sich auflösenden Tabletten zu bevorzugen. Gut geeignet sind Medikamente, die in Pflasterform (TTS) über die Haut aufgenommen werden. Präparate in Retard- oder Depotform sollten möglichst vermieden werden. Diese Medikamentenzubereitungen geben normalerweise ihren Wirkstoff über mehrere Stunden hinweg gleichmäßig in den Körper ab. Durch Verkürzung der Transitzeit bei einem Kurzdarmsyndrom besteht das Risiko einer verminderten Aufnahme des Medikamentes und somit einer nicht ausreichenden Dosierung (▶ Abschn. 7.1.5).

Chirurgische Therapie

Zahlreiche chirurgische Verfahren wurde mit dem Ziel entwickelt, eine Verlängerung der Passagezeit beim Kurzdarmsyndrom zu erreichen. Allen diesen Eingriffen ist gemeinsam, dass sie bestenfalls einer Minderheit der Patienten über einen längeren Zeitraum helfen konnten. Gelegentlich treten sogar gravierende Komplikationen auf, weshalb bisher keine dieser Operationstechniken Eingang in die klinische Routine gefunden hat.

Naheliegend ist die Überlegung, Dünndarmtransplantationen durchzuführen. Verglichen mit den Transplantationen anderer Organe ist die Verpflanzung von Dünndarm derzeit noch mit großen Schwierigkeiten verbunden. Weltweit sind bislang über 2000 Transplantationen durchgeführt wurden, die erste erfolgreiche 1987. Die in Deutschland erfolgreich transplantierten Patienten hatten vor der Operation einen Restdarm von durchschnittlich 10 cm (max. 0–30 cm).

3.2.5 Fazit

Das Kurzdarmsyndrom umfasst Beschwerden und funktionelle Störungen, die nach Verlust großer bzw. spezieller Anteile des Dünndarms auftreten und durch Gewichtsabnahme, Durchfall, verminderte Nährstoffausnutzung sowie durch zahlreiche weitere Symptome und Ausfälle charakterisiert sind. Die Störungen, das klinische Erscheinungsbild und die erforderlichen diätetischen bzw. therapeutischen Maßnahmen sind abhängig von der verbliebenen Darmlänge, der Funktion der verbliebenen Dünndarmanteile, dem Erhalt der Ileozökalklappe und des Dickdarms. Die optimale Betreuung der Betroffenen erfordert ein grundlegendes Verständnis der Verdauungsabläufe und der Folgen einer veränderten Darmanatomie, damit durch individuelle, den jeweiligen Funktionsausfällen angepasste Maßnahmen die Mangelzustände weitgehend kompensiert werden können.

3.3 Anatomie und Physiologie des Harntrakts

P. Goebell

Nach der Diagnose eines invasiven Harnblasenkarzinoms mit der Notwendigkeit, die Blase zu entfernen, ist es eine anspruchsvolle Aufgabe, gemeinsam mit dem Betroffenen die für seine Lebenssituation möglichst optimale Harnableitung zu finden. Idealerweise sind an diesem Prozess neben dem betreuenden Ärzteteam und den Angehörigen auch die verschiedenen Berufsgruppen der Pflegenden (Stationspflegekräfte, stationäre und ambulante Pflegende der Stomaversorgung) beteiligt.

Für beruflich Pflegende sind, um eine kompetente Beratung durchführen zu können, Kenntnisse über die Funktionen des Harntrakts, mögliche Erkrankungen und Formen der Harnableitungen wichtig. Weiteres Wissen für eine bedarfsgerechte kontinuierliche Weiterberatung und -betreuung gehen über den klinischen stationären Aufenthalt hinaus und sind für den Alltag des Patienten mit Harnableitung auch während der Nachsorge zu berücksichtigen.

3.3.1 Grundlagen

Die Harnblase (= Vesica urinaria) liegt im kleinen Becken und ist ein glattmuskuläres Hohlorgan. Sie dient im Körper der vorübergehenden Aufbewahrung des in den beiden Nieren produzierten Urins, den sie nahezu drucklos speichert. Bei Männern sind die Vorsteherdrüse (Prostata), die Samenblasen und die Samenleiter unmittelbar benachbarte Organe. Bei Frauen ist die Harnblase mit der vorderen Scheidenwand und teilweise mit der Gebärmutter fest verbunden. Die Entleerung der Harnblase erfolgt über die Harnröhre beim „Wasserlassen" (Miktion). Die beiden Harnleiter (Ureteren) stellen die Verbindung zwischen Niere und Blase dar. Hierdurch fließt der Urin von oben, aus den Nierenbecken, nach unten zur Blase. Die Muskulatur der Harnleiter sorgt durch die Harnleiterperistaltik dafür, dass unabhängig von der Körperposition der Urin in die Harnblase transportiert wird. In die Blase münden die beiden Ureteren am Blasenboden kaudal. Die Harnröhre (Urethra) transportiert den Urin bei der Ausscheidung aus der Blase ins Freie. Bei Männern ist die Harnröhre etwa 20–25 cm lang und mündet an der Eichel des Gliedes; bei Frauen mündet sie im Scheidenvorhof und ist nur etwa 3–4 cm lang.

Die Blasenwand besteht in allen Regionen von innen nach außen aus vier unterschiedlichen Schichten:

1. Schleimhaut
2. Bindegewebsschicht
3. Muskelschicht, bestehend aus glatter Muskulatur
4. Bindegewebs-/Fettschicht

Die Harnblase ist mit widerstandsfähigen Schleimhautzellen ausgekleidet. Diese Zellen erneuern sich sehr häufig und normalerweise ist die Blase durch diese Schleimhaut gut gegen Bakterien und andere Krankheitserreger geschützt. Außerdem bietet die Schleimhautschicht Schutz vor reizenden, allergisierenden, giftigen oder krebserzeugenden Substanzen. Die Schleimhautschicht ist dafür verantwortlich, dass die ausgeschiedenen Substanzen, die im Urin gelöst sind, nicht wieder erneut in den Körper zurück gelangen.

Die Muskelschicht ist räumlich sehr kompliziert in einer Art Korbgeflecht aufgebaut, sodass sich die Blase bei der Entleerung von allen Seiten des Hohlraums gleichmäßig zusammenziehen und vollständig entleeren kann.

3.3.2 Kontinenzfunktion und Miktion

Die Harnblase alleinig als „Kontinenzorgan" zu beschreiben, wäre sicher nicht richtig. Vielmehr sind an der Kontinenz eine Reihe von Organstrukturen aber auch von Regelstrukturen und -kreisläufen beteiligt: Die Wand der Harnblase wird unter zunehmender Füllung gedehnt, was durch Dehnungssensoren wahrgenommen wird. In parasympathischen Zentren des sakralen Rückenmarks wird dadurch einen Reflex ausgelöst (Miktionsreflex), der dann zur Kontraktion des Musculus detrusor in der Blasenwand und zur gleichzeitigen Entspannung des inneren Schließmuskels führt. Erst wenn in der

Folge dann die bewusste Entspannung des äußeren Schließmuskels erfolgt, beginnt das Wasserlassen. Die bewusste Kontrolle des äußeren Schließmuskels kann bei sehr starker Füllung der Blase durch vom Nervus pudendus stammende hemmende Impulse außer Kraft gesetzt werden – mit der Folge eines Harnverhaltes.

Das Wasserlassen wird durch autonome Reflexe im sakralen Rückenmark geregelt und kontrolliert, jedoch nehmen höhere Bereiche des Zentralnervensystems (pontines Miktionszentrum) darauf Einfluss, indem sie diesen Regelkreis entweder hemmen oder stimulieren. Auch wenn der Miktionsreflex Hauptursache des Wasserlassens ist, obliegt die finale Kontrolle höheren Zentren. Willkürliches Wasserlassen kann durch Anspannen der Bauchmuskeln provoziert werden. Hierdurch wird die Blase zusammengedrückt, was den Druck in der Blase erhöht und so die Dehnungssensoren erregt, damit der Miktionsreflex auslöst wird.

Die Wahrnehmungsschwelle für die Füllung der Harnblase beginnt etwa bei einer Füllung von 80 ml. Ab einem Füllvolumen von ca. 300–500 ml wird Harndrang verspürt, der zur Entleerung der Blase führt.

Literatur[1]

S3-Leilinie der DGEM in Zusammenarbeit mit der AKE, der GESKES und der DGVS"Klinische Ernährung in der Gastroenterologie (Teil 3) chronisches Darmversagen, Aktuelle Ernährungsmedizin 2014, 39:e57-e71

H.K. Biesalski, P. Grimm: Taschenatlas Ernährung, 6. Aufl. Thieme Verlag, 2015

H. Fritsch: Taschenatlas Anatomie, Band 2: Innere Organe, 11. Aufl., Thieme Verlag 2013

R. F. Schmidt, Physiologie des Menschen, 31. Aufl., Springer Verlag, 2010

M. Schwenk, Atlas Ernährung, Deutscher Taschenbuchverlag, 2000

S. Silbernagel, Taschenatlas Physiologie, 8. Aufl., Thieme Verlag, 2012

1 Wir danken der Deutschen ILCO für die freundliche Unterstützung und die Genehmigung das Textanteile und die Tabellen aus dem Artikel „Wenn Dünndarm fehlt … Das Kurzdarmsyndrom" aus der ILCO-Praxis 1/2015 übernommen werden konnten.

Chirurgische Stomaanlage und urologische Harnableitungen

J. Glatzle, F. Eisner, H. Schulze-Bergkamen, P.J. Goebell, S. Jeltsch

G. Gruber (Hrsg.), *Ganzheitliche Pflege bei Patienten mit Stoma,*
DOI 10.1007/978-3-662-48429-6_4

4.1 Indikationen und OP-Techniken zur Stomaanlage

J. Glatzle, F. Eisner

4.1.1 Einleitung

Die Anlage eines Stomas, sei es ein Ileostoma, ein Kolostoma oder ein Urostoma, stellt für den Betroffenen eine erhebliche Veränderung seiner bisherigen Lebenssituation dar. Damit er sich auf die neue Lebenssituation einstellen und seinen Alltag bewältigen kann, brauchen er und sein Umfeld präoperativ eine ausführliche ärztliche Aufklärung und eine ergänzende Beratung und Betreuung durch das multiprofessionelle Team (S3 Leitlinie Kolorektales Karzinom 2014).

Es gibt unterschiedliche Gründe, die ein Stoma notwendig machen. Manche Stomata dienen als vorübergehendes „Schutzstoma", damit eine Darmverbindung besser abheilen kann, z. B. nach einer tiefen anterioren Rektumresektion, andere stellen eine Option dar, um die Lebenssituation der Betroffenen zu verbessern, wie etwa bei Colitis ulcerosa oder Morbus Crohn, und manche Stomata sind dauerhaft, bei denen es keine Option der Rückverlagerung gibt.

Je nachdem, welche Situation vorliegt und wie motivierend und aufrichtig in der präoperativen Aufklärung die Zusammenhänge darlegt wurden, werden Patienten die Anlage eines Stomas unterschiedlich auffassen und verarbeiten. Die Nachricht, dass ein Stoma nur vorübergehend notwendig ist, wird von den Betroffenen natürlich häufig viel besser verarbeitet als die Nachricht über ein bleibendes Stoma.

4.1.2 Indikation

Die Anlage eines künstlichen Darmausgangs kann aus sehr unterschiedlichen Gründen indiziert sein. Grundsätzlich ist ein intestinales Stoma immer dann notwendig, wenn eine normale, unkomplizierte Stuhlpassage nicht möglich ist oder wenn vorübergehend in der Heilungsphase kein Stuhl über einen Darmabschnitt laufen soll. Ein künstlicher Darmausgang wird somit entweder als definitives oder als passageres Stoma angelegt. Meist sind es Neoplasien, die die Anlage eines Stomas unumgänglich machen.

Indikationen einer Kolostomie

- Neoplasien:
  - Rektumextirpation bei distalem Rektumkarzinom
  - Persistenz eines Analkarzinoms nach Radiochemotherapie
  - Inoperabler Tumor im kleinen Becken
  - Peritonealkarzinose mit Obstruktion des distalen Kolons
- Entzündliche Erkrankungen:
  - Darmperforation mit Sepsis (z. B. Divertikulitis)
  - Strahlenkolitis
- (Pfählungs-)Verletzungen des Dickdarms/Rektums/Anus
- Inkontinenz
- Angeborene Fehlbildungen (Analatresie)

Indikationen einer Ileostomie

- Passager:
  - Als Anastomosenschutz, z. B. bei:
    - Tiefer anteriorer Rektumresektion
    - Restaurativer Proktokolektomie mit ileoanalem Pouch bei Colitis ulcerosa oder familiärer adenomatöser Polyposis coli (FAP)
  - Bei Notfallindikation zur (subtotalen) Kolektomie, z. B. bei fulminanter Kolitis oder toxischem Megakolon
  - Inkurable komplexe Fistelleiden bei Morbus Crohn
- Definitiv, endständig:
  - Proktokolektomie, wenn ein ileoanaler Pouch nicht möglich/nicht gewünscht ist oder eine Sphinkterinsuffizienz vorliegt
  - Strahlenkolitis

Im Folgenden werden drei klinische Beispiele zur Notwendigkeit einer Stomaanlage ausführlicher aufgeführt:

1. Ein Patient hat ein tief sitzendes Rektumkarzinom, welches nach einer Vorbehandlung mit Strahlen- und Chemotherapie chirurgisch entfernt werden kann. Damit die Darmverbindung zwischen Dickdarm und verbleibenden Mastdarm sicher durchgeführt werden kann, ist eine vorübergehende Ileostomaanlage als „Schutzstoma" notwendig. Dem Patienten kann also in Aussicht gestellt werden, dass das Stoma nach 4–6 Wochen oder eventuell noch früher wieder zurückverlagert wird. Es besteht also eine Option, den Darmkrebs zu heilen und das Stoma wieder zurückzuverlagern. In solchen Szenarien sind Patienten häufig gut für die vorübergehende Stomaanlage zugänglich.
2. Ein Patient leidet an Morbus Crohn, bei dem sich Fisteln im Bereich des Afters zwischen Mastdarm und Haut ausgebildet haben. Durch das Fistelsystem kann es zu wiederkehrenden Entzündungen, Abszessen und Vernarbungen kommen. Es gibt eine ganze Reihe von Medikamenten und operativen Verfahren, um Fistelleiden zu therapieren. Bei manchen Patienten heilt die Erkrankung trotzdem nicht ab und die Lebensqualität wird durch Schmerzen, Stuhlschmieren, Stuhlinkontinenz und wiederkehrende Krankheitsausfälle erheblich eingeschränkt. In diesen Fällen kann eine Stomaanlage klinisch sinnvoll sein, damit das Fistelleiden abheilen oder besser therapiert werden kann. Dabei kann jedoch schwer abgeschätzt werden, wie schnell die Fisteln abheilen und wie lange das Stoma notwendig sein wird.
   Der Patient steht mit seiner Entscheidung nicht unmittelbar unter Zeitdruck und er wird die Information des Arztes über die Notwendigkeit der Stomaanlage prüfen. Bei seiner Überlegung muss er die Besserung der Lebensqualität durch verminderte Schmerzen oder Wegfall der Stuhlinkontinenz gegen die Veränderung der Lebenssituation durch das Stoma abwägen. In diesem Beispiel sind eine Beratung und der Erfahrungsaustausch mit Betroffenen, z. B. im Rahmen einer Selbsthilfegruppe, sehr sinnvoll. Interessanterweise zeigt sich in der Studie von Kasparek und Kollegen, dass sich speziell bei Crohn-Patienten, bei denen ein Stoma aufgrund von komplizierten peranalen Fisteln angelegt wurde, die Lebensqualität durch das Stoma nicht verschlechtert, sondern sogar in einigen Fällen deutlich verbessert hatte (Kasparek et al. 2007).
3. Ein Patient erkrankt an einem Enddarmtumor, welcher nach Strahlen- und Chemotherapie nur durch eine Mitentfernung des Schließmuskels geheilt werden kann. In diesem Fall ist zwar der Tumor prinzipiell heilbar, bedingt aber, dass der Betroffene lebenslanger Stomaträger bleibt. Solche Aufklärungsgespräche sind häufig schwierig zu führen und es ist ratsam, das Umfeld, beispielsweise den Lebenspartner, miteinzubeziehen.
   Als aufklärender Arzt bekommt man von den Patienten nicht selten zu hören: „Wenn ein künstlicher Darmausgang notwendig ist, dann sterbe ich lieber." Patienten, die ein bleibendes Kolostoma bekommen, erleben eine deutliche Veränderung der Lebensgewohnheiten. Dies bedingt allerdings nicht automatisch eine eingeschränkte Lebensqualität. Kolostomieträger können Sport treiben, schwimmen und häufig ihrem Beruf ohne wesentliche Einschränkungen nachgehen. Dies klingt für Betroffene zunächst nicht plausibel und beschönigend. Entsprechend ist hier eine frühe und fundierte Beratung durch Pflegeexperten Stoma, Kontinenz und Wunde (SKW) (S3 Leitlinie Kolorektales Karzinom 2014) und ergänzend durch eine Selbsthilfegruppe sehr sinnvoll.

4.1.3 Aufklärungsgespräch

Die Erwartungen des Patienten an den Operateur sind bei einem Aufklärungsgespräch hoch. Häufig interessiert die Technik der Tumorentfernung und die Risiken der Operation weniger als Informationen darüber, wie das Leben nach der Operation als Stomaträger weiter geht. Information über die

Notwendigkeit eines Stomas oder über die Wahrscheinlichkeit für eine Stomaanlage werden immer von einem Arzt an den Patienten weitergegeben.

Ein Patient, bei dem die Indikation für ein Stoma gestellt wird, darf niemals im Rahmen seiner operativen Vorbereitung von einer Pflegekraft oder vom Pflegeexperten SKW nebenbei erfahren, dass eine Operation mit künstlichem Darmausgang geplant ist.

Ein umfassendes Aufklärungsgespräch des behandelnden Arztes mit dem Patienten – und wenn gewünscht mit dem Lebenspartner – beinhaltet die technischen Aspekte der Stomaanlage, die Risiken der Operation, die Nachbehandlung und Antworten auf Fragen zur Veränderung der Lebenssituation und -qualität. Zudem muss bereits präoperativ erklärt werden, dass der Patient bzw. sein Lebenspartner das Stoma versorgen muss, auch wenn eine zügige Rückverlagerung geplant ist. Falls hier ein Betreuungsbedarf über die Entlassung hinaus erkennbar ist, sollte dies mit den Pflegeexperten SKW (für das folgende präoperative Gespräch) und im multiprofessionellen Team besprochen werden, um die erforderliche Betreuung zu organisieren.

Die technischen Aspekte der Stomaanlage werden oft anhand vorgefertigter Aufklärungsbögen erläutert. Diese stellen die unterschiedlichen Stomata bildlich gut dar und führen die häufigsten operativen Risiken, wie Blutung, Nachblutung, Infektion, Abszessbildung, Wundheilungsstörungen, Verletzung von Nachbarorganen, Stomaversorgungs- und Stuhlpassageprobleme, Hautirritationen, Hernienbildung, Verwachsungen und die Entstehung von Darmfisteln ausführlich auf.

Lebenspartner oder Angehörige sollten in das Aufklärungsgespräch involviert werden, wenn es von dem Patienten gewünscht ist. Viele wichtige Fragen werden oft nicht vom Betroffenen selbst, sondern von den Begleitpersonen gestellt. Häufig sind Patienten in dieser Phase so sehr mit der Verarbeitung der Diagnose und der bevorstehenden Operation beschäftigt, dass die Angehörigen besser in der Lage sind, die Zukunftsplanung zu übernehmen. Nicht selten fragt der Lebenspartner, wie die Versorgung des Stomas nach der Krankenhausentlassung erfolgt und ob eine Anbindung an den ambulanten Pflegedienst erforderlich ist.

Der Betroffene muss aufgeklärt werden, dass er selbst – möglicherweise gemeinsam mit seinem Lebenspartner/seiner Familie – für die spätere Stomaversorgung zuständig ist.

Die Kranken- und Pflegekassen übernehmen keine Kosten für die alltägliche Stomaversorgung durch einen ambulanten Pflegedienst. Stomaprodukte werden über Homecare-Unternehmen oder Sanitätsfachhändler geliefert, und deren qualifizierte Pflegekräfte stehen in der Anfangsphase für die weitere Anleitung oder später bei auftretenden Problemen zur Verfügung (▶ Abschn. 9.7).

Beim präoperativen Gespräch sollte darüber hinaus die berufliche Situation des Patienten angesprochen werden. Häufig ist die Integration von Stomaträgern in den Arbeitsprozess problemlos möglich. Bei Patienten, die schwere körperliche Arbeit verrichten, ist der Wiedereinstieg in das Berufsleben allerding schwieriger (▶ Kap. 9). Starke körperliche Anstrengungen bewirken einen Druckanstieg im Bauchraum, der für das Entstehen von parastomalen Hernien (▶ Abschn. 8.4.1) verantwortlich ist und die Entstehung eines Stomaprolapses begünstigt (▶ Abschn. 8.4.2). Für Patienten, die schwer körperlich arbeiten, sollte nach der Operation eine Beratung stattfinden und Empfehlungen gegeben werden, wie der Arbeitsprozess gestaltet oder der Arbeitsplatz angepasst werden kann.

Der Arbeitgeber muss zudem dafür sorgen, dass der Stomaträger seine Stomaversorgung unter Wahrung der Intimsphäre durchführen kann (▶ Abschn. 6.6, ▶ Abschn. 9.2 und ▶ Abschn. 9.3). Je früher eventuelle Veränderungen am Arbeitsplatz geplant werden können desto besser. Häufig kommen nach dem Aufklärungsgespräch noch viele Fragen auf, die andere Betroffenen besser beantworten können als der aufklärende Arzt, deshalb ist es sinnvoll, auf die gut organisierten Selbsthilfegruppen (z. B. www.stoma-welt.de) bzw. auf die überregionale Solidargemeinschaft von Stomaträgern (ILCO, www.ILCO.de) zu verweisen.

Sexualität ist im Aufklärungsgespräch oft ein Tabuthema und wird von den Patienten oder Lebenspartnern nicht angesprochen. Die Anlage eines Stomas führt zu einer Veränderung des Körperbildes.

> Das Körperbild ist die Art und Weise, wie uns unser Körper selbst erscheint, und wird von Vorstellungen, Sichtweisen und Haltungen geprägt. Das Körperbild ist nichts Festes, sondern wird von unterschiedlichen Faktoren wie Umfeld, Mode, Religion, Erziehung, oder Schönheitsidealen beeinflusst. Die bewusste oder oft auch unbewusste Bewertung oder Rückmeldung von Menschen aus unserem Umfeld kann zu einer veränderten Wahrnehmung unseres Körperbildes beitragen. Wenn ein Mensch negative Gefühle oder Wahrnehmungen, wie z. B. Ekel, im Hinblick auf Aussehen, Funktion oder Eigenschaft seines Körpers erfährt, kann dies zu einer „Störung" des Körperbildes führen. (Longin 2008)

Die Anlage eines Stomas führt automatisch zu einer Veränderung des Körperbildes und zu einer Reaktion des Umfelds. Das veränderte Aussehen wird häufig mit einem Attraktivitätsverlust gleichgesetzt. So fürchten Patienten unter Umständen, dass sie für ihren Partner nicht mehr attraktiv sind. Untersuchungen haben gezeigt, dass bei Stomaträgern vermehrt psychosoziale Belastungen und sexuelle Funktionsstörungen, wie verminderte Appetenz, Orgasmus- sowie Erektionsstörungen, auftreten (Zettel et al. 2001). Aus diesen Gründen wird das Sexualleben nach der Stomaanlage im Vergleich zu der Zeit vor der OP oft als nicht zufriedenstellend empfunden. Das Ansprechen der Sexualität im Aufklärungsgespräch ist sicherlich ein sehr heikler Punkt und braucht viel Fingerspitzengefühl. Häufig haben die Betroffenen das Thema Sexualität verdrängt, da andere Fragen, wie z. B.: „Kann ich von dem Tumorleiden geheilt werden?" oder „Überstehe ich die Operation?", im Vordergrund stehen. Daher könnte das Thema Sexualität auch erst später im Rahmen der Nachsorge angesprochen werden (▶ Abschn. 9.4), wenn die Operation überstanden ist und die Rehabilitation ansteht (▶ Abschn. 6.6).

4.1.4 Präoperatives Gespräch und Stomamarkierung

Häufig können Pflegeexperten SKW im Zusammenhang mit der zukünftigen Selbstversorgung den Betroffenen bessere Informationen geben als der aufklärende Arzt, da sie aus der Praxis besser über die aktuellen Versorgungsmöglichkeiten und Entwicklungen am Markt informiert sind. Eine professionelle Beratung mit Schautafeln, ein Stomaversorgungsset oder Stomaversorgungsprodukte als Anschauungsmaterial sind hilfreich und nehmen die Angst vor dem Ungewissen. Abhängig vom Patientenumfeld kann bereits präoperativ ein kurz- oder langfristiger poststationärer Versorgungsbedarf ermittelt und gegebenenfalls mit dem Sozialdienst und den Kostenträgern die weitere Versorgung geklärt werden (Droste und Gruber 2010).

Wichtig! Die präoperative Markierung der optimalen Stomalage auf der Bauchhaut ist bei planbaren Operationen ein Muss.

Nur wenn das Stoma an der optimalen Lokalisation ausgeleitet wird, ist eine sichere Stomaversorgung gewährleistet und können Stomafehllagen vermieden werden (Pox et al. 2013, S3 Leitlinie Kolorektales Karzinom 2014). Die Markierung der optimalen Stomastelle ist Aufgabe des Arztes, sie kann aber auch an eine weitergebildete Pflegefachkraft (Pflegeexperte SKW) delegiert werden. Die Einzeichnung des Stomas sollte grundsätzlich erst nach dem ärztlichen Aufklärungsgespräch erfolgen, um Verunsicherungen beim Patienten zu vermeiden.

Die Markierung der optimalen Stomalage ist nicht trivial und muss sorgfältig durchgeführt werden. Der Patient profitiert wenig von einer „geglückten" Tumoroperation, wenn er anschließend beispielsweise alle zwei Stunden eine Stomaversorgung durchführen muss, weil der Stomabeutel aufgrund von Hautfalten oder der Nähe zu Rippenbogen, Leiste oder tiefen Bauchfalten nicht auf der Bauchhaut hält. Die Lageermittlung der optimalen Stomastelle erfolgt zum einen durch die Gegebenheiten der Bauchdecke (Falten, Narben, Fettschürze etc.) und zum anderen durch den geplanten operativen Eingriff.

Lage der Stomaanlage
- Ileostoma im rechten Unterbauch
- Descendostoma im linken Unterbauch
- Transversostoma im rechten oder linken Oberbauch
- Urostoma im rechten oder linken Unterbauch

Die Hautgegebenheiten sind wichtiger als die originäre anatomische Lage des Darmes. Der Darm ist lang und kann in der Regel gut mobilisiert werden, sodass auch eine Ileostomaausleitung im Oberbauch oder eine Descendostomaausleitung auf der rechten Seite in der Regel möglich ist. Im Zweifelsfall, z. B. bei voroperierten Patienten, sollten daher lieber zwei alternative Stomaaustrittstellen, z. B. auch gemeinsam mit dem Operateur, markiert werden (▶ Abschn. 6.1.1).

Das Stoma muss für den Patienten einsehbar sein. Die Stomaausleitung erfolgt idealerweise durch den Musculus rectus abdominis, weil so die Entstehung von parastomalen Hernien verhindert wird. Mit Hilfe der laparoskopischen Chirurgie kann die Operation häufig durch die Stomastelle erfolgen, sodass weitere Wunden vermieden werden. Eine enge Abstimmung zwischen dem Operateur und demjenigen, der das Stoma markiert, ist daher notwendig.

Checkliste Stomamarkierung/präoperative Beratung
1. Klärung der Stomaart und der Stomalage nach Rücksprache mit dem Operateur
2. Ratgeber oder ggf. Schautafeln zur Stomaanlage/Versorgung
3. Stomaversorgung (einteiliges/zweiteiliges System)
4. Postoperative Stomaprodukte als Anschauungsmaterial
5. Informationen zur Anleitung für die selbstständige Versorgung und zur geplanten Entlassung/Pflegeüberleitung
6. Desinfektionsmittelfester Hautmarker
7. Dokumentation der Beratung und Markierung (Gruber und Droste 2010)

4.1.5 Übersicht ausgewählter OP-Techniken

Diskontinuitätsresektion

Bei der Dickdarmresektion nach Hartmann werden tiefe Sigma- und Rektumprozesse entfernt, ohne die Darmkontinuität wiederherzustellen. Der Rektumstumpf wird blind verschlossen und der orale Schenkel als endständiges Dickdarmstoma ausgeleitet.

Die Indikation zu diesem Vorgehen besteht in der **Notfallsituation** bei kotiger Peritonitis durch Darmperforation (iatrogen oder entzündliche Divertikelperforation), bei Ileus aufgrund eines stenosierenden Rektum-/Sigmatumors bei kritisch kranken Patienten sowie bei Verletzungen des Enddarms (Pfählungsverletzungen oder Beckentraumata). Die Darmkontinuität kann nach Überwinden der akuten Situation in einer zweiten Operation wiederhergestellt werden.

Elektiv wird die Indikation zur Diskontinuitätsresektion nach Hartmann auch als palliativer Eingriff bei fortgeschrittenem Tumorleiden mit Darmobstruktion oder bei analer Inkontinenz gestellt.

Chirurgische Therapie kolorektaler Karzinome

In der Karzinomchirurgie bestimmen Tumorklassifikation und -lokalisation das Operationsverfahren. Grundprinzipien sind die Entfernung des tumortragenden Darmabschnittes mitsamt seiner lokalen und regionalen Lymphknoten. Dabei sollte der Darm in seinen anatomischen Hüllschichten reseziert werden (komplette **mesokolische Exzision** [CME] bzw. partielle/totale mesorektale Exzision [PME/TME]). Der Lymphabfluss des Darmes folgt den arteriellen Gefäßen, weshalb die arterielle Versorgung des tumortragenden Darmabschnittes zentral abgesetzt wird. Die Durchblutung des Darmes nach Durchtrennung der Gefäße bestimmt letztendlich das Resektionsausmaß am Darm:
- Karzinome des Zäkums und des Colon ascendens: Hemikolektomie rechts
- Karzinome der rechten Kolonflexur und des rechten Transversumdrittels: erweiterte Hemikolektomie rechts
- Karzinome des mittleren Transversumdrittels: Transversumresektion unter Mitnahme beider Flexuren

- Karzinome des linken Transversumdrittels und der linken Kolonflexur: erweiterte Hemikolektomie links
- Karzinome des Colon descendens: Hemikolektomie links
- Karzinome des Colon sigmoideums: Sigmaresektion
- Karzinom des Rektums: anteriore oder tiefe anteriore Rektumresektion
- Karzinome im Bereich des Schließmuskels: Rektumexstirpation

Für die Rekonstruktion der Darmpassage stehen verschiedene Verfahren und Anastomosentechniken zur Verfügung. Je nach Schule werden die Darmenden als Seit-zu-Seit-, End-zu-End-, End-zu-Seit- oder Seit-zu-End-Anastomose verbunden. Ebenso vielzählig sind die Nahttechniken. Es wird ein- oder zweireihig, fortlaufend, invertierend, evertierend, aber auch Stoß-auf-Stoß genäht, außerdem werden Klammernahtgeräte eingesetzt. Ein klar überlegenes Verfahren gibt es nicht. Für die ungestörte Anastomosenheilung sind vielmehr gut durchblutete Darmenden und eine spannungsfreie Anastomose entscheidend.

Bei der chirurgischen Therapie des Rektumkarzinoms wird grundsätzlich der Erhalt der Kontinenz angestrebt. Allerdings darf die onkologische Radikalität nicht zugunsten der Kontinenz geopfert werden. Die Indikation zur Rektumextirpation mit Anlage eines endständigen Descendostomas besteht bei Tumorinfiltration des Sphinkters oder wenn kein ausreichender Sicherheitsabstand zum Schließmuskel eingehalten werden kann. Standardverfahren ist die **abdomino-perineale Rektumextirpation** im Sinne einer „zylindrischen Resektion" unter Mitresektion des Musculus levator ani (S3 Leitlinie Kolorektales Karzinom 2014).

Kontinenzerhaltende Verfahren sind die **anteriore Rektumresektion** bei Tumoren des oberen Rektumdrittels bzw. die **tiefe anteriore Rektumresektion** bei Tumoren des mittleren und unteren Rektumdrittels. Auch hier werden verschiedene Rekonstruktionsverfahren eingesetzt. Die Leitlinienkommission empfiehlt keine gerade kolo-analen Anastomose nach tiefer anteriorer Rektumresektion, sondern betrachtet die funktionellen Ergebnisse beim Kolon-J-Pouch als am besten (S3 Leitlinie Kolorektales Karzinom 2014). Ferner besteht ein Konsens über den Vorteil eines **temporären Schutzstomas** nach radikaler Operation und tiefer Anastomose (S3 Leitlinie Kolorektales Karzinom 2014), da ein protektives Stoma die u. U. fatalen Folgen einer Anastomoseninsuffizienz abmildert.

Die **lokale Exzision** eines Rektumkarzinoms kann bei Frühkarzinomen aber auch als palliatives Verfahren bei disseminiertem Tumorleiden oder als Kompromiss bei Kontraindikationen gegen eine größere Operation indiziert sein. Verfahren der lokalen Tumorexzision sind die endoskopische **Mukosektomie**, die **transanale Vollwandresektion** (technisch nur im unteren Rektumdrittel möglich) und die **transanale endoskopische Mikrochirurgie (TEM)**. Das TEM-Instrumentarium ermöglicht die transanale Vollwandresektion im gesamten Rektum.

Tumore des Kolons und des Rektums können bei entsprechender Expertise und Selektion mit den gleichen Langzeitergebnisse laparoskopisch operiert werden wie beim konventionellen offenen Vorgehen (S3 Leitlinie Kolorektales Karzinom 2014). Das laparoskopische Vorgehen ermöglicht eine schnellere postoperative Rekonvaleszenz.

▪ Totale/subtotale Kolektomie und Proktokolektomie

Die vollständige bzw. fast vollständige Entfernung des Dickdarms wird als **totale bzw. subtotale Kolektomie** bezeichnet. Die Darmkontinuität kann mittels Ileorektostomie wiederhergestellt werden oder der Darm wird als endständiges Ileostoma ausgeleitet.

Bei der **Proktokolektomie** wird neben dem Dickdarm auch das Rektum entfernt. Sie ist eine Therapiemöglichkeit bei Colitis ulcerosa und sollte standardmäßig als restaurative Proktokolektomie mit ileopouch-analer Anastomose durchgeführt werden (S3 Leitlinie Diagnostik und Therapie der Colitis ulcerosa 2011). Am häufigsten wird der **J-Pouch** mit einer Länge von 10–15 cm durchgeführt, entweder einzeitig, zweitzeitig (mit protektivem Ileostoma) oder dreizeitig. Letzteres wird in der Notfallsituation bei Patienten in schlechtem Allgemeinzustand und/ oder unter hohen Dosen Immunsuppressiva bevorzugt. Zunächst erfolgt eine subtotale Kolektomie mit Ausleitung eines endständigen Ileostomas. Nach Verbesserung der klinischen Situation wird der Restkolon-Rektumstumpf entfernt und ein ileoanaler Pouch unter Ileostomaschutz angelegt. Das Ileostoma wird dann in einer dritten Operation zurückverlagert. Die restaurative Proktokolektomie kann sowohl laparoskopisch als auch offen durchgeführt werden (S3 Leitlinie Diagnostik und Therapie der Colitis ulcerosa 2011).

Eine **prophylaktische Proktokolektomie** mit ileoanalem Pouch wird Patienten mit familiärer adenomatöser Polyposis coli (FAP) empfohlen, da diese nahezu ausnahmslos ein kolorektales Karzinom entwickeln (S3 Leitlinie Kolorektales Karzinom, 2014).

Stomaanlage nach „Konstanzer Schule"

Die laparoskopische Chirurgie hat sich als minimalinvasives Verfahren in der kolorektalen Chirurgie durchgesetzt. Die Schritte der Stomaanlage bei der laparoskopischen und konventionellen Operationsmethode unterscheiden sich nicht wesentlich. Allerdings kann bei der laparoskopischen Chirurgie die Stomaaustrittstelle eventuell zum Bergen des Präparates oder als Trokar-Zugang genutzt werden, so entstehen keine weiteren Operationswunden (◘ Abb. 4.1).

Als erster Schritt wird der Darmabschnitt identifiziert, welcher als Stoma ausgeleitet werden soll. Im Falle eines doppelläufigen Ileostomas sollte genug Strecke (ca. 20–25 cm) bis zur Ileozökalklappe vorhanden sein, damit später eine problemlose Stomarückverlagerung durchgeführt werden kann. Die Strecke vom Stoma bis zum terminalen Ileum sollte allerdings nicht zu lang gewählt werden, da sich sonst ein Gallensäureverlustsyndrom mit vermehrter Gallensteinbildung oder ein Vitamin-B12-Mangel einstellen kann.

Im Falle eines endständigen Descendostomas muss das Colon descendens ausreichend (häufig bis an die linke Flexur) mobilisiert werden, damit es spannungsfrei durch die Bauchdecke geleitet werden kann. Gleiches gilt für doppelläufige Transverso- oder Sigmoidostomata. Ein Stoma darf nicht unter Spannung stehen, wenn es durch die Bauchdecke ausgeleitet wird. Unter Spannung stehende Stomata retrahieren oft oder sind durchblutungsgemindert. Es empfiehlt sich bei doppelläufigen Stomata, den Darmabschnitt, der als Stoma ausgeleitet werden soll,

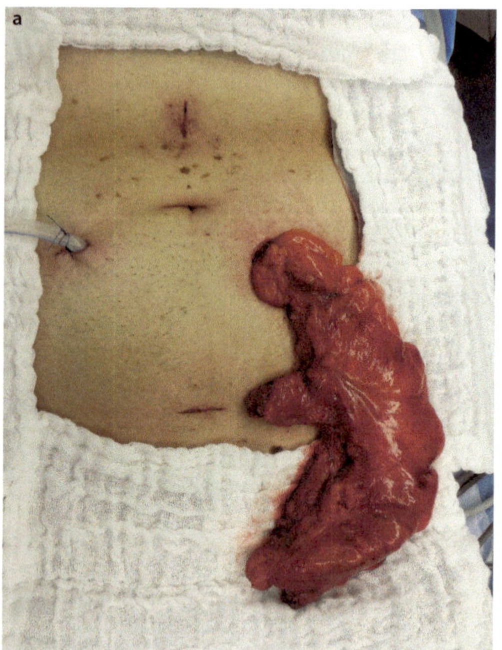

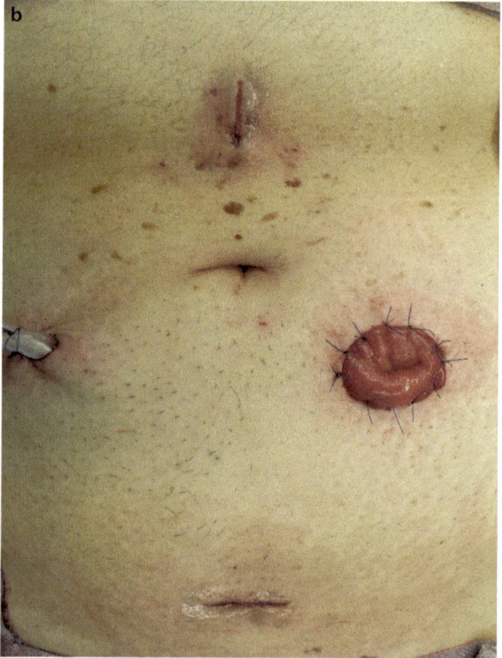

◘ **Abb. 4.1** a. Laparoskopisch assistierte Anlage einer Hartmannsituation mit endständigem Descendostoma. Das Präparat wird ohne zusätzlichen Bergesschnitt über die Stomaaustrittstelle geborgen. b. Das Stoma wird prominent in die Bauchhaut eingenäht.

durch einen Zügel zu markieren, der darmnah und vorzugsweise in einem gefäßfreien Areal durch das Mesenterium geführt wird.

Nach Markierung und Mobilisierung des auszuleitenden Darmabschnittes wird die Bauchhaut über der präoperativ markierten Stomastelle kreisförmig umschnitten und das subkutane Fettgewebe zylinderförmig bis an die vordere Rektusscheide exzidiert. Die Rektusscheide wird kreuzförmig inzidiert und die Rektusmuskulatur stumpf beiseite gedrängt. Ein Durchtrennen der Rektusmuskulatur sollte vermieden werden. Im Bereich der Rektusmuskulatur kommen die Arteria und Vena epigastrica inferior zu liegen. Diese Gefäße sollten geschont werden. Bei der Präparation ist Vorsicht geboten, da es bei Verletzungen der Gefäße zu stärkeren Blutungen kommen kann. Anschließend werden die hintere Rektusscheide und das Peritoneum entsprechend der kreuzförmigen Inzision der vorderen Rektusscheide eröffnet. Bei einer temporären Stomaanlage kann auf eine Netzimplantation zur Prophylaxe einer parastomalen Hernie verzichtet werden. Sollte eine dauerhafte Stomaanlage (z. B. ein endständiges Descendostoma) geplant sein, empfiehlt es sich, eine Verstärkung der Stomadurchtrittstelle durch die Rektusmuskulatur zur Prophylaxe einer parastomalen Hernie vorzunehmen (Hotouras 2013).

Es gibt viele verschiedene Möglichkeiten, Netze zu implantieren, hierbei ist den Anweisungen der Netzhersteller strikt Folge zu leisten. Die vordere und hintere Rektusscheide sollten miteinander durch sogenannte Kulissennähte fixiert werden, damit sich bei körperlicher Aktivität die relativ rigide vordere und hintere Rektusscheide nicht gegeneinander verschiebt. Durch diesen Schereffekt oder auch „Kulisseneffekt" kann der Darm eingeengt werden, was zu Stomaentleerungsproblemen führen kann. Die Stomadurchtrittstelle durch die Bauchdecke sollte für zwei (Ileostoma) beziehungsweise zwei bis drei (Kolostoma, doppelläufiges Ileostoma) Finger durchgängig sein. Bevor das Stoma eingenäht wird, muss sichergestellt werden, dass keine Rotation um die eigene Achse mit Torquierung des Mesenteriums vorliegt.

Über die Notwendigkeit einer Stomafixierung im Bereich der Rektusscheide bestehen unterschiedliche Meinungen. In der „Konstanzer Schule" wird ein permanentes Stoma immer im Bereich der Rektusscheide fixiert, während bei einem temporären Ileostoma auf die Fixierung zugunsten der technisch einfacheren Rückverlagerung verzichtet wird. Bei doppelläufigen Stomata wird in manchen Kliniken noch ein „Stomareiter" eingesetzt, welcher zwischen dem Stomaloop und der Bauchdecke eingebracht wird. Dieser Reiter soll das Einsinken des Stomas verhindern. Durch eine sorgfältige Fixierung des Stomas im Bereich der Bauchhaut kann allerdings auf den „Stomareiter" verzichtet werden. Dies bietet den Vorteil, dass der Patient direkt postoperativ in der Handhabung der Stomaversorgung angeleitet werden kann.

Der Darm wird, um eine Stuhlkontamination mit der OP-Stelle zu vermeiden, erst nach vollständigem Bauchdeckenverschluss eröffnet. Ileostomata werden evertiert und prominent, im Bereich der Bauchhaut, eingenäht. Der dünnflüssige Dünndarmstuhl ist aufgrund der Gallensäuren aggressiv. Er kann bei nicht prominent angelegten Stomata leicht unter die Hautschutzplatte der Stomaversorgung gelangen und dort erhebliche Hautirritationen verursachen. Kolostomata werden entsprechend der Empfehlung der neuen S3 Leitlinie erhaben in die Bauchhaut eingenäht (Pox et al. 2013, S3 Leitlinie Kolorektales Karzinom 2014).

Zum Schluss der Operation sollte die Weite und der Durchtritt des Stomas durch die Bauchdecke mit dem Finger kontrolliert werden. Sollte ein Stomareiter bei doppelläufigen Stomata eingelegt worden sein, so kann dieser ab dem 2.–3. postoperativen Tag entfernt werden. Zu berücksichtigen ist, dass die Anleitung zur Stomaversorgung bis zum Entfernen des Reiters nur eingeschränkt möglich ist (► Abschn. 6.1.4).

Die Fäden, mit denen das Stoma in der Bauchhaut fixiert ist, sollten am 7.–10. Tag postoperativ gezogen werden. Dies gilt auch für resorbierbares Nahtmaterial, da belassenes Nahtmaterial zu Fadengranulomen und Hautproblemen und somit zu Stomaversorgungsproblemen führen kann.

4.1.6 Stomapflege und Nachsorge

Wenn möglich sollte der Betroffene nach einer entsprechenden professionellen Schulung in der Lage sein, sein Stoma selbst zu versorgen. Dazu ist eine Anleitung in die Stomaversorgung und eine Schulung in der Früherkennung von Stomaproblemen notwendig. Die Stomapflege und die erste Anleitung zur Selbstversorgung müssen bereits in der Klinik durch die Anleitung des Pflegeexperten SKW begonnen und auch nach der Entlassung professionell weitergeführt werden, um kurz- und langfristige Probleme zu vermeiden (Gruber und Droste 2010). Hautprobleme, wie z. B. Ulzeration oder Mazeration, erschweren die Stomaversorgung – oft mit dem Resultat, dass die Stomaplatte schlechter auf der Haut haftet. Dies führt wiederum zur Undichtigkeit und Versorgungsproblemen, wodurch die Ulzeration oder Mazeration durch den direkten Stuhl-Haut-Kontakt mit Bildung einer „feuchten Kammer" unter der Hautschutzfläche des Stomasystems weiter fortschreiten kann. Daraus entsteht schnell ein Teufelskreis, der nur schwer zu durchbrechen ist. Daher ist eine frühzeitige Erkennung und Behandlung von Stomaproblemen essentiell. Die Leitlinie der Fachgesellschaft Stoma, Kontinenz und Wunde e. V. zur Stomatherapie kann einen wichtigen Beitrag zur richtigen Stomaversorgung und Vermeidung von Problemen leisten (FgSKW 2011, www.fgskw.org) (▶ Kap. 6).

4.1.7 Lebensqualität bei Stomaträgern

Die Anlage eines Stomas bringt unbestreitbar eine Veränderung der Lebensgewohnheiten mit sich. Durch die technischen Fortschritte und unterschiedlichen Versorgungssysteme lassen sich die Stomata heutzutage in aller Regel gut und sicher versorgen. Für sportlich Ambitionierte können angepasste Bauchbinden das Stoma und die Stomaversorgung schützen. Es gibt Versorgungen, mit denen der Betroffene baden gehen kann.

Für Betroffene mit einer Sigmoidostomie bietet die Darmirrigation eine gute Möglichkeit, sich „freier" und „unabhängiger" zu fühlen. Die Irrigation ermöglicht eine kontrollierte Darmentleerung, die gewissermaßen als „Kontinenz" und somit auch als Gewinn an Lebensqualität erfahren wird (▶ Abschn. 7.2.1 und ▶ Abschn. 7.3).

4.1.8 Schwer versorgbare Stomata – Fehllagen und Komplikationen

Um Stomafehllagen zu vermeiden, muss das Stoma vor der Anlage geplant und eingezeichnet werden. Doch trotz optimaler Vorbereitung kann es zu Stomaversorgungsproblemen kommen. Eingezogene Stomata oder Stomata im Bereich von Hautfalten stellen Betroffene vor große Herausforderungen. Bei Versorgungsproblemen und parastomalen Wunden können Produkte der modernen Wundversorgungen mit den Stomaversorgungsprodukten kombiniert werden (▶ Kap. 6). Ein schwer versorgbares Stoma kann zu erheblichen Schmerzen im Bereich der parastomalen Haut führen. Gleichzeitig sind die Versorgungsintervalle in der Regel verkürzt, der Materialbedarf erhöht sich und möglicherweise muss auch nachts das Stoma neu versorgt werden, wodurch es zu Schlafmangel kommen kann

Stomafehllagen, die zu Versorgungsproblemen führen, können durch eine adäquate Vorbereitung und Planung in den allermeisten Fällen vermieden werden.

Falls es zu Versorgungsproblemen kommt, sind immer Ärzte und Pflegeexperten für die Abklärung und Lösung hinzuzuziehen (▶ Kap. 8, ▶ Abschn. 9.7).

4.1.9 Stomarückverlagerung

Der optimale Zeitpunkt der Stomarückverlagerung ist abhängig von multiplen Faktoren, wie beispielsweise einer adjuvanten Chemotherapie, der Abheilung der Anastomose, dem Schließmuskeltonus, der Stomafördermenge und der Versorgbarkeit des Stomas. Zur technischen Durchführung der Stomarückverlagerung gibt es verschiedene Optionen: End-zu-End- oder Seit-zu-Seit-Anastomosen, einreihige oder doppelreihige Naht, Einzelknöpfe versus fortlaufende Naht, wobei jedes Zentrum seine eigenen Techniken und Standards hat. Generell ist die Stomarückverlagerung eines doppelläufigen Stomas eine risikoarme Operation, die in der Regel problemlos erfolgen kann.

Bei einem endständigen Stoma ist für die Wiederherstellung der Darmpassage hingegen eine Reanastomosierung erforderlich, die einen größeren Aufwand darstellt. In diesem Fall wird in einer konventionellen Bauch-OP das endständige Stoma an den im Bauchraum blind endenden Darmstumpf angeschlossen.

Eine Stomarückverlagerung sollte nach Möglichkeit angestrebt werden, ist jedoch nicht in allen Fällen möglich oder sinnvoll. Studien haben gezeigt, dass bei der kontinenzerhaltenden tiefen anterioren Rektumresektion die Stomarückverlagerung immerhin in 3–6 % der Fälle nicht erfolgte (Dinnewitzer et al. 2013, Seo 2013 et al.).

Vor einer Stomarückverlagerung sollte die Anastomose endoskopisch beurteilt werden, um Stenosen, asymptomatische Insuffizienzhöhlen und Tumorrezidive auszuschließen. Zudem muss eine Störung der Schließmuskelfunktion präoperativ ausgeschlossen werden. Liegt eine Sphinkterinsuffizienz vor, muss zunächst ein Sphinkter- und Beckenbodentraining (▶ Abschn. 7.3) eingeleitet oder weitergeführt werden. Zeigen das Beckenbodentraining und eine Ernährungsberatung keine Erfolge und stehen keine anderweitigen Therapieoptionen zur Verfügung, sollte die Rückverlagerung nicht durchgeführt werden bzw. die Anlage einer endständigen Kolostomie diskutiert werden. Insbesondere nach tiefer anteriorer Rektumresektion mit TME leiden viele Patienten unter hoher Stuhlfrequenz, imperativem Stuhldrang und Stuhlschmieren („anterior resection syndrom“).

Durch eine bewusste Ernährung und/oder medikamentöse Behandlung kann eine vorübergehende Kontinenzstörung, eine nicht seltene Komplikation in den ersten Monaten nach Stomarückverlagerung, häufig positiv beeinflusst werden.

Eine Ernährungsberatung sowie eine Beratung über gezielte individuelle Maßnahmen zum Darmmanagement bis hin zum vorübergehenden Gebrauch von Hilfsmitteln (saugende Inkontinenzvorlagen, Analtampons, anale Irrigation) sollten durchgeführt und nach der Operation wiederholt werden (▶ Kap. 12).

4.2 Therapie bei chronisch entzündlicher Darmerkrankung

H. Schulze-Bergkamen

4.2.1 Morbus Crohn und Colitis ulcerosa

Zu den chronisch entzündlichen Darmerkrankungen (CED) gehören im Wesentlichen der Morbus Crohn (M. Crohn) und die Colitis ulcerosa. Die Anzahl an

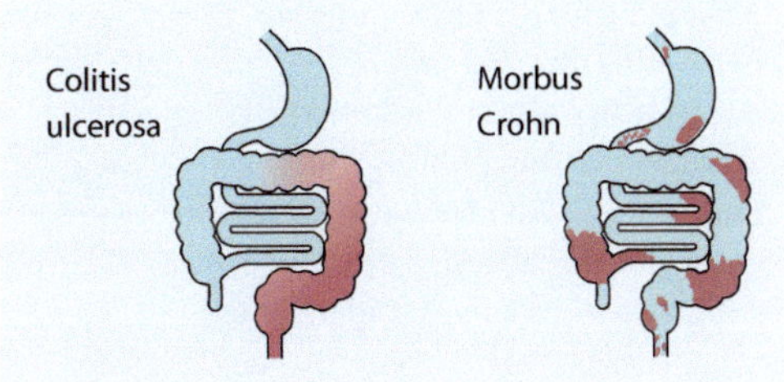

Abb. 4.2 Befallsmuster beim M. Crohn *vs.* Colitis ulcerosa

Patienten mit CED hat weltweit, und auch in Deutschland, in den letzten Jahrzehnten zugenommen. Fehlregulierte Entzündungsreaktionen, genetische Faktoren sowie Umwelteinflüsse tragen zur Entstehung bei, ohne dass die Vorgänge bisher vollständig verstanden sind. Eine Heilung der CED ist trotz aller Fortschritte mit den heute zur Verfügung stehenden Therapien nicht möglich.

Beim M. Crohn kommt es zu einer Entzündung des Magen-Darm-Traktes, die vom Mund bis zum After an verschiedenen Stellen auftreten kann. Besonders häufig sind der untere Dünndarm und der Übergang zum Dickdarm betroffen. Auch außerhalb des Magen-Darm-Traktes kann es zu Entzündungen kommen, z. B. an Gelenken, Augen oder Haut.

Typisch ist beim M. Crohn, im Gegensatz zur Colitis ulcerosa, eine Entzündung aller Schichten der Darmwand sowie ein segmentaler Befall. Neben erkrankten Darmabschnitten finden sich gesunde Areale in direkter Nachbarschaft (Abb. 4.2).

Als Folge des Entzündungsprozesses kann es zu Einengungen des Darmes und zur Fistelbildung kommen (z. B. Verbindungen zwischen Darm und Haut im Bereich des Afters oder im Bereich eines Enterostomas). Hautaffektionen beim M. Crohn, wie z. B. das Pyoderma gangraenosum im Bereich eines Stomas, sind ebenfalls Ausdruck einer Immun-vermittelten Entzündung und können eine große pflegerische Herausforderung darstellen.

Bei der Colitis ulcerosa beginnt die Entzündung im Enddarm und breitet sich unterschiedlich weit im Dickdarm (und nicht in anderen Darmabschnitten) kontinuierlich nach oben aus.

Das Risiko für die Entstehung von Darmkrebs ist bei der Colitis ulcerosa und bei einem Befall des Dickdarms auch beim M. Crohn erhöht. Dabei spielen das Ausmaß der Entzündung und die Krankheitsdauer eine wichtige Rolle. Regelmäßige Vorsorgeuntersuchungen einschließlich endoskopischer Kontrollen der Darmschleimhaut sind indiziert.

4.2.2 Standardtherapien

Bei CED ist das Ziel, die überschießende Entzündungsreaktion in der Schleimhaut zu unterdrücken und die Erkrankung in Remission zu bringen. Zu diesem Zweck werden entzündungshemmende Medikamente eingesetzt, die u. a. die Aktivität von Immunzellen, z. B. von T-Lymphozyten, unterdrücken.

Zur Standardtherapie gehören Aminosalicylate (Mesalazin, Sulfasalazin), Glukokortikosteroide (z. B. Budenosid oder Prednisolon) und Immunsuppressiva (z. B. Azathioprin oder 6-Mercaptopurin). Aminosalicylate und Glukokortikosteroide können oral eingenommen, letztere auch intravenös appliziert werden.

Praxistipp

Sowohl für Aminosalicylate als auch für Budenosid stehen neben oralen auch andere Applikationsformen wie Einläufe, Schäume und Zäpfchen zur Verfügung, die abhängig vom Befallsmuster der Entzündung bei CED zum Einsatz kommen.

Um den Erfolg einer Therapie zu beurteilen, wird der Verlauf der Symptome (klinisches Ansprechen bzw. Remission), der verminderte Bedarf an Glukokortikosteroiden und die sog. Mukosaheilung (d. h. verringerte entzündliche Reaktionen in der Schleimhaut) herangezogen.

Trotz der vielfältigen medikamentösen Möglichkeiten kann es erforderlich sein, eine Operation durchzuführen, ggf. auch passager oder langfristig ein Kolo- oder Ileostoma anzulegen. Etwa 90 % der M. Crohn-Patienten müssen mindestens einmal im Leben aufgrund der Erkrankung operiert werden (Bernstein 2012). Bei Patienten mit Colitis ulcerosa erfolgt in Abhängigkeit vom Ausbreitungsgrad in bis zu 50 % der Fälle im Krankheitsverlauf eine (Prokto-) Kolektomie, die oft als Heilung der Erkrankung dargestellt wird, in der Regel aber mit lebenslangen Symptomen einhergeht, z. B. erhöhte Stuhlfrequenz, erhöhtes Risiko einer Pouchitis und Pouch-assoziierte Karzinome (Dignass 2011).

Die zur Eindämmung der Entzündung und zur Remissionsinduktion bzw. -erhaltung oral oder intravenös eingesetzten entzündungshemmenden und immunsuppressiven Medikamente greifen meist systemisch in die Entzündungskaskade ein und erhöhen dadurch unter anderem das allgemeine Infektionsrisiko. Glukokortikosteroide sind effiziente Medikamente bei der Behandlung von CED, haben jedoch zahlreiche Dosis-abhängige Nebenwirkungen in der Langzeittherapie, z. B. die Entstehung einer Osteoporose. Aus diesem Grund wird möglichst eine Reduktion der Glukokortikosteroide und im Verlauf der Erkrankung Langzeittherapien mit Aminosalicylaten oder anderen Immunsuppressiva wie Azathioprin angestrebt.

4.2.3 Zielgerichtete Antikörpertherapie

Sowohl beim M. Crohn als auch bei der Colitis ulcerosa stehen zusätzlich immunsuppressive, zielgerichtete Medikamente (Antikörper) zur Verfügung, wenn Patienten auf die Standardtherapien nicht oder nur unzureichend ansprechen. Diese Medikamente werden auch als Biologika bezeichnet.

Tumornekrosefaktor-α (TNF-α) ist ein körpereigenes Zytokin, das Entzündungsprozesse fördert, u. a. auch in der Darmschleimhaut bei CED. Eine wichtige Medikamentengruppe sind anti-TNF-α-Antikörper, die über die Bindung an TNF-α entzündungshemmend bzw. immunsuppressiv wirken und auf diese Weise zur Remissionsinduktion und -erhaltung eingesetzt werden können.

Dazu gehören:

1. Infliximab (Remicade® oder Biosimilar Remsima®)
2. Adalimumab (Humira®)
3. Golimumab (Simponi®, nur bei Colitis ulcerosa)

Während Infliximab intravenös appliziert wird, stehen Adalimumab und Golimumab als Pen oder Fertigspritze zur subkutanen Anwendung zur Verfügung.

Als schwere Nebenwirkungen können u. a. allergische Reaktionen, Infektionen (wie z. B. Tuberkulose) oder auch im späteren Verlauf Tumorerkrankungen auftreten. Sind TNF-α-Antikörper bei einer CED unwirksam oder nicht verträglich, steht mit Vedolizumab (Entyvio®) seit 2014 ein intravenös zu applizierender Antikörper gegen das sog. α4β7-Integrin für eine Dauertherapie zur Verfügung.

Antikörper gegen TNF-α, und inzwischen auch gegen Integrine, haben die Therapiemöglichkeiten bei Patienten mit therapierefraktärer CED deutlich erweitert.

Vedolizumab bindet an Lymphozyten, die vorwiegend in den Darm einwandern, und verhindert u. a. deren Adhäsion in der Darmschleimhaut. Auch dieser Antikörper kann allergische Reaktionen auslösen und fördert die Entstehung von Infektionen und Tumorerkrankungen im Verlauf.

Praxistipp

Die Anwendung von Antikörpern bei CED-Patienten gehört in die Hände von Ärzten, die in der CED-Therapie erfahren sind, da spezielle Aspekte bzgl. Indikation, Patientenführung und Nebenwirkungsmanagement zu beachten sind.

Ausblick

Das Wissen über die Entstehungsmechanismen von chronisch entzündlichen Darmerkrankungen nimmt ständig zu, sodass die klinische Entwicklung von Biologika und anderen Therapieansätzen, über die schon jetzt zur Verfügung stehenden TNF-α und Integrin-Blocker hinaus, weiter voranschreiten wird. Auch das Wissen über die Rolle von Mikroorganismen und die Bedeutung einzelner Immunzelltypen wird die Behandlung in Zukunft voranbringen.

4.3 Urologische Indikationen und OP-Techniken

P.J. Goebell, S. Jeltsch

4.3.1 Urothelkarzinom

Bösartige Tumoren des Übergangsgewebes (= Urothel), das die ableitenden Harnwege (Nierenbecken, Harnleiter, Harnblase und Harnröhre) auskleidet, werden als Urothelkarzinome zusammengefasst. Entsprechend der Auskleidung des gesamten Harntraktes kommen diese als Tumore des Nierenbeckens, der Harnleiter, der Harnröhre und als Blasenkrebs vor. Aufgrund der Verteilung der urothelialen Oberfläche ist das Harnblasenkarzinom die häufigste Tumorform.

Im Wesentlichen werden zwei verschiedene Wachstumsmuster unterschieden:

- Auf die oberflächlichen Epithelschichten begrenztes papilläres Wachstum
- In die tieferen Schichten gehendes solides Wachstum

Ätiologie und Pathogenese

Das Harnblasenkarzinom zählt zu den häufigsten malignen Tumorerkrankungen weltweit. Die Inzidenz variiert stark und beträgt derzeit 16,5 pro 100.000 Personen für Männer und 3,1 pro 100.000 Personen für Frauen, mit den höchsten Erkrankungsraten in hoch entwickelten Ländern. Männer sind mehr als doppelt so häufig betroffen wie Frauen, wobei das mittlere Erkrankungsalter bei Männern 71 Jahre, bei Frauen 74 Jahre beträgt. In Deutschland erkrankten im Jahr 2012 etwa 21.810 Männer an einem Tumor der Harnblase. Bei Frauen ist die Erkrankung seltener: 2012 waren etwa 7.100 Patientinnen erstmals betroffen (www.krebsinformationsdienst.de).

Risikofaktoren:

- Teerprodukte (Rauchen: 4-fach erhöhtes Risiko!)
- Chronische Entzündungen
- Leukoplakien
- Chemische Belastungen, wie aromatische Amine (z. B. Benzidin, 2-Naphthylamin)
- Chronischer Missbrauch von Phenacetin

Ausbreitung und Metastasierung

Dringt der Tumor in die tieferen Schichten der Harnblase ein, spricht man von einem invasiven infiltrierenden Urothelkarzinom. Damit erhalten die Tumorzellen Anschluss an das Blut- bzw. Lymphsystem und es besteht die Möglichkeit der Metastasierung.

Die Metastasierung erfolgt frühzeitig über das Lymphsystem (lymphatisch). Erst später erfolgt eine Metastasierung über das Blutsystem (hämatogen), beispielsweise in Leber, Lunge, Knochen. Im metastasierten Zustand wird nach derzeitigem onkologischem Therapiestandard (S3-Leitlinie Blasenkarzinom 2016) eine Platin-basierte Chemotherapie systemisch verabreicht (Cisplatin/Gemcitabin oder Carboplatin/Gemcitabin). Bei Rezidiven nach einer Platin-haltigen Chemotherapie wird eine systemische Therapie mit einem Vincaalkaloid (Vinflunin) empfohlen.

4.3.2 Zystektomie

Unter einer Zystektomie wird das komplette operative Entfernen der Harnblase verstanden. Diese Operation erfolgt in der Regel dann, wenn der Tumor die tieferen Schichten der Blasenwand zu erreichen droht oder bereits erreicht hat. Die radikale Entfernung der Harnblase soll eine weitere Ausbreitung des Tumors verhindern. Beim Mann umfasst die Zystektomie das Entfernen der Harnblase mitsamt Prostata und Samenblasen (auch „Zystoprostatektomie" oder „Zystoprostatovesikulektomie" genannt). Bei Frauen werden je nach Tumorstadium und Alter der Patientin zusammen mit der Harnblase auch die Gebärmutter, die Scheidenvorderwand und manchmal auch die Eierstöcke mit entfernt. Ist die Harnblase aufgrund einer Tumorerkrankung entfernt worden, muss für die Ausleitung des Urins eine Harnableitung geschaffen werden.

4.3.3 Formen der Harnableitungen

Bei der Harnableitung nach Zystektomie kommen verschiedene Möglichkeiten in Betracht, die im Wesentlichen in zwei grundlegend Verfahren unterteilt werden können:

1. **Inkontinente Harnableitungen** wie z. B. die Ureterokutaneostomien oder das Ileum-/Colon-Conduit (Abb. 4.3).

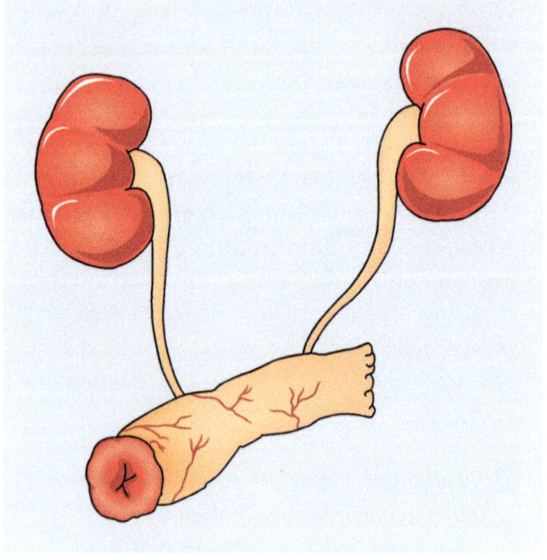

Abb. 4.3 Ileumconduit

2. **Kontinente Harnableitungen** wie z. B. der Ileozökalpouch (Mainz-Pouch I), die kontinente Vesikostomie (Mitrofanoff), der Colonpouch. Hierbei werden die Reservoire mit einem kontinenten – und somit katheterisierbaren – Stoma, auch häufig als „supravesikale kontinente Harnableitung" bezeichnet, über die Bauchdecke ausgeleitet.Bei einem im Becken liegenden, intestinalen Blasenersatz mit Anschluss an die Harnröhre (orthotope Ileumersatzblase oder „Neoblase") spricht man von einem orthotop angelegten Reservoir, welche auch „Darmersatzblasen" (nach Studer, Camey usw.) oder „Neoblasen" genannt werden.

Eine weitere „kontinente" Harnableitung ist z. B. der der Sigma-Rektum-Pouch (Mainz-Pouch II), hierbei werden die Harnleiter direkt in den Dickdarm (Sigma) eingeleitet. Der Urin wird im entsprechenden Darmabschnitt gesammelt und gemeinsam mit dem Stuhl über den After ausgeschieden. Eine der wichtigsten Voraussetzungen für diese Formen der Ableitung ist, wie beim orthotopen Blasenersatz auch, ein intaktes Schließmuskelsystem. Bei der Harnableitung in den Darm kann dies durch rektale Füllung von etwa 300 ml Kochsalzlösung vorab geprüft werden.

Als Folge eines ausgeprägten Tumorwachstums (oder aber auch in einer palliativen

Therapiesituation) oder bei unerwarteten Komplikationen kann es notwendig werden, eine perkutane Fistelung der Niere anzulegen. Bei der perkutanen Nierenfistel werden unter Ultraschallkontrolle sterile Katheter direkt in das Nierenbecken eingelegt, um den Harn über den Katheter abzuleiten, wenn er nicht über den Ureter abfließen kann. Die Versorgung der Nierenfistel erfolgt mittels steriler Bett- oder Beinbeutel-Systeme.

Inkontinente Harnableitungen

▪ Ureterokutaneostomie

Die Harnleiter direkt mit der Haut zu verbinden, stellt sicher die einfachste Form einer inkontinenten Harnableitung dar. Hierbei werden die Harnleiter direkt in der Bauchdecke fixiert. Um eine „getrennte Ableitung" beider Harnleiter als Stoma zu vermeiden, können die beiden Harnleiter als TUUC (Transuretero-Ureterokutaneostomie) angelegt werden, bei der die beiden Harnleiter im Bauchraum aneinandergenäht werden. An der Bauchdecke wird ein Harnleiter als Stoma abgeleitet. Postoperativ oder auch auf Dauer werden sogenannte Splints (Katheter) in die Harnleiter bis in das Nierenbecken eingelegt, um den Harnabfluss nach der Operation zu gewährleisten. Eine prominente, über das Bauchdeckenniveau hinausragende Implantation der Harnleiter ist häufig nicht möglich, daher kommt es mitunter zu Undichtigkeiten und erschwerten Versorgungsbedingungen.

Indikationen

1. Für eine andere Form der Harnableitung steht nicht genügend Darm zur Verfügung (z. B. nach ausgedehnten Darmoperationen oder beim Kurzdarmsyndrom)
2. Aus operationstechnischen Gründen kann kein Darm eingesetzt werden (ausgedehnte Voroperationen, Schädigungen des Darms nach Bestrahlung oder Darmerkrankungen)
3. Bei Patienten, deren Prognose stark eingeschränkt ist oder denen man eine ausgedehnte rekonstruktive Operation aufgrund von Begleiterkrankungen nicht ohne erhebliches Risiko zumuten kann

▪ Ileum-Conduit/Colon-Conduit

- Die Harnableitung über ein Dünndarmsegment – Ileum-Conduit – ist die bekannteste Form der inkontinenten Harnableitung, die auch heute noch eine gute und sichere Lösung darstellt. Sie geht auf Eugene Bricker zurück und wird auch als „Bricker-Blase" bezeichnet. Diese Form der Harnableitung stellt kein Reservoir dar, sondern ist eine Harnableitung, die durch ihre Form und Größe eine gute Versorgbarkeit der Stomaanlage sicherstellen soll.
- Das Colon-Conduit, bei dem Dickdarm zur Harnableitung verwandt wird, kommt z. B. bei Patienten nach einer Bestrahlung zur Anwendung, da die Nutzung von im Strahlenfeld gelegenen Darmabschnitten (z. B. Ileum) mit einer deutlich höheren Komplikationsrate verbunden ist.

Durchführung: Aus dem Ileum (beim Colon-Conduit aus dem Sigma oder dem Colon transversum) wird ein bis zu 20 cm langes Darmstück mit Blutversorgung im Mesenterium ausgeschaltet und der Darm anschließend wieder End-zu-End verschlossen. Das aborale Ende des so ausgeschalteten Darmes wird nach Möglichkeit prominent als Stoma in die Bauchdecke implantiert. Das orale Ende wird verschlossen und die Harnleiter typischerweise nach „Wallace" mit dem ausgeschalteten Darmstück (im folgenden Conduit) verbunden, wobei die beiden Harnleiter ca. 3 cm längs aufgespalten, miteinander vernäht und mit der hinteren Conduit-Wand verbunden werden.

Kontinente Harnableitungen

▪ Vesikostomie (nach Mitrofanoff)

Im Rahmen der onkologischen Versorgung nach Entfernung der Harnblase kommt diese Form der Harnableitung bei einer gestörten Harnblasenentleerung zum Einsatz. Meist erfolgt diese operative Therapie in Kombination mit einer medikamentösen Therapie und dem anfangs sterilen, dann Zuhause aseptischen/hygienischen intermittierenden (Einmal-)Katheterismus, der entweder durch ein kontinentes, katheterisierbares Stoma oder durch die Harnröhre erfolgen kann.

Bereits 1980 beschrieb Mitrofanoff die Technik der kontinenten Vesikostomie mit einem dünnen katheterisierbaren Kanal zur Bauchwand: Die Kontinenz wurde hierbei über einen Klappenmechanismus gewährleistet. Unter Nutzung des Blinddarms (= Appendix vermiformis) oder aus Dünndarm wurde der katheterisierbare Kanal gebildet. Zusätzlich wurde der Blasenhals für die vollständige Kontinenz verschlossen. Seither gibt es viele Modifikationen dieses Verfahrens.

Indikationen

- Vorliegen einer neurogenen Blasenentleerungsstörung, wenn die Handhabung des intermittierenden Selbstkatheterismus nicht möglich ist, z. B. bei Rollstuhlfahrern mit hohem Querschnitt und nachfolgender Tetraplegie
- Harnblasenekstrophie bzw. Epispadie (Möglichkeit der Harnspeicherung)
- Nicht beeinflussbare Inkontinenz, wenn alle anderen konservativen Therapiemaßnahmen keinen Erfolg hatten
- Hyperkontinenz nach operativer Rekonstruktion des Blasenhalses oder nach Belastungs-/Stress-Inkontinenzoperation
- Unmöglichkeit der operativen Rekonstruktion der Harnröhre (z. B. nach großem Beckentrauma)
- Bei Verlust von Urin über die Harnröhre zusätzlicher Verschluss des Blasenhalses

Supravesikale Harnableitung (Pouch)

Hierbei erfolgt die Bildung eines Reservoirs für den Urin durch ein separat ausgeschaltetes Dickdarm- und/oder Dünndarmteilstück, wodurch ein Niederdruckreservoir der Darmersatzblase entsteht, die mittels eines katheterisierbaren kontinenten Kanals mit einem Stoma auf der Haut verbunden wird, wobei keine externe Beutelversorgung erforderlich ist. Die Patienten entleeren dieses Ersatzreservoir durch den sogenannten atraumatischen, aseptischen/hygienischen intermittierenden (Einmal-) Katheterismus.

Durch eine Längseröffnung des Darmrohrs der verwendeten Darmsegmente wird eine wesentliche Voraussetzung kontinenter Urinreservoire geschaffen: ausreichende Blasenkapazität und niedriger Innendruck. Durch Vernähen der eröffneten Schlingen entsteht ein sphärisches Reservoir. Diese geometrisch günstige Form ermöglicht eine hohe Volumenaufnahme als Grundvoraussetzung für die anschließende Kontinenz. Die Harnleiter können mit oder ohne „anti-refluxivem Mechanismus“ in den Pouch eingepflanzt werden. Hierbei kann durch Invagination von Ileumanteilen, durch Doppelung des terminalen Ileums oder durch Einbettung des Appendix in die Darmwand eine Kontinenz erzielt werden.

Aus kosmetischen Gründen wird das Stoma eines solchen kontinenten Pouches an einer tieferen Stelle unterhalb des Gürtels (Bikini-Linie) angebracht, sodass es auch vom Patienten im Sitzen einfach zu katheterisieren ist. Eine weitere Möglichkeit (kosmetisch wie funktionell) bietet der Bauchnabel für die Anlage des Stomas (Nabel-Stoma).

4.3.4 Präoperative Aufklärung

Die umfangreiche Aufklärung über mögliche operative Verfahren und spätere Harnableitungen stellt einen sehr wichtigen Aspekt zur erfolgreichen späteren Stomaversorgung dar. Das Ziel besteht dabei darin, für jeden einzelnen Patienten eine individuell „tragbare“ Harnableitung umzusetzen. Dabei können nicht immer Wünsche und operative oder onkologische Zwänge zur Deckung gebracht werden. So gibt es neben den Wünschen nach einer Lösung zur Harnableitung, die möglichst das Körperbild des Patienten nicht stört (wie z. B. ein orthotoper Harnblasenersatz), eben auch Gründe, diese Form der Harnableitung nicht zu empfehlen. Bei eingeschränkter Nierenfunktion etwa ist eine Harnableitung, bei der längere Darmstücke zur Rekonstruktion verwandt werden müssen, nicht ratsam, weil die Rückresorption später metabolische Komplikationen bergen kann (► Abschn. 4.3.5).

Eine bereits bestehende Kontinenzstörung stellt eine Kontraindikation für eine Harnableitung, wie dem MAINZ-Pouch II oder einem orthotopem Blasenersatz (Neoblase), dar. Auch aus onkologischen Überlegungen kann es nicht ratsam sein, eine Harnableitung im kleinen Becken zu etablieren, wenn weitere Behandlungen, z. B. eine Strahlentherapie, schon vor der OP als Teil einer komplexeren Behandlung eingeplant werden. Bei der Planung der Harnableitung ist abzuwägen, ob die Kontinenz erhalten werden kann oder durch den (Einmal-)Katheterismus zu gewährleisten ist oder ob ein Stoma angelegt werden muss.

> **Nach der OP muss weiterhin Kontinenz- und Beckenbodentraining durchgeführt und bei der Versorgung mit Einmalkatheterismus eine Anleitung und Schulung gegeben werden, um die mehrmals am Tag stattfindenden Entleerung des Reservoir zu erlernen.**

Zielsetzung bei der Anlage eines Stomas ist, die sichere und dichte Versorgungsfähigkeit bei Verlust der Kontinenzfunktion zu gewährleisten. So muss einerseits die Stomaversorgung dicht an der Bauchdecke angebracht werden können und andererseits der Patient das Stoma im Sitzen bzw. Stehen auch einsehen können, um selbstständig die Entleerung bzw. den Wechsel des Versorgungssystems oder des Beutels durchführen zu können (► Abschn. 6.1.1). Auch hierzu müssen in der Klinik und nach Entlassung qualifizierte Anleitungen und Beratung der Pflegeexperten SKW zum Leben mit dem Stoma erfolgen (► Abschn. 6.5).

> **Ein gut funktionierendes und „tragbares" Stoma sichert die Selbstständigkeit und soziale Freiheit des Patienten.**

Vorbereitung bei inkontinenter Harnableitung

Ein wichtiger Aspekt bei der Vorbereitung zur Stomaanlage besteht in der Wahl der richtigen Stelle für das künftige Stoma. Die Stomatherapie sollte bereits früh in die Planung der Anlage involviert sein. Gemeinsam mit Pflegeexperten SKW wird die richtige Lokalisation der zukünftigen Austrittsstelle markiert und die richtige Position gewählt. Das hat auf der einen Seite unmittelbar Auswirkung auf das intraoperative Vorgehen, zum anderen ermöglicht es dem Patienten, sich auf die künftige Situation mit einer Stomaversorgung einzustellen (► Abschn. 4.1.3).

4.3.5 Operative Stomaanlage

Die Haut wird kreisrund an vorbezeichneter Stelle etwas kleiner als vorgesehen ausgeschnitten. Das subkutane Fettgewebe wird durchtrennt oder bei Bedarf mit der Haut entfernt. Das vordere Blatt der bindegewebigen Scheide des geraden Bauchmuskels (Rektusfaszie) wird kreuzförmig eingeschnitten und nach stumpfem Auseinanderdrängen der Muskulatur das Bauchfell ebenfalls kreuzförmig eröffnet. Der Durchtritt für das Stoma sollte höchstens zwei Querfinger bzw. etwa 3 cm betragen. Das auszuleitende Darmteilstück sollte ohne Spannung durch die Bauchdecke geführt werden können. Das Stoma wird mit Einzelknopfnähten muskulär extramukös an der Haut fixiert. Hierbei wird die Ileostomie bei Ileum-Conduit prominent angelegt, um die Beutelversorgung zu erleichtern und einem möglichen Zurückrutschen (= Retraktion) vorzubeugen.

Spezielle Aspekte der Stomaanlage

Hauptursachen für spätere Stomakomplikationen:

1. **Technische Fehler oder Hindernisse** bei der Anlage des Stomas: falsche oder ungünstige Positionierung, zu geringer Abstand zu Nabel, Rippenbogen oder Darmbeinkamm, die Lage des Stomas in Hautfalten oder in Operationswunden (kompliziert die spätere Stomaversorgung), zu enge oder zu weite Durchtrittsstelle an der Bauchdecke, zu langer prästomaler (intraabdominaler) Darmabschnitt (Gefahr der Siphonbildung). Eine ausreichende Prominenz der Stomaanlage (nippelförmig) erleichtert das Einfließen des Harns in die spätere Stomaversorgung.
2. **Die parastomale Hernie** oder seltener die Relaxatio der Bauchdecken tritt in bis zu 60 % auf, wobei Kolostomien häufiger betroffen sind als Ileostomien. Die Tatsache, dass bei der Konstruktion des Stomas ein Ort einer verminderten Bauchdeckenresistenz *per se* geschaffen wird, prädisponiert für die Entwicklung einer Hernie. Die senkrechte Ausleitung des Stomas durch die Bauchwand ohne einen kulissenartigen oder muskulären Verschlussmechanismus führen ebenso wie ein zu weiter Bauchdeckendurchtritt oder die Ausleitung

seitlich des Bauchmuskels zur Entwicklung einer Stomahernie. Darüber hinaus kann der dauerhafte tangentiale Zug der Bauchdeckenmuskulatur zu einer Erweiterung der Stomaöffnung führen. Der erhöhte intraabdominelle Druck oder ein vergrößerter intraabdominellen Durchmesser steigern diesen Effekt. Folglich sind Adipositas, chronischer Husten, COPD oder chronische Darmentleerungsstörungen weitere Risikofaktoren für das Entstehen einer parastomalen Hernie.

4.3.6 Komplikationen bei Harnableitungen

Um Komplikationen zu vermeiden, ist die beste Prophylaxe eine kontinuierliche Nachsorge sowie Einbeziehung und Aufklärung des Betroffenen durch das multiprofessionelle Team. Folgende Kontrollen sind wichtig, um Störungen oder Komplikationen frühzeitig zu erkennen (► Kap. 8):

- Kontrolle der Entleerung oder Restharnmengen und der Nierenfunktionsprüfungen
- Urinkontrollen zur Harnwegsprophylaxe, bzw. Pouchitis
- Kontrolle der Schleimbildung/-absonderung
- Kontrolle Blutwerte: metabolische Azidose, Vitamine besonders Vitamin B12, Gallensäure
- Prüfung auf Nieren- oder Pouchsteine (z. B. Oxalatsteine)
- Erkennen von Sexualfunktions- und Kontinenzstörungen

▪ Störungen der Pouch-Entleerung/Inkontinenz

Bei kontinenten kutanen Harnableitungen kommt es je nach Verfahren in 4–30 % der Fälle (teilweise sogar 59 %) zu einer Inkontinenz und in bis zu 29 % zu Stenosen. Eine Inkontinenz kann auch Symptom einer Reservoir-Haut-Fistel sein. Klinisch fallen hierbei Schwierigkeiten beim intermittierenden Selbstkatheterismus (ISK) und eine situative oder vollständige Inkontinenz auf. Teilweise können durch das nächtliche Belassen eines geeigneten, weichen Katheters die Stenosen zumindest klinisch beherrscht werden.

Bei den Komplikationen nach orthotopem Blasenersatz überwiegt vor allem die Inkontinenz, jedoch sind auch Pouch-Entleerungsstörungen unterschiedlicher Ursachen möglich. Zunächst sollte die Füllungskapazität kontrolliert werden, da es trotz einer ausreichend langen Darmresektion zu sekundären Schrumpfungen kommen kann (z. B. durch unzureichende mesenteriale Blutversorgung). Teilweise kommt es zur Restharnbildung durch mechanische Verlegungen am urethralen Ausgang, im Extremfall sogar zu Pouch-Rupturen.

Da nach der Anlage eines orthotopen Blasenersatzes der neuronale Reflexbogen bei Blasenfüllung fehlt und darüber hinaus der Urethradruck nachts geringer ist, kann es in bis zu 50 % der Fälle zu einer nächtlichen Inkontinenz kommen. Aus diesem Grunde wird vor allem anfänglich eine intermittierende nächtliche Entleerung empfohlen („nach der Uhr", z. B. alle 2–3 Stunden), um den „intravesikalen" Druck zu senken.

Vor der endgültigen Beurteilung einer postoperativen Inkontinenz sollte aber zunächst die langsam zunehmende Füllungsanpassung des Reservoirs für die Dauer von 6–12 Monate abgewartet werden. Begleitend sind Beratungen und Anpassungen der Versorgungstechniken und Hilfsmittel zusammen mit dem betreuenden Pflegeexperten abzustimmen. Vor operativen Korrekturmaßnahmen können aber auch konservative Maßnahmen, wie ein konsequentes Sphinkter- und Beckenbodentraining (► Abschn. 7.3.9) und/oder eine medikamentöse Therapie, die Kontinenz verbessern.

▪ Stauung des oberen Harntraktes

Stauungsnieren können im Verlauf durch eine Stenose der Implantationsstelle der Harnleiter oder urotheliale Rezidive oder Lymphknotenkompressionen von außen bei Fortschreiten der Erkrankung entstehen. Narbige Implantationsstenosen werden bei etwa 3–8 % der Patienten berichtet. Meist sind hierfür eine unzureichende Ureterperfusion oder Vorbestrahlungen verantwortlich. Seltener können auch Engen am Stoma auf der Haut (z. B. beim Conduit oder Harnleiterhautfisteln) einen Harnstau provozieren. Deshalb ist jede Verengung des Conduit oder der Harnableitungen mit dem Pflegeexperten und dem behandelnden Urologen engmaschig zu kontrollieren und ggfs. die Stoma-Versorgung anzupassen.

Sekundäre Neubildungen nach Harnableitung

Mit einer Inzidenz von 0,18 % der Fälle sind sekundäre Neubildungen eher selten. Überwiegend treten die Neubildungen an der Implantationsstelle der Harnleiter auf. Bis zur Entstehung sekundärer Neubildungen können auch Jahre vergehen (17–21 Jahre postoperativ). Rund drei Viertel der sekundären Tumore sind Adenokarzinome (73 %), gefolgt von Urothelkarzinomen (12 %) und Plattenepithelkarzinomen (8 %).

Harnwegsinfekte

Dadurch, dass zur Harnableitung Darmabschnitte benutzt werden, kommt es zwangsläufig zu einer ortsständigen Keimbesiedelung. Es fehlen derzeit eindeutige Empfehlungen zum Umgang mit einer Bakteriurie. Dennoch sollte nur bei klinischen Infektzeichen eine antibiotische Therapie eingeleitet werden. Dass die prophylaktische Antibiose bei einer Bakteriurie einen potenziellen Folgeschaden verhindern kann, ist bisher nicht bewiesen. Die Betroffenen sollten angeleitet werden, den Harn zu beurteilen bzw. kontrollieren, oder bei Nachuntersuchungsterminen den Harn kontrollieren lassen.

Mukusobstruktion

Die Verwendung von Darm als Urinreservoir führt zu einer übermäßigen Schleimbildung. Da sich beim orthotopen Pouch die Harnröhre am tiefsten Punkt des Reservoirs befindet, stellt das für diese Form der Harnableitung seltener ein Problem dar. Anders verhält es sich aber beim kontinenten Nabel-Pouch, der obligat gespült werden muss, da sich hier das kutane Stoma „oben" und das Reservoir „unten" befindet. Ohne eine regelmäßige Spülung sammeln sich Mukusreste, die mit einem erhöhten Infektrisiko und/oder einer verstärkten Steinbildung einhergehen können. Die Spülung wird anfangs in der Klinik in steriler Technik mit NaCl 0,9 % und später dann im häuslichen Bereich mit NaCl 0,9 % bzw. Aqua dest. in atraumatischer aseptischer/hygienischer Technik durchgeführt (▶ Abschn. 6.5).

Metabolische Veränderungen

Da unterschiedliche Anteile des intestinalen Systems zur Harnableitung benutzt werden, kann es zu klinisch relevanten metabolischen (Langzeit-) Veränderungen und/oder Mangelerscheinungen durch den „verkürzten Darmabschnitt" kommen. Besonders die folgenden Veränderungen sind hierbei wichtig.

Vitamin-B12-Mangel

Vitamin B12 wird ausschließlich über die Nahrung (Fleisch, Milch, Eier) aufgenommen, es ist ein essenzielles Koenzym und an wichtigen Prozessen der Blutbildung (Erythropoese), der Herstellung des Erbgutes bei der Zellteilung (DNS-Biosynthese) und der Herstellung der Ummantelung der Nerven (Myelinscheiden) beteiligt. Vitamin B12 wird durch die Magensäure aus dem Nahrungsbrei gelöst, ab dem Zwölffingerdarm (Duodenum) an einen Transportfaktor („intrinsic factor") gebunden und überwiegend in den letzten zwei Fünfteln des Ileums resorbiert. Somit besteht das Risiko einer relevant verminderten Vitamin-B12-Resorption bei einer Ausschaltung von rund 70 cm Ileum. Der Vitamin-B12-Speicher der Leber (insgesamt 2–5 mg bei bisheriger ungestörter Resorption) reicht bei einer Tagesdosis von 2–5 µg für mindestens 3 Jahre.

> **Somit bedürfen Patienten erst lange nach der Operation einer Substitution, auf diese ist besonders in der Nachsorge zu achten!**

Gallensäuren und Diarrhö

Gallensäuren, die ein Endprodukt des Cholesterinstoffwechsels sind, dienen der Fettverdauung und unterstützen die Fettresorption. Sie werden in der Leber synthetisiert und vor allem im terminalen Ileum zu 85–95 % wieder rückresorbiert (enterohepatischer Kreislauf). Deshalb kann es ab einer Resektion von etwa 60 cm Ileum zu einem Verlust von Gallensäuren kommen. Wenn der Verlust durch eine Mehrsynthese nicht kompensiert werden kann, kommt es zu einer verminderten Aufnahme von Fetten (Malabsorption) mit der Folge von Fettstuhl (Steatorrhö) und Durchfällen (Diarrhö). Außerdem erhöht sich das Risiko einer Cholesterinsteinbildung in der Gallenblase.

Zystektomiepatienten und auch Patienten mit Ileum-Conduit berichten über eine bis zu 4-fach erhöhte Stuhlfrequenz (zumeist Fettsäurediarrhö) und Stuhlinkontinenz. Bei kompensiertem Gallensäureverlust erfolgt die Gabe von Gallensäurebindern

(Cholestyramin), mittelkettigen Fettsäuren sowie ggf. der fettlöslichen Vitaminen (bei Langzeiteinnahme von Cholestyramin). Die Einnahme sollte zusammen mit anderen Medikamenten erfolgen und die Wechselwirkungen mit anderen Medikamenten (u. a. Phenprocoumon) beachtet werden (▶ Abschn. 3.2 und ▶ Abschn. 7.1).

> **Bei ausgeprägter Malabsorption von Gallensäuren kann eine Substitution mit Gallensäureanaloga (Cholylsarcosine) notwendig sein. Dabei muss die verkürzte Resorptionsstrecke des Darms nach der Operation beachtet und die Medikamentenverabreichung und Dosierung angepasst werden.**

▪▪ Oxalat(-steine)

Aufgrund eines Ungleichgewichts von Säure-Basen-Status, Entwässerung, Stoffwechselveränderungen und Harnwegsinfekten kann es zu Struvit-, Ca-Oxalat-, Ca-Phosphat- und Harnsäuresteine kommen. Kalziumoxalatsteine sind mit 75 % die häufigsten Harnsteine. Oxalat wird endogen in der Leber gebildet (70–90 %), aber auch exogen über die Nahrung aufgenommen (10–30%); besonders oxalathaltig sind u. a. Rhabarber, Spinat, Mangold, Schokolade und schwarzer Tee. Oxalat wird nicht weiter verstoffwechselt, sondern über den Urin und/oder den Stuhl wieder ausgeschieden. Bei Patienten mit einem kontinenten Blasenersatz kann es durch die erhöhte Wiederaufnahme von Oxalat zu Oxalatsteinen in den Nieren oder im Pouch/Neoblase kommen. Aufgrund eines gestörten Gallensäurehaushalts fallen mehr freie Fettsäuren an, die anstelle des Oxalats eine Verbindung mit dem im Darm befindlichen Kalzium eingehen. Dadurch wird verstärkt ungebundenes Oxalat resorbiert. Darüber hinaus erhöhen Gallensäuren im Dickdarm die Durchlässigkeit für Oxalat. Nach einer Ileum-Resektion von mehr als 100 cm entwickeln rund 30 % der Patienten Oxalatsteine.

▪▪ Kristallbildung

Bei inkontinenten Harnableitungen (Ureterfisteln, Conduits) kann es unter der beschriebenen Problematik auch zu Kristallanlagerungen am Stoma und der Stomaversorgung kommen. Die „Kristalle" können eine Ursache für Schleimhautverletzungen oder Versorgungsschwierigkeiten sein. Die mit bloßem Auge fast nicht sichtbaren Kristalle verursachen besonders bei der Reinigung und beim Versorgungswechsel stechende Schmerzen und Mikroblutungen an der Schleimhaut und Haut.

Abgegrenzt werden müssen sandartige Ablagerungen oder Kristallablagerungen aufgrund von rezidivierenden Harninfekten von einer Kristallbildung am Stoma. Durch Spaltung von Harnstoff wird der Urin alkalisch, es fallen Phosphatsalze als Harnkristalle am Stoma aus. In diesem Fall ist nur unter Ausschluss einer Nierenfunktionseinschränkung und unter Berücksichtigung der Stoffwechselsituation ein **Ansäuern** des Harns (unter pH-Wert 6) sinnvoll. Bei einer rückresorptionsbedingten Übersäuerung (hyperchlorämische Azidose) und bei Harnsäuresteinen muss **alkalisierend** therapiert werden.

Die Therapie ist individuell dem Keimspektrum entsprechend und mit Verhaltensmaßregeln für den einzelnen Betroffenen durchzuführen. Hohe Keimkonzentrationen können am Geruch des Urins erkannt und bei stark konzentriertem Urin oder schlechter Stomahygiene (Wechselintervall des Beutels unter einem Tag) vermutet werden. Zur Untersuchung wird der Urin immer aus dem Stoma (nicht aus dem Stomabeutel), ggfs. sogar mittels sterilem Einmalkatheterismus gewonnen und der pH-Wert mit Lackmus-Indikatorpapier ermittelt.

> **Ein generelles Ansäuern des Urins, wie es häufig angeraten wird, sollte immer individuell geprüft und auf die Nierenfunktionswerte und Stoffwechsellage des Betroffenen abgestimmt werden.**

» Harnsäure ist ein Endprodukt des Purinstoffwechsels und wird größtenteils über die Nieren ausgeschieden. Purin- und proteinreiche Ernährung fördert die Harnsäurebildung und trägt zur Säuerung des Harns bei. Die Mehrzahl der Harnsäuresteinerkrankungen ist daher ernährungsbedingt. Die Prävention baut daher auf eine Ernährungsumstellung (Reduktion von rotem Fleisch) und Abbau von Übergewicht. Da sich Harnsäuresteine besonders gut in saurem Urin bilden, kann durch eine Alkalisierung des Urins (Anhebung des pH-Wertes) das Rezidivrisiko gesenkt werden. (http://www.urologenportal.de/harnsteine.html, 12.02.2016)

Falls keine Gegenanzeigen (Harnsäurekristalle-, steine) vorliegen, ist ein Ansäuern des Urins auch für die Prophylaxe von Hautproblemen vorteilhaft, da eine alkalischer Urin eher Hautschäden (anfälliger für bakterielle Entzündungen im gestörten Säure-Schutzmantel) verursacht (▶ Abschn. 8.2).

▪▪ Azidose

Die Niere und die Atmung spielen bei der Aufrechterhaltung eines ausgeglichenen Säure-Basen-Haushaltes im Blut eine zentrale Rolle. Eine Verschiebung zu einem niedrigen pH-Wert wird als Azidose bezeichnet. Auch der Dünn- und Dickdarm tragen zur Wiederaufnahme oder zur Ausscheidung puffernder Chlormoleküle bei. So kann bei der Verwendung verschiedener Darmabschnitte eine **hypochlorämische** (Ileum/Jejunum) oder eine **hyperchlorämische** Azidose (Kolon) entstehen, wenn die autoregulatorischen Mechanismen zur Kompensation (Hyperventilation und renale Ausscheidung saurer Valenzen) nicht mehr ausreichen. In diesen Fällen muss durch die Einnahme harnalkalisierender Medikamente eine Azidose ausgeglichen werden. Bei 95 % der Patienten können harnalkalisierende Medikamente (z. B. Na+-K+-Zitrat, Natriumbikarbonat $NaHCO_3$) eine klinisch relevante Azidose verhindern.

▪ Einschränkungen durch Nierenfunktionsverluste

Die Nierenfunktion stellt bereits bei der Entscheidung für eine Harnableitung ein wichtiges Kriterium dar: Bei einer glomerulären Filtrationsrate (GFR) von 50 % oder weniger sollte eher eine inkontinente Harnableitung (z. B. Ileum-Conduit) gewählt werden, um spätere metabolische Komplikationen durch die kürzere Urin-Darm-Kontaktzeit zu reduzieren.

▪ Störungen der Sexualfunktionen und Kontinenz

Ursachen einer Einschränkung der Sexualität:

- Funktionelle Einschränkung der operativen Verfahren selbst (z. B. durch Verletzung der Nerven für die Schwellkörperfunktion oder der Berührungsempfindung)
- Mögliche mechanische Störungen (Verkürzung und/oder Einengung der Scheide nach Zystektomie)
- Veränderte psychologische Wahrnehmung des veränderten Körperbildes
- Psycho-onkologisch bedingt das veränderte Wertegefüge vor dem Hintergrund einer Tumorerkrankung
- Inkontinenz

Auch bei inkontinenten Harnableitungen sollte die Sexualität thematisiert werden, um frühzeitig der Entwicklung sekundärer Funktionsstörungen zu begegnen. Von zentraler Bedeutung ist hierbei die Aufnahme des Themas in die Aufklärung, perioperative Betreuung und Nachsorge. Nur ein offener Umgang kann den individuellen Bedürfnissen Rechnung tragen und eine Lösung ermöglichen (AWMF 2016) (▶ Abschn. 9.4).

4.3.7 Entlassung aus dem Krankenhaus

Die frühe Einbindung der Stomatherapie zum präoperativen Gespräch, von der Markierung bis hin zur ersten Versorgung auf Station nach der Operation, sowie die mehrmalige Anleitung, Beratung und Schulung im Gebrauch der benötigten Versorgungsmaterialien sichern die selbstständige Versorgung (AWMF 2016). In der Zusammenarbeit der klinischen Pflegeexperten SKW mit qualifizierten Pflegefachkräften in Sanitätshäuser oder Homecare-Unternehmen als Ansprechpartner bei Fragen und Problemen kann die Versorgung nach der Entlassung den Bedürfnissen des Betroffenen für den Alltag angepasst werden (▶ Abschn. 6.5). Gerade in der Anfangsphase der „neuen" Lebenssituation ist für die Betroffenen eine kontinuierliche Betreuung entscheidend (▶ Kap. 2).

Die veränderte Versorgungssituation unter onkologischen, psychischen und physischen Aspekten sicherzustellen, kann durch eine ambulante oder stationäre Rehabilitation oder Anschlussheilbehandlung (AHB) gewährleistet werden (▶ Abschn. 6.6).

4.3.8 Nachsorge

Aus den oben genannten möglichen Komplikationen ergeben sich neben der onkologischen Nachsorge der Patienten auch die folgenden Aspekte, die berücksichtigt werden sollten:

1. **Neoblase und Pouch**: regelmäßige Restharnkontrollen mit einem Uro-Flow, bei Nabel-Pouches ggf. Entleerungsprotokoll zur Selbstkontrolle, Röntgendarstellung (Pouchogramm) zur Bestimmung der Kapazität, Miktionspouchourethrographie zur Dokumentation der Entleerung, Miktionstagebücher, Kontinenz-Fragebögen, Pad-Test (bei Kontinenzstörungen der Neoblase) zur Beurteilung der Kontinenzsituation
2. **Vitamin B12:** jährliche Kontrolle ab dem 2. bis 5. Jahr nach Operation, zu diesem Zeitpunkt müssen mehr als 30 % der Patienten substituiert werden, entweder oral (1 mg/Tag bei lediglich 1-%iger oraler Resorption; Problem der verkürzten Resorptionsstrecke des Darms), besser parenteral (1 mg/3 Monate).
3. **Oxalatsteine**: zur frühzeitigen Detektion regelmäßige Nierensonografie, Empfehlung einer ausreichenden Trinkmenge und ausgewogenen Mischkost (Oxalatdosis pro Tag: ca. 100 mg), (Ernährungs-)Beratung besonders zu dieser Problematik
4. **Säure-Basen-Haushalt:** regelmäßige Kontrolle durch venöse Blutgasanalyse; Elektrolytbestimmung (insbesondere K+), da normale pH- und HCO-Werte eine Azidose nicht ausschließen („base excess" sollte sich entsprechend der Normwerte über -2 mmol/l stabilisieren)
5. **Bakterielle Kontamination** des Urins vermeiden: Uringewinnung direkt aus dem Stoma zur genauen Abgrenzung der Entstehung von Harnwegsinfekten und Kristallen; Inkrustationen vermeiden oder ursächlich behandeln
6. **Begleiterkrankungen:** Behandlung anderer Krankheiten, um negative Auswirkungen auf die Nierenfunktion zu verhindern, z. B. durch Bluthochdruck, Diabetes mellitus oder rezidivierende Nierenentzündungen
7. **Nachsorgeschema**: Kontrollen im 1. Jahr alle 3 Monate, dann alle 6 Monate und ab dem 3. Jahr einmal jährlich; Kontrolle durch Inspektion und Palpation, störungsfreier Abfluss, Steinfreiheit (Urogramm, Sonogramm oder Röntgen), Blut- und Urinanalysen (pH-Wert, Sediment, Bakterienanzahl oder -art), Überprüfung von parastomalem Hautzustand, Stomaversorgung bzgl. Größe, Ausstattung und Angepasstheit
8. **Postoperative Schmerzzustände** oder Empfindungsstörungen: aktiv thematisieren und im multidisziplinären Ansatz therapieren
9. **Kontinenzstörungen**, intermittierenden Katheterismus und Stomaversorgung an die medizinische, persönliche oder bei Komplikationen an die entsprechend notwendige Therapie und Pflege sowie die Hilfsmittel anpassen

4.3.9 Fazit

Die bedarfsgerechte und kontinuierliche Betreuung im multiprofessionellen Team, bereits prästationär, in der Klinik und über die poststationäre Zeit hinaus ist für den Patienten von immenser Bedeutung. Die medizinischen und pflegerischen Anforderungen an die therapeutische Nachsorge, die Harnableitung und deren Versorgung sind hoch, um Komplikationen zu vermeiden oder frühzeitig zu erkennen und Interventionen einzuleiten werden (► Abschn. 6.5, ► Kap. 8).

Literatur

Literatur zu 4.1

Dignass A1, Preiss JC, Aust DE, Autschbach F, Ballauff A, Barretton G, Bokemeyer B, Fichtner-Feigl S, Hagel S, Herrlinger KR, Jantschek G, Kroesen A, Kruis W, Kucharzik T, Langhorst J, Reinshagen M, Rogler G, Schleiermacher D, Schmidt C, Schreiber S, Schulze H, Stange E, Zeitz M, Hoffmann JC, Stallmach A. Updated German guideline on diagnosis and treatment of ulcerative colitis, 2011] Z Gastroenterol. 2011 Sep;49(9):1276–341. doi: 10.1055/s-0031-1281666

Dinnewitzer A, Jäger T, Nawara C, Buchner S, Wolfgang H, Öfner D (2013). Cumulative incidence of permanent stoma after sphincter preserving low anterior resection of mid and low rectal cancer. Dis Colon Rectum. 56(10): 1134–1142.

Droste W., Gruber G. (2010): Sektorenübergreifender Leitfaden Stomatherapie für Krankenhäuser, die ambulante Homecare-Versorgung und Rehabilitationsklinken. Hollister Inc (Hrsg.), 2. Aufl. Schlütersche Verlagsgesellschaft, Hannover.

Fürst, A. (2015). Rekonstruktionsmöglichkeiten nach tiefer Rektumresektion. In: K. M. E., Hrsg. Moderne Chirurgie des Rektumkarzinoms. Berlin: Springer Verlag, p. 139.

Gruber, G (2012) Handlungsanweisung „präoperative Markierung" erarbeitet durch die FgSKW e.V. MagSi 58: 17–18

Hotouras A, Murphy J, Thaha M, Chan CL (2013). The persistent challenge of parastomal herniation: a review of the literature and future developments. Colorectal Dis. 15(5): 202–214.

Kasparek MS, Glatzle J, Temeltcheva T, Mueller MH, Koenigsrainer A, Kreis ME (2007) Long-term quality of life in patients with Crohn's disease and perianal fistulas: influence of fecal diversion. Dis Colon Rectum. 50(12): 2067–74.

Kasparek, M. S. (2015). Komplikationen und deren Management. In: M. E. Kreis, Hrsg. Moderne Chirurgie des Rektumkarzinoms. Berlin: Springer Verlag, p. 191.

Longin I (2008) Körperbildstörungen nach Stomaanlage. MagSi48(12):10–11

López-Cano M, Lozoya-Trujillo R, Quiroga S, Sánchez JL, Vallribera F, Martí M, Jiménez LM, Armengol-Carrasco M, Espín E (2012). Use of a prosthetic mesh to prevent parastomal hernia during laparoscopic abdominoperineal resection: a randomized controlled trial. Hernia 16(6): 661–667.

Pox C, Aretz S, Bischoff SC, Graeven U, Hass M, Heußner P, Hohenberger W, Holstege A, Hübner J, Kolligs F, Kreis M, Lux P, Ockenga J, Porschen R, Post S, Rahner N, Reinacher-Schick A, Riemann JF, Sauer R, Sieg A, Scheppach W, Schmitt W, Schmoll HJ, Schulmann K, Tannapfel A, Schmiegel W (2013) S3-Leitlinie kolorektales Karzinom Version 1.0-Juni 2013 AWMF-Registernummer 021/007OL, Z. Gastroenterol. 8: 753–854

S3-Leitlinie Kolorektales Karzinom (2014), Leitlinienprogramm Onkologie (Deutsche Krebsgesellschaft, Deutsche Krebshilfe, AWMF): Langversion 1.1, 2014, AWMF Registrierungsnummer: 021-007OL, http://leitlinienprogramm-onkologie.de/Leitlinien.7.0.html [Stand: 14.02.2015]

Seo SI, Yu CS, Kim GS, Lee JL, Yoon YS, Kim CW, Lim SB, Kim JC (2013).Characteristics and risk factors associated with permanent stomas after sphincter-saving resection for rectal cancer. World J Surg. 37(10): 2490–2496.

Zettel, S (2001) Familienleben und Intimität. In: Feil-Peter H., Stomapflege.7, überarb. Aufl. Hannover: Schlütersche Verlagsgesellschaft

Literatur zu 4.2

Bernstein CN, Loftus EV, Jr., Ng SC, Lakatos PL, Moum B. Hospitalisations and surgery in Crohn's disease. Gut 2012;61:622–9.

Dignass A, Preiss JC, Aust DE, et al. [Updated German guideline on diagnosis and treatment of ulcerative colitis, 2011]. Zeitschrift fur Gastroenterologie 2011;49:1276–341.

Literatur zu 4.3

AWMF (2016). Arbeitsgemeinschaft der Wissenschaftlichen Medizinischen Fachgesellschaften e.V.; S3-Leitlinie Früherkennung, Diagnose, Therapie und Nachsorge des Harnblasenkarzinoms. Abgerufen am 29.02.2016. März 2016 von http://leitlinienprogramm-onkologie.de: http://leitlinienprogramm-onkologie.de/uploads/tx_sbdownloader/LL_BlasenCa_Langversion_Konsultationsfassung.pdf

Hautmann RE, De Petriconi RC, Volk- mer BG (2011) 25 years of experience with 1,000 neobladders: long-term complications. J Urol 185:2207–2212

Hofmann AF (1972) Bile acid malabsorption caused by ileal resection. Arch Intern Med 130:597–605.

Mills RD, Studer UE (1999) Metabolic consequences of continent urinary diversion. J Urol 161:1057–1066

Soave A, Dahlem R, Rink M et al (2012) Inkontinenzmanagement beim orthotopen Blasenersatz. Urologe A 51:494–499.

Stein R, Ziesel C, Frees S et al (2012) Metabolische Langzeitprobleme bei der Harnableitung. Urologe A 51:507–509,512–504.

Steiner MS, Morton RA, Marshall FF (1993) Vitamin B12 deficiency in pati- ents with ileocolic neobladders. J Urol 149:255–257

Thuroff JW, Hampel C, Leicht W et al (2012) Differenzialindikationen für verschiedene Harnableitungsformen. Urologe A 51:473–476.

Ubrig B, Kories C, Roth S (2013) Nachsorge nach Blasenersatzoperationen. Aktuelle Urol 44:55–67.

Prinzipien der Stomapflege

G. Gruber, G. Hofmann, S. Summa

G. Gruber (Hrsg.), *Ganzheitliche Pflege bei Patienten mit Stoma*,
DOI 10.1007/978-3-662-48429-6_5

5.1 Grundsätze der Hautpflege im Stomabereich

G. Hofmann, S. Summa

Die Stomatherapie erfordert eine sehr gute Patientenbeobachtung, umfassende Kenntnisse der pflegerischen Grundsätze und der zur Verfügung stehenden Materialien in Theorie und Praxis. Die aus der Theorie bekannten Eigenschaften der verschiedenen Hautschutzmaterialien müssen auch in der Praxis überprüft werden. Stomapflege lernt man, indem man sie selbst durchführt, dabei natürlich die pflegerischen Grundsätze beachtet, aber auch eigene Erfahrungen sammelt und diese zielgerichtet umsetzt.

Jeder Patient und jedes Stoma ist anders. Pauschallösungen gibt es nicht.

Eine gesunde, intakte Haut im Stomabereich ist Grundlage für die dauerhafte komplikationslose Versorgung. Deshalb muss die umgebende Haut jeder Stomaanlage von Anfang an optimal gepflegt und versorgt werden.

Prinzipien der Hautpflege

- Hautreinigung mit weichen, saugfähigen Einmalvlieskompressen und Leitungswasser in Trinkwasserqualität
- Bei starker Verschmutzung der Haut Verwendung von pH-neutralen nicht-rückfettenden Wasch- und Reinigungslotionen der Stomaartikelhersteller
- Trockentupfen der Haut nach der Reinigung mit Vlieskompressen, nicht trocken reiben
- Bei Bedarf sorgfältige, schonende Rasur der Haare im Versorgungsbereich

5.2 NO-GOES in der Stomaversorgung

G. Hofmann, S. Summa

Nicht geeignet für die Stomaversorgung sind:

- **Mull- oder Gitterkompressen**:
  - Sie können durch ihre raue Oberfläche zu Hautreizungen führen und an der Schleimhaut oberflächliche Blutungen hervorrufen.
  - Bei Stomaneuanlagen verhaken sie sich leicht an der mukokutanen Naht (Hautnahtmaterial) und führen so zu Schmerzen.
- **Feuchtpflegetücher** können durch ihre Inhaltsstoffe Reaktionen der Haut bis hin zu Allergien auslösen. Die Haftung der Versorgung kann durch rückfettende oder ölige Substanzen vermindert werden.
- **Reinigungsschaum**, wie er in der Analhygiene üblich ist, wirkt stark rückfettend und vermindert die Hautschutzhaftung.
- **Rasierschaum** ist rückfettend und bildet einen Film auf der Haut.
- **Ölbäder** wirken sich negativ auf die Haftung der Hautschutzmaterialien aus, auch wenn während des Badens die Versorgung am Körper getragen wird. Der entstehende „Ölfilm" wandert unter die Haftfläche.
- **Raues Toilettenpapier, Küchenrolle, Watte und Papiertaschentücher**: Sie können fusseln oder krümeln und Rückstände auf der Haut hinterlassen, die die Haftung des Hautschutzes negativ beeinflussen.
- **Zellstoff** kann durch seine Holzanteile beim starken Reiben zu Verletzungen der Haut führen. Verbleibende Rückstände auf der Haut können zu Haftungsproblemen führen.
- **Waschlappen und Schwämme** sind Nistplatz für Keime.
- **Wundsalben und rückfettende Hautpflegemittel,** wie z. B. Ringelblumensalbe, Dexpanthenol- oder Zinkcreme, dürfen keinesfalls unter der Haftfläche der Versorgung aufgetragen werden, da sie sonst die Haftung negativ beeinflussen.
- **Benzin, Äther, Alkohol, Desinfektionsmittel, gerbende Substanzen und parfümierte Seifen** zerstören den normalen Säureschutzmantel der Haut und verändern die Hautflora. Die Widerstandskraft wird negativ beeinflusst. Dies kann einerseits zu Haftungs- und Versorgungsproblemen führen, andererseits ist die trockene Haut auch anfälliger für Infektionen.
- **Enthaarungscremes** können Allergien auslösen.

5.3 Auswahl der Stomaversorgung

G. Hofmann, S. Summa

Auf dem Stomaartikelmarkt gibt es inzwischen ein fast unüberschaubares Angebot an Versorgungsmaterialien. Hier gilt es, für den einzelnen Patienten die richtige Versorgung herauszufinden, die seinen momentanen körperlichen und geistigen Fähigkeiten angepasst ist. Im weiteren Verlauf muss die Versorgung neuen Anforderungen im Alltag, Berufsleben, Partnerschaft usw. angepasst werden. Ob ein kontinuierlicher Beratungs- und auch Anleitungsbedarf besteht, ist für jeden Betroffenen zu klären (Sailer 2010).

Grundlagen der Versorgungsauswahl bei Darmstoma

1. Konsistenz der Ausscheidung
2. Aggressivität der Ausscheidung
3. Prominenz des Stomas
4. Stomaform
5. Beschaffenheit der Haut
6. Geistige und körperliche Befähigung
7. Körperliche Gegebenheiten des Patienten
8. Anatomische Lage des Stomas
9. Persönliche Wünsche des Betroffenen

5.3.1 Ausscheidungskonsistenz

Die **Konsistenz der Ausscheidung** entscheidet über die Beutelform, sei es bei einer Ileostomie oder einer Kolostomie (◘ Tab. 5.1, ◘ Abb. 5.1).

◘ Tab. 5.1 Ausscheidungskonsistenzen und Beutelformen

Flüssige Ausscheidung	Drainagebeutel mit Ablass und Stöpsel; ggfs. kombiniert mit Ablaufbeutel
Flüssig-breiige Ausscheidung	Ausstreifbeutel/Ileostomiebeutel
Pastös-feste Ausscheidung	Geschlossener Beutel/ Kolostomiebeutel

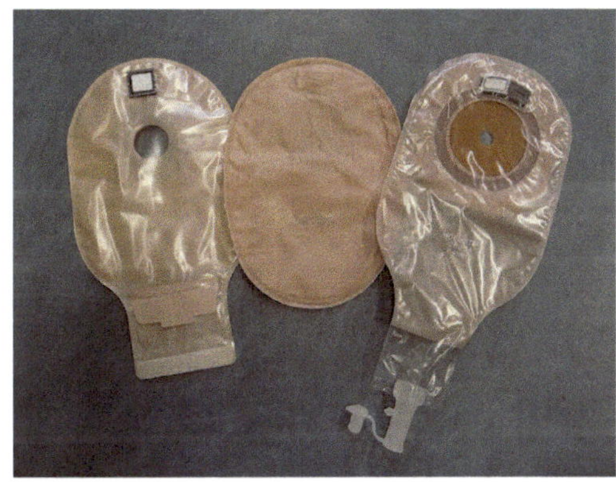

◘ Abb. 5.1 Beutelformen, von links nach rechts: Ausstreifbeutel, geschlossener Beutel, Drainagebeutel (Bild-Quelle: G. Hofmann, S. Summa Erlangen)

Praxistipp

Urostomiebeutel, die eine eingeschweißte Rücklaufsperre und einen Ablasshahn haben, kommen nur für Urinausscheidung zur Anwendung. Für dünnflüssige Stuhlausscheidungen sind diese Beutel nicht geeignet, da die Rücklaufsperre bei flockiger Ausscheidung leicht verstopfen kann.

Bei **Ileostomien** kommt es postoperativ häufig zu sehr dünnflüssiger Ausscheidung und hohen Ausscheidungsmengen bis zu 1,5 Litern in 24 Stunden.

Eine Ausscheidungsmenge von mehr als zwei Litern ist als „High-Output" zu sehen (► Abschn. 3.1 und 3.2).

Bei **dünnflüssigen** Ausscheidungen können zur Versorgung ein- oder zweiteilige Drainagebeutel mit Ablass zum Einsatz kommen. Sie bieten den Vorteil, dass sie über den Auslass mit einem Ablaufbeutel gekoppelt werden können. Eine Kontrolle der Ausscheidungsmenge ist durch die Skalierung der Ablaufbeutel gewährleistet. Eine Überfüllung der Versorgung wird durch die Dauerableitung verhindert. Der Hautschutz wird nicht dauerhaft durch die Ausscheidung benetzt, somit vor Feuchtigkeitsbelastung geschützt und dadurch entlastet.

Im postoperativen Verlauf sollte die Konsistenz der Ausscheidung bei der Ileostomie zunehmend **dickflüssiger bis breiig** werden. Die Ausscheidungsmenge sollte sich dabei reduzieren und im Langzeitverlauf zwischen 500–750 ml/24 Std. einpendeln.

Praxistipp

Wird die Ausscheidung dicker oder flockiger und kann nicht mehr zuverlässig durch den Beutelablass abfließen, erfolgt die Umstellung auf einen Ausstreifbeutel!

Flüssige bis breiige Ausscheidungen erfordern entleerbare Versorgungssysteme. Hier können Ausstreifbeutel mit integriertem Verschlusssystem oder externem Klammerverschluss verwendet werden. Auch bei **Kolostomien** ist in den ersten Tagen nach der Operation die Ausscheidung flüssig bis breiig. Im weiteren Verlauf verändert sich die Konsistenz der Ausscheidung abhängig davon, in welchem Teil des Dickdarms sich die Stomaanlage befindet.

Stomaanlagen im Colon ascendens oder Colon transversum können dauerhaft breiige Ausscheidungen haben. Bei Stomaanlagen im Colon descendens oder Sigma ist der größte Teil des Dickdarms zur Wasserrückresorption noch vorhanden. Daher verändert sich die Konsistenz der Stuhlausscheidung von flüssig-breiig bis zu pastöser oder geformter fester Ausscheidung. Die Konsistenz ist nach einigen Wochen meist die gleiche wie vor der Erkrankung und Operation. **Pastöse bis feste** Ausscheidungen können mit einem geschlossenen Beutel versorgt werden.

Praxistipp

Ernährungsbedingt, durch Therapien oder Magen-Darm-Erkrankungen kann es auch beim Descendo- oder Sigmoidostoma zu Diarrhöen kommen. Hier ist ein Ausstreifbeutel zu verwenden.

Postoperativ ist bei allen Darmstomaarten auch mit dem Abgang von Blähungen zu rechnen. Die meisten Versorgungsbeutel sind mit einem Aktivkohlefilter ausgestattet. Dieser leitet die im Beutel befindlichen Darmgase kontinuierlich geruchsfrei nach außen ab. Da Aktivkohle nicht nass werden darf, sind die Filter an der Innenseite der Beutel mit semipermeablen Membranen geschützt.

5.3.2 Aggressivität der Ausscheidung

Bei der Auswahl des Hautschutzmaterials muss berücksichtigt werden, wie aggressiv die Ausscheidung ist. Je „höher" die Stomaausleitung im Darm sitzt, d. h. je näher sie an den Verdauungsorganen Magen, Leber und Pankreas platziert ist (z. B. Jejunostomie, Ileostomie), desto aggressiver ist die Ausscheidung durch ihren Gehalt an Magensaft, Gallensäuren und Pankreassekreten. Da diese Ausscheidung die stomaumgebende Haut „andauen" würde, muss ein direkter Hautkontakt verhindert werden.

> **Je flüssiger und aggressiver die Ausscheidung ist, desto widerstandsfähiger muss der Hautschutz sein und umso genauer muss er angepasst werden.**

Die Haftflächen der Hautschutzmaterialien bestehen vorwiegend aus Gelatine, Pektinen und Zellulosen. Diese Materialien sind hygroskopisch, d. h., sie können in einem bestimmten Rahmen Feuchtigkeit aufnehmen und binden. Die Hautschutzmaterialien werden in unterschiedlicher Zusammensetzung (Mixtur) und Widerstandsfähigkeit bereitgestellt. Die Inhaltsstoffe und ihre Zusammensetzung sowie die Art der Stomaausscheidung beeinflussen die Trageeigenschaft und Tragezeit (Colwell 2004). Deshalb können keine genauen Zeitangaben über die exakte Tragedauer der Haftflächen gemacht werden.

Wird die Aufnahmekapazität der Hautschutzmaterialien für Feuchtigkeit überschritten, erschöpft sich das Material, es löst sich auf und Feuchtigkeit und Ausscheidung gelangt auf die Haut. Dies geschieht immer vom Stomaauschnitt her nach außen (◘ Abb. 5.2).

Die Versorgung ist zwar noch nach außen hin dicht, der Hautschutz direkt um das Stoma jedoch nicht mehr gegeben. Durch Kontakt der Haut mit der Ausscheidung kommt es zu Rötungen, Hautreizungen und Entzündungen. Die Versorgung muss dann sofort gewechselt werden, auch wenn die Tragezeit noch nicht erreicht ist.

Wird zu diesem Zeitpunkt nicht reagiert und verbleibt die Versorgung trotz des „angegriffenen"

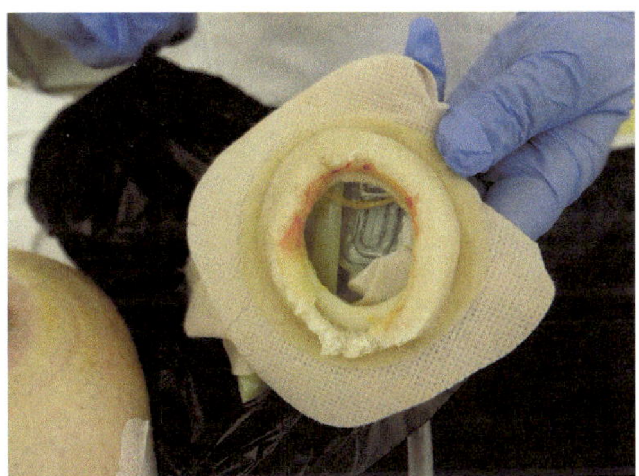

Abb. 5.2 Aufgebrauchter Hautschutz (Bild-Quelle: G. Hofmann, S. Summa Erlangen)

Hautschutzes auf der Haut, kommt es zur fortschreitenden Unterwanderung des Materials bis hin zur Leckage. Die Haut wird dabei zunehmend geschädigt (► Kap. 8). Auch ein Überschreiten der Tragezeit der Stomaversorgung kann dieses Problem hervorrufen. Auf die Versorgungssituation angestimmte, empfohlene Wechselintervalle der Pflegeexperten müssen eingehalten werden.

Versorgungsintervalle bei intakten Hautverhältnissen:

- **Einteilige Beutelsysteme:**
  - Täglich einmal wechseln, egal ob geschlossen, offen oder als Urostomiebeutel.
  - Einteilige Kolostomiebeutel können ein- bis dreimal täglich gewechselt werden.
- **Zweiteilige Beutelsysteme:**
  - Beutel: Täglich wechseln, egal welche Beutelform oder Ausführung.
  - Kolostomiebeutel können ein- bis dreimal täglich gewechselt werden.
- **Basisplatten bei fester Ausscheidung** können durchschnittlich 2–4 Tage belassen werden.
- **Basisplatten bei flüssiger Ausscheidung** können durchschnittlich 2–3 Tage belassen werden (stets die Herstellerangaben auch bzgl. der Hautschutzmixturen ergänzend beachten, FgSKW 2011).

In der Klinik wird oftmals der komplette Versorgungswechsel häufiger als vorgeschrieben durchgeführt, um den Patienten in der Selbstversorgung zu schulen.

» Bei Komplikationen können Änderungen der Tragezeit der Stomaversorgung und ein verkürztes Wechselintervall erforderlich sein. Der Zustand des Hautschutzmaterials dient dabei als Indikator. Verändert sich die Konsistenz des Hautschutzes weißlich (ein Zeichen für ein Aufquellen des Hautschutzmaterials) oder ist er aufgelöst, so ist die Versorgung sofort zu wechseln. (Droste und Gruber 2010)

Zubehör wie **Hautschutzpaste,- ringe und -streifen** können zur zusätzlichen Abdichtung und Verstärkung des Hautschutzes eingesetzt werden. **Stomapaste** wird zur besseren Abdichtung rund um das Stoma verwendet. Die Paste sollte möglichst 48 Stunden am Körper belassen werden, so „härtet" sie aus und kann rückstandsfrei mit der Haftplatte entfernt werden. Die Benutzung von Paste bei einteiligen Systemen ist nur bedingt zu empfehlen, da diese alle 24 Stunden gewechselt werden und somit Pastenreste auf der Haut verbleiben würden.

Paste wird **mit und ohne Alkoholzusatz** angeboten. Paste mit Alkohol darf nur auf intakter Haut verwendet werden. Bei Hautentzündungen oder sehr empfindlicher Haut klagen die Patienten über starkes Brennen. Auch bei Kindern sollte keine alkoholhaltige Paste aufgebracht werden, da der Alkohol über die Haut resorbiert wird. In diesen Fällen kann alternativ hier Paste ohne Alkohol verwendet werden.

Praxistipp

- Pastenreste auf der Haut müssen nicht zwingend entfernt werden, wenn sie nicht durch Ausscheidung verschmutzt sind.
- Sie sind mit trockenen Kompressen leichter zu entfernen als mit feuchten.
- Paste kann leichter aus der Tube gedrückt werden, wenn sie zimmerwarm ist.
- Pastentuben immer gut verschließen, da der Inhalt sonst zu schnell aushärtet.
- Soll Paste anmodelliert werden, erfolgt dies mit einem feuchten Handschuh, um das Anhaften der Paste am Handschuh zu vermeiden. Alternativ kann ein Holzspatel benutzt werden.

Hautschutzringe sind eine Alternative zur Stomapaste. Sie enthalten keinen Alkohol, sind oft modellierbar und haften gut auf der Haut. Sie dienen durch den Ausgleich von Hautunebenheiten, Narben und Falten zur besseren Abdichtung und zum Schutz vor einer Unterwanderung der Stomaversorgung mit Ausscheidung. Sie sind in verschiedenen Größen, Stärken und Zusammensetzungen sowie auch in gewölbter Form erhältlich. Hautschutz- oder Modellierstreifen enthalten ebenfalls keinen Alkohol, sind teilweise modellierbar und alternativ zu den Ringen einsetzbar.

Praxistipp

- Hautschutzringe mit hohem Gelatineanteil können sehr schnell Feuchtigkeit binden, haften somit auch auf feuchter Haut gut und schnell, lösen sich jedoch bei hoher Feuchtigkeitsbelastung schneller auf als Hautschutzringe mit hohem Pektinanteil.
- Hautschutzringe mit hohem Pektinanteil brauchen länger, um Feuchtigkeit aufzunehmen, als die mit hohem Gelantineanteil. Sie brauchen deshalb mehr Zeit, um mit der feuchten Haut eine sichere Haftung aufzunehmen, bleiben dann aber länger formstabil.
- Ist eine schnelle und zugleich widerstandsfähige Haftung bei feuchter Ausscheidung erforderlich, können beide Materialien miteinander kombiniert werden. Dabei wird der Hautschutz mit hohem Gelatinegehalt direkt auf die Haut, der mit höherem Pektinanteil darüber aufgebracht.

5.3.3 Prominenz des Stomas

Die Prominenz entscheidet darüber, ob eine plane Versorgung möglich oder eine gewölbte bzw. konvexe Versorgung nötig ist. Prominente (= das Hautniveau überragende) Stomata sind meist mit einem planen Hautschutz sicher versorgbar, wenn keine Falten, Vernarbungen oder Unebenheiten in der Stomaumgebung vorliegen.

Retrahierte Stomata, pseudoprominente Stomata sowie Stomaanlagen auf Hautniveau oder in Falten und Narben sollten mit einem **gewölbten softkonvexen** oder **konvexen** Hautschutz versorgt werden. Diese Wölbung passt sich in die trichterförmige Vertiefung um das Stoma ein, schmiegt sich um die Stomakonturen und gibt dadurch einen zuverlässigen Schutz vor Unterwanderung. Durch den Andruck der Wölbung auf die Stomaumgebung (bei weicher Bauchdecke) tritt die Schleimhaut höher und die Entleerung der Ausscheidung aus dem Darmlumen erfolgt direkt in den Stomabeutel, ohne den Hautschutz zu unterwandern.

Praxistipp

Zusätzlich zur Prominenz ist immer auch die Festigkeit der Bauchdecke zu beachten! Softkonvexität oder aus Hautschutzringen/Streifen aufgebaute Konvexität bieten sich an, wenn sich bei festen, prallen Bauchdecken starre konvexe Haftflächen nicht optimal auf der Bauchwölbung anlegen.

Konvexe Produkte gibt es in verschiedenen Ausführungen, Konvexitätstiefen und -formen. Die Unterscheidung zwischen „starrer“ (integrierte Kunststoffringe) und „softer“ Konvexität ist bei der Auswahl besonders wichtig, da es Unterschiede im Trageverhalten gibt. Bei softkonvexen Produkten wird die Wölbung durch eine flexible Verstärkung oder einen „dicker“ gestalteten Hautschutz gebildet. Softkonvexität lässt sich durch das Aufbringen planer oder gewölbter/konvexer Hautschutzringe oder modellierbarer Hautschutzstreifen herstellen, die direkt um den Stomaausschnitt des Hautschutzmaterials eines planen Hautschutzes aufgebracht werden. Curvexe® Produkte (Welland) können sich der parastomalen Haut sowohl konvex als auch konkav anpassen (siehe Herstellerhinweise).

Praxistipp

Softkonvexe oder curvexe® Produkte können in der postoperativen Phase wahlweise bei Bedarf eingesetzt werden.

Als **starre konvexe Systeme** werden die Produkte bezeichnet, die eine konvex geformte Komponente in verschiedenen Stärken und Wölbungen aus hartem Kunststoff beinhalten. Besonders in der postoperativen Phase sollten diese Produkte nur bei entsprechender Indikation eingesetzt werden (Droste und Gruber 2010). Die Handlungsempfehlungen der FgSKW e. V. (2013) klärt auf: „Starre vorgefertigte Konvexität kann durch den ausgeübten Druck Schäden am Stoma und in der peristomalen Umgebung setzen."

Erhöhte Vorsicht ist geboten:

- beim Einsatz in der frühen postoperativen Phase bis zum Abschluss der Wundheilung und narbiger Verfestigung der mukokutanen Nahtverbindung,
- bei Therapien mit Kortison, Blutgerinnungshemmern, systemischen Chemotherapien, Störungen im Immunsystem,
- beim Vorliegen einer parastomalen Hernie, Patienten mit Diabetes mellitus, Adipositas, AVK, Caput medusae, Pyoderma gangraenosum und grundsätzlich eingeschränkter Schmerzempfindung,
- bei einer Kombination von konvex geformten Produkten mit Gürteln oder Bandagen und
- beim Einsatz zusätzlicher druckverstärkender abdichtender Hilfsmittel wie Hautschutzringe, -streifen oder -pasten.

Die Entscheidung, ob konvexe Produkte zum Einsatz kommen, sollte einem Pflegeexperten SKW übertragen werden. Dieser wird die individuelle Situation kritisch prüfen und eine kontinuierliche Nachsorge und Langzeitbeobachtung sicherstellen. Zusätzlich muss der Betroffene in der Beobachtung der peristomalen Umgebung geschult werden.

Diese Handlungsempfehlung betrifft ausdrücklich die Versorgungsprodukte, die eine konvex geformte Komponente in verschiedenen Stärken aus hartem Kunststoff beinhalten. Sie beziehen sich nicht auf die softkonvexen Produkte ohne harte Kunststoffkomponenten sowie zusätzliche Hilfsmittel (z. B. Hautschutzringe, -paste, -streifen) und sonstige Produkte zum Ausgleich unterschiedlicher Höhen im peristomalen Bereich.

5.3.4 Form der Stomaanlage

Die Form der Stomaanlage entscheidet darüber, ob eine Versorgung mit einer vorgestanzten Haftfläche möglich ist oder ob die Hautschutzmaterialien individuell zugeschnitten oder modelliert werden müssen. In der post-operativen Phase sind ausschneidbare Haftflächen zu bevorzugen, da sich die Stomagröße noch verändert und der Versorgungsausschnitt laufend an die Stomaform und -größe angepasst werden muss (► Abschn. 6.1.2 und 6.1.3). Zudem wäre eine Lagerhaltung vorgestanzter Platten in den verschiedensten Größen logistisch und auch unter finanziellen Gesichtspunkten in der Klinik unmöglich.

Jedes Stoma schrumpft nach seiner Anlage. Dies ist im Rahmen der Wundheilung völlig normal. Erst ca. drei Monate nach seiner Anlage erreicht das Stoma seine endgültige Größe und kann dann, bei runder Anlage, mit einem vorgestanzten Produkt in entsprechender Größe versorgt werden.

Vorsorglich sollte die Stomagröße im weiteren Verlauf regelmäßig (nach 3 und 6 Monaten und einem Jahr nach der Operation) nachgemessen werden, da es in der Folge auch durch Gewichtsschwankungen zu Veränderungen der Stomagröße sowie der Stomaform kommen kann. Ovale oder unregelmäßig geformte Stomaanlagen werden immer mit ausschneidbaren oder modellierbaren Produkten versorgt. Hierbei wird für den Patienten eine individuelle Schablone angefertigt und diese regelmäßig auf Passgenauigkeit überprüft und bei Bedarf angepasst.

5.3.5 Hautverhältnisse

Bei **intakten Hautverhältnissen** ist die Versorgung mit nahezu allen Hautschutzmixturen kombiniert mit oder ohne Haftrand möglich.

Bei **trockener Haut** können Zusatzprodukte, wie die Hautpflegeprodukte der Stomaartikelhersteller, eingesetzt werden. Diese Cremes oder Lotionen sind speziell auf die Anwendung unter den Hautschutzmaterialien abgestimmt. Sie sind nicht rückfettend, versorgen aber die Haut mit Feuchtigkeit und haben, wenn sie korrekt angewandt werden, keinen negativen Einfluss auf die Haftung der Stomaversorgung. Diese speziellen Produkte werden nur sehr sparsam aufgetragen und müssen gut in die Haut einmassiert werden. Rückstände können mit einer Kompresse von der Haut abgenommen werden. Wenn der Einsatz der Zusatzpflegeprodukte nicht medizinisch begründet ist, muss der Patient sie meist selbst finanzieren. Hierzu sind die Hinweise zur Verordnung von Stomaartikeln als Hilfsmitteln zu beachten (► Abschn. 9.7).

Auf **dünne Haut oder Pergamenthaut** sollte ein nicht zu stark haftender Hautschutz (Herstellerangaben zur Mixtur beachten) verwendet werden, um beim Ablösen des Hautschutzes eine Schädigung der Haut zu vermeiden. Hier können zusätzlich die sogenannten „wässrigen" Hautschutzfilme der verschiedenen Hersteller eingesetzt werden. Sie bilden einen dünnen Film auf der obersten Hautschicht und dürfen nur nach Herstellerangaben verwendet werden. Sind die Hautschutzfilme abwaschbar, können sie täglich aufgebracht werden. Andere Produkte verbleiben bis zu 72 Stunden auf der Haut und sollten erst nach Ablauf dieser Zeitspanne erneut aufgetragen werden.

Praxistipp

- Hautschutzfilme können, je nach Hersteller, die Haftkraft des Hautschutzes verstärken oder herabsetzen. Die genaue Wirkweise ist der Herstellerbeschreibung zu entnehmen.
- „Pflasterlöser" (Tücher, Spray, Fluid) können bei stark haftenden Materialien zum schonenden Ablösen der Versorgung eingesetzt werden.

Patienten, die häufig **stark schwitzen,** benötigen ein Hautschutzmaterial, das Feuchtigkeit schnell aufnehmen(z. B. Gelatine), aber auch große Mengen binden (z. B. Pektin-Zellulose) kann. In Extremfällen kann es notwendig werden, kürzere Wechselintervalle als in den Herstellerangaben vermerkt einzuhalten.

Sind bei einem Patienten schon vor der Operation **Allergien** bekannt, muss überprüft werden, ob sich diese Allergene in den Versorgungsmaterialien befinden. Auskünfte über die Inhaltsstoffe erhält man beim Hersteller. Bei stark ausgeprägter Allergiebereitschaft kann präoperativ ein Allergietest beim Allergologen erfolgen. Bei Patienten mit bekannter **Pflasterallergie** sollte ein durchgehender Hautschutz verwendet werden, da mikroporöse Klebe-/Haftflächen in diesem Fall Hautreizungen hervorrufen können. Dies gilt auch für Patienten mit Hautrötungen oder Hautschäden im parastomalen Bereich (► Kap. 8).

5.3.6 Geistige und körperliche Befähigung

Aus einem fast unüberschaubaren Angebot an Stomaartikeln gilt es, für den einzelnen Patienten die individuell richtige Versorgung herauszufinden, die seinen aktuellen **körperlichen und geistigen Fähigkeiten** entspricht (► Abschn. 9.8). Bei zweiteiligen Systemen sind Patienten unter Umständen damit überfordert, die korrekten Wechselintervalle von Basisplatte und Beutel auseinanderzuhalten. Basisplatten können mehrere Tagen belassen werden, die dazugehörigen Beutel müssen jedoch täglich gewechselt werden. Dies überfordert manchen Patienten. Das tägliche Wechseln eines einteiligen Systems ist für manchen möglicherweise leichter nachvollziehbar und praktikabler.

Auch **manuelle Einschränkungen,** wie z. B. Gicht, Rheuma oder Sensibilitätsstörungen in den Fingern, können das Aufklipsen oder Aufkleben eines Beutels auf einer Basisplatte erschweren bzw. unmöglich machen. Auch hier wäre als Alternative ein Einteiler für den Patienten leichter zu handhaben. Patienten mit **Sensibilitätsstörungen oder zittrigen Händen** können häufig die hauchdünnen, sehr flexiblen Basisplatten oder Haftmaterialien der Einteiler schlecht „händeln". Sie benötigen eher „griffiges" Material.

Die verschiedenen Versorgungsmöglichkeiten müssen individuell auf den Patienten abgestimmt und mit ihm ausprobiert werden.

5.3.7 Körpergröße

Die Körpergröße bestimmt die Beutel- und Hautschutzgröße. Prinzipiell sollte die Versorgung gut den Körperkonturen und -proportionen, aber auch den Ausscheidungsmengen angepasst werden.

Praxistipp

Beutelgröße nicht zu klein wählen, da sonst zu häufig geleert oder gewechselt werden muss.

5.3.8 Anatomische Stomalage und Körperfülle

Die anatomische Lage des Stomas und Körperbeschaffenheit des Patienten sind ausschlaggebende Faktoren für Form, Größe und Flexibilität der Haftflächen. Eine Stomaanlage in der **Nähe von knöchernen Vorsprüngen** (Beckenkamm, Rippenbogen) kann eventuell nicht mit einem großen feststehenden Rastringsystem versorgt werden. Dieses nicht so flexible System kann vor allem im Sitzen mit den Knochen kollidieren und dadurch verkannten und verkippen, was zu Unterwanderungen, Undichtigkeiten und sogar zum Ablösen der Versorgung führen kann. Oftmals gibt der Patient an, dass das System drückt oder stört. Hier kann ein flexibles System, z. B. ein Ein- oder Zweiteiler mit freistehendem Rastring oder Klebekopplung, eventuell in Kombination mit einem Hautschutzring oder softkonvexe Systemausführungen zum Einsatz kommen. Dies gilt auch für kachektische Patienten.

Eine Stomaanlage knapp **unterhalb einer Bauchfalte** kann eventuell mit einer ovalen oder runden Hautschutzfläche am Ein- oder Zweiteiler sicherer versorgt werden.

Praxistipp

Ein dezentraler Zuschnitt des Hautschutzmaterials (◘ Abb. 5.3) ermöglicht ein „Ausweichen" und ein Abstandgewinnen zu Problemzonen, wie z. B. Inzisionsnaht, Drainagen, Hautfalten, Knochen.

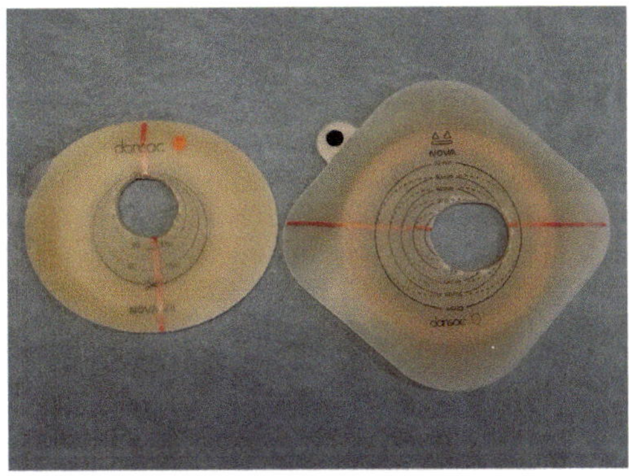

◘ **Abb. 5.3** Dezentraler Ausschnitt (Bild-Quelle: G. Hofmann, S. Summa Erlangen)

Bei sehr **prallen Bäuchen** ist eine flexible, weiche und möglichst anschmiegsame **plane** Haftfläche zu empfehlen. Ist der Bauch prall und stark gewölbt, verwendet man entweder ein einteiliges System oder bei zweiteiligen Systemen einen freistehenden Rastring oder eine Klebekopplung. Wäre der Rastring feststehend, würde er durch die Bauchwölbung gebogen und ein sicheres Einrasten des Beutels wäre nicht gewährleistet.

Bei **sehr weichen** und/oder **überhängenden Bauchdeckenverhältnissen** muss getestet werden, ob entweder ein sehr flexibles System (Haftfläche), eine stabile Basisplatte bzw. Hautschutz am Einteiler oder konvexe Produkte, eventuell in Kombination mit einem Gürtel, Sicherheit gewährleisten. Grundsätzlich gibt es Systeme mit und ohne Gürtelbefestigungen. Sie finden sich bei Zweiteilern je nach Hersteller entweder an der Basisplatte oder an den Beuteln selbst, bei Einteilern, wenn vorhanden, direkt am Beutel integriert. Separate Gürtelhalterungen sind nur noch von wenigen Herstellern bei Bedarf erhältlich.

5.3.9 Persönliche Wünsche des Patienten

Nach der postoperativen Phase und in der Anleitung zur Selbstversorgung (► Abschn. 6.2) müssen selbstverständlich spezielle Wünsche des Patienten in die Materialauswahl miteinbezogen werden. Gerade die Auswahl zwischen ein- und zweiteiligen Systemen sowie die Beutelform und -optik (Vliesausstattung) sind Geschmacksache. Viele Patienten bevorzugen eine Haftplatte kombiniert mit mikroporösem Haft-/Kleberand. Dieser, von den Patienten fälschlicherweise als Pflasterrand bezeichnet, vermittelt ihnen Sicherheit. Das Gleiche gilt für die Gürtelversorgung.

Wichtig ist zu beachten, wo und in welcher Versorgungsphase sich der Patient befindet. In der Klinik stehen Beobachtung und Anleitung im Vordergrund (▶ Abschn. 6.1.2 und 6.1.3). Nach der Entlassung und im Alltag können die persönlichen Wünsche immer mehr berücksichtigt werden. Wirtschaftliche Aspekte und Grundsätze der Stomaversorgung müssen bei der Auswahl ebenfalls Berücksichtigung finden (▶ Abschn. 9.7).

Prinzipiell gilt: Jede Stomaversorgung sollte so einfach wie möglich und nur so kompliziert wie nötig sein.

5.4 Hautschutzflächen der Stomaprodukte

G. Gruber

Pflegeexperte SKW müssen die vielfältigen Angebote und Versorgungsmöglichkeiten am Markt kennen, um bei Bedarf individuelle Lösungen, auch über die ihm durch den Arbeitgeber zur Verfügung gestellte Produktpalette hinaus, für den Betroffenen auszuwählen. Dies ist umso wichtiger, wenn Komplikationen oder schwierige Versorgungssituationen auftreten. Der gut sortierte Fachhandel sollte die individuellen Patientenbedürfnisse berücksichtigen und eine pflegerisch korrekte Versorgung, die der medizinischen Notwendigkeit und Wirtschaftlichkeit entspricht (Bestimmungen im SGB V § 33, ▶ Abschn. 9.7), anpassen und zuverlässig zeitnah liefern können.

Weniger ist oft mehr.

Produkte oder Zubehör, die in der Klinik nötig waren, um die ungestörte Einheilung des Stomas zu ermöglichen, sind nach Entlassung häufig nicht mehr oder nicht mehr ständig nötig. Dies sollte dem Betroffenen schon in der Klink erklärt werden. Zur Hilfsmittelverordnung und Kostenübernahme der gesetzlichen Krankenkassen und Erstattung der Stomaversorgung (Hilfsmittel) ▶ Abschn. 9.7.

5.4.1 Anforderungen an Stomaprodukte

Die Stomaversorgung muss vor allem die persönlichen Gegebenheiten, Bedürfnisse und Lebensumstände berücksichtigen und entsprechende Anforderungen erfüllen (Aulbert und Gruber 2012):

- Einfache, sichere und für den Betroffenen geeignete Handhabung und Ausstattung
- Sicherer Sitz
- Geruchs- und Flüssigkeitsdichte sowie Reißfestigkeit
- Hautverträglichkeit und Verwendbarkeit auch bei strapazierter und geschädigter Haut
- Berücksichtigung von Geräuscharmut und Diskretion

5.4.2 Hautverträglichkeit

Moderne Stomaprodukte werden nicht mehr, wie vor 30 und 40 Jahren (▶ Abschn. 1.2), auf die Haut geklebt! Sie haften auf der Haut durch hydrokolloide Hautschutzflächen. In manchen Fällen sind sie mit einem Klebe-, Fixier- oder Haftrand kombiniert.

Bei Stomaträgern muss der unmittelbar parastomale Hautbereich unter der Zielsetzung, die physiologische Funktion der Haut aufrechtzuerhalten oder wiederherzustellen, versorgt und gepflegt werden. Hautschädigende Einflüsse können vermieden bzw. ausgeschaltet werden, indem die Betroffenen sowie ihre Angehörigen ein grundlegendes Verständnis von Hautpflege sowie der Prävention von Problemen vermittelt bekommen. Insbesondere sind mechanische Hautschäden durch Scher- und Zugkräfte, starkes Reiben bei der Reinigung sowie Ausscheidungsleckagen und Toxinen zu vermeiden (▶ Abschn. 5.1).

Besonders belastende Situationen sind z. B. die Tage direkt postoperativ durch die Einwirkung der Desinfektionsmaßnahmen während der OP (pH-Wert und Säureschutzmantel), die Unterwanderung der Versorgung mit Ausscheidung oder auch durch Nebenwirkungen während einer onkologischen Therapie (▶ Kap. 6, ▶ Kap. 8 und ▶ Kap. 10).

5.4.3 Hautschutzflächen, Hydrokolloide

Moderne Stomaprodukte sind fast alle mit hypoallergenen, hydrokolloiden Flächen (Hautschutzflächen) ausgestattet. Sie besitzen unterschiedliche Mixturen aus einer wasserabweisenden Polymermatrix (Polyisobutylene PIB) und hydrophilen (wasseraufnehmenden) Bestandteilen, wie u. a. Pektin, Zellulose (z. B. Carboxylmethylzellulose) oder auch Gelatine bzw. Baumwollfasern. Durch deren Eigenschaft, Flüssigkeit zu absorbieren (z. B. auch Exsudat), können die „Hautschutzflächen" auch bei parastomalen Hautläsionen verwendet werden und haften so auf geschädigten, feuchten und nässenden Hautarealen.

Jede hydrokolloide Fläche (Hautschutzfläche) interagiert jedoch durch ihre Mixtur mit Feuchtigkeit oder auch Ausscheidungen (Stuhl/Urin an der „Schnittkante" direkt am Stoma). Je nach Inhaltsstoffen und ihren Anteilen in der Mixtur wird die Feuchtigkeitsbelastung die Trageeigenschaft und Tragezeit der Versorgung beeinflusst (Colwell 2004).

Die Herstellerinformationen zu den unterschiedlichen Eigenschaften ein- und zweiteiliger Systeme, wie Feuchtigkeitsabsorption, Widerstandsfähigkeit der „Hautschutzmaterialien", Modellierbarkeit usw., sind unbedingt zu berücksichtigen. So kann bei der Auswahl des Versorgungssystems auf die Hautsituation (Schwitzen, oder nässende Hautläsionen) und besonders auf die Einwirkung der Ausscheidung (z. B. aggressiver Stuhl bei Ileostomie oder Urin) Rücksicht genommen werden (▶ Abschn. 5.3.2). Besonders wenn stark nässende „irritative Kontaktekzeme" auftreten, sollten die Herstellerinformationen bei der Produktauswahl herangezogen werden.

Praxistipp

Die Herstellerinformationen enthalten Informationen über die unterschiedlichen Eigenschaften der Hautschutzflächen oder Mixturen sowie über Beimischungen, wie Alginate, Ceramide, Aloe vera oder Manukahonig. Neben den hydrokolloiden Materialien stehen auch Produkte wie Hautschutzringe oder pasten auf „Silikonbasis" zur Verfügung → diese nehmen keine Feuchtigkeit auf.

Hydrokolloide Hautschutzflächen müssen bei nässenden Hautdefekten immer großflächig, mindestens 2–3 cm den Wunddefekt überlappend, aufgebracht werden, um eine Haftung zu ermöglichen (Protz 2011). Falls die Hautschutzfläche der Stomaversorgung nicht groß genug ist, kann **vorübergehend** eine Hautschutzplatte (Hydrokolloidverband) (10×10 cm, 15×15 cm oder 15×20 cm bzw. 20×20 cm) auf die Haut unter die Stomaversorgung aufgebracht werden; das Wechselintervall ist nach der Nässebelastung (Exsudation) und der Aufnahmekapazität des hydrokolloiden Materials anzupassen. Die Stomaversorgung wird auf den Wundverband/die Hautschutzplatte aufgebracht, ggfs. muss die Versorgung angepasst werden (▶ Kap. 8, ▶ Abschn. 9.7).

Bei ausgeprägten oder tieferen Hautschäden müssen die Therapieoptionen und Prinzipien der phasengerechten sterilen Wundversorgung beachtet werden (DNQP 2009). Bei der Verordnung werden Stomaprodukte (Hilfsmittel, Produktgruppe 29) und Produkte der Wundversorgung getrennt verordnet (▶ Abschn. 9.7).

Falls Patienten den Wunsch äußern oder die Notwenigkeit besteht, eine Umstellung von den früheren „klebenden" Systemen auf Systeme mit hydrokolloiden Hautschutz durchzuführen, kann es anfangs zu Haftungsproblemen kommen.

Gründe für Haftungsprobleme:
- Veränderung des pH-Wertes
- Veränderung des Säureschutzmantels

- Sehr trockene Haut durch entfettende Maßnahmen (Gerben der Haut)

Hautveränderungen können mit Hilfe der Umstellung auf adäquate Pflegeprodukte für die parastomale Haut behandelt werden. Anfangs ist es dabei möglich, dass die Haftung der Produkte nicht gleich mit dem ersten „Versorgungswechsel" und den neuen Produkten gelingt. Etwas Geduld einplanen!

Literatur

Aulbert, E., Gruber, G. (2012). Rehabilitation in der Palliativmedizin und stomapflge. In E. Aulber, F. Nauck, & L. Radbruch (Hrsg.), *Lehrbuch der Palliativmedizin*. Stuttgart: Schattauer

Colwell, J. C. (2004). Stomal and Peristomal Complications. In J. C. Colwell, G. M. T, & C. J. E. (Hrsg.), *Fecal & Urinary Diversions -Management Priciples*. St. Louis, Missouri: Mosby - Elsevier

DNQP. (2009). *Expertenstandard Pflege von Menschen mit chronischen Wunden*. Osnabrück: Deutsches Netzwerk für Qualitätsentwicklung in der Pflege

Droste, W., & Gruber, G. (2010). *Sektorenübergreifender Leitfaden Stomatherapie für Krankenhäuser, die ambulante Homecare-Versorgung und Rehabilitationskliniken* (2. Ausg.). Hannover: Schlütersche Verlagsgesellschaft mbH & Co. KG

FgSKW e. V. (2013). *Fachgesellschaft Stoma-Kontinenz und Wunde e. V.; 3. Entwurf, Handlungsempfehlung zum Einsatz konvexer Produkte*. Abgerufen am 03. Dezember 2014 von http://www.fgskw.org/files/entwurf_v3_handlungsempfehlung_convexe_produkte_der_fgskw.pdf

FgSKW. (2011). *Fachgesellschaft Stoma- Kontinenz - Wunde e. V.; Leitlinie der Fachgesellschaft FgSKW e. V. zur Stomaversorgung*. Abgerufen am 03.. Dezember 2014 von http://www.fgskw.org/files/fgskw-leitlinien-2011.pdf

GKV-SpiBu. (April 2014). *GKV-Spitzenverband Hilfsmittelverzeichnis Produktgruppe 15 und 29*. Abgerufen am 18. April 2014 von https://hilfsmittel.gkv-spitzenverband.de/produktgruppeAnzeigen_input.action?gruppeId=15

Protz, K. (2011). *Moderne Wundversorgung* (6. Ausg.). München: Verlag Urban & Fischer

Sailer, M. (2010). Patientenedukation. In E.-M. Panfil, & G. Schröder (Hrsg.), *Pflege von Menschen mit chronischen Wunden - Lehrbuch für Pflegende und Wundexperten*. Bern: Verlag Hans Huber

Anleitung zur Stomaversorgung

G. Gruber, G. Hofmann, R. Karg-Straninger, S. Summa, O. Rick, B. Wessel

G. Gruber (Hrsg.), *Ganzheitliche Pflege bei Patienten mit Stoma*,
DOI 10.1007/978-3-662-48429-6_6

6.1 Anleitung im Krankenhaus

G. Hofmann, S. Summa

6.1.1 Präoperative Phase

Viele Patienten haben keine, unzureichende oder falsche Vorstellungen und Informationen zum Leben mit einem Stoma. Eine Vielzahl an Fragen oder Vorurteilen können mit dem Erhalt der Diagnose auftreten und eine starke Verunsicherung auslösen. Häufig werden Befürchtungen, mit einem Stoma nicht mehr attraktiv und gesellschaftsfähig zu sein oder den Beruf nicht mehr ausüben zu können, geäußert. Deshalb kommt der Aufklärung durch den Arzt (▶ Abschn. 4.1.3) und dem präoperativen Gespräch mit dem Stomatherapeuten (Pflegeexperten SKW) besondere Bedeutung zu. In diesem Rahmen haben Patienten die Gelegenheit, ihre Fragen zu stellen (FgSKW, Fachgesellschaft Stoma-Kontinenz-Wunde e. V. „Handlungsanweisung präoperative Markierung" 2012).

Präoperatives Gespräch

Das **präoperative Gespräch** mit dem Pflegeexperten – Grundstein für eine erfolgreiche Rehabilitation – soll den Patienten auf seine neue Körper-/Lebenssituation vorbereiten und seine Ängste mindern. Auf Wunsch des Patienten können Angehörigen oder Lebenspartner teilnehmen. Es ist ratsam, auch Partner und Familie auf die neue Lebenssituation vorzubereiten, damit sie die Situation des Patienten besser verstehen und ihn somit auch unterstützen können. Ein derart bedeutsames und persönliches Gespräch muss in ungestörter Atmosphäre, wenn möglich in einem separaten Raum und ohne Zeitdruck geführt werden.

Praxistipp

Das präoperative Gespräch sollte nicht im Mehrbettzimmer oder auf dem Klinikflur geführt und der Funker oder das Telefon möglichst abgestellt werden.

Grundvoraussetzung für die Durchführung des präoperativen Gesprächs ist die erfolgte ärztliche Aufklärung des Patienten über die eventuelle bzw. tatsächliche/definitive Anlage eines Stomas (AWMF 2013). Das Gespräch kann prästationär aber auch im Rahmen des stationären Aufenthalts vor der Operation stattfinden. Der Pflegeexperte informiert sich vor dem präoperativen Gespräch über die pflegerische Anamnese des Patienten, die Grunderkrankung, die geplante Operation sowie die zu erwartende Stomaart (diese wird vom Chirurgen festgelegt).

Je früher der Betroffene gezielte, fachgerechte Informationen bekommt, desto besser kann er sich mit dieser Situation auseinandersetzen. Am Vortag der Operation sind Patienten oftmals durch viele Voruntersuchungen und Vorgespräche belastet und nicht in der Lage, die wichtigen zusätzlichen Informationen von stomatherapeutischer Seite aufzunehmen.

Praxistipp

Das Gespräch sollte vor den präoperativen Maßnahmen, z. B. den Abführmaßnahmen, stattfinden.

Ziel des präoperativen Gespräches ist es, dem Betroffenen gezieltes Wissen zum Leben mit einem Stoma zu vermitteln. Fragen des Patienten und seiner Begleitpersonen werden besprochen, der weitere Klinikaufenthalt mit Beratung, Anleitung und Schulungen zur Stomaversorgung bis hin zur Entlassung und Überleitung in den nachklinischen Bereich wird erklärt.

> **Notfallpatienten sollten ebenfalls präoperativ markiert werden, auch wenn dies schmerzbedingt und/oder aufgrund eines gespannten Abdomens nur eingeschränkt möglich ist. Es können z. B. Rippenbögen, Beckenkamm oder auch sichtbare Falten eingezeichnet werden.**

Die psychische Situation des Patienten ist mitzuberücksichtigen. Zu der Angst vor der Erkrankung, der Operation und den daraus resultierenden Schmerzen kommt die Furcht vor dem Stoma selbst sowie dem Leben mit einem Stoma. Das Gespräch soll diese Ängste mindern, den Patienten emotional unterstützen und den Grundstein für eine vertrauensvolle Zusammenarbeit zwischen Patient und Pflegeexperten legen.

Inhalte des präoperativen Gesprächs:

- Stomaanlage, Aussehen und Funktion sowie Position am Körper beschreiben
- In der Klinik geplantes post-operatives Vorgehen hinsichtlich Versorgung, Beratung, Anleitung und Schulung zur Selbstversorgung bis zur Entlassung erläutern
- Versorgungsmaterial **auf Wunsch** zeigen und erklären

Praxistipp

Auf Unterschiede zwischen postoperativen Versorgungsmaterial (transparent, großvolumig, evtl. Fenster und Stöpsel) und der normalen häuslichen Versorgung hinweisen.

- Über Ernährung und Kostaufbau nach Operation und für den Alltag informieren (▶ Abschn. 7.1)
- Fragen zum Leben mit dem Stoma, z. B. zu Beruf, Sport, Hobbies, Kleidung, Duschen, Baden, Partnerschaft, Sexualität oder Reisen, beantworten (▶ Kap. 9)
- Entlassungssituation und Überleitung in den häuslichen Bereich erläutern: Wie geht es nach der Entlassung weiter? Wer ist der zuständige Ansprechpartner? Wie wird die Entlassung/Überleitung organisiert? Wer liefert die Stomaversorgungssysteme? (▶ Abschn. 6.3 und 6.4)
- Über Selbsthilfegruppen informieren (z. B. mit Broschüren) (AWMF 2013) (▶ Kap. 9)
- Zur Veranschaulichung der Beratungsinhalte Bildtafeln, Literatur, DVDs und CDs der Hersteller sowie der Selbsthilfeorganisationen/-gruppen verwenden

Broschüren und Filme können ein Gespräch unterstützen aber niemals ersetzen!

Die Inhalte des präoperativen Gesprächs richten sich nach vorhergehenden Gesprächen und dem Informationsbedarf des Betroffenen. **Der Patient steht im Mittelpunkt** und bestimmt die Gesprächsinhalte selbst. Wenn eine Stomaanlage nicht sicher erforderlich ist, wollen manche Patienten sich noch nicht mit dieser Situation auseinandersetzen. Sie möchten erst weitere Auskünfte, wenn es tatsächlich zu einer Stomaanlage gekommen ist. Dies ist zu respektieren und die Beratung wird, wenn nötig, nach der Operation fortgesetzt.

Während des präoperativen Gespräches und der nachfolgenden Stomamarkierung gewinnt der Pflegeexperte einen ersten Eindruck über die Einstellung des Betroffenen zu einem Stoma sowie seine körperlichen und geistigen Fähigkeiten bzw. Einschränkungen. Dieser Eindruck wird in die weitere Planung der postoperativen Phase hinsichtlich Schulung, Anleitung und Überleitung miteinfließen. Nebendiagnosen, gesundheitliche Probleme sowie eventuelle Einschränkungen erfordern die zeitnahe Einbeziehung eines multiprofessionellen Teams, wie z. B. Psychologen oder Sozialdienst, um poststationäre Versorgungsdefizite auszugleichen.

Stomamarkierung

Jede geplante Stomaanlage muss **präoperativ** angezeichnet werden. Durch die Stomamarkierung wird die für den einzelnen Betroffenen optimale Stomalokalisation gefunden. Diese optimiert die spätere Selbstversorgung, ermöglicht eine gute und sichere Haftung der Materialien und beugt somit Komplikationen und Versorgungsproblemen vor. Die Durchführung der Stomamarkierung wird von der S3-Leitlinie Kolorektales Karzinom (AWMF 2013), dem Fachverband der Pflegeexperten SKW e. V. sowie der Charta der Stomaträger (Deutsche ILCO 2007) gefordert.

Juristisch ist der **Chirurg** für die operative Positionierung **verantwortlich!** Die präoperative Markierung muss daher von ihm durchgeführt werden, kann aber auch an einen Pflegeexperten SKW oder entsprechend aus- oder weitergebildetes Fachpersonal schriftlich delegiert werden. Ein günstiger Zeitpunkt für die Markierung ist im Anschluss an das präoperative Gespräch.

Keinesfalls sollte erst auf dem Operationstisch angezeichnet werden. Durch die Narkose ist die Bauchdecke entspannt und durch die Lagerung des Patienten können die Bauchdeckenverhältnisse ungenügend beurteilt werden. Außerdem ist für die optimale Positionierung die Mitarbeit des Patienten erforderlich. Das ist in Narkose nicht mehr möglich.

Der Chirurg bzw. Urologe legt je nach geplanter Operation fest, welche Stomaart bzw. -arten angezeichnet werden sollen (▪ Tab. 6.1).

Tab. 6.1 Geplante Operation und Markierungsort des Stomas

Sigmoidostomie/ Descendostomie	linker Unterbauch
Transversostomie	rechter oder linker Oberbauch
Ileostomie	rechter Unterbauch
Ileostomie bei Pouchanlage	evtl. linker Unterbauch
Ileum-Conduit	rechter oder linker Unterbauch unterhalb des Nierenniveaus

Falls präoperativ noch nicht sicher ist, welche Stomaanlage notwendig wird, können auch Mehrfachmarkierungen vorgenommen werden (z. B. Ileostomie **und** Kolostomie/rechts und links).

Praxistipp

Bei der Stomamarkierung muss für eine ungestörte Atmosphäre gesorgt werden, z. B. in einem separaten Zimmer mit Liege und Stuhl. Auch bei Bettlägerigen muss auf die Privatsphäre geachtet werde, z. B. indem Zimmernachbarn „hinausgeschickt" werden.

Kriterien der Stomamarkierung

- Die Markierung muss im **Liegen, Sitzen, Stehen und in Bewegung** durchgeführt und in jeder Position überprüft und angepasst werden.
- Die Stomamarkierung wird innerhalb des **Rektusmuskels** erfolgen; die Anlage des Stomas im Muskel beugt einer Hernienbildung vor.
- Die Markierung erfolgt fern von knöchernen Vorsprüngen, Nabel, Leiste, Genitalien und bestehenden Narben, um eine sichere Haftung der späteren Versorgung zu gewährleisten.
- Die voraussichtliche Schnittführung muss beachtet werden, da die Stomaanlage nicht zu nah an der Laparatomiewunde liegen soll (sichere Versorgungshaftung!).
- Keine Markierung innerhalb von Bauchfalten, damit die Versorgung sicher haftet.
- Der Patient muss das Stoma **sehen** können, um die Selbstversorgung durchführen zu können.
- „Top of the hill": Besonders bei adipösen Patienten erfolgt die Markierung an der höchsten Stelle des Bauches, meist im Oberbauch, damit der Patient das Stoma sicher sehen kann.
- Es sollte eine möglichst große ebene Fläche gefunden werden (mindestens 5 × 5 cm oder größer), um eine sichere Haftung der Versorgung zu gewährleisten.
- Wenn möglich die Stomaanlage nicht auf Rock- oder Hosenbundhöhe markieren, sondern ober- oder unterhalb, damit der Patient seine gewohnte Kleidung weiterhin tragen kann.

Ist die Markierung z. B. durch Hernien oder Narben nicht an der üblichen Stelle möglich, muss eine „Ausweichposition" gefunden werden. Dies muss mit dem Operateur abgeklärt werden (FgSKW, Fachgesellschaft Stoma-Kontinenz-Wunde e. V. „Handlungsanweisung Präopertive Markierung" 2012, Droste et al. 2014).

Durchführung

Praxistipp

Es kann hilfreich sein, die Konturen knöcherner Vorsprünge (Beckenkamm und Rippenbogen), Mittel- und Gürtellinie sowie den Rektusmuskel mit einem abwaschbaren Stift nachzuzeichnen, da diese während der Markierung immer mitberücksichtigt werden müssen.

- Patient über das geplante Vorgehen informieren
- Am sitzenden Patienten mit Hilfe einer Basisplatte (z. B. Rastringgröße 55 oder kleiner) und einem abwaschbaren Stift eine mögliche Position auf der Bauchdecke auswählen
- Patient sollte frei und entspannt sitzen – kein Aufstützen, kein Baucheinziehen!
- Stomaposition mit Abstand zur zu erwartenden Laparatomiewunde wählen
- Patient muss die Markierung sehen können
- Patient auffordern, sich hinzustellen, und überprüfen, ob er auch jetzt die Markierung sehen kann, ggf. anpassen
- Patient auffordern, mit dem Finger auf die Markierung zu zeigen, um zu überprüfen, ob

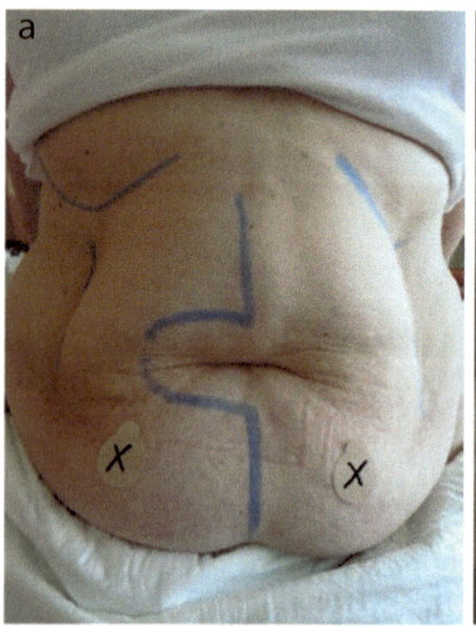

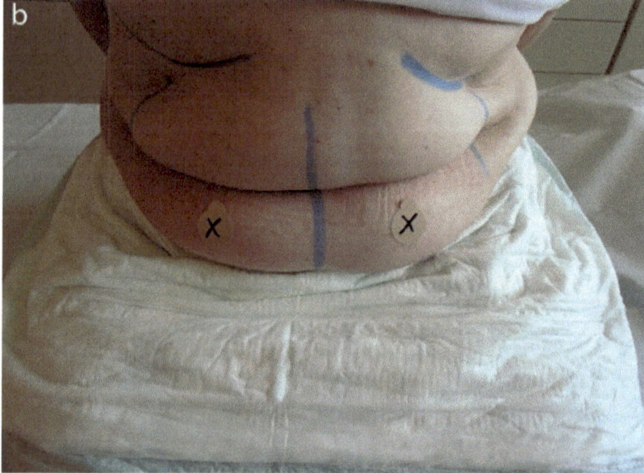

■ **Abb. 6.1** Anzeichnen einer Kolostomie und Urostomie oder Ileostomie, a. im Stehen; b. im Sitzen (Bild-Quelle: G. Hofmann, S. Summa Erlangen)

er diese wirklich ungehindert sehen kann, ggf. erneut anpassen!
- Position auch in Bewegung überprüfen
- Bei einer Markierung im Oberbauch im Liegen den Abstand der Markierung zum Rippenbogen kontrollieren, Mindestabstand drei Querfinger zum Rippenbogen!
- Ist die richtige Position gefunden, permanente Markierung (desinfektionsfester Hautmarker) durchführen, diese kann mit einer kleinen transparenten Folie abgedeckt werden

■ Spezielle Markierungssituationen

Bestehende körperliche Behinderungen müssen bei der Markierung berücksichtigt werden:
- Rollstuhlfahrer sollten in ihren eigenen Rollstühlen angezeichnet werden, um ihre individuelle Sitzposition und eventuelle Fixiergurte berücksichtigen zu können.
- Beinprothesenträger müssen zur Markierung ihre Prothese tragen, um Fixierungen berücksichtigen zu können.
- Alle körperlichen Einschränkungen des Betroffenen müssen beim Anzeichnen berücksichtigt werden (z. B. Hemiparesen, Missbildungen, Amputationen).
- Spezielle Schutzkleidung bzw. Arbeitskleidung (z. B. Pistolengurt, Werkzeuggürtel) sollte, wenn möglich, berücksichtigt werden.

Dokumentation

Die Inhalte und die Durchführung des präoperatives Gespräches, die gewonnenen Informationen sowie die Stomamarkierung müssen in einem geeigneten Dokumentationssystem erfasst werden und für das multiprofessionelle Team zugänglich sein. Eine ergänzende Fotodokumentation der Stomamarkierung ist sinnvoll (■ Abb. 6.1, ■ Abb. 6.2). Bei Abweichungen vom Standard ist der Operateur/behandelnder Arzt in geeigneter Form zu informieren.

6.1.2 Postoperative Versorgung

Sterile Stomaversorgung

Die Erstversorgung eines Stomas **mit einem sterilen Stomaversorgungssystem** findet bereits im Operationssaal statt. Vom ersten Moment an muss eine Stomaanlage korrekt versorgt und beobachtet werden, um mögliche Komplikationen rechtzeitig zu erkennen, zu verhindern oder sie zu behandeln.

Laut Empfehlung der Kommission für Krankenhaushygiene und Infektionsprävention beim Robert- Koch-Institut (KRINKO 2007) müssen Inzisionswunden mit einer sterilen Wundauflage 24–48 Stunden geschützt werden. Eine Stomaanlage gilt durch die Haut-Schleimhautfixierung als

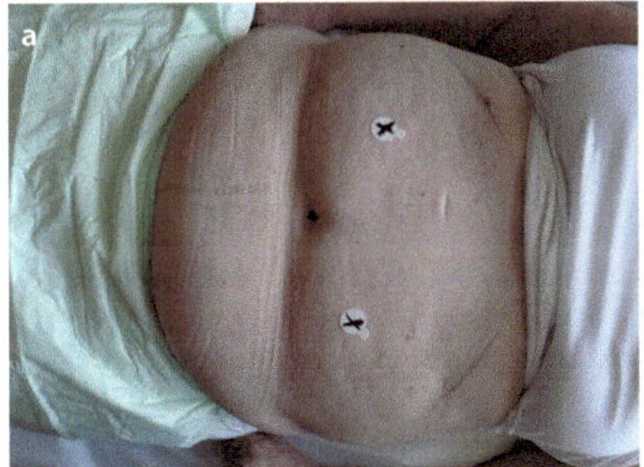

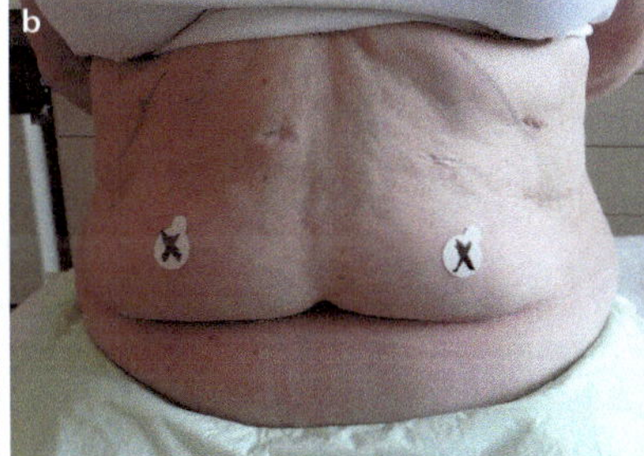

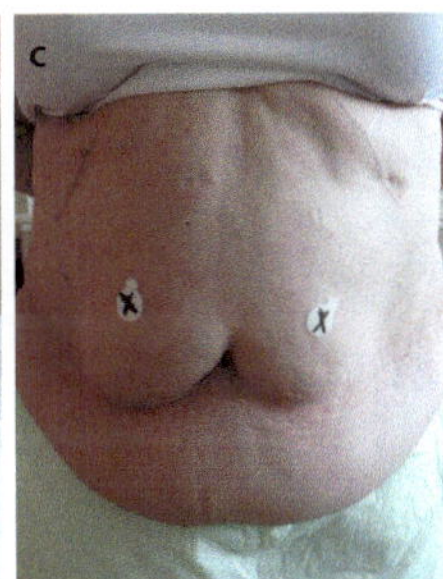

Abb. 6.2 Anzeichnen einer Transversostomie, a. im Liegen, b. im Sitzen, c. im Stehen

primäre Wunde und muss somit steril versorgt werden.

Die stomaumgebende Haut muss vom Operateur oder OP-Personal mit steriler Kochsalzlösung NaCl 0,9 % gründlich von Blutresten und Desinfektionsmitteln gereinigt und danach sorgfältig trocken getupft werden. Die sterile Stomaversorgung wird so zugeschnitten und angebracht, dass die stomaumgebende Haut komplett abgedeckt ist, die Stomaschleimhaut jedoch nicht eingeengt wird. Ist das Stoma mit Nahtmaterial auf der Bauchdecke fixiert, muss dieses komplett abgedeckt werden, um es vor dem Kontakt mit der Ausscheidung zu schützen. Hierfür stehen ein- oder zweiteilige sterile Systeme zur Verfügung. Bei liegendem Steg/Reiter muss dieser, wenn möglich, in die Versorgung eingebracht bzw., wenn nicht möglich, vom Hautschutz abgedeckt werden (► Abschn. 6.1.4).

Praxistipp

Wichtig ist, die Körpertemperatur des Patienten zu berücksichtigen! Hygroskopisches Hautschutzmaterial braucht Wärme, um sich optimal mit der Haut zu verbinden. Nach Operationen ist die Haut oft ausgekühlt, daher empfiehlt es sich, nach dem Anbringen des Materials ein angewärmtes Tuch aufzulegen.

Anforderungen und Ausstattung des sterilen postoperativen „Stomaversorgungssystems"

- Das postoperative Versorgungsmaterial sollte mit einer planen, zuschneidbaren und anschmiegsamen, flexiblen und formstabilen hygroskopischen Haftfläche ausgestattet sein, das sich beim Versorgungswechsel schmerz- und rückstandslos von der Haut entfernen lässt.
- Zur besseren Beurteilbarkeit des Stomas und der Ausscheidung muss die Beutelfolie transparent oder klar sein.
- Für die erforderliche Inspektion der Stomaanlage und Beobachtung der Ausscheidung sollten einteilige Systeme mit einem „Fenster" ausgestattet sein. Bei zweiteiligen Systemen kann der Beutel von der Basisplatte abgekoppelt werden.
- Wird ein zweiteiliges System verwendet, sollten Systeme mit untergreifbaren Rastringen oder Klebekopplungen verwendet werden, um den Beutel schmerzfrei aufzubringen.
- Da es bei allen Darm-Stomaanlagen anfänglich zu flüssigen bis breiigen Ausscheidungen kommt, müssen entleerbare und geruchsdichte Ausstreifbeutel oder Drainagebeutel mit Ablass eingesetzt werden. Dieser kann mit einem Bettbeutel kombiniert werden, wodurch eine Bilanzierung ermöglicht wird.
- Die Vliesausstattung auf der körperzugewandten Seite verhindert das Entstehen einer feuchten Kammer unter der Beutelfolie.

Beobachtungen in der postoperativen Phase

Grundsätzlich wird nach Übernahme aus dem Operationsaal die Durchblutung der Darmschleimhaut und die Ausscheidung beurteilt. Die Stomaschleimhaut sollte rosig und feucht glänzend sein. Dies spricht für eine gute Durchblutung. Die Schleimhaut erscheint meist glasig und aufgequollen, da in den meisten Fällen durch Manipulation am Darm während der Operation ein sogenanntes Stomaödem auftritt (▶ Kap. 8).

Grundsätzliche Dokumentationsinhalte:

- Vorliegen einer endständigen oder doppelläufigen Stomaanlage, nach Möglichkeit nach dem ausgeleiteten Darmabschnitt bezeichnen (Op-Bericht)
- Stomagröße, -form und -prominenz
- Zustand der Darmschleimhaut
- Vorhandensein und Konsistenz der Ausscheidung
- Lage des Stomas am Körper (Körperseite)
- Korrekte Anpassung der Versorgung
- Vorhandensein eines intakten Hautschutzes

Die Stomafixierung und die stomaumgebende Haut können nur bei einem kompletten Versorgungswechsel dokumentiert werden. Bei einer doppelläufigen Anlage ist zu klären, ob das Stoma mit einem Steg oder Reiter unterlegt ist und um welches Reitermaterial es sich dabei handelt (▶ Abschn. 6.1.4).

Kontrolle der Ausscheidungen

▪ Zeitpunkt und Menge

Je nach OP-Technik und Darmvorbereitung ist bei **Kolostomien**, wie z. B. der Descendostomie oder Sigmoidostomie, mit dem Beginn der Ausscheidung erst nach Tagen zu rechnen. Häufig kommt es anfangs zum Abgang von Darmgasen ohne Stuhlbeimengung, im weiteren Verlauf zu breiigen bis pastösen bis hin zu geformten Ausscheidungen.

> **Nach Notfalloperationen, bei denen der Patient präoperativ nicht abgeführt werden konnte, ist auch bei Kolostomien mit einer sofortigen Stuhlausscheidung zu rechnen.**

Kommt es über längere Zeit zu keiner Stuhlentleerung, entscheidet der Chirurg, ob und welche Abführmaßnahmen eingeleitet werden müssen. Möglich sind z. B. feuchte Wärme, Laxanzien, Klysma über das Stoma (nur nach Anweisung und mit Fachkenntnissen bei intakter Schleimhaut und unter Einsatz eines weichen Latex-/Silikonkatheters max. Ch 16, ungeblockt). Vorsichtiges Vorgehen (!), bei Komplikationen am Darm besteht die Gefahr der Perforation.

Bei Darmstomaanlagen im **Dünndarm** kann es bereits Stunden nach der Operation zur Stuhlentleerung kommen. Postoperativ können Ausscheidungsmengen von bis zu 1,5–2 Liter in 24 Stunden auftreten. Höhere Ausscheidungsmengen sind eventuell behandlungsbedürftig (▶ Abschn. 3.2.2). Deshalb ist eine Dokumentation der Ausscheidungsmenge zwingend erforderlich! Zum Eindicken sehr flüssiger Ausscheidung können vom Arzt zusätzlich Quellmittel und/oder Medikamente angeordnet werden.

Postoperativ kann es bei Patienten mit einer Ileostomieanlage auch noch nach Tagen zu einem paralytischen Ileus kommen. Symptome hierfür sind längere ausscheidungsfreie Zeiten, geblähtes Abdomen sowie Übelkeit und Erbrechen, hier entscheidet der Chirurg, welche Therapie erforderlich ist.

▪ Farbe und Beimengungen

Beobachtung der Ausscheidung auf etwaige Beimengungen:

- Blutung (▶ Kap. 8)
- Grünfärbung der Ausscheidung spricht für einen starken Gallensäureverlust; nach Rücksprache mit dem Arzt kann eventuell ein Gallensäurebinder angeordnet werden (▶ Abschn. 3.2.2).
- Falls unverdaute Medikamente, wie Tabletten oder Kapseln, im Beutel bzw. in der Ausscheidung zu sehen sind, sollte nach ärztlicher Anordnung die Darreichungsform umgestellt werden (▶ Abschn. 7.1.5).

Postoperativ ist eine engmaschige Kontrolle und Dokumentation aller relevanten Parameter und Veränderungen zwingend erforderlich.

6.1.3 Erster Versorgungswechsel

Der erste Versorgungswechsel hat einen besonderen Stellenwert in der Rehabilitation eines Stomaträgers, da er gleichzeitig die erste Begegnung des Patienten mit seiner neuen Körpersituation ist. Daher sollte speziell dieser erste Versorgungswechsel von einem erfahrenen kompetenten Pflegeexperten SKW durchgeführt werden.

> **Ziel ist, den Patienten dahingehend zu unterstützen, sein Stoma zu akzeptieren und dessen Versorgung eigenständig zu übernehmen.**

Der erste Verbandswechsel einer primär verschlossenen Inzision ist aus hygienischer Sicht frühestens nach 24–48 Stunden sinnvoll (KRINKO 2007). Dies gilt in gleicher Weise für den Wechsel der Stomaversorgung. Sollte jedoch die Versorgung unterwandert sein bzw. undicht werden oder der Patient ein Jucken oder Brennen unter der Haftfläche verspüren, ist ein sofortiger Versorgungswechsel erforderlich. Ist die Stomaschleimhaut durch die Beutelfolie nicht beurteilbar, sollte ebenfalls, um die postoperative Kontrolle zu ermöglichen, ein Beutel- oder Versorgungswechsel vorgenommen.

Voraussetzungen

Nach der Operation ist der Chirurg für die Aufklärung über den Operationsverlauf, das OP-Ergebnis und die weitere Therapie zuständig. Auch die für den Patienten wichtigste Fragestellung, ob ein Stoma auf Dauer oder vorübergehend angelegt ist, wird der Arzt erläutern.

Vor dem ersten Patientenkontakt und dem Versorgungswechsel sollte sich die Pflegefachkraft genau über die erfolgte Operation, die Art der Stomaanlage und den Allgemeinzustand des Patienten informieren. Nur so können dessen Fragen über das Versorgungsmaterial, den weiteren Verlauf und die Ernährung (Kostaufbau und Zuhause) kompetent beantwortet werden.

Nur wenn der Patient sich „traut", seine Fragen zu stellen, kann ein guter Einstieg in die Beratung und Anleitung und somit in die zukünftige Selbstversorgung erfolgen. Deshalb sollte immer genug Zeit eingeplant sowie Offenheit und Gesprächsbereitschaft signalisiert werden. Diskretion und die Wahrung der Intimsphäre ist von großer Bedeutung, deshalb sollten Gespräche und Versorgung möglichst „unter Ausschluss der Öffentlichkeit" durchgeführt werden.

Praxistipp

Mitpatienten werden gebeten, das Zimmer zu verlassen, oder durch einen Sichtschutz am Zusehen gehindert. Ein Hinweis an der Zimmertür kann ungewollte Störungen verhindern.

Die Pflegekraft informiert den Patienten über das geplante Vorgehen. Er wird darauf aufmerksam gemacht, dass es beim Beutelwechsel zur Geruchsentwicklung kommt. Dies ist völlig normal, wird aber von den meisten Patienten so nicht erwartet. Die Geruchsentwicklung kann sehr unterschiedlich ausfallen, da auch noch Narkotika und Medikamente verstoffwechselt werden.

Alle zur Stomaversorgung benötigten Materialien müssen am Patientenbett bereitgelegt werden. Ein Verlassen des Patientenzimmers während des Versorgungswechsels stellt für den Patienten eine Stresssituation dar, vor allem dann, wenn das Stoma bereits fördert und der Patient „unversorgt" und ungeschützt im Bett liegt.

Benötigtes Material beim Versorgungswechsel

- Entleerbares Versorgungssystem, ein- oder zweiteilig (sog. Drainage- oder Ausstreifbeutel)
- Abdichtungsmaterialien, z. B. Hautschutzringe oder -streifen, Stomapaste, bei nässenden Hautstellen ggfs. Stomapuder
- Schere (Empfehlung: gebogen und abgerundet)
- Weiche unsterile Vlieskompressen (trocken und feucht; Trinkwasserqualität), immer genügend Kompressen bereit legen, um auf plötzliche Stuhlentleerungen reagieren zu können
- Schablone oder Schiebleere zur Ermittlung der Stomagröße
- Evtl. Pflasterentferner
- Evtl. pH-neutrale Waschlotion oder Reinigungslotion der Hersteller
- Evtl. Einmalrasierer
- Schutzhandschuhe für Pflegende
- Bettschutz
- Blickdichter Entsorgungsbeutel
- Evtl. Handspiegel
- Gefäß zur Beutelentleerung (Messbecher/Bettschüssel)

Praxistipp

Keine Nierenschalen verwenden (Überlaufgefahr!), sondern Abfallbeutel.

Postoperativ dürfen standardmäßig keine starren konvexen Produkte eingesetzt werden (▶ Kap. 5). Der ausgeübte Druck kann die Blutzirkulation oder bei systemischen Störungen die Mikrozirkulation einschränken (Esch 2005, S. 125; FgSKW e. V. 2013). Die aktuelle Schmerzsituation sollte erfragt und gegebenenfalls frühzeitig ein Analgetikum verabreicht werden, bevor am frisch operierten Bauch manipuliert wird.

Ist der Patient schon dazu in der Lage, kann er zum Zusehen oder zur aktiven Mithilfe aufgefordert werden. Um den Lernprozess der Selbstpflege in Gang zu setzen, muss jeder Schritt der Versorgung gut verständlich erläutert werden.

Praxistipp

Vergleiche können hilfreich sein, wie z. B. „Die Stomaschleimhaut ist rosig-rot und schleimig und glänzend wie die Mundschleimhaut", „Eine Beutelentleerung oder ein Wechsel der Versorgung bedeuten die gleiche Geruchsentwicklung wie jeder Toilettengang."

Fühlt der Patient sich momentan noch nicht in der Lage, zuzusehen oder mitzuhelfen, oder reagiert er gar mit Desinteresse, Ekel, Ablehnung oder Aggression, sollte dies zunächst akzeptiert werden. Wichtig ist es, Ruhe auszustrahlen und Kompetenz, Gelassenheit und Empathie zu zeigen (▶ Abschn. 9.1).

Durchführung

- Nach der **hygienischen Händedesinfektion** zieht die Pflegefachkraft Schutzhandschuhe an. Der Patient wird darauf aufmerksam gemacht, dass für die Eigenversorgung keine Handschuhe erforderlich sind. (Sollte er sie bei der Selbstversorgung und in der Häuslichkeit dennoch benutzen wollen, so muss er sie selbst kaufen/finanzieren.)
- Frisch operierte, bettlägerige Patienten werden in eine bequeme Position gebracht und ein Bettschutz wird untergelegt. Eine Verschmutzung des Bettes durch die Stuhlausscheidung wäre für den Patienten ein negatives Erlebnis und sollte möglichst vermieden werden. Unter Wahrung der Intimsphäre wird der Bauch frei gemacht, ein blickdichter Entsorgungsbeutel wird bereitgelegt.

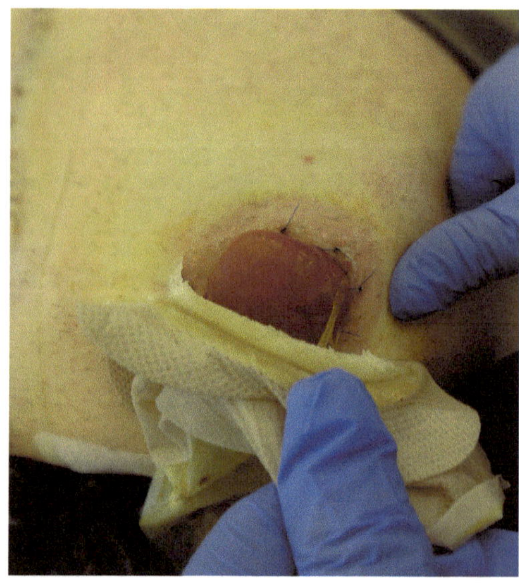

Abb. 6.3 Ablösen der Versorgung (Bild-Quelle: G. Hofmann, S. Summa Erlangen)

- Es erfolgt nun die **Kontrolle,** ob und wie viel **Ausscheidung** im Beutel ist (Dokumentation), ggf. wird der Beutel entleert.
- Nun wird die alte Versorgung **vorsichtig und schmerzfrei** von der Bauchdecke entfernt (Abb. 6.3). Um Zug auf die stomaumgebende Haut zu vermeiden, wird dabei die Haut vorsichtig mit einem Finger unter der Haftplatte weggedrückt.
- In Einzelfällen kann auch ein spezieller **Pflasterentferner** verwendet werden. Indikation hierfür: sehr starke Haftung der Hautschutzplatte, leicht verletzliche Haut oder wenn der Patient starke Schmerzen beim Ablösen der Versorgung angibt. Wird Pflasterentferner benutzt, sollte dieser anschließend gut mit Wasser von der Haut abgewaschen werden, da die auf der Haut verbleibenden Inhaltsstoffe reizend oder auch allergieauslösend sein können und den pH-Wert der Haut verändern. Pflasterentferner werden im häuslichen Bereich unter entsprechender Indikationsstellung von der Krankenkasse übernommen und müssen ansonsten vom Patienten selbst bezahlt werden.

- Nach dem Ablösen des Hautschutzes ist es wichtig, die **Rückseite der Haftfläche** vor der Entsorgung zu begutachten (Abb. 6.4). Hier kann man erkennen, ob und wo es zu Undichtigkeiten gekommen ist (Abb. 6.5) und inwieweit der Hautschutz schon aufgebraucht ist.
- Jeder Hautschutz ist hygroskopisch, d. h., er kann Feuchtigkeit aufnehmen, jedoch nur bis zu einem gewissen Grad. Je mehr Feuchtigkeit aufgenommen wird, desto mehr quillt das Material auf und löst sich schlussendlich auf. Da in Stomanähe die größte **Feuchtigkeitsbelastung** entsteht, geschieht dies immer von innen (Ausschnitt der Stomaversorgung) nach außen zum Rand der Haftfläche. Die Versorgung ist meist noch dicht, der Hautschutz direkt um das Stoma herum jedoch nicht mehr gegeben. Je aggressiver und dünnflüssiger die Ausscheidung ist, desto schneller kommt es durch Stuhlkontakt zur Belastung und Entzündung der Haut.

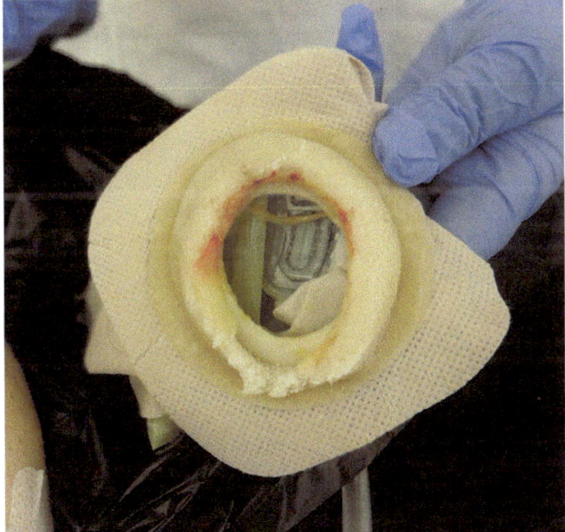

Abb. 6.4 Inspektion der Hautschutzrückseite, Hautschutz aufgebraucht (Bild-Quelle: G. Hofmann, S. Summa Erlangen)

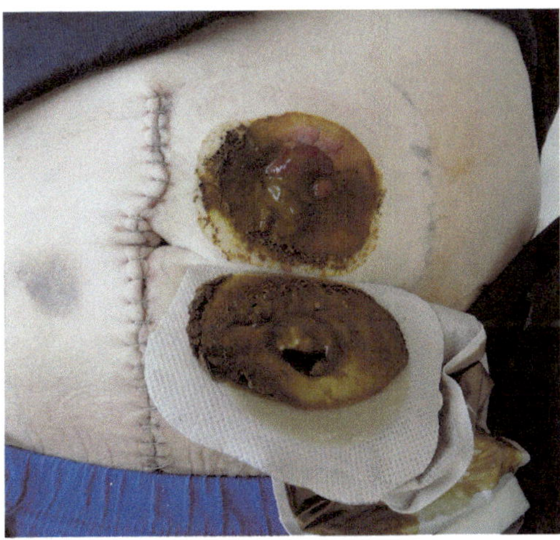

Abb. 6.5 Hautschutz komplett unterwandert (Bild-Quelle: G. Hofmann, S. Summa Erlangen)

Praxistipp

Bei korrekter Versorgung ist die Haut rund ums Stoma nicht verschmutzt. Stuhlverschmierte Haut deutet auf einen zu großen Hautschutzausschnitt, zu lange Tragedauer oder eine Unterwanderung der Versorgung hin.

- Die **Reinigung der Haut** erfolgt mit feuchten Vlieskompressen (entsprechend den Hygienerichtlinien) von außen auf das Stoma zu (Abb. 6.6). Somit wird eine Keimverschleppung aus dem Versorgungsgebiet vermieden.

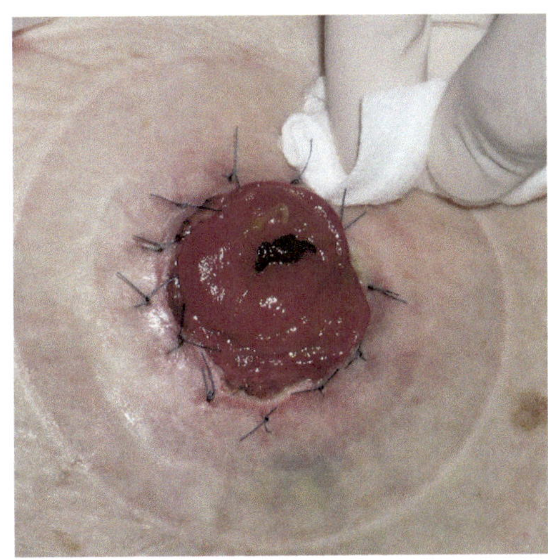

Abb. 6.6 Reinigung der parastomalen Haut (Bild-Quelle: G. Hofmann, S. Summa Erlangen)

- Bei starker **Verschmutzung** können pH-neutrale, nicht rückfettende Wasch- oder Reinigungslotionen der Hersteller benutzt werden; der pH-Wert des Pflegeprodukts sollte dem der Haut angepasst sein, um den körpereigenen Säureschutzmantel von 4,6–5 pH nicht zu gefährden (Esch 2005).
- Die Stomaschleimhaut ist sehr gefäßreich und verletzlich, deshalb sollte sie nur mit feuchten Vlieskompressen abgetupft werden, um Verletzungen und Mikroblutungen zu vermeiden. Im Anschluss an die Reinigung wird die Haut sorgfältig trocken **getupft!** Nicht föhnen! Nicht reiben!
- Eventuell nachgewachsene Haare im Bereich der Haftfläche mit einem Einmalrasierer entfernen. Das Stoma mit einer feuchten Kompresse abdecken, um Verletzungen der Schleimhaut zu vermeiden.
- Das Stoma und die stomaumgebende Haut werden genau inspiziert. Neben der Beurteilung der stomaumgebenden Haut sowie der Stomafixierung an der Bauchdecke und der Stomaschleimhaut ist eine genaue Beschreibung der Stomaart, -lokalisation, -form und -größe wichtig.
- Jedes Stoma sollte hautniveauüberragend (= **prominent**) angelegt werden (◘ Abb. 6.7, ◘ Abb. 6.8). Die Höhe der Prominenz ist zu dokumentieren. Von **Pseudoprominenz** spricht man, wenn die Stomaschleimhaut das Haut niveau überragt, jedoch die Haut um die Stomaanlage eingezogen ist. Ist die Stomaschleimhaut in Hautniveau und die Haut trichterförmig eingezogen, wird dies als **Retraktion** bezeichnet (◘ Abb. 6.9). All diese Punkte sind mitbestimmend für die Auswahl der individuellen Stomaversorgung.
- Jede Stomaversorgung muss so angepasst werden, dass sie das Stoma **dicht umschließt** und somit die Haut **komplett abdeckt**. Die empfindliche

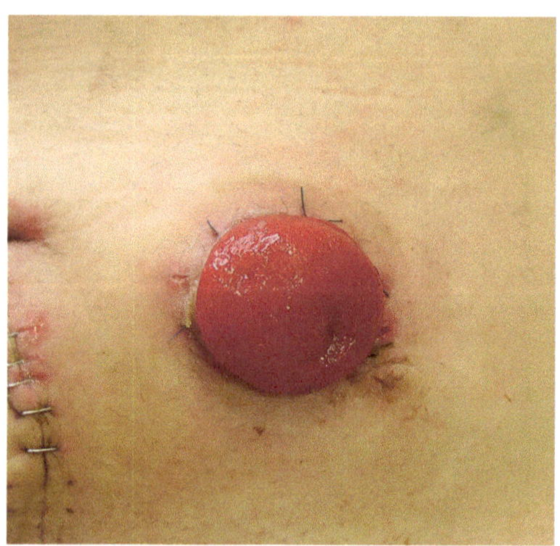

◘ **Abb. 6.7** Prominente Kolostomie (Bild-Quelle: G. Hofmann, S. Summa Erlangen)

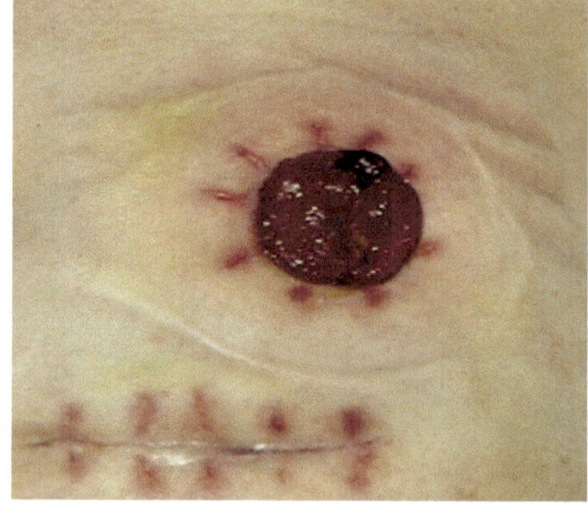

◘ **Abb. 6.8** Hautebenes Stoma (Bild-Quelle: G. Hofmann, S. Summa Erlangen)

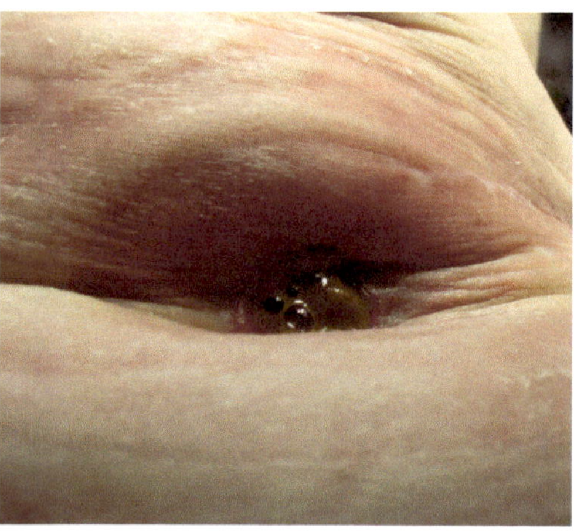

◘ **Abb. 6.9** Retrahierte Stomaanlage (Bild-Quelle: G. Hofmann, S. Summa Erlangen)

Stomaschleimhaut darf dabei jedoch nicht eingeengt werden. Dafür wird für jeden Patienten eine individuelle Schablone mit passendem Versorgungsausschnitt der Stomaanlage angefertigt (▣ Abb. 6.10) und am Patientenbett belassen. Dies erleichtert im weiteren Verlauf den korrekten Zuschnitt des Hautschutzes für Patienten und Pflegepersonal. Die Schablone sollte mit dem Namen und dem Erstellungsdatum gekennzeichnet werden. Bei ovalen Anlagen wird die Schablone nach dem Ziffernblatt einer Uhr beschriftet (12 h oben, 6 h unten oder kopfwärts/oben und fußwärts/unten).

Praxistipp

- Bei **runden** Stomaanlagen kann die Stomagröße mittels vorgefertigter Einmal-Papierschablonen der Hersteller ermittelt werden. **Ovale** Stomaformen können mit einer Schiebleere ausgemessen werden.
- Durchsichtiges **weiches** Folienmaterial (z. B. Verpackungsfolie oder Klarsichthüllen) kann auf das Stoma aufgelegt werden. Mit einem Folienstift werden dann die Umrisse des Stomas genau nachgezeichnet und anschließend ausgeschnitten. Der Schablonenausschnitt wird nun auf eine Pappschablone übertragen.
- Niemals starre und scharfkantige Schablonen zum Ausmessen des Stomas benutzen (!), die Stomaschleimhaut könnte dadurch verletzt werden.

Alle Stomaanlagen verkleinern sich in den ersten postoperativen Wochen. Daher muss besonders in den ersten 3 Monaten regelmäßig die Stomagröße kontrolliert und die Schablone sowie die Versorgung entsprechend angepasst werden.

- Der Hautschutz wird der Schablone entsprechend passgenau zugeschnitten und die Abdeckfolie/-papier abgezogen. Zur besseren Abdichtung, besonders wenn mukokutane Fäden und/oder Steg bzw. Reiter vorhanden sind, empfiehlt sich eine **zusätzliche**

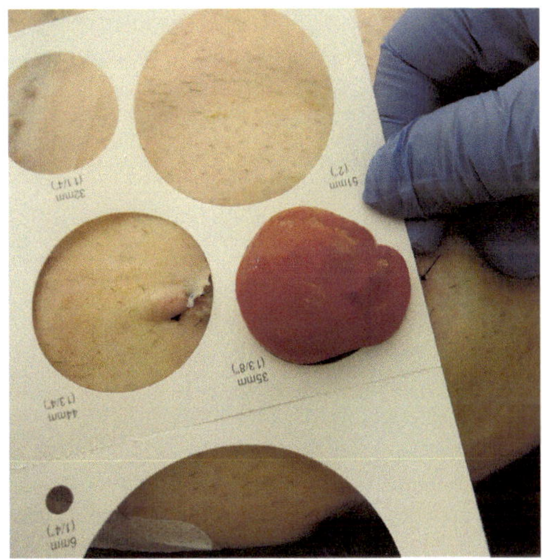

▣ **Abb. 6.10** Ausmessen der Stomagröße (Bild-Quelle: G. Hofmann, S. Summa Erlangen)

Abdichtung mittels, Hautschutzringen, -streifen oder Stomapaste (▣ Abb. 6.11).

- **Stomapaste** kann direkt rund um das Stoma auf den Bauch oder auf die Rückseite der Haftfläche aufgebracht werden. Für Patienten ist es häufig einfacher, Paste direkt auf den Hautschutz aufzutragen als auf den Bauch. Dieses Vorgehen ist auch in der Klinik aus

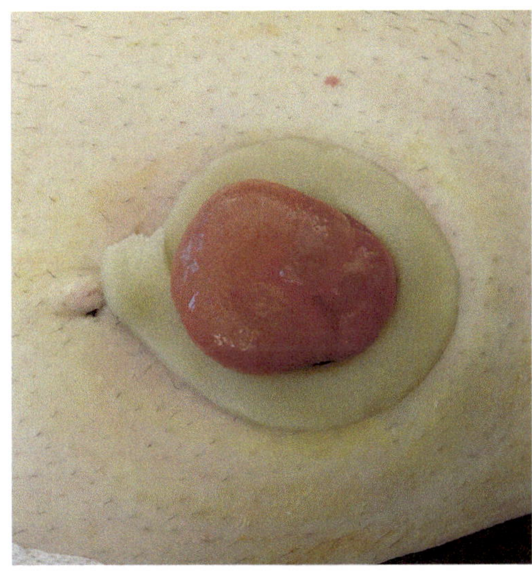

▣ **Abb. 6.11** Aufbringen des Hautschutzrings (Bild-Quelle: G. Hofmann, S. Summa Erlangen)

hygienischen Gründen praktikabler, es entsteht kein direkter Patientenkontakt. Kleine Pastentubengrößen eignen sich gut für den Gebrauch in der Klinik, sie werden schneller aufgebraucht und härten in der Tube nicht aus.

- Bei **korrekt aufgebrachtem Hautschutz** sind Stomaumgebung und Fadenmaterial abgedeckt. Nur noch die Stomaschleimhaut ist sichtbar. Durch das Andrücken der Basisplatte quillt die Paste zwischen Plattenausschnitt und Schleimhaut hervor. Dies optimiert die Abdichtung und die Paste muss nicht abgewischt werden.
- Der Hautschutz kann mit den Fingern (Handschuhen), Kompressen oder Wattestäbchen rund um das Stoma **angedrückt werden**, damit das hygroskopische Material schneller Haftung mit der Haut aufnehmen kann (◘ Abb. 6.12).
- Bei zweiteiligen Systemen wird der Beutel, dem System entsprechend, auf der Basisplatte aufgebracht und der **sichere Sitz** kontrolliert. Auslass verschließen oder bei dünnflüssigen Ausscheidungen an einen Sekret/Drainagebeutel anschließen.
- Der **Auslass** des Beutels sollte sich seitlich am liegenden Patienten befinden. Dadurch wird das Entleeren des Beutels im Bett erleichtert. Sobald der Patient aufstehen kann und die Entleerung in der Toilette stattfindet, sollte der Beutelauslass zweckmäßigerweise fußwärts zeigen.

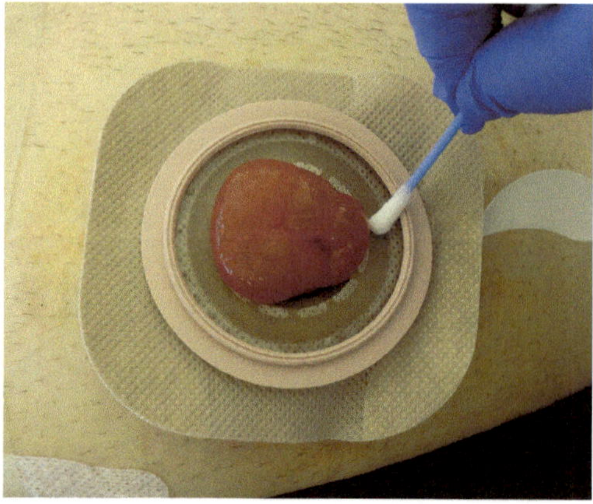

◘ **Abb. 6.12** Anbringen und Andruck der Hautschutzplatte (Bild-Quelle: G. Hofmann, S. Summa Erlangen)

Der Entsorgungsbeutel wird verschlossen und später mit aus dem Zimmer entfernt, um Geruchsbelästigungen zu vermeiden.

Praxistipp

Mit dem Hinweis, dass Wärme eine schnellere Haftung des Hautschutzes auf dem Bauch begünstigt, wird der Patient dazu motiviert, seine Hand einige Minuten auf die Stomaversorgung aufzulegen. Nebeneffekt ist dabei, dass der Patient sein Stoma das erste Mal berührt. Ist er hierbei sehr zögerlich bzw. schafft er es noch nicht, hilft vielleicht das Abdecken mit dem Patientenhemd oder der Bettdecke.

- Der Betreuende sollte **Gesprächsbereitschaft** erkennen lassen und den Patienten dazu auffordern, Fragen zu stellen. Ist er interessiert, kann zusätzlich schriftliches Informationsmaterial, wie z. B. Ratgeber, ausgehändigt werden. Manche Patienten zeigen bereits zu diesem Zeitpunkt Interesse am Material, dann kann das verwendetet Versorgungsmaterial nochmals besprochen und zur Ansicht und zum Ausprobieren ausgehändigt werden.

Praxistipp

- Gerade das Verschließen des Beutelauslasses kann frühzeitig geübt werden. Auch für Patienten, die später vielleicht geschlossene Beutelsysteme tragen, ist es wichtig, das Verschlusssystem sicher bedienen zu können. Auch Kolostomieträger müssen bei eventuell auftretenden Durchfällen (z. B. bei Magen-Darminfekt, ernährungsbedingt, Chemotherapie, Bestrahlung) auf ausstreifbare/offene Systeme zurückgreifen.
- Wird mit einem zweiteiligen System gearbeitet, kann als Trockenübung auch das Anbringen und Ablösen des Beutels von der Platte trainiert werden.

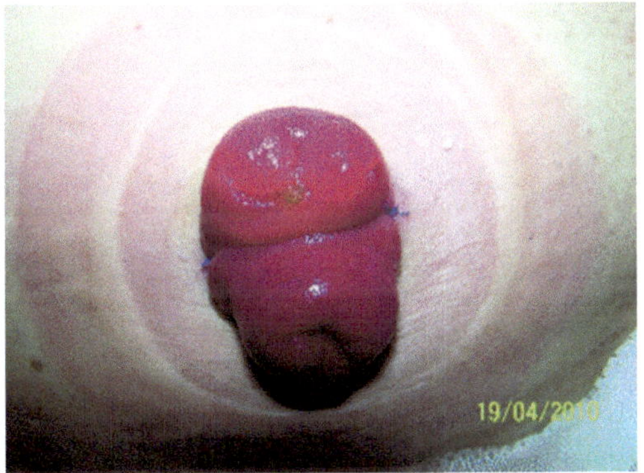

■ **Abb. 6.13** Doppelläufiges Stoma ohne Steg/Reiter (Jauch et al. 2013)

- Das individuelle Versorgungsmaterial für den Patienten wird am Bett deponiert. So kann im Notfall ein Versorgungswechsel mit diesem Material vom Stationspersonal durchgeführt werden.
- Versorgungstaschen werden häufig von den Herstellern zur Verfügung gestellt. Sie können später auch als Entlasstaschen dienen.
- Patienten darüber informieren, dass von jetzt an regelmäßige, möglichst tägliche Schulungen stattfinden. Beratungsinhalte, verwendete Materialien und stomarelevante Parameter werden detailliert in das klinikeigene Dokumentationssystem eingetragen.

6.1.4 Versorgungswechsel bei Stomata mit Reiter

Bei der Anlage eines **doppelläufigen Stomas** (auch Loop- oder Schlingenstoma genannt) wird eine Darmschlinge durch die Bauchdecke gezogen (■ Abb. 6.13). Die Darmvorderwand wird eröffnet und das Stoma auf der Haut eingenäht (die Hinterwand des Darms bleibt intakt) (▶ Abschn. 4.1).

Zur Stabilisierung der Darmschlinge oberhalb der Bauchdecke kann es notwendig sein, einen sogenannten Steg oder Reiter unter die Hinterwand zu legen. Dieser Reiter soll in den ersten Tagen das Zurücksinken des Darmes unter Hautniveau

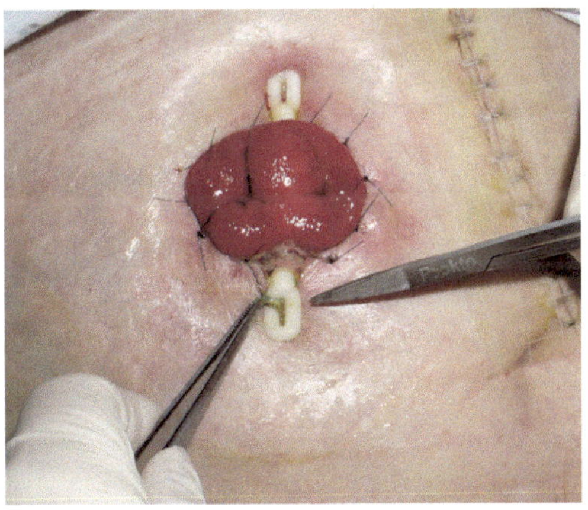

■ **Abb. 6.14** Fadenzug am festen Steg (Bild-Quelle: G. Hofmann, S. Summa Erlangen)

verhindern. Stege oder Reiter bestehen aus starrem Plastik- oder dünnen, weichen Gummimaterialien. Im Idealfall sind somit zu- und abführender Schenkel eines Loop-Stomas über Hautniveau platziert (■ Abb. 6.14, ■ Abb. 6.15, ■ Abb. 6.16).

Teilweise sind die Stege per Hautnaht auf der Bauchdecke fixiert. Wird der Steg intraoperativ angenäht, sollte diese Naht möglichst stomanah erfolgen, um die Stomaversorgung nicht zu erschweren oder zu behindern. Der Reiter muss bis zum Einheilen des Stomas belassen werden und wird nach Anordnung durch den Arzt, normalerweise

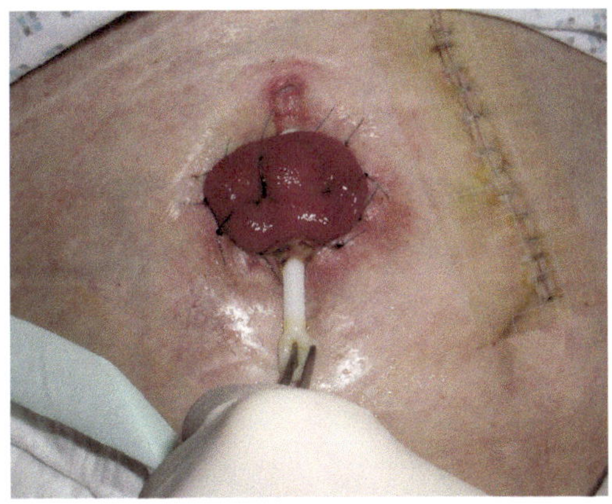

■ **Abb. 6.15** Stegzug bei festem Steg, Druckstelle zu erkennen (Bild-Quelle: G. Hofmann, S. Summa Erlangen)

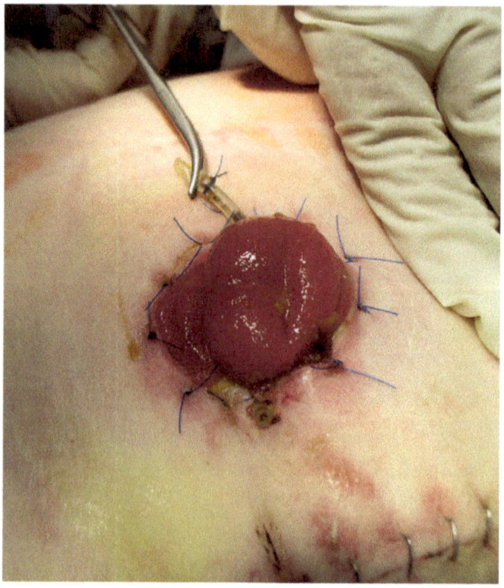

Abb. 6.16 Stegzug bei weichem Gummisteg (Bild-Quelle: G. Hofmann, S. Summa Erlangen)

zwischen dem siebten bis zehnten postoperativen Tag gezogen. Die Entfernung selbst ist für den Patienten nahezu schmerzfrei, eine erneute Operation ist nicht notwendig.

> **Grundsätzlich gilt, dass die Entfernung des Steges ausschließlich durch den Arzt oder nach ärztlicher, schriftlicher Delegation durch den Stomatherapeuten erfolgt.**

Bei Wundheilungsstörungen am Stoma sowie bei präoperativer Chemo-, Strahlen- oder Kortison-Therapie kann es notwendig sein, den Steg länger zu belassen. Das gilt ebenso bei Patienten mit entzündlichen Darmerkrankungen, wie M. Crohn und Colitis ulcerosa.

- **Versorgung**

- Bei Loop-Ileostomien werden häufig dünne Gummidrainagestücke als Steg verwendet. Die Stomaversorgung erfolgt hier nach den Richtlinien der Grundversorgung, da der Steg die Versorgung nicht beeinflusst.

Praxistipp

Ragt weiches Stegmaterial weit unter dem Stoma hervor, kann dieses nach Rücksprache mit dem Arzt eventuell gekürzt werden. Ist dies nicht möglich, sollte hier von Anfang an auf eine gute Abdichtung mittels Paste oder Hautschutzring geachtet werden. Im Stegbereich kann es leichter zur Unterwanderung der Versorgung und somit zu Hautreizungen kommen.

- Ist das Stoma mit einem **starren Reiter** unterlegt (häufig bei doppelläufigen Kolostomien), muss die Lage und Fixierung des Reiters genau inspiziert werden, um eine fachgerechte Versorgung durchführen zu können. Starre Reiter können **lose ohne zusätzliche Nahtfixierung** unter der Darmschlinge platziert sein. In diesem Fall kann der Steg ungewollt frühzeitig unter dem Stoma hervorrutschen. Geschieht dies, muss umgehend der Chirurg verständigt werden (!), denn es besteht das Risiko, dass das Stoma unter Hautniveau absinkt.
- Ist der Reiter **gut beweglich,** ohne zusätzliche Nahtfixierung und liegt der Darm ohne Spannung über dem Steg auf der Bauchdecke, kann die Hautschutzplatte evtl. unter den Steg geschoben werden (Peters-Gawlick 1998). Der Steg ist somit auf dem Hautschutz sichtbar.

> **Bei unsachgemäßer Manipulation am Steg kann der Darm geschädigt werden!**

- Bei zweiteiligen Systemen muss die Rastringgröße so gewählt werden, dass der Steg in die Versorgung passt (Durchmesser des Stegs entspricht mindestens dem Durchmesser des Rastrings der Basisplatte oder der ausschneidbaren Fläche des Ein- bzw. Zweiteilers).
- Der Hautschutz kann im Stomaausschnittbereich kreuzförmig eingeschnitten werden. So ist er „aufdehnbar" und leichter unter dem Steg zu positionieren. Die Abdeckfolie wird solange am Hautschutz belassen, bis dieser unter den

Steg geschoben worden ist. Danach wird sie vorsichtig abgezogen. Erleichtern kann man sich dies, wenn man durchgängige Abdeckfolien vorher halbiert oder einschneidet, um sie besser abzuziehen.
- Liegt nur ein Ende des Steges locker auf der Bauchdecke auf, könnte der Steg auf einer Seite oberhalb, auf der anderen Seite unterhalb der Hautschutzplatte versorgt werden.
- Liegt der Steg auf einer Basisplatte mit Rastring auf, so kann diese beim Entfernen (einschließlich Rastring) aufgeschnitten werden, um eine schmerzfreie Entfernung zu ermöglichen.
- Zur Sicherung wird der Reiter oft **per Hautnaht fixiert**. Auch diese Nahtfixierungen müssen gut beobachtet werden.
- Liegt der **Darm gespannt** auf dem Reiter und kann der Steg nicht oder nur schwer bewegt werden, besteht die **Gefahr einer Darmwandnekrose!** Der Steg könnte in diesem Falle sukzessive die Hinterwand des Stomas durchtrennen (Stoll-Salzer und Wiesinger 2005).

Bei unter Spannung liegenden Reiter/Steg: Keine Manipulation am Reiter! Keinesfalls den Hautschutz unter den Steg platzieren, dies erhöht den Zug auf die Darmschlinge!

- Zur besseren Abdichtung sollte der Reiter hier in Paste, Ringe oder Streifen **eingebettet** werden, bevor der Hautschutz darauf aufgebracht wird. Das Vorhandensein des Reiters muss sicherheitshalber auf dem Beutel vermerkt (Beschriftung) werden.
- Reiter, die unter Zug stehen und somit starken Druck auf die Haut ausüben, können **Drucknekrosen** auf der stomaumgebenden Haut verursachen. Entstehen Hautdefekte muss das weitere Vorgehen mit dem Chirurgen besprochen werden. Mit dem Arzt kann abgeklärt werden, ob eine Entfernung des Reiter/Stegs eine Lösung darstellt.

Prinzipien der Reiterversorgungen
- Die Anpassung der Versorgung um das Stoma muss genauso erfolgen wie bei einem Stoma ohne Steg.
- Wenn irgend möglich sollte eine Hautreinigung auch unter dem Steg erfolgen.
- Zur Abdichtung rund um Stoma und Steg können Hautschutzpaste, -ringe und Modellierstreifen verwendet werden.
- Das Versorgungsmaterial kann ein- oder zweiteilig gewählt werden.
- Sogenannte „Fensterbeutel" (postoperativ einteilige Ausstreifbeutel mit Fenster) können die Versorgung erleichtern.

- Solange ein starrer Steg vorhanden ist, ist es für den Patienten schwierig, die Versorgung, auch unter Anleitung, selbstständig durchzuführen. Die Anleitung und Schulung wird dadurch limitiert. Auch das Verletzungsrisiko an der Schleimhaut ist bei ungeschickter Manipulation sehr hoch.

Praxistipp

Der Patient sollte bei jedem Versorgungswechsel über die verschiedenen Versorgungsschritte informiert werden und eventuell „Trockenübungen mit den voraussichtlich verwendeten Stoma-System" machen.

- Erst nach der Stegentfernung kann die Anleitung zur Selbstversorgung beginnen. Bedingt durch diese Situation und kurze Liegezeiten in den Kliniken haben Patienten oftmals noch keine ausreichende Sicherheit in der Selbstversorgung. Sie können daher vorübergehend oder in Ausnahmefällen auf Dauer im häuslichen Bereich auf Unterstützung durch qualifizierte Pflegefachkräfte der Homecare-Unternehmen oder ambulanter Pflege angewiesen sein (► Abschn. 6.3, ► Abschn. 6.4).

6.2 Schulung und Anleitung zur Selbstversorgung

G. Hofmann, S. Summa

Die Bereitschaft von Stomaträgern, die Selbstversorgung zu erlernen, ist sehr unterschiedlich ausgeprägt. Sie ist in großem Maße auch davon abhängig, mit welcher Indikation der Patient die Stomaanlage bekommen hat, wie gut er vorinformiert wurde und ob die Stomaanlage permanent oder temporär erfolgt ist. Bei temporärer Anlage neigen manche Patienten dazu, die Selbstversorgung abzulehnen, da sie ja nur vorübergehend ist, und erwarten eine Versorgung durch Dritte. Auf der anderen Seite sind Patienten, die aufgrund von multiplen Fisteln, Diarrhöen und/oder Inkontinenzerhaltung ein Stoma erhalten haben, oft sehr motiviert, die Versorgung eigenständig zu übernehmen. Bei diesen Patienten verbessert die Stomaanlage zumeist die Lebensqualität.

Jeder Patient muss bedarfsgerecht und individuell angeleitet und geschult werden. Er muss sich schrittweise mit seiner neuen Körpersituation auseinandersetzen können. Jeder Mensch ist einzigartig, jede Ausgangssituation unterschiedlich. Der Patient muss dort abgeholt werden, wo er gerade steht.

Die Versorgungsschritte müssen immer in der gleichen Reihenfolge angeleitet werden, eine Änderung des Ablaufs kann den Patienten verunsichern.

Praxistipp

Zur Vereinheitlichung der Pflege kann eine Checkliste oder der Standard eines Versorgungswechsels erstellt werden bzw. kann auf Schulungsmaterialien der Stomaartikelhersteller (Bildanleitung) zurückgegriffen werden (▶ Abschn. 6.7).

Wenn möglich sollten Schulung und Beratung von einer einzelnen Person durchgeführt werden, denn dann ist es für den Patienten wesentlich einfacher, ein Vertrauensverhältnis aufzubauen, als sich auf ständig wechselnde Bezugspersonen einstellen zu müssen. Basierend auf diesem Vertrauensverhältnis fällt es ihm häufig leichter, „heikle" Fragen zu stellen. Darüber hinaus weiß die betreuende Fachkraft dann auch detailliert, welche individuellen Themen bereits besprochen wurden und in welcher Lernphase sich der Patient befindet. Diese Kontinuität ist auch bei guter Dokumentation oder bestehenden Standards und Arbeitsanweisungen nicht im gleichen Maße zu erreichen.

Sollte ein Patient körperlich und/oder geistig zur Selbstversorgung nicht in der Lage sein, muss bereits frühestmöglich die Versorgung über Angehörige, Sozialstationen oder ambulante Pflegedienste angedacht und geregelt werden (DNQP 2009). Dazu ist gegebenenfalls auch eine Schulung der Weiterversorgenden nötig. Die Planung vor Entlassung geschieht im multiprofessionellen Team in Absprache mit Ärzten, Pflegepersonal, Sozialdienst, Mitarbeitern des Nachsorgers (Homecare-Unternehmen) und ggfs. der ambulanten Pflege. Mit Einverständnis des Patienten kann eventuell ein Angehöriger oder der Lebenspartner in die Pflege miteingebunden werden. Voraussetzung hierfür ist aber auch, dass der Angehörige dem zustimmt und dazu bereit und in der Lage ist. In einem Einzelgespräch sollte er vom Pflegeexperten SKW auf die Konsequenzen der Übernahme der Versorgung hingewiesen und beraten werden.

Für den pflegenden Angehörigen kann die Übernahme der Versorgung bedeuten, dass er ständig „angebunden" ist. „Einzel-Unternehmungen" sind eventuell kaum mehr möglich.

Im weiteren Verlauf ist es oftmals so, dass der Patient die Selbstversorgung ablehnt, obwohl er nun körperlich und geistig in der Lage wäre. Ein pflegender Angehöriger kann sich hier oft schwer abgrenzen. Das führt zu Spannungsfeldern. Hier sind Beratungsgespräche und eine Nachschulung in der Häuslichkeit durch qualifizierte Pflegekräfte der Nachversorger (Homecare) zu empfehlen.

Grundsätzlich entscheidet der Patient darüber, ob er sich selbst versorgt oder sich versorgen lassen möchte. Er muss jedoch darauf hingewiesen werden, dass er sich mit einer Fremdversorgung in ein Abhängigkeitsverhältnis begibt und damit seine Selbstständigkeit und seine Selbstbestimmung verlieren kann.

Beispielsweise muss er sich nach den Zeitvorgaben des ambulanten Pflegedienstes richten und bei eventuellen nächtlichen Pannen ist nicht mit sofortiger fachkundiger Hilfe zu rechnen. Lehnt ein Patient die Selbstversorgung ab und besteht keine medizinische Indikation zur Fremdversorgung, wird er darüber informiert, dass eine Kostenübernahme für die Fremdversorgung durch die Krankenkasse nicht vorgehsehen ist und im Allgemeinen auch nicht finanziert wird. Dies muss der Stomaträger mit seinem Kostenträger individuell abklären, und ggfs. selber bezahlen (▶ Abschn. 9.7).

6.2.1 Selbstversorgung „Schritt für Schritt"

Die Schulung und Anleitung der Stomaversorgung beginnt bereits beim ersten Versorgungswechsel. Sobald der Patient sowohl psychisch als auch physisch dazu in der Lage ist, übernimmt er schrittweise seine Versorgung und wird kontinuierlich vom Stomatherapeuten geschult, angeleitet und unterstützt. Erste Lernschritte können als Trockenübung ausprobiert werden, wie z. B. das Verschließen und Öffnen des Beutelauslasses sowie das Aufbringen des Beutels auf der Basisplatte. Benötigt der Patient eine Sehhilfe, muss er diese tragen.

Im nächsten Schritt lernt der Patient, die alte Versorgung selbstständig abzulösen und die Haut zu reinigen. Gerade dieser Schritt stellt für viele Patienten anfangs eine große Hemmschwelle dar. Sie müssen erstmals den Stomabereich berühren und haben Angst, etwas falsch zu machen. Um Ängste und Unsicherheiten abzubauen, ist die einfühlsame Anleitung durch einen Pflegeexperten notwendig.

Mit zunehmender Mobilisation kann der Patient die Beutelentleerung und den Versorgungswechsel im Bad durchführen. Dies spiegelt annähernd die häusliche Situation wider. Auch die Beutelentleerung muss unter realistischen Bedingungen, sprich auf der Toilette, geübt und durchgeführt werden. Eventuelle körperliche Einschränkungen und Mobilitätsprobleme sind dabei zu berücksichtigen. Ziel ist eine sichere, saubere und möglichst „hilfsmittelfreie" Entleerung. Voraussetzung hierfür ist ein sicherer Umgang mit dem Verschlusssystem, den der Patient in „Trockenübungen" bereits erlernt hat.

Entleerung bei Ausstreifbeuteln

- Ekelt sich der Patient sehr vor einer eventuellen Berührung mit der Ausscheidung, können Einmalhandschuhe hilfreich sein (Achtung: Im häuslichen Bereich müssen diese selbst finanziert werden).
- Toilettenpapier, in die Toilettenschüssel gelegt, dient als Spritzschutz bei flüssig-breiiger Ausscheidung.

Praxistipp

- Der Patient kann sich weit nach hinten auf die Toilette setzen und zwischen den Beinen entleeren. (Zuhause ggfs. überprüfen, ob eine Toilettensitzerhöhung organisiert werden sollte.)
- Abhängig von Körpergröße, Toilettenhöhe und Mobilität des Patienten kann er eventuell auch im Stehen mit vorgebeugtem Oberkörper den Beutel entleeren.
- Der Patient kann sich auch auf einen Stuhl neben die Toilette setzen und seitlich entleeren.
- Ist dies alles nicht möglich, kann ein leicht zu reinigendes Gefäß oder ein Entsorgungsbeutel ins Waschbecken gestellt werden, dorthinein erfolgt dann die Entleerung.

- Eine Beutelentleerung im Knien ist nicht zu empfehlen, da sie nicht auf öffentlichen Toiletten „hygienisch" möglich ist.
- Der Patient sollte sich **nicht** rittlings auf die Toilette setzen → Sturzgefahr!
- Nach der Entleerung muss der Beutelauslass sorgfältig mit Toilettenpapier gereinigt werden, um Geruchsbelästigung und Flecken in der Unterwäsche zu vermeiden und einen sicheren Wiederverschluss zu gewährleisten.
- Papierreste dürfen nicht am Verschlusssystem hängen bleiben!
- Bei einem kompletten Versorgungswechsel entfällt die Verschlussreinigung! Jedoch sollte ein sehr voller Beutel vor dem Wechsel geleert werden, damit die flüssige Ausscheidung nicht ausläuft bzw. nicht in den Hausmüll gelangt.

6.2.2 Versorgungswechsel

- **Vorbereitung**
- Für den **Komplettwechsel**, egal ob ein- oder zweiteilig, bereitet der Patient **unter Anleitung** die benötigten Materialien vor (► Abschn. 6.1.3).
- Trockene und mit Wasser angefeuchtete Vlieskompressen werden bereitgelegt.
- Offene Beutelsysteme werden in der Vorbereitungsphase verschlossen, da dies später erfahrungsgemäß von Patienten oft vergessen wird.
- Nur sehr volle Ausstreifbeutel werden vorher entleert, geschlossene Beutelsysteme werden mit Inhalt in blickdichte und verschließbare Entsorgungsbeutel gegeben.
- Ein beweglicher Spiegel evtl. Vergrößerungsspiegel, mit dem der Patient seine Versorgung bzw. das Stoma gut einsehen kann, ist im Einzelfall hilfreich (▫ Abb. 6.17).

- **Durchführung**
- Um einen zügigen und reibungslosen Versorgungswechsel zu ermöglichen, wird der Hautschutz vor dem Abnehmen der alten Versorgung nach der Schablone oder der ausgemessenen Stomagröße zugeschnitten. Dazu eignen sich besonders leicht gebogene evtl. abgerundete Scheren, wie z. B. Babynagelscheren oder Nagelscheren.

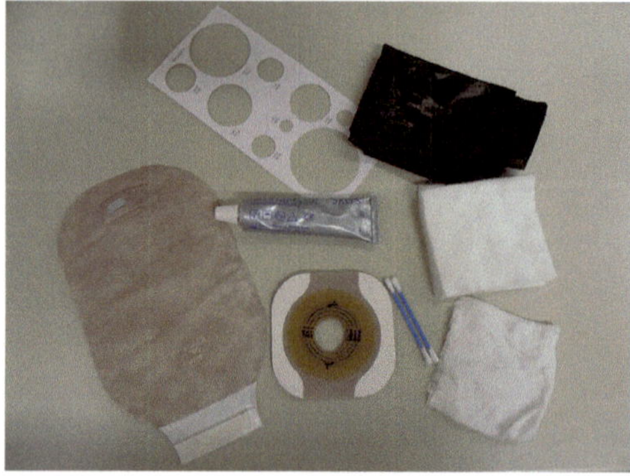

▫ **Abb. 6.17** Materialvorbereitung (Bild-Quelle: G. Hofmann, S. Summa Erlangen)

Praxistipp

Bei einteiligen Systemen darauf achten, dass der Patient beim Ausschneiden die Beutelfolie vom Hautschutz wegzieht und fern hält, um diese nicht zu beschädigen.

- Stomapaste oder Hautschutzringe können bereits **nach Abziehen der Schutzfolie** auf die Hautschutzplatte aufgebracht werden.
  - Für viele Patienten ist es einfacher, die Paste oder die Ringe auf die Haftfläche zu applizieren (▫ Abb. 6.18) statt direkt auf den Körper.
  - Für manuell eingeschränkte Patienten ist eine kleine Pastentube oftmals einfacher zu „händeln", da es einen geringeren Kraftaufwand bedarf sie auszudrücken als bei einer großen Tube. Außerdem trocknet der Inhalt einer kleinen Tube nicht so schnell aus wie bei einer großen.
  - Hautschutzringe und -streifen können entweder auf der Haftfläche oder direkt auf der Bauchdecke angebracht werden.

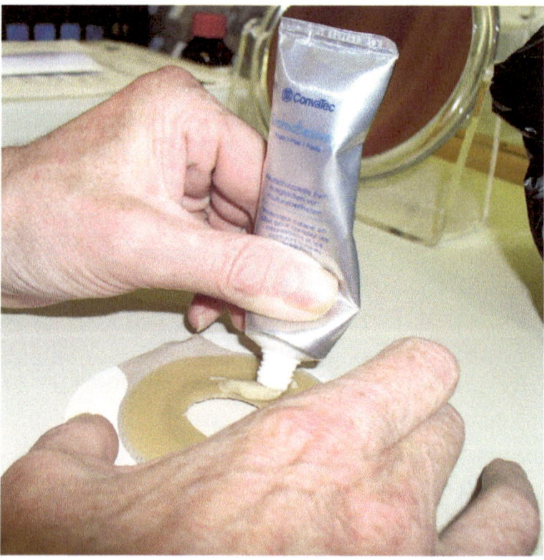

▫ **Abb. 6.18** Aufbringen der Stomapaste auf die zugeschnittene Basisplatte (Bild-Quelle: G. Hofmann, S. Summa Erlangen)

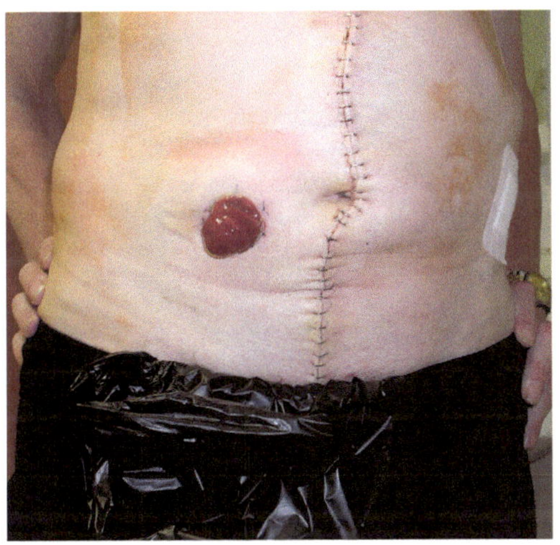

Abb. 6.19 Entsorgungsbeutel in den Hosenbund gesteckt (Bild-Quelle: G. Hofmann, S. Summa Erlangen)

- Ein Entsorgungsbeutel wird in die Unterwäsche gesteckt und dort mit Wäscheklammern fixiert (Abb. 6.19). Der Beutel dient dazu, eine eventuelle Stomaausscheidung während des Wechsels aufzufangen und zu verhindern, dass der Patient beschmutzt wird. Trägt der Patient keine Unterwäsche, kann der Entsorgungsbeutel mit einem hautfreundlichen Pflasterstreifen fixiert werden.
- Zur Entsorgung des Versorgungsmaterials (Beutel/Kompressen) kann ein zweiter Entsorgungsbeutel auf die Ablage gelegt werden.
- Handschuhe sind für Patienten nicht notwendig, können aber gerade in der Anfangsphase Berührungsängste verringern. (Hinweis: Einmalhandschuhe und Entsorgungsbeutel sind nicht erstattungsfähig und müssen vom Patienten selbst finanziert werden.)
- Der Patient wird dazu aufgefordert, den Hautschutz vorsichtig von oben nach unten von der Bauchdecke zu lösen. Anfangs achten Patienten meist von sich aus auf vorsichtiges Abziehen der Materialien, da die Bauchdecke noch sehr empfindlich ist. Im weiteren Verlauf neigen manche Betroffene aber dazu, den Hautschutz mit einem Ruck abzuziehen. Dabei kann es leicht zu Hautverletzungen kommen. Um dies zu vermeiden, sollte der Patient auf das schonende Abziehen mehrfach aufmerksam gemacht werden.
- Die Haftfläche der abgelösten Versorgung wird auf Unterwanderung inspiziert und anschließend in den Abwurfbeutel entsorgt.
- Nun erfolgt die korrekte Reinigung der Haut von außen zum Stoma hin. Dies muss mehrfach geübt werden.

Praxistipp

Der Patient kann sich eine Vlieskompresse um zwei Finger wickeln, damit kann die Stomaumgebung kontrollierter gereinigt werden.

- Befindet sich Schleim und Stuhl auf der Stomaschleimhaut, sollte dieser nur mit einer feuchten, weichen Vlieskompresse abgenommen werden. Die Stomaschleimhaut ist sehr gefäßreich und vulnerabel, sodass es bei der Reinigung zu oberflächlichen Blutungen kommen kann, ähnlich wie beim Zähneputzen zu Zahnfleischbluten. Aus diesem Grund sind Rubbeln und Reiben an der Stomaschleimhaut zu vermeiden. Die Blutungen sind zwar nicht gefährlich und hören im Normalfall schnell von selbst auf, können den Patienten aber sehr erschrecken, wenn er nicht darauf vorbereitet ist.
- Nach der Reinigung wird kontrolliert, ob die Haut wirklich sauber ist. Besonders unterhalb der Stomaanlage bzw. am Haut-Schleimhautrand kann hier ein Spiegel hilfreich sein. Ggf. muss die Haut nachgereinigt und im Anschluss trocken getupft werden.
- Der Patient wird dazu aufgefordert, die **Haut genau** zu **inspizieren** und eventuelle Veränderungen wahrzunehmen. Eine leichte Rötung im peristomalen Bereich kann durch die mechanische Reizung beim Abziehen der Hautschutzmaterialien bedingt sein. Diese Rötung bildet sich, ähnlich wie nach dem Abziehen eines Pflasters, in wenigen Minuten selbst zurück.

- Der Patient muss sensibilisiert werden, dass länger anhaltende Hautrötungen oder Hautreizungen, ebenso wie Jucken oder Brennen unter der Stomaversorgung, keinesfalls normal sind! Um die Ursachen abzuklären, muss immer eine Pflegefachkraft kontaktiert werden.
- Sind im Hautschutzbereich Haare nachgewachsen, so sollten diese entfernt werden, da starker Haarwuchs zu einer Verminderung der Haftung der Hautschutzmaterialien führt. Darüber hinaus werden beim Versorgungswechsel Haare mit ausgerissen, die Haarausrissstellen können sich entzünden und eine Follikulitis entstehen (▶ Kap. 8).
- Die **Rasur** ist oftmals für Patienten selbst schwierig und kann eventuell durch Dritte vorgenommen werden. Wichtig ist es bei der Rasur, die Stomaschleimhaut abzudecken, um Verletzungen zu vermeiden. Dazu können feuchte Kompressen verwendet werden.

Praxistipp

Die Papprolle eines Toilettenpapiers oder einer Küchenrolle kann während der Rasur über das Stoma gestülpt werden – so werden Verletzungen sicher vermieden.

- Als nächstes kontrolliert der Patient mittels vorgefertigter oder individueller Schablone die Stomagröße. Bei Veränderungen muss der Versorgungsausschnitt angepasst werden (▶ Abschn. 6.1.3 Erster Versorgungswechsel).

Praxistipp

Ein zu großer Versorgungsausschnitt kann durch einen Hautschutzring korrigiert werden, wenn die Versorgung bereits zugeschnitten ist. Anschließend umgehend eine neue Schablone anfertigen!

- Der Patient wird darüber aufgeklärt, dass jedes Stoma in den ersten Wochen bis Monaten postoperativ schrumpft und daher eine **regelmäßige Kontrolle der Stomagröße** zwingend erforderlich ist. Verändert sich die Stomagröße, muss der Hautschutz entsprechend angepasst werden. Dies kann durch den Patienten selbst oder durch den Nachversorger geschehen.
- Ein Schwerpunkt in der Anleitung ist das **zielgerichtete Aufbringen der neuen Stomaversorgung** (▪ Abb. 6.20). Prominente Stomaanlagen lassen sich dabei deutlich leichter vom Patienten selbstständig versorgen als plane und retrahierte Stomata. Kann der Patient das Stoma nicht einsehen, ist ein Spiegel oder die Unterstützung durch eine zweite Person hilfreich. Außerdem gilt es zu ermitteln, ob die Selbstversorgung leichter im Sitzen oder Stehen durchgeführt werden kann. Bei zweiteiligen Systemen ist es eventuell leichter als beim Einteiler, die Basisplatte aufzubringen und ihre Passgenauigkeit zu überprüfen.
- Bei **Zweiteilern** wird nach Aufbringen der Platte der Beutel mit dem Auslass nach unten aufgeklipst oder -geklebt. Dies sollte normalerweise von unten nach oben geschehen, um eventuelle Ausscheidungen aufzufangen. Es ist jedoch für den Patienten oftmals leichter, am oberen Rand einzuklipsen, da er diesen besser sieht. Gerade das Aufklipsen oder Aufkleben des Beutels auf der Platte sollte vorher in Trockenübungen mehrfach ausprobiert werden (▪ Abb. 6.21, ▪ Abb. 6.22).

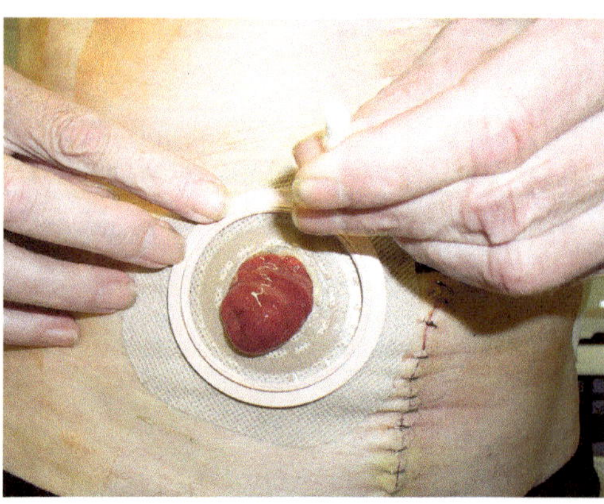

▪ **Abb. 6.20** Aufbringen und Andrücken der Haftfläche mit Wattestäbchen (Bild-Quelle: G. Hofmann, S. Summa Erlangen)

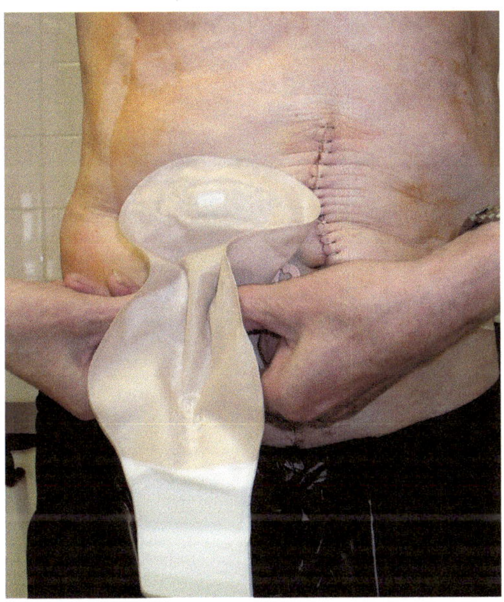

Abb. 6.21 Aufklipsen des Stomabeutels auf die Basisplatte (Bild-Quelle: G. Hofmann, S. Summa Erlangen)

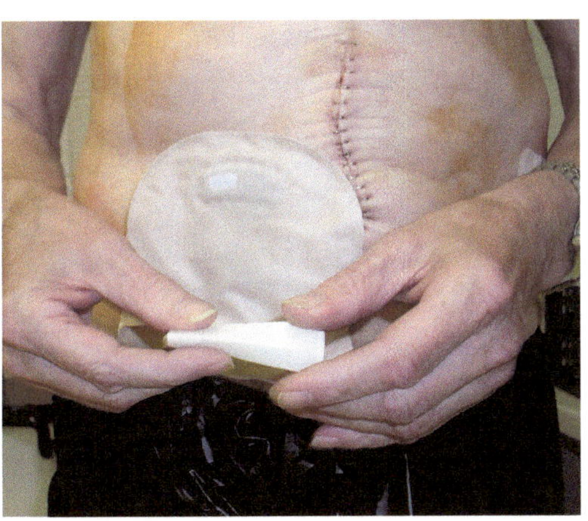

Abb. 6.22 Verschließen des Ileostomiebeutels (Bild-Quelle: G. Hofmann, S. Summa Erlangen)

Praxistipp

Bei manchen Systemen rastet der Ring hörbar ein. Der korrekte Sitz des Beutels auf dem Rastring kann durch Ziehen am Beutel überprüft werden.

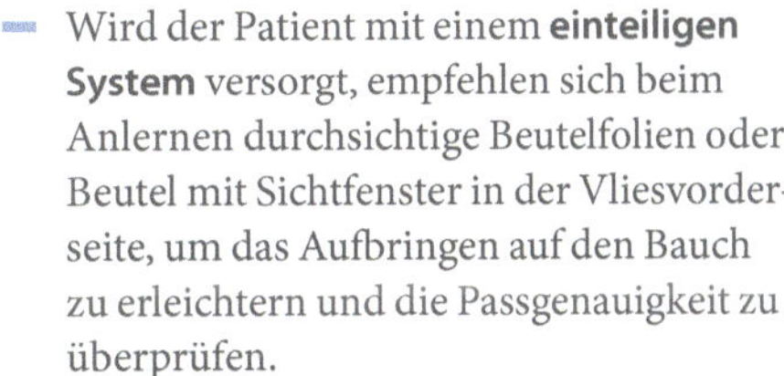

- Wird der Patient mit einem **einteiligen System** versorgt, empfehlen sich beim Anlernen durchsichtige Beutelfolien oder Beutel mit Sichtfenster in der Vliesvorderseite, um das Aufbringen auf den Bauch zu erleichtern und die Passgenauigkeit zu überprüfen.

Praxistipp

- Einteiler mit flexibler Haftfläche: Die Haftfläche in der Mitte abknicken und von unten nach oben aufbringen.
- Einteiler mit starrer Haftfläche: Beutelfolie von außen mit einem Finger durch die Versorgungsöffnung drücken und so auf das Stoma zielen.
- Die Auslassöffnung wird so ausgerichtet, dass ein Entleeren des Beutels im Sitzen oder Stehen möglich ist.

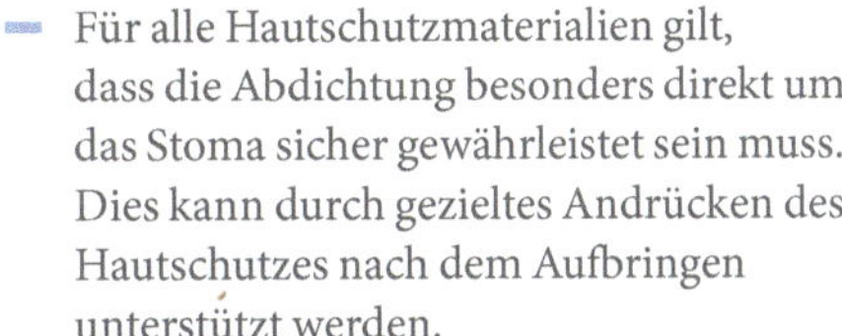

- Für alle Hautschutzmaterialien gilt, dass die Abdichtung besonders direkt um das Stoma sicher gewährleistet sein muss. Dies kann durch gezieltes Andrücken des Hautschutzes nach dem Aufbringen unterstützt werden.

Praxistipp

- Beim Einteiler mit dem Finger auf der Beutelfolie zirkulär ums Stoma herum den Hautschutz andrücken.
- Beim Zweiteiler nach Aufbringen der Basisplatte den Hautschutz innerhalb des Rastrings mit einem Finger, einer Kompresse oder einem Wattestäbchen andrücken.

- In den ersten Minuten nach Aufbringen des neuen Versorgungsmaterials kann die Haftung der Hautschutzmaterialien beschleunigt werden, indem der Stomaträger seine Hand auf die Versorgung legt und diese damit anwärmt.

Nachbereitung

- Der Abfallbeutel (Schutzbeutel) an Bauch oder Unterwäsche wird entfernt.
- Die Abfallentsorgung erfolgt komplett in den Abwurfbeutel, dieser wird zum Schluss zugeknotet und entsorgt. Der Patient wird darauf hingewiesen, dass er im häuslichen Bereich den zugeknoteten Abwurfbeutel in den Hausmüll entsorgen kann.

Wichtige Aspekte beim Versorgungswechsel

Der Komplettwechsel bei Einteilern erfolgt täglich. Bei zweiteiligen Systemen werden die Basisplatten in der Klinik zu Übungszwecken circa jeden zweiten Tag gewechselt. Das Wechseln der Beutel auf der Basisplatte wird täglich geübt. Im Vordergrund stehen hierbei die Sicherheit der Versorgung hinsichtlich Abdichtung und Haftung sowie die Sicherheit des Patienten in der Selbstversorgung. Im Einzelfall können Angehörige unterstützend hinzugezogen werden (Sailer 2010). Für die Anleitung der Angehörigen gelten die gleichen Prinzipien wie für den Patienten.

> **Der Patient muss das Wechselintervall seiner individuellen Stomaversorgung sicher kennen und zuverlässig umsetzen können.**

In der Phase des Anlernens wird die Versorgung hinsichtlich der Fähigkeiten und Wünschen des Patienten angepasst und angeleitet (► Abschn. 5.3). Bei den ersten Schulungen sind realistische Ziele wichtig. Viele Patienten übernehmen nicht von Anfang an die komplette Versorgung. Erfolgserlebnisse, wenn auch nur bei kleinen Fortschritten, ermutigen zum Weiterlernen und -üben. Gerade in dieser Phase braucht der Patient viel Unterstützung und Zuspruch, hierbei ist die Hilfestellung durch eine Pflegefachkraft zwingend nötig. Ressourcen oder Defizite können im gesamten Verlauf angepasst oder Anleitung wiederholt werden. Lob und Anerkennung unterstützen die Motivation, die Versorgung eigenständig zu übernehmen.

Praxistipp

Ein Lob, wie: „Das haben Sie heute wirklich gut gemacht!" oder „Das hätte ich auch selbst nicht besser machen können!", auch bei „kleinen Erfolgen" wirkt oft Wunder und motiviert den Patienten. Selbstzweifel und Versagensängste können durch emotionale Unterstützung und eine positive Rückmeldung abgeschwächt werden.

Es ist wichtig, den Patienten nicht nur emotional zu unterstützen, sondern auch das Versorgungsmaterial zu finden, mit dem er am besten umgehen kann und das ihm die größtmögliche Versorgungssicherheit garantiert. Jeder an der Versorgung Beteiligte sollte sich bewusst machen, dass sich Patienten mit neuer Stomaanlage in einer absoluten Ausnahmesituation befinden und ein Gefühl der Abhängigkeit erleben. Im Verlauf der Schulung muss sich der Pflegeexperte zunehmend aus der Versorgung zurückziehen, damit der Stomaträger die Möglichkeit erhält, selbstständig zu agieren und auszuprobieren.

Pflegende müssen erkennen können, wann Unterstützung und Hilfe notwendig sind oder wann der Patient zu mehr Eigenverantwortung und Selbstständigkeit aufgefordert werden muss. Themen wie z. B.:

- Fragen zu Alternativen zur Alltagsversorgung,
- verschiedene Beutelsysteme und Ausführungen,
- Tipps zu Baden/Duschen, Sport und Kleidung, Berufsleben, Freizeit und Reisen,
- Trink- und Ernährungsempfehlungen sowie
- Medikamenteneinnahme

werden mit dem Patienten bereits in der Anleitungsphase besprochen und ggf. wiederholt.

> **Das Ziel, dass Stomaträger sich nach der Entlassung möglichst selbstständig versorgen können, kann durch hohes Lebensalter, eine postoperative verzögerte Genesung und kurze Verweildauer in der Akutklinik limitiert sein.**

Patienten sind unter Umständen vorübergehend oder in Ausnahmefällen auf Dauer im häuslichen Bereich auf Unterstützung durch qualifizierte Pflegefachkräfte der Homecare-Unternehmen oder ambulante Pflege, Kurzzeitpflege, geriatrischen/onkologischen Rehabilitation oder AHB (Anschlussheilbehandlung) gewiesen. Falls vor einer Operation der Bedarf noch nicht absehbar war (Expertenstandard Entlassungsmanagement DNQP 2009), muss in der postoperativen Phase ein professionelles Entlassmanagement eingeleitet werden. Dies muss durch interdisziplinäre Zusammenarbeit (Ärzte, Sozialdienst, Pflegeexperten etc.) erfolgen (▶ Abschn. 6.3, ▶ Abschn. 6.4).

6.3 Überleitung und Entlassung

G. Hofmann, S. Summa

Nach der Entlassung aus dem Krankenhaus beginnt für den Stomaträger ein neuer Lebensabschnitt. Er verlässt die sichere Umgebung der Klinik und muss sich nun weitestgehend selbstverantwortlich versorgen. Selbst nach der Entlassung in eine Rehabilitationsklinik oder AHB (Anschlussheilbehandlung) oder einer Überleitung in die Kurzzeitpflege entfällt erstmals die sichere und kontinuierliche Unterstützung durch den vertrauten Stomatherapeuten. Die bisher verwendete Versorgung muss sich nun im Alltag bewähren. Der Stomaträger muss zu seiner Versorgung und seinen eigenen Fähigkeiten Vertrauen aufbauen.

Das Entlassmanagement im multiprofessionellen Team beginnt bereits bei der Aufnahme und aus stomatherapeutischer Sicht mit dem präoperativen Gespräch. Der Patient wird auf die Entlassung vorbereitet und der geplante Entlassungszeitpunkt sollte frühzeitig mitgeteilt werden. Die meisten Patienten freuen sich sehr auf Zuhause, aber oftmals wird ihnen erst am Tag der Entlassung bewusst, dass sie nun auf sich selbst gestellt sind. Daher muss mit jedem Patienten ein Abschlussgespräch geführt werden, in dem er all seine Fragen und Befürchtungen äußern kann. In alle Aktivitäten ist immer der Patient und gegebenenfalls Angehörige einzubeziehen.

6.3.1 Überleitungs- und Entlassungsmanagement

Voraussetzungen für die Entlassung in den häuslichen Bereich, in eine Rehabilitationsklinik/AHB oder ambulante oder stationäre Pflegeeinrichtungen:

- Überleitung an Nachversorger bzw. die aufnehmende Einrichtung ist erfolgt
- Nachversorger ist dem Patienten bekannt
- Fäden und/oder Steg sind nach Möglichkeit gezogen
- Eigen- oder Fremdversorgung ist gewährleistet
- Versorgungsmaterial für die ersten Tage ist vorhanden bzw. über den Nachsorger sichergestellt, die Verordnung der Hilfsmittel ist organisiert

▪ Überleitbogen

Der Überleitbogen muss alle relevanten **Patientendaten und Informationen** hinsichtlich der Stomaanlage und der Versorgung enthalten, um die reibungs- und nahtlose Versorgung im poststationären Bereich sicher zu gewährleisten. Aus datenschutzrechtlichen Gründen muss der Patient der Überleitung mit seiner Unterschrift zustimmen. Er bekommt die Kontaktdaten des Nachversorgers ausgehändigt, damit er sich selbstständig mit ihm in Verbindung setzen kann. Der Überleitbogen wird, sobald die Versorgung feststeht und die Entlassung zeitnahe geplant ist, an den Patienten ausgehändigt oder an den ausgewählten Nachversorger oder die nachbetreuende Einrichtung übermittelt.

Für Nachversorger und Rehabilitationsklinik/AHB ist es wichtig, über den Schulungszustand und die emotionale Situation des Stomaträgers informiert zu sein. Die zum Entlassungszeitpunkt verwendeten **Versorgungsmaterialien** mit Herstellerangabe und Artikelnummer müssen detailliert aufgeführt sein. Stomaart und Anlagedatum sind zu benennen. Ebenso muss bekannt sein, ob eine Rückverlegung der Stomaanlage möglich und geplant ist.

Eine genaue aussagekräftige Beschreibung des Stomas selbst hinsichtlich Stomagröße, -form und -prominenz sowie der peristomalen Hautbeschaffenheit und Konsistenz der Ausscheidung muss erfolgen. Im Überleitbogen muss zu erkennen sein, ob **Fäden/Steg** bereits gezogen wurden bzw. wann sie zu ziehen sind. Ebenfalls können Komplikationen und deren Behandlung und Versorgungslösungen beschrieben werden.

Sind Fäden und/oder Steg noch nicht entfernt, muss durch den Arzt im Entlassungsbrief der Klink und im Überleitbogen genau dokumentiert werden, ob und wann diese gezogen werden sollen.

Die Entfernung von Steg oder Fäden kann durch den Hausarzt erfolgen oder von ihm an den betreuenden Nachversorger delegiert werden. Der Stomaträger wird darauf hingewiesen, dass im Allgemeinen Fäden und/oder Steg nicht dauerhaft belassen werden. Findet ein Fadenzug außerhalb der Klinik nicht statt, sollte sich der Patient wieder an seinen klinischen Pflegeexperten wenden.

Eigen- oder Fremdversorgung

Wird der Patient nach Hause entlassen, muss er mit seiner Versorgung sicher umgehen können. Wird er in eine Rehabilitationsklinik/AHB verlegt, kann er dort weiterhin geschult werden. In einer Pflegeeinrichtung ist eine Fremdversorgung gewährleistet.

Oberstes Ziel der Rehabilitation eines Stomaträgers ist immer die Selbstversorgung (Deutsche ILCO 2007), denn nur so kann ein Patient „in die eigenen vier Wände" entlassen werden.

Dieses Ziel wird selbstverständlich nicht immer während des stationären Klinikaufenthaltes erreicht. Gerade aus diesem Grunde ist es so wichtig, schon während des Klinikaufenthalts im multiprofessionellen Team (Pflegende, Ärzte, Stomatherapeuten, Sozialdienst usw.) herauszufinden, wohin der Patient mit seinen momentanen Fähigkeiten entlassen werden kann.

Ist eine Selbstversorgung bzw. eine Versorgung durch Verwandte nicht gewährleistet, muss frühzeitig an eine Überleitung in eine stationäre Pflegeeinrichtung gedacht werden. Alternativ kann eventuell die Versorgung Zuhause unter Einbeziehung eines ambulanten Pflegedienstes in Erwägung gezogen werden. Braucht der Patient in der momentanen Situation Unterstützung in der Versorgung, ist aber absehbar, dass er die Selbstversorgung in naher Zukunft selbst übernehmen kann, sind rehabilitative Maßnahmen, wie geriatrische, onkologische oder medizinische Rehabilitation oder AHB, anzudenken und in enger Zusammenarbeit mit Arzt, dem Sozialdienst, seiner Krankenkasse und ihm selbst abzuklären.

Egal wohin der Patient entlassen wird, die Materialversorgung muss für die ersten Tage sichergestellt sein. Außerdem muss er über seine Ansprechpartner bei eventuell auftretenden Problemen und Fragen (Nachversorger, klinikscher Pflegeexperte SKW, Arzt) Bescheid wissen.

Hierzu erhält der Patient je nach Vorgaben der Klinikverwaltung Versorgungsmaterial, eine Aufstellung der verwendeten Materialien für die Verordnung durch den Hausarzt (Überleitbogen und ggfs. Stomapass) oder ein entsprechendes Hilfsmittelrezept für den Nachversorger. Dies wird in den verschiedenen Einrichtungen unterschiedlich gehandhabt und richtet sich auch nach den Bestimmungen der einzelnen Kostenträger/Krankenkassen.

Entlassungsgespräch: Versorgungswechsel

Am Tag der Entlassung wird das Versorgungssystem komplett erneuert. Der Stomaträger übernimmt dies soweit möglich selbst. Hier kann er nochmals alle Fragen stellen, die beim Wechsel auftreten. Der Pflegeexperte/die Pflegefachkraft kann unterstützen bzw. letzte Tipps geben.

Für die ersten eigenständigen Versorgungswechsel Zuhause kann es hilfreich sein, dem Patienten einen schriftlichen Ablauf „Versorgungswechsel Schritt für Schritt" auszuhändigen. Diesen kann man eventuell selbst anfertigen oder man greift auf Infoblätter der Hersteller zurück (z. B. Bildanleitungen). Für die Schulung von Angehörigen gilt dies in gleichem Maße (▶ Abschn. 6.7).

Beim abschließenden Versorgungswechsel im stationären Bereich wird vom Stomatherapeuten/von der Pflegefachkraft überprüft, ob Steg oder Fäden gezogen sind bzw. wann vom Arzt der Faden- bzw. Stegzug angeordnet ist. Alle Stoma-relevanten Daten werden nochmals überprüft und eventuelle Veränderungen im Überleitbogen dokumentiert. Hier kann auch die emotionale Situation sowie die Schulungssituation beschrieben werden.

> **Jeder Patient muss genau wissen, welche Art von Stoma er hat und wie dessen Funktion ist bzw. sein wird.**

Nur so kann sich ein Patient Informationen einholen, die für seine persönliche Stomaart relevant und zutreffend sind. Unterstützend erhält er einen Stomapass mit allen aktuellen Stoma- und Materialdaten. Diesen Pass sollte er ständig bei sich tragen. Er kann ihn bei Bedarf z. B. dem Nachversorger oder Hausarzt vorlegen.

Patient und Stomaanlage verändern sich im Laufe des Lebens, Gewichtszu- und -abnahmen, das Altern oder verschiedene sportliche und soziale Aktivitäten machen es erforderlich, dass das Versorgungsmaterial auch in den kommenden Monaten bzw. Jahren überprüft und an die jeweiligen Bedürfnisse des Patienten angepasst wird. Da es an wenigen Kliniken Stomasprechstunden oder -ambulanzen gibt, wird diese Aufgabe poststationär von Nachversorgern mit qualifiziertem Pflegepersonal/-experten übernommen.

> **Der Patient muss wissen: Nicht er muss sich dem Material anpassen, sondern das Versorgungsmaterial muss an seine speziellen Bedürfnisse in jeder neuen Lebenssituation angepasst werden.**

Stomaversorgungsmaterial zählt zu den zum Verbrauch bestimmten Hilfsmitteln, wird vom Hausarzt als Hilfsmittel rezeptiert und von der Krankenkasse erstattet. Eine monatliche gesetzliche Zuzahlung ist erforderlich. Weitere wichtige Informationen sind im ▶ Abschn. 9.7 nachzulesen.

Entlassungsgespräch: Beratungsthemen für den Alltag

Auch wenn der Patient die ganze Zeit während des Klinikaufenthalts auf die Entlassung oder Verlegung vorbereitet wurde, ist ein abschließendes Gespräch zwischen Pflegeexperten, Patienten und wenn gewünscht Angehörigen unerlässlich. All diese Informationen sollten bereits während des Klinikaufenthaltes besprochen werden. Im Abschlussgespräch findet lediglich eine Vertiefung der Beratungsinhalte statt. Es sollte ohne Zeitdruck und in einem geschützten Rahmen (separatem Zimmer) stattfinden, um alle für ihn wichtigen und relevanten Belange ansprechen zu können. Häufig wird vielen Patienten erst während dieses Gespräches bewusst, dass sie jetzt ihren Angehörigen und Freunden erstmalig mit ihrer neuen Körpersituation im häuslichen Bereich gegenübertreten.

Deshalb mischt sich oft die Vorfreude, endlich wieder nach Hause zu dürfen, mit Bedenken, Ängsten und Verunsicherung, mit der neuen Lebenssituation nicht zurechtzukommen oder von Angehörigen, Freunden und Bekannten abgelehnt zu werden. Im Entlassungsgespräch können Stomaträger aber auch Angehörige ihre Ängste, Nöte und Fragen äußern. Die Sensibilisierung und das Erkennen der Bedenken des jeweils anderen können das Zusammenleben und die Kommunikation im häuslichen Bereich erleichtern. Bei weiter reichenden Fragen oder psychosozialen Beratungsthemen kann auf Psychoonkologen und den Sozialdienst hingewiesen werden. Beratung durch Selbsthilfeorganisationen oder „Stomaforen" im Internet können unterstützende wirken (▶ Abschn. 9.2 und 9.3) (AWMF 2013). Nach der Entlassung sollte jeder Stomaträger einen Ansprechpartner haben, an den er sich vertrauensvoll wenden kann, wenn Fragen oder Veränderungen auftreten.

6.3.2 Familie, Freunde und Arbeitskollegen

Eine häufig gestellte Frage ist: „Soll ich meinen Freunden, Kindern, Arbeitskollegen und Vorgesetzten von meinem Stoma erzählen oder soll ich es lieber verheimlichen?" Hierzu können keine Pauschalaussagen gemacht werden. Generell gilt, dass Kinder meist ohne Vorbehalte und Vorurteile mit der Situation umgehen. Kinder sind neugierig und wollen wissen, was los ist. Je offener und selbstverständlicher man mit ihnen darüber spricht, desto leichter und angstfreier können sie diese neue Situation akzeptieren. Für Kinder ist es nur wichtig, dass Papa, Mama oder Oma wieder zuhause sind.

Der Partner sollte sehr frühzeitig an die neue Situation herangeführt werden. Dies kann bereits im

Erstgespräch angeboten werden. Wenn der Partner das Stoma bereits in der Klinik gesehen hat, fällt es Stomaträgern meist leichter, sich dem Partner Zuhause zu zeigen. Je offener und selbstverständlicher damit umgegangen wird, desto schneller findet man in den gewohnten Lebensalltag zurück. Eventuell auftretende Probleme können bewältigt werden, wenn sie offen angesprochen werden und gemeinsam nach einer Lösung gesucht werden kann.

Selbstverständlich bleibt es jedem Stomaträger selbst überlassen, ob er über sein Stoma sprechen möchte oder nicht. Gerade im beruflichen Alltag kann es möglicherweise hilfreich sein, Arbeitgeber und/oder Kollegen zu informieren. Den Mitkollegen fällt es dann oftmals leichter, z. B. häufigere Toilettenbesuche oder auftretende Geräusche zu verstehen und kommentarlos zu akzeptieren. Dies gilt auch im Bekanntenkreis (▶ Kap. 9).

6.3.3 Sexualität

Kein Stomaträger muss auf Sexualität verzichten. Jedoch sollte jeder Betroffene für sich selbst entscheiden, wann der richtige Zeitpunkt gekommen ist, wieder sexuell aktiv zu werden. Es braucht Zeit, sich von der Operation zu erholen, sowohl körperlich vor allem aber psychisch. Der Stomaträger muss sich mit einem veränderten Körperbild arrangieren und nur er kann einen Weg finden, es zu akzeptieren und sich für einen Partner attraktiv zu fühlen. Die Selbstverständlichkeit und Normalität auch in der Partnerschaft muss erst wieder gefunden werden. Professionelle Hilfe und Beratung bieten Gynäkologen und Urologen. Über www.isg.de können Informationsmaterialien und Broschüren bezogen werden.

Nach ausgedehnten Operationen im Beckenbereich sind bei Männern und Frauen Sensibilitäts- und Funktionsstörungen im Genitalbereich möglich. Diese Probleme können sich nach einiger Zeit bessern oder ganz verschwinden. Sinnvoll ist gegebenenfalls die Vorstellung beim Urologen bzw. Gynäkologen. Im Einzelfall werden spezielle Hilfsmittel oder Medikamente verordnet.

> **Das Stoma selbst sollte jedoch nicht in sexuelle Handlungen einbezogen werden, da der Darm durch Manipulation leicht verletzt werden kann.**

Für ungestörte intime Stunden gibt es einige Tipps und Accessoires, die dem Stomaträger empfohlen werden können: Der blickdichte Stomabeutel sollte vorher entleert werden. Kolostomieträger können irrigieren oder während der ausscheidungsfreien Zeiten Stomakappen tragen. Ileostomieträger können evtl. auf Minibeutel zurückgreifen. Die Versorgung kann mit einem Seidenschal oder Beutelüberzug kaschiert werden. Es gibt auch die Möglichkeit, „Stomawäsche" zu tragen. Bezugsquellen für diese Produkte sind auch im Internet unter „Stomawäsche" zu finden. Stomawäsche ist in den meisten Fällen nicht erstattungsfähig (▶ Abschn. 9.4).

Bei jungen Stomaträgerinnen besteht oftmals Kinderwunsch. Prinzipiell ist eine **Schwangerschaft mit einem Stoma** möglich. Voraussetzungen und wichtige Hinweise finden sich in ▶ Abschn. 7.4.1.

6.3.4 Duschen, Baden und Sauna

Mit allen Stomabeutel und Platten ist Duschen, Baden und Schwimmen uneingeschränkt möglich, egal ob im Leitungswasser Zuhause, Chlorwasser im Schwimmbad oder Salzwasser im Meer. Voraussetzung ist, dass das Material sicher auf der Haut haftet und sich im Alltag bewährt hat. Nach längerem Wasserkontakt sollte kontrolliert werden, ob der Hautschutz durch die Feuchtigkeit angegriffen wurde und evtl. ersetzt werden muss. Beutelmaterialien, auch solche mit modernen Vliesbezügen, saugen sich nicht mit Wasser voll und können nach dem Duschen/Baden abgetrocknet werden.

Die meisten Stomabeutel enthalten einen **Aktivkohlefilter**, dieser muss im Einzelfall vor Wasserkontakt zum Schutz vor eindringendem Wasser abgeklebt werden, dazu werden vom Hersteller kleine Aufkleber den Beutelverpackungen beigelegt (siehe Herstellerhinweis). Nach dem Baden kann die Abklebung wieder entfernt werden.

Duschen ist auch ohne Stomaversorgung möglich. Dabei sollte der Duschstrahl nicht direkt auf die Stomaschleimhaut gerichtet sein, um Reizungen oder Verletzungen zu vermeiden. Ölige bzw. rückfettende und parfümierte **Bade- oder Duschzusätze** sollten nicht verwendet werden, da sie die Haftung der Hautschutzmaterialien negativ beeinflussen können. Es ist sinnvoll, zunächst mit

Versorgung zu duschen und erst zum Schluss diese abzunehmen, da das Stoma besonders bei Ileostomieträgern jederzeit fördern kann.

Baden ohne Stomaversorgung ist nicht zu empfehlen! Stuhlausscheidungen im Badewasser können Harnwegsinfektionen begünstigen.

Praxistipp

Viele Patienten zweifeln stark daran, dass mit der Stomaversorgung Baden im Freibad oder Meer möglich ist. Eine gezielte Beratung vermindert die Bedenken und es kann dem Stomaträger angeraten werden, seine Versorgung zunächst in der Badewanne zu testen, um Vertrauen in die Sicherheit des Materials zu entwickeln.

Spezielle Badebekleidung für Stomaträger wird von verschiedenen Herstellern angeboten. Frauen können ggf. auch „normale" Bademoden tragen, dabei ist der Phantasie keine Grenze gesetzt. Im Allgemeinen gilt, dass groß gemusterte oder geraffte Badeanzüge besonders gut kaschieren. Männer können hochgeschnittene Badeshorts tragen. Wird die Stomaversorgung nicht durch diese abgedeckt, können Neopren- bzw. spezielle Sport- und Schwimmgürtel oder Bade-T-Shirts angezogen werden. Wer möchte, kann auch einen Herrenbadeanzug tragen. Die erhältlichen speziellen Bademoden haben integrierte Taschen, die den Stomabeutel aufnehmen und stützen. Sie verhindern auch, dass der Beutel im „Schritt" aus der Badekleidung ragt. Bei „normaler" Bademode, kann eine Tasche/Halterung eingearbeitet werden.

Saunabesuche sind gesundheitsfördernd und bei vielen Menschen sehr beliebt. Stomaträger müssen darauf nicht verzichten. Durch die Hitze und die dadurch erhöhte Schweißproduktion müssen die Haftflächen allerdings mehr Feuchtigkeit aufnehmen. Eventuell ist dadurch ein verkürztes Wechselintervall der Versorgung nötig. Minibeutel oder Stomakappen (nur für Kolostomieträger mit ausscheidungsfreien Zeiten oder nach Irrigation) ermöglichen eine diskrete Versorgung. Badetücher, Saunakilt oder Saunakleider und o. g. Badekleidung können die Versorgung verbergen. Auch hierzu bieten Hersteller verschiedene Artikel und Ausführungen an, die im Internet unter „Stoma baden" zu finden sind.

■ Blähungen und Beutelfilter

Die meisten Beutel besitzen einen Aktivkohlefilter. Einige Firmen bieten auch separate Filter an, die am Beutel angebracht werden können. Die Funktionsfähigkeit der Filter kann nur vom Patienten beurteilt werden, da die Darmgasentwicklung mitentscheidend über die Funktionsdauer ist. Den Herstellerhinweisen ist zu entnehmen, ob der Filter von außen abgeklebt werden muss und wie lange er funktionsfähig ist.

Entlüftet ein Filter zu stark, d. h., die Beutelfolie wird an das „Stoma angesaugt", kann dies zu Unterwanderungen der Haftfläche führen. Besonders bei Patienten mit Kolostomieanlage und sehr fester, zäher Ausscheidung kann dies auftreten.

Praxistipp

Diesen Patienten sollten geraten werden, mehr Flüssigkeit zu sich zu nehmen und beim Aufbringen der Versorgung darauf zu achten, dass sich ein kleines Luftpolster im Beutel bildet. Der Filter sollte von außen abgeklebt werden. Luft kann nicht entweichen, bei auftretenden Blähungen kann die Abklebung wieder abgezogen werden, der Filter kann wieder normal entlüften. Auch das Einlegen einer feuchten Kompresse kann das Ansaugen der Beutelfolie verhindern.

■ Geruchsentwicklung

Manche Hersteller bieten ein geruchsneutrales oder auch geruchsneutralisierendes Gleitgel an. Dieses wird vor Anbringen der Versorgung in den Beutel appliziert, es befeuchtet die Innenseite, somit kann der Stuhlgang auch leichter zum Beutelboden gleiten (www.colostomyassociation.org.uk/pancaking).

6.3.5 Sport

Sportliche Betätigung bedeutet für viele Menschen ein großes Stück Lebensqualität. Uneingeschränkt empfohlen werden können Ausdauersportarten, wie z. B. Wandern, Nordic Walking, Jogging, Radfahren und Schwimmen. Diese Sportarten haben einen positiven Effekt auf die Genesung.

Viele Stomaträger haben vor der Operation eine Sportart ausgeübt und fragen dann gezielt, ob sie diese wieder ausüben können. Grundsätzlich gilt, dass Spitzenbelastungen der Bauchdecke vermieden werden müssen, um eine Stomahernie oder einen Prolaps zu vermeiden. Dazu zählen z. B. Gewichtheben, Sit-ups, Geräteturnen (▶ Abschn. 7.3).

Das Heben schwerer Gewichte sollte auch im häuslichen Bereich vermieden werden! In der Literatur werden maximale Belastungen von max. 5 bis 10 kg genannt (Haugen und Ratcliff, 2013).

Praxistipp

Für Patienten sind zum besseren Verständnis Beispiele wichtig, da Gewichte oftmals unterschätzt werden. Ein Korb voll feuchter Wäsche kann z. B. bis zu 15 kg wiegen. Ein Getränkekasten kommt auf 8 bis zu 12 kg. Völlig unterschätzt wird die Belastung der Bauchdecke bei der Gartenarbeit (wie z. B. beim Umgraben und Pflanzen).

Von Sportarten, bei denen es zu einem Stoß oder Schlag auf das Stoma kommen kann, wird abgeraten (Boxen, Ringen, Judo, Kickboxen). Bei Mannschaftssportarten, wie z. B. Fußball, Handball, Basketball, Tennis, wird eine Stomabandage mit Protektor empfohlen. „Gewalteinwirkung" auf das Stoma, wie z. B. der Aufprall eines Balls, kann Blutungen oder Verletzungen hervorrufen. Bei Sportarten wie Kegeln und/oder Badminton kann ein Stomagürtel oder eine -bandage zusätzlichen Halt für die Versorgung bieten.

Beliebt sind heutzutage Fitness-Studios. Hier sollte der Stomaträger mit einem kompetenten Fitnesstrainer bzw. Physiotherapeuten die für ihn geeigneten Geräte und Übungen individuell auswählen. Bei sportlichen Aktivitäten kommt es häufig zu verstärkter Schweißbildung und die Hautschutzmaterialien müssen vermehrt Feuchtigkeit aufnehmen. Die Wechselintervalle können sich dadurch verkürzen.

6.3.6 Ernährung

Es gibt keine allgemein gültige Stomadiät.

In der postoperativen Phase erfolgt ein langsamer Kostaufbau. Im weiteren Verlauf sollten schrittweise zusätzliche Nahrungsmittel in den Speiseplan aufgenommen werden, um eine ausgewogene Ernährung zu gewährleisten.

Zu beachten ist: Nahrungsmittel, die vor der Operation Blähungen verursacht haben, können dies auch nach der Stomaanlage tun. Konnte eine Blähung vorher mit einem funktionierenden Schließmuskel unterdrückt werden, so ist dies nach Stomaanlage nicht mehr möglich. Der geräuschvolle Abgang von Blähungen wird vom Stomaträger oftmals als peinlich empfunden. Jeder Stomaträger sollte für sich ausprobieren, ob und welche Speisen bei ihm Blähungen verursachen und diese ggf. meiden. Dazu ist das Führen eines Ernährungstagebuches sinnvoll und hilfreich.

Ileostomieträger sollten vorwiegend ballaststoffarme Kost zu sich nehmen und faserreiche, schwerverdauliche und fette Speisen meiden. Darüber hinaus sollten alle Stomaträger, besonders aber Ileostomieträger, auf eine ausreichende Flüssigkeitszufuhr achten. Besonders geeignet sind Tees, kohlensäurearme oder -freie Mineralwässer oder Fruchtschorlen.

6.3.7 Ileostomie: spezielle Beratungsinhalte

1. Ernährung und Flüssigkeitszufuhr

In den ersten Monaten muss der Ileostomieträger besonderes Augenmerk auf seine **Ernährung** richten (▶ Abschn. 7.1). Ein hoher **Flüssigkeitsverlust** über das Stoma kann gerade in den ersten Monaten sehr problematisch sein. Besonders im Sommer oder bei älteren Menschen, die nicht viel trinken, kann der Flüssigkeitsverlust schnell zur Exsikkose bis hin zum Nierenversagen führen (▶ Abschn. 3.2).

Symptome eines zu starken Flüssigkeitsverlustes:

- Kopfschmerzen
- Abgeschlagenheit
- Mundtrockenheit
- Konzentrierter, stark riechender Urin

Ist dies der Fall, muss oral reichlich Flüssigkeit zugeführt werden. Hilft dies nichts oder bleibt gar die Urinausscheidung ganz aus, muss schnell ein Arzt aufgesucht werden. Je nach Befund kann eine Infusion ausreichen oder aber ein stationärer Aufenthalt mit intensiverer Therapie (Dialyse) notwendig werden. Über diese Zusammenhänge und Problematiken muss der Stomaträger und/oder sein Umfeld gut aufgeklärt werden.

Zur Kontrolle, ob genug Flüssigkeit zugeführt wird, kann die Urinausscheidung dienen. Sie sollte ca. 1,5 Liter pro Tag betragen und der Urin sollte hell und klar sein (► Abschn. 3.2, ► Abschn. 7.1)!

2. Medikamente

Speziell bei Ileostomieträgern ist zu beachten, dass einige Medikamente – besonders Retardprodukte (z. B. Kapseln) – nicht vollständig oder gar nicht vom verbliebenen Darm resorbiert werden können. Alternative Verabreichungsformen müssen durch Arzt und Apotheker ausgewählt und angeordnet bzw. verschrieben werden (► Abschn. 7.1.5).

Praxisbeispiele:

1. Loperamid ist in Kapselform nicht sicher wirksam und muss durch Saft, Tropfen oder linguale Schmelztabletten ersetzt werden.
2. Stomaträgerinnen, die die „Pille" zur Empfängnisverhütung einsetzen, sollten sich vom Gynäkologen beraten lassen, ob andere Verhütungsmaßnahmen notwendig sind.

3. Vitamin-B12-Bedarf

Ist das terminale Ileum ausgeschaltet, kann oral zugeführtes Vitamin B12 nicht mehr durch den Darm resorbiert werden. Ebenso die fettlöslichen Vitamine A, D, E und K. Bei Langzeit-Ileostomieträgern (über ein Jahr) muss der Vitamin-B12-Spiegel kontrolliert und bei Bedarf durch Injektionen ausgeglichen werden. Ein **Vitamin-B12-Mangel** führt zu irreversiblen neurologischen Schäden und Störungen der Blutbildung.

4. Gallensäure

Bei Ileostomieträgern kommt es zu einem erhöhten **Verlust an Gallensäuren**, dadurch ist die Fettverdauung beeinträchtigt. Fette Speisen werden nicht mehr gut vertragen und es kann zu Gallensteinen kommen. Bei starken Verdauungsbeschwerden können durch den Internisten Medikamente, z. B. Gallensäurebinder, verordnet werden (► Abschn. 3.2).

6.3.8 Sigmoido- oder Descendostomie: spezielle Beratungsinhalte

Stomaträger, bei denen genügend Dickdarm zur Wasserrückresorption erhalten werden konnte, können nach ärztlicher Indikationsstellung und Erlaubnis irrigieren. Durch die Irrigation erreicht man meist ausscheidungsfreie Zeiten von 24–48 Stunden sowie eine deutliche Reduzierung der Gasbildung. Dadurch ist eine sehr diskrete Stomaversorgung möglich. Indikationen, Kontraindikationen sowie die Durchführung und eventuelle Probleme werden in ► Abschn. 7.2 genau beschrieben.

Praxistipp

Broschüren zu verschiedensten Themen sind von Selbsthilfegruppen und Herstellern meist kostenfrei erhältlich.

Der nachversorgende Stomatherapeut ist bei Problemen und Fragen der erste Ansprechpartner. Abhängig vom Problem kann unterstützend das multiprofessionelle Team bestehend aus Sozialdiensten, Versorgungsämtern, Krankenkassen, Herstellerfirmen und Selbsthilfegruppen individuell hinzugezogen werden.

6.3.9 Beckenbodentraining

Stomaträger mit temporären Stomaanlagen, bei denen eine Rückverlegung geplant ist, müssen auf ein Beckenboden- und Schließmuskeltraining hingewiesen werden. In den Wochen und Monaten, in denen keine Ausscheidung über den Enddarm erfolgt, ist der Schließmuskel „arbeitslos" und erschlafft teilweise. Nach Stomaverschluss und Rückverlegung kann dies zu Kontinenzproblemen führen (► Abschn. 12.2).

Der Chirurg entscheidet, wann der Patient nach der Operation mit dem gezielten Beckenboden- und/oder Schließmuskeltraining beginnen darf.

Die Übungen sollten durch einen speziell dafür ausgebildeten Physiotherapeuten (Beckenbodentherapeuten) angeleitet werden. Auf der Homepage des „Beckenbodentherapeuten Verbandes" können speziell ausgebildete Fachkräfte gefunden werden (http://www.ag-ggup.de).

Hilfreich ist, wenn das Training den Lebensumständen des Betroffenen angepasst ist und vollumfänglich in den Alltag integriert werden kann (Gruben et al. 2013) (▶ Abschn. 7.3).

6.3.10 Hilfreiche Tipps für unterwegs

Viele Stomaträger fühlen sich oftmals in ihren eigenen vier Wänden sicher, haben aber Bedenken, in die Öffentlichkeit zu gehen. Im Abschlussgespräch wird der Patient ermutigt, am normalen sozialen Leben teilzunehmen. Dazu gehört das Einkaufen genauso wie der Kinobesuch oder das Treffen mit Freunden.

> **Unterwegs sollte immer eine komplette Versorgung zum Wechseln mitgenommen werden (besonders zum Arztbesuch, da keine Stomaprodukte in der Praxis vorrätig sind).**

Auch ist zu bedenken, im absperrbaren Bereich der öffentlichen Toiletten gibt es meist kein Waschbecken und in Herrentoiletten oftmals auch keinen Abwurf. Deshalb kann jeder Stomaträger angefeuchtete Kompressen in einer Box oder Tüte sowie einen Abwurfbeutel bei sich tragen. Von vielen Herstellern gibt es Entlasstaschen, in denen man alles Notwendige bei sich tragen kann.

Praxistipp

Ein sogenannter **Euroschlüssel** öffnet Behinderten in Deutschland, Österreich und der Schweiz sowie einigen europäischen Ländern den Zugang zu Toiletten. Er ist gegen eine geringe Gebühr über den CBF Darmstadt e. V. erhältlich

Vorteil von **Behindertentoiletten**: Sie haben immer ein Waschbecken, sind immer geräumiger und meist sauberer als andere öffentliche Toiletten.

Berufstätige Stomaträger sollten Versorgungsartikel und eventuell Wechselwäsche am Arbeitsplatz deponieren.

Autofahrten: Verläuft der Sicherheitsgurt genau über der Stomaanlage, besteht Verletzungsgefahr. Zum Schutz kann ein kleines Kissen oder spezielle Stomaprotektoren an dieser Stelle unter den Gurt geschoben werden. Grundsätzlich wäre eine Gurtbefreiung möglich. Dies ist jedoch aus Sicherheitsgründen nicht empfehlenswert. Mitgenommenes Versorgungsmaterial sollte **im Sommer** nicht im warmen Kofferraum oder Handschuhfach deponiert werden. Bei längeren Fahrten empfiehlt sich eine Kühltasche.

Reisen auch in ferne Länder ist für Stomaträger nahezu uneingeschränkt möglich. Von der deutschen ILCO und von den Herstellerfirmen gibt es Reisezertifikate. Dieses Reisedokument erklärt in mehreren Sprachen, dass der Eigentümer Stomaträger ist und entsprechendes Versorgungsmaterial benötigt. Sollte es zu einer Leibesvisitation kommen (Check am Flughafen), wird darauf hingewiesen, dass diese von einer qualifizierten Person durchgeführt werden muss. Dieses Dokument sowie den persönlichen Stomapass mit Angaben über Stomaart und Versorgungsmaterial sollte der Stomaträger auf Reisen immer bei sich tragen.

- Bei Flugreisen sollte ausreichend Versorgungsmaterial für den Flug und die ersten Tage im Reiseland im Handgepäck verstaut werden.
- Versorgung vorschneiden, da Scheren nicht mit in die Kabine des Flugzeuges mitgenommen werden dürfen. Dies gilt evtl. auch für manche flüssigen Pflegeprodukte.
- Bei Reisen in warme Länder mehr Material einplanen.
- Kolostomieträger sollten neben Kolostomiebeuteln auch ausstreifbare Beutel einpacken.
- Bei langen Reisen eventuell beim Hersteller anfragen, ob und wo das Produkt im Reiseland erhältlich ist (▶ Abschn. 9.5).

6.3.11 Soziale Hilfen

Unterschiedliche und wichtige **soziale Hilfen** stehen von staatlicher Seite für den Stomaträger zur Verfügung. Auskünfte dazu bieten u. a. Sozialdienste in den Kliniken, Krankenkassen, Versorgungsamt, Selbsthilfeorganisationen (▶ Abschn. 9.2 und 9.3) sowie z. B. Bundesministerium für Gesundheit und Soziales, Deutsche Krebsgesellschaft, Deutsche Krebshilfe, Sozialverband VdK e. V. und Bundesversicherungsanstalt.

6.3.12 Wiedereinstieg in den Beruf

Der Wiedereintritt ins Erwerbsleben ist für viele Stomaträger ein wichtiger Schritt. Der Zeitpunkt und die Art und Weise der Rückkehr ins Erwerbsleben hängt stark von der Arbeitsbelastung und der psychischen und physischen Situation des Stomaträgers ab und ist individuell sehr verschieden. Eventuell sind anfangs eine stufenweise Wiedereingliederung oder Leistungen zur Teilhabe am Arbeitsleben (LTA`s) sinnvoll.

Es ist abzuklären, ob die gewohnte Tätigkeit uneingeschränkt wieder aufgenommen werden kann. Berufe mit schwerer körperlicher Arbeit (Hebe- und Tragetätigkeit von mehr als 15 kg) sind dauerhaft nicht mehr möglich. Dies muss im Einzelfall mit dem behandelnden Arzt und dem Betriebsarzt, sowie ggfs. dem Sozialmediziner in der Reha-Klinik besprochen und abgeklärt werden. Sollte eine Fortsetzung der bisherigen beruflichen Tätigkeit nicht mehr möglich sein, sollte sich der Stomaträger an die Deutsche Rentenversicherung oder das zuständige Arbeitsamt (▶ Abschn. 9.6) wenden.

6.3.13 Selbsthilfeorganisationen und -gruppen

Kontakt zu Betroffenen kann bereits vor der Operation und der stationären Aufnahme, aber auch während des Klinikaufenthaltes (AWMF 2013, AWMF 2016) und später Zuhause vermittelt werden. Das Gespräch mit einem „erfahrenen" Betroffenen ist für einen neuen Stomaträger oftmals hilfreich. Erfahrungen aus dem täglichen Leben mit einem Stoma können von einem Betroffenen glaubwürdiger dargestellt werden als von einem Nicht-Betroffenen. Der Patient entscheidet selbst, ob und zu welcher Gruppe er Kontakt aufnehmen möchte. Im Internet existieren Homepages, Foren und Plattformen von Betroffenen für Betroffene (▶ Abschn. 9.2 und ▶ Abschn. 9.3).

6.4 Versorgung Zuhause und im Alltag

G. Gruber, R. Karg-Straninger

6.4.1 Vorbereitung der Entlassung

Das Ziel der Selbstversorgung bei Entlassung kann nicht bei allen Stomaträgern erreicht werden. Die teilweise kurzen Verweildauern in der Akutklinik, hohes Lebensalter, Sehbehinderungen, Mobilitätsstörungen oder zusätzliche Multimorbidität sind einige der limitierenden Ursachen, die dazu führen, dass Defizite in der Selbstversorgung entstehen.

Oft wird dem Patient erst Zuhause klar, dass es keine „Glocke" gibt, die eine Pflegekraft ruft, wenn ein Handgriff noch nicht gelingen will oder nicht richtig ausgeführt werden kann. Ist jedoch die fachgerechte und selbstständige Versorgung nicht gesichert, führt dies zwangsläufig zu Problemen bis hin zu Hautirritationen und durch die Unsicherheit der Versorgungssituation auch zur sozialen Isolation des Stomaträgers. So wird unter Umständen ein gutes Operationsergebnis stark beeinflusst oder gar zunichte gemacht.

Beratungen und Anleitungen benötigten Wiederholung (Sailer 2010), damit das Gelernte vertieft und umgesetzt werden kann.

Deshalb ist nach dem stationären Aufenthalt (Klinik und/oder Reha) die weitere häusliche Betreuung durch qualifizierte Pflegefachkräfte so wichtig, um bei Bedarf nahtlos die Beratung und Anleitung fortzuführen (DNQP 2009). In der Stomasprechstunde oder beim Erstbesuch des Nachversorgers im häuslichen Bereich können offen gebliebene oder neu aufgetretene Fragen geklärt und eventuell notwendige Anpassungen der Versorgung (z. B. durch Bauchdeckenveränderungen) vorgenommen werden (Droste und Gruber 2010).

Bei Entlassung aus der Klinik muss die Erstversorgung mit Stomahilfsmitteln gewährleistet sein (▶ Abschn. 9.7). Der Patient sollte über die wichtigsten vertraglichen Regelungen seiner Krankenkasse informiert sein. Die Hilfsmittelverordnung kann der Klinikarzt oder der niedergelassene Arzt ausstellen.

Praxistipp

Falls vorhersehbare Schwierigkeiten bei der Organisation der Hilfsmittel (Verordnung oder Lieferung) auftreten, wie z. B. kurzfristige Entlassung am Freitagnachmittag, Feiertag oder am Wochenende, benötigt der Patient Stomaversorgungsartikel, die ihm von der Klinik mitzugeben sind.

Der Patient erhält in der Klinik einen Stomapass (DKG 2015) oder besser noch einen Überleitungsbogen (Droste und Gruber 2010), in denen wichtige Informationen und Beratungsinhalte zusammengefasst sind, z. B.:

- Art des Stomas: Ileo-, Kolo- oder Urostoma oder Harnableitung
- Größe und Form der Stomaanlage
- Information, dass sich das Stoma noch verändert und die Versorgung in Größe und Ausstattung angepasst werden muss (die Stomagröße verändert sich in den ersten Wochen nach Operation noch um ca. 30 % bzgl. Prominenz und Durchmesser)
- Art des Versorgungssystems: ein- oder zweiteiliges System, Hersteller, aktuelle Ausstattung, Status der selbstständigen Versorgung oder Hilfen durch Angehörigen, Möglichkeiten zur Individualisierung der Versorgung und Informationen zu Ernährung und Alltagsleben
- Wichtige medizinische/pflegerische Daten zum Stoma, zur parastomalen Haut, zur Ausscheidung und mögliche Veränderungen, Nachsorge- oder Kontrolltermine
- Stomaprodukte (Herstellerangaben, Artikelnummer, Packungsgrößen) und Ansprechpartner
- Bezug der Stomaartikel, Verordnung durch den Arzt und Lieferung über die Vertragspartner der Krankenkassen (Homecare-Unternehmen/Sanitätshäuser, Angebote der Selbsthilfeorganisationen)

Der Patient muss wissen, dass Pflegefachkräfte in Homecare-Unternehmen oder Sanitätshäusern keine „häusliche Pflege" leisten, sondern für die Koordination der Produktauswahl (Lieferung), Bereitstellung, Anleitung zum Gebrauch, Anpassung und bei auftretenden Problemen zuständig sind.

6.4.2 Zuhause! Kann die Selbstversorgung gelingen?

Zuhause anzukommen bedeutet für viele Menschen nach einem Krankenhausaufenthalt erst einmal aufatmen und in die gewohnte Umgebung zurückkehren. Jedoch warten viele Veränderungen. Es kann eine Erleichterung für den Stomaträger sein, den ersten Versorgungswechsel gemeinsam mit „Hilfe" durchzuführen. Optimalerweise hat eine Kontaktaufnahme des Stomapatienten und des klinischen Pflegexperten mit der ambulanten Fachkraft schon in der Klinik stattgefunden. Ein Überleitbogen sollte vorliegen.

6.4.3 Der erste Versorgungswechsel Zuhause

Häufig fühlen sich Patienten Zuhause schwächer als sie es in der Klinik empfunden haben. Die Pflegefachkraft/der Pflegeexperte sollte als erstes die tatsächlichen Ressourcen oder auch auftretende Defizite direkt in einem persönlichen Gespräch mit dem Betroffenen und evtl. einem Angehörigen ermitteln, hier können Fragen gestellt oder Zweifel geäußert werden.

Vorbereitung

- Der Raum zum Versorgungswechsel sollte hell oder gut beleuchtet sein und groß genug, um Stomaträger, Pflegefachkraft und evtl. einem Angehörigen Bewegungsfreiheit zu gewährleisten. Er muss störungsfrei genutzt werden können.
- Je nach Kreislaufsituation und Allgemeinzustand des Patienten kann der Versorgungswechsel noch einmal im Liegen durchgeführt werden. Dazu können Sofa oder Bett dienen. Die Liegefläche sollte mit wasserdichten Schutzfolien oder alternativ mit Müllbeuteln und Handtüchern vor

eventueller Verschmutzung geschützt werden. Im Schlaf- und Wohnzimmer gibt es keinen Wasserhahn, daher müssen genügend feuchte Kompressen oder eine kleine Schüssel mit Wasser bereitstehen.

- Kann aufgrund der Kreislaufsituation der Versorgungswechsel im Sitzen oder Stehen durchgeführt werden, sind meist Bad oder Toilette die geeigneten Räume. Vorher den Badevorleger entfernen, schnell kann das Stoma während des Versorgungswechsels Ausscheidung fördern.
- Alle zur Versorgung notwendigen Materialien werden **vor** dem Abnehmen der Versorgung vorbereitet und entweder am Rand des Waschbeckens oder einer anderen geeigneten Ablagefläche so deponiert, dass sie gut und zügig erreichbar sind.

Praxistipp

Die Beratung und der Versorgungswechsel sollte wie in der Klinik nach den „Grundsätzen" der Stomaversorgung weitergeführt werden, so treten keine Unsicherheiten in der praktischen Handhabung auf (► Kap. 5, ► Kap. 6).

Durchführung

- Erst wenn alles gerichtet und in Griffnähe angeordnet ist, wird die alte Versorgung abgenommen.
- Danach wird der Versorgungswechsel wie erlernt vom Stomaträger durchgeführt. Die nachversorgende Pflegekraft beobachtet die Vorgehensweise des Patienten; so kann sie sich ein Bild über seine Fertigkeiten machen und bei Bedarf unterstützend eingreifen. Der Stomaträger kann gebeten werden, die einzelnen Schritte des Wechsels zu erklären, daran kann man erkennen, inwieweit er die Versorgungsschritte verstanden hat.
- Die Rückseite der Versorgung wird inspizieren und dem Patienten erklärt, wie wichtig dies ist, um das optimale Wechselintervall der Basisplatte oder des einteiligen Systems zu ermitteln.
- Falls Unterwanderungen mit Ausscheidung zu erkennen sind, sollte die Versorgung bezüglich Ausstattung (plan/softkonvex/konvex) oder Zubehör, wie Hautschutzringe, kombiniert werden.

In diesem Zusammenhang sollte der Patient auch kurze Hinweise erhalten, wie er dazu beitragen kann, Komplikationen zu vermeiden. Hinweise zu Tragezeiten, Wechselintervallen und Produkten, die in der Stomaversorgung keine Anwendung finden, sollten noch einmal besprochen werden.

- Reinigung von Haut und Stoma; falls Unsicherheiten bestehen, können diese besprochen und korrigiert werden (Versorgungsproblemen durch falsche Handhabung kann so vorgebeugt werden). Hierbei ist auch der Hinweis wichtig, die Stomaversorgung mit den warmen Händen für einige Minuten flach anzudrücken oder anzumassieren und erst dann die nicht benötigten Materialien aufzuräumen (► Abschn. 5.3, ► Abschn. 6.2).

Für eine optimale Haftung der Stomaversorgung muss eindringlich darauf hingewiesen werden, nicht gleich eine gebückte Haltung einzunehmen (Schuhe binden oder heruntergefallene Utensilien aufheben), da dies dazu führen kann, dass sich die Stomaversorgung von der Haut löst und Unterwanderungen auftreten.

- Falls bei der pflegerischen Kontrolle der Stomaanlage festgestellt wird, dass Fäden, Reiter oder Uretherschienen liegen, und gibt es keinen Überleitbogen, in dem das weitere Vorgehen festgelegt ist, wird mit der Klinik oder dem behandelnden Arzt das weitere Vorgehen und mit dem Patienten die spezielle Pflege und Versorgung besprochen (► Abschn. 6.3).
- Nach dem Versorgungswechsel Abfall- bzw. Entsorgungsbeutel verschließen und anschließend über den Hausmüll entsorgen.
- Am Ende der Anleitung können aufgetretene Fragen geklärt und bei Bedarf ein neuer Termin vereinbart werden.

- Um mit Betroffenen auch die nächsten Schritte in der Häuslichkeit zu besprechen wird die neue Versorgung vorbereitet und Hinweise für „Notfälle“ gegeben.

6.4.4 Vorbereitung für weitere Versorgungswechsel

- Die Materialien für den nächsten Versorgungswechsel werden vorbereitet und können in einem Abfallbeutel oder einem Kosmetikbeutel aufbewahrt werden (z. B. Basis- oder Hautschutzplatte vorschneiden).
- Diese „Notfallausrüstung“ kann auch unterwegs verwendet werden. Hier wird zusätzlich noch frische Unterwäsche für einen evtl. Wäschewechsel eingepackt.
- Eine aktuelle komplette Versorgung sollte immer griffbereit ein. Viele Stomaträger haben auch eine Reserve im Auto. Daran denken: Material regelmäßig erneuern und vor Temperaturschwankungen schützen! Die Notfallausrüstung sollte bei jedem Verlassen der Wohnung mitgenommen werden, auch bei einem Arzt- oder Ambulanzbesuch, denn der Hausarzt hat kein Versorgungsmaterial in der Praxis und auch Kliniken haben nicht immer das passende oder produktgleiche System zur Verfügung.

Praxistipp

Die Notfallausrüstung wird beim nächsten planmäßigen Versorgungswechsel verwendet und mit neuen Materialien aus den Originalkartons dann wieder ergänzt. So wird verhindert, dass die Hautschutzflächen (Basisplatten) austrocknen und nicht mehr richtig haften oder die Öffnung des Hautschutzmaterials nicht mehr passgenau ist.

Bei einer Veränderung der Stomagröße und notwendigen Umstellung der Basisplatten oder Einteiler wird das gesamte Material (auch die Beutel) aus der Notfallversorgung ausgetauscht, um bei einem unvorhergesehenen Versorgungswechsel schnell und vor allem passend die Versorgung durchführen zu können.

6.4.5 Hinweise zur Lagerung und Bestellung

- Die aktuelle Versorgung darf nicht im Bad (zu hohe Temperatur und Luftfeuchtigkeit) gelagert werden, sondern besser in einem Schrank im Flur oder Schlafzimmer.
- Bereits bei Anbruch der letzten Packung sollte die neue Ware komplett bestellt werden (Monatsbedarf). Die vorhandene Ware zuerst verbrauchen.
- Die Erstbestellung besser nicht auf Vorrat bestellen, da sich Größe und Höhe (Prominenz) der Stomaanlage (rückläufiges Stomaödem), die Bauchdecke und Haut (Körpergewicht, Falten) noch verändern. Die Ausscheidungsintervalle bzw. Ausscheidungsmenge wird sich auf die Ernährung Zuhause (Kostaufbau) einstellen.
- Mehr Bewegung, die Kostumstellung von Schonkost im Krankenhaus zu Vollkost und Veränderungen der Bauchdecken durch Gewichtszu- oder auch -abnahme können Versorgungsanpassungen oder sogar Umstellungen erfordern.
- Hilfsmittel müssen sorgfältig behandelt werden. Ein Mehrverbrauch, z. B. durch unsachgemäße Lagerung oder Gebrauch, geht nicht zu Lasten der Krankenkasse, sondern des Patienten. Die Erstattung der Hilfsmittel bei fehlerhaftem Gebrauch (z. B. durch Patienten, Angehörige oder ambulante Pflegekräfte) sind umgehend zu klären, da ein Großteil der Krankenkassen die Stomaprodukte monatliche pauschaliert vergütet (► Abschn. 9.7) und die geforderte wirtschaftliche Versorgung nicht gewährleistet wäre.

- Kliniken haben oft aus Gründen der Praktikabilität, Lagerhaltung und Wirtschaftlichkeit die Bevorratung von Stomaprodukten auf eine Auswahl von Stomasystemen reduziert. Der gut sortierte Fachhandel sollte die individuellen Patientenbedürfnisse berücksichtigen und eine pflegerisch korrekte Versorgung, die der medizinischen Notwendigkeit und Wirtschaftlichkeit entspricht, anpassen und zuverlässig liefern können. Produkte oder Zubehör, die in der Klinik nötig waren, um die ungestörte Einheilung des Stoma zu ermöglichen, können beim Versorgungswechsel überprüft und ggfs. weggelassen werden.

Praxistipp

Es gibt viele Möglichkeiten, das Stomaversorgungssystem zu adaptieren: Das Hautschutzmaterial (plan mit Zubehör, Hautschutzringe, -streifen oder -paste) kann kombiniert bzw. gewölbte/softkonvexe oder konvexe Hautschutzflächen verwendet werden, um die Abdichtung zu verbessern. Bei Unsicherheiten der Handhabung kann beim Zweiteiler eine Rastringumstellung von einer Klebekopplung auf einen „griffigeren" Rastring eine Lösung sein.

6.4.6 Probleme bei der Versorgung Zuhause

- Ist keine ausreichende Dichtigkeit und Zuverlässigkeit mit den bisher verwendeten Produkten zu erreichen, muss zwingend die Versorgung neu angepasst oder eine komplette Umstellung des Versorgungssystems in Betracht gezogen werden. Eventuell müssen verschiedene Systemvarianten getestet oder ausprobiert werden, bis die Versorgungssicherheit und somit die Lebensqualität des Betroffenen gewährleistet ist (▶ Kap. 8).
- Generell ist zu beachten, dass eine Umstellung des bisher verwendeten Systems (Hersteller) und die Aktualisierung des Zubehörs durch Adaptieren, Ergänzen oder Weglassen von Produkten sinnvoller sind als eine komplette Umstellung auf ein anderes System oder einen anderen Hersteller. Die Betroffenen haben bis dahin einige Handgriffe erlernt, sind sicher im Umgang und eine „Umstellung in der Handhabung" könnte sie verunsichern. Zu bedenken ist auch, nach dem Besuch der Pflegefachkraft ist der Betroffene bis zum nächsten Termin allein Zuhause.

Weniger Materialien und Handgriffe bedeuten oft mehr Sicherheit für den Patienten.

- Falls eine Chemo- oder Bestrahlungstherapie o. Ä. vorgesehen sind, können Nebenwirkung wie Diarrhöen oder Hautveränderungen erwartet werden, die eine Beratung und ggfs. eine erneute Anpassung der Versorgung erfordern (▶ Abschn. 10.2 und 10.3).
- Bei einer onkologischen Therapie sollte abgeklärt werden, ob der Betroffene Zuhause genug Ruhe und Unterstützung hat, um sich zu erholen. Alternativ kann ein Aufenthalt in einer spezialisierten Rehabilitationsklinik (Reha- oder AHB-Verfahren) mit integrierter Stomatherapie sinnvoll sein (▶ Abschn. 6.6).
- Können Angehörige bei der Versorgung mithelfen? Wenn beide Seiten einverstanden sind, kann der Partner oder ein anderer Angehöriger die Stomaversorgung zum Teil oder ganz übernehmen. Mehrere Anleitungen mit gemeinsamem Üben sind nötig und müssen eingeplant werden.

Falls ein pflegerischer Betreuungsbedarf zu diesem Zeitpunkt kurz nach Entlassung festgestellt wird, muss die Betreuung, z. B. unter Hinzuziehen der ambulanten Pflege, mit dem Patienten besprochen, vom Arzt verordnet und im Team organisiert werden.

- Bisher war die häusliche Pflege vor allem für alleinstehende Menschen schwierig zu organisieren, da z. B. der alleinige Versorgungswechsel keine Leistungspflicht der gesetzlichen Krankenkasse auslöste. Die Betroffenen mussten häufig die Pflegeleistung selber bezahlen. Das heißt, auch wenn der Betroffene nur eine Hand benutzen konnte, weil die andere verletzt war, musste er den Pflegedienst selber finanzieren. Ausnahmen: Bei der Versorgung einer parastomalen Wunde wird für die Dauer der „Behandlungspflege" die ambulante Pflege in der Regel übernommen.

> **Ab Januar 2017 werden die bisherigen Pflegestufen auf Pflegegrade umgestellt. Für alleinlebende Stomaträger bedeutet das, es kann durch neu definierte Voraussetzungen „Übergangspflege" oder Kurzzeitpflege beantragt werden (http://www.bmg.bund.de/themen/pflege/pflegestaerkungsgesetze/pflegestaerkungsgesetz-ii.html).**

- Mit dem Patienten werden bevorstehende Blutkontrollen und Nachuntersuchungen abgeklärt und falls nötig die Versorgung angepasst (z. B. bei Darmspiegelung benötigen Kolostomieträger für die Abführmaßnahmen einen Ausstreifbeutel).
- Alle stomarelevanten Daten (Größe, Lage in der Bauchdecke, Wechselintervalle usw.), Tätigkeiten der Stomatherapie, Beratungs- und Anleitungsinhalte, Kontrollen, auftretende Veränderungen der Selbstständigkeit als auch Materialien sind nach den entsprechenden Vorgaben fortlaufend zu dokumentieren und mit dem Pateinten, seinen Angehörigen oder Bezugspersonen zu besprechen.

> **Ziel ist die größtmögliche Unabhängigkeit des Stomaträgers. Dazu ist eine fortlaufende und exakte Kommunikation im Team unabdingbar.**

6.5 Pflege bei Urostoma und kontinenten Harnableitungen

G. Gruber

6.5.1 Einleitung

Ileum-Conduit, Uretherhautfisteln, kontinente und andere Harnableitungen sind Folgen von Operationen nach Erkrankungen der harnableitenden Wege oder Harnblasenkarzinomen. Für Pflegeexperten SKW ist im Handlungsfeld Urologie nicht nur die Stomaversorgung, sondern auch die Versorgung von kontinenten Harnableitungen und Neoblasen sowie Kontinenzstörungen (Inkontinenz) relevant ► Abschn. 3.3 und ► Abschn. 4.3.

Übersicht der Harnableitungen

- Kontinente Harnableitungen (► Abschn. 6.5.11):
  - MAINZ-Pouch I (Ileozäkalpouch)
  - MAINZ-Pouch II (Ableitung des Urins über eine Harnleiter-Sigma/Rektum-Implantation)
  - Vesikostomie nach Mitrofanoff (Ableitung des Urins unter Verwendung des Appendix oder von Darmanteilen)
- Inkontinente Harnableitung:
  - Harnleiterhautfistel (Ureterokutaneostomie)
  - Trans-Uretero-Uretero-Kutaneostomie (TUUC)
  - Ileum- oder auch Kolon-Conduit (als „Goldstandard" wird das Ileum-Conduit betrachtet, AWMF 2016)

Ältere Bezeichnungen, wie „nasses Stoma", sollten keine Verwendung mehr finden, da sie dem Betroffenen einen negativen Eindruck einer heutzutage akzeptablen Harnableitung vermitteln könnten (Deutsche ILCO e. V., 2012).

6.5.2 Präoperative Phase Urostoma

Im präoperativen Gespräch werden Fragen und Vorurteile einfühlsam beantwortet. Der Urologe bespricht im ärztlichen Aufklärungsgespräch die individuelle Situation, Therapieoptionen, Verweildauer und Formen der Harnableitung. Der Betroffene wird über die jeweiligen Vor- und Nachteile der Harnableitungen aufgeklärt und somit aktiv in den Genesungsprozess einbezogen (AWMF 2016).

Im pflegerischen präoperativen Gespräch, das sich idealerweise der ärztlichen Aufklärung anschließt, bespricht der Pflegeexperte SKW (AWMF 2016) in Ruhe den Versorgungsprozess, die zu erwartende Veränderung der Aktivitäten des täglichen Lebens und den Einfluss einer Harnableitung auf die Berufstätigkeit, Leistung und Haushaltsaktivitäten (EAUN 2009). Angehörige/Lebenspartner sind auf Wunsch einzubeziehen.

Das Maß der Beratung ist immer an den individuellen Bedürfnissen auszurichten und ggfs. eine weitere Beratung im multiprofessionellen Team zu organisieren. Auf Selbsthilfeorganisationen kann bereits zu diesem Zeitpunkt verwiesen werden (Droste und Gruber 2010) (Deutsche ILCO 2007). Inhalte des präoperativen Gesprächs (ergänzend zu ► Abschn. 6.1.1):

- Postoperative Versorgung und Pflege.
- Beratung und Anleitung in der Klinik: Zeigen des postoperativen Versorgungssystems oder/und Splints/Katheters zur Harnableitung, Versorgungssysteme für den Alltag.
- Präoperative Übungen zur Versorgungssituation) sollten angeboten werden, um postoperativ zeitnah an bereits vorhandenem Wissen anzuknüpfen.
- Informationen, wie die Selbstversorgung Zuhause und wann der Entlassungszeitpunkt geplant wird. Diese wird für den Betroffenen wichtig, da er in relativ kurzer Zeit nach Entlassung das Stoma selbstständig versorgen wird.
- Falls die selbstständige Versorgung in dieser Phase schon absehbar nicht möglich ist, muss zusammen mit dem Sozialdienst die benötigte „Pflege“ und Unterstützung bei den Kostenträgern (Kranken-/Pflegekassen usw.) organisiert werden (DNQP 2009).

6.5.3 Markierung der Stomaposition

Die Markierung wird wie unter ► Abschn. 6.1.1 (Stomamarkierung) durchgeführt. Markierungspositionen (je nach anatomischen Gegebenheiten und vorgesehenen Harnableitungen):

- Ileum-Conduit im rechten Unterbauch.
- Ureterokutaneostomie und TUUC je nach anatomischer Gegebenheit und Länge der Harnleiter im Ober- oder Unterbauch.
- Die Position ist nach Möglichkeit unterhalb des unteren Nierenpols durchzuführen (Harnfluss). Wenn eine definitive Stomaposition (z. B. in palliativen Situationen) nicht sicher festgelegt werden kann, werden mehrere mögliche Markierungen durchgeführt (AWMF 2016).

6.5.4 Ileum-Conduit: Technik und Anlage

Beim Ileum-Conduit handelt es sich um ein aus der Darmpassage entnommenes 10–20 cm langes vitales Dünndarmsegment mit Mesenterium. Der Darm wird End-zu-End-anastomosiert. In das vitale Darmsegment werden die Harnleiter implantiert. Das orale Ende des Segments wird prominent (Lyon und Smith 2010) als Urostoma an die vorher markierte Stelle (AWMF 2016) im rechten Unterbauch positioniert. Das entgegengesetzte Ende wird „blind“ verschlossen. Die Prominenz der Anlage ist besonders wichtig für die Ableitung des Urins in das Beutelsystem und eine sichere und abdichtende Versorgung. Der Harnfluss wird intraoperativ nach Implantation der Ureter in das Conduit stattfinden und fließt sofort nach Anlage über Splints und Conduit ab (◘ Abb. 6.23).

Um einen ungehinderten Harnfluss auch bei Ödemen an den Anastomosestellen zu gewährleisten, werden Katheter, sogenannte Splints

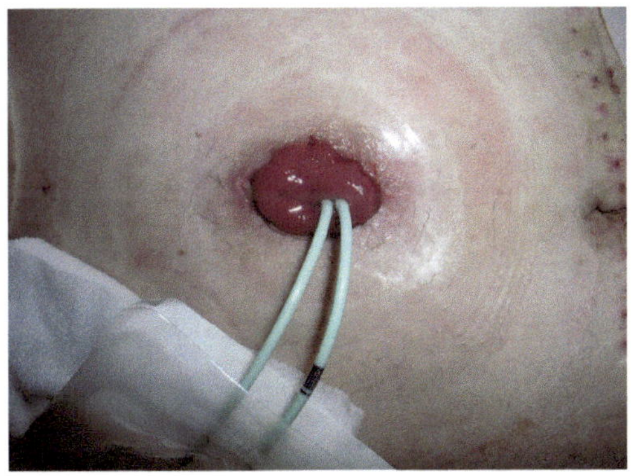

◘ **Abb. 6.23** Ileum-Conduit (Bild-Quelle: G. Hofmann, S. Summa Erlangen)

(Ureterschienen/Harnleiterschienungen), intraoperativ eingelegt. Sie leiten den Harn aus dem Nierenbecken über die Ureter und das Conduit in die Stomaversorgung. Ein Teil des Urins läuft auch neben den Splints in den Urostomiebeutel.

Noch im Operationssaal wird eine sterile Stomaversorgung auf die gereinigte Haut passgenau und faltenfrei angebracht, um die Stomafixierung und die parastomale Haut vor Ausscheidungen und somit einem toxischen Kontaktekzem zu schützen (Lyon und Smith 2010). Darüber hinaus werden die Empfehlungen des Robert-Koch-Instituts zur postoperativen Hygiene berücksichtigt (KRINKO 2007).

- **Ausstattung der Versorgung**

- Weicher, hygroskopischer Hautschutz, um Verletzungen an der Schleimhaut zu vermeiden und die Fixierung der Stomaanlage optimal zu schützen
- Integrierte starre Konvexität in den ersten postoperativen Tagen nur bei entsprechender Indikation; Vorsicht bei Komplikationen im parastomalen Bereich (FgSKW 2010)
- Urostomiebeutel mit Rücklaufsperre, Ablasshahn mit Möglichkeit der Ableitung (Adapter) in ein steriles Harndrainagesystem (Bettbeutelsystem) und steriles, geschlossenes Urindrainagesystem mit Tropfkammer und „Messkammer/Stundenglas" für die postoperative Bilanzierung
- Klare oder transparente Beutelfolien zur Beobachtung von Harn und Stoma (wenn auch nur eingeschränkt über die Folie möglich) mit Vlies auf der Beutelrückseite, damit keine Kunststofffolie auf der Haut aufliegt, da Patienten nach der OP stark schwitzen
- Zweiteiler mit untergreifbarem Rastring, Klebekopplung oder Rastringadapter, um Druck auf die Bauchdecke zu vermeiden (derzeit gib es keine einteilige **sterile** Urostomieversorgung auf dem Markt, Aug. 2016)

6.5.5 Ileum-Conduit: postoperative Pflege

Postoperative „Ruhephase": Wenn keine Undichtigkeit oder Ablösung der Versorgung vorliegen, wird die Versorgung über 24–48 Stunden belassen (EAUN 2009) (KRINKO, 2007). Die postoperative Versorgung und Beobachtung erfolgt wie in ► Abschn. 6.1.2. Zusätzliche urologische Anforderungen:

- Verwenden von sterilen Urostomiesystemen nach hausinternen Hygienestandards (später unsterile ein- oder zweiteilige Systeme).
- Um einen ungehinderten Harnabfluss zu ermöglichen, werden die Splints in den sterilen Stomabeutel oberhalb der Rückflusssperre des Urostomiebeutels eingelegt und in ein steriles Bettbeutelsystem abgeleitet.
- Mehrmals (mind 3×) tägliche Beobachtung: Schleimhaut (Stomaödem/Durchblutung), Ausscheidung, Beimengungen (Blut, Schleim) (Droste und Gruber 2010). Stomafixierung (Nähte) und die parastomale Haut können nur eingeschränkt oder bei einem nötigen Versorgungswechsel beurteilt werden.
- Harnfluss: > 50 bis 100 ml/h, mind. aber 30 ml/h (EAUN 2009): Bilanzierung und tägliche Gewichtskontrolle.
- Darmsegmente der neu gebildeten Harnableitung fördern Schleim. Gefahr der Schleimblockade im Conduit (und in den Splints), deshalb bei geringerer Urinausscheidung Harnfluss aus beiden Nieren kontrollieren.

Praxistipp

Der Urostomiebeutel wird abgenommen, die Splints können auf sterilen Kompressen, die noch in einer geöffneten Verpackungsinnenseite liegen, gehalten werden.
So kann festgestellt werden, ob Harn fließt (◘ Abb. 6.24).

Praxistipp

Bei einer notwendigen Bilanzierung der rechten und/oder linken Niere kann der Splint über die Beutelvorderseite unter Zuhilfenahme der sterilen Universalfixierung aus dem Beutel geleitet werden. An den Splint wird ein sog. UK-Verbinder angebracht und daran ein separates steriles geschlossenes Urindrainagessystem angeschlossen. Nachteil:

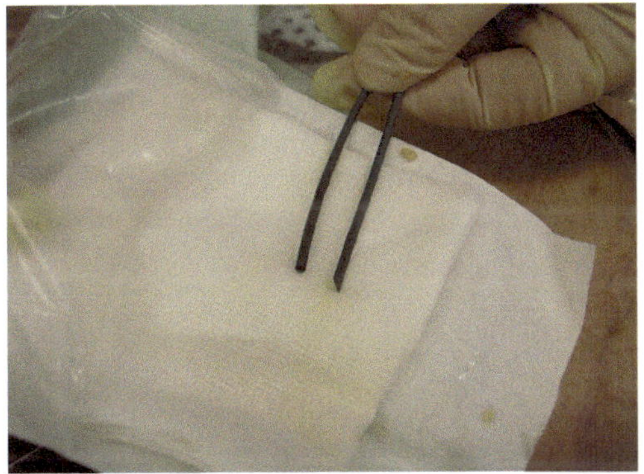

Abb. 6.24 Urostomie: Kontrolle des Harnflusses (Bild-Quelle: G. Hofmann, S. Summa Erlangen)

ausgeleiteter Splint ist nach Übertritt aus dem Beutel und der Universalfixierung nicht mehr steril. Die Ultraschallkontrolle ersetzt diese Ableitung immer mehr.

- Spülungen erfolgen (nach Arztanordnung) steril mit 2–5 ml NaCl 0,9 % (UK-Adapter und Spritze). Bei „Stomablockade" durch den sich bildenden Schleim, der den Urinfluss behindert, muss unbedingt der Arzt informiert werden (Spülung des Reservoirs, Durchführungsverantwortung liegt bei der Pflegekraft).
- Auch falls ein Splint aus dem Stoma gleitet oder versehentlich gezogen wird, bzw. kein Harn fließt, muss der Arzt sofort informiert werden.
- Die Splints/Uretherschienen werden bei komplikationslosem Verlauf in den postoperativen Tagen, nach entsprechender Kontrolle und Arztanweisung, gezogen. Dies erleichtert die Anleitung zur Selbstversorgung.
- In Ausnahmefällen verbleiben die Splinte auch über die Entlassung hinaus und werden durch den Urologen bedarfsgemäß gewechselt. In solchen Fällen ist ein Defizit in der Anleitung und Schulung zur Selbstständigkeit zu erwarten. Diese Art der Versorgung wird mit dem Betroffenen besprochen und ein entsprechender Beratungsmehrbedarf eingeplant.
- Zur Versorgung von peri-/parastomalen Wunden (z. B. Fadenkanälchen der Splintfixierung) werden, nach Absprache mit dem Arzt, Wundversorgungsprodukte zur Stomaversorgung kombiniert; Verordnung und Erstattungshinweise beachten (▶ Abschn. 9.7).
- Frühkomplikationen im parastomalen Bereich: mukokutane Separationen, Hautläsionen durch Unterwanderung mit Ausscheidung, Hämatome (▶ Abschn. 8.1, ▶ Abschn. 8.2).
- Speziell bei Undichtigkeiten oder Unterwanderung der Stomaversorgung mit Urin (Abb. 6.25) ist auch sehr genau abzuwägen, ob eine integrierte Konvexität standardmäßig einzusetzen ist (FgSKW 2010).

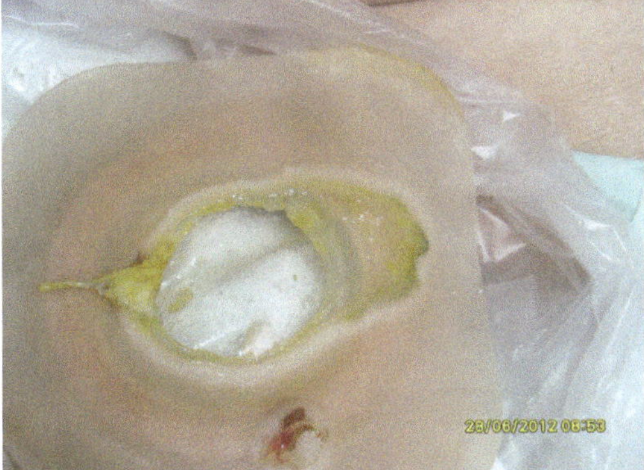

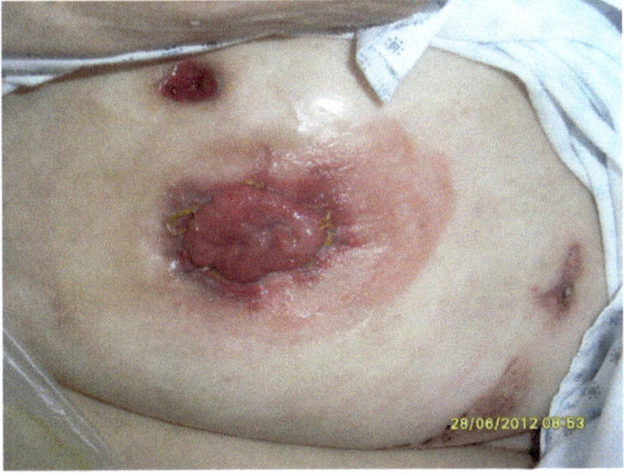

Abb. 6.25 Hautschutz unterwandert und Hautschaden durch Feuchtigkeits- und Ausscheidungskontakt (Quelle: Doris Kost, Hannover)

6.5.6 Erster Versorgungswechsel

Ab dem 2.–3. Tag werden beim ersten Versorgungswechsel Schleimhaut, parastomale Haut und Stomafixierung (Fäden) beurteilt und kontrolliert. Der Betroffene wird einfühlsam „Schritt für Schritt" angeleitet und übernimmt immer mehr die Versorgung (▶ Abschn. 6.5.7).

Häufig sind Splints an der Haut fixiert und erschweren dadurch die Handhabung und Anleitung.

Der Pflegeexperte muss dem Betroffenen erklären, dass die Versorgung derzeit durch die Splints noch erschwert ist (Droste und Gruber 2010). Unterstützend können die Betroffenen mit den Produkten „Trockenübungen" durchführen. Ratgeber, Bildanleitungen o. Ä. unterstützen die Anleitung. Kurz vor der Entlassung oder Überleitung in den poststationären Sektor sollte ein mögliches Defizit überprüft werden. Hilfreich kann es sein, die Angehörigen ab dem ersten oder zweiten Versorgungswechsel einzubeziehen. Falls ein Bedarf an Unterstützung besteht, wird der Sozialdienst eingeschaltet, um die häusliche Versorgung zu klären.

Hygiene- und Reinigungshinweise

- Die Hautstomagrenze und peristomale Haut wird mit einem passgenauen, weichen, hautfreundlichen Hautschutz (Hydrokolloid) geschützt. Sind die Splints an der Haut fixiert, kann zur einfacheren Abdichtung ein aufgeschnittener Hautschutzring um das Stoma gelegt werden, dessen Schnittflächen wieder miteinander verbunden werden.
- Stomaanlage und parastomale Haut werden mit Kompressen (ggfs. steril und NaCL 0,9 %) oder Wasser gereinigt, und zwar NICHT zum Stoma hin, sondern separat. So werden keine Keime aus der parastomalen Umgebung zum Stoma und ggfs. in den Harntrakt „verschleppt". Keine Waschlappen/Schwämme verwenden!
- Kontrolle des Harnflusses über die Splints.
- Die Stomaversorgung wird passgenau aufgebracht. Die Splints werden dabei oberhalb der Rücklaufsperre in den Urostomiebeutel eingelegt.
- Urostomiebeutel werden täglich gewechselt.

Im Stomabeutel können sich Keime noch schneller vermehren als sonst im Harntrakt (Deutsche ILCO e. V. 2012). Wenn Patienten durch Harnwegsinfekte oder immunsupprimierende Therapien gefährdet sind, muss die Stoma-Hygiene mehrmals besprochen werden.

- Am Ablass des Urinbeutels wird nach Desinfektion der firmengleiche Adapter mit dem sterilen Urindrainagesystem (Bettbeutel) verbunden. Der Bettbeutel muss so am Bett angebracht werden, dass der Urin ungehindert abfließen kann. Die Verbindung nicht mit Pflaster fixieren.
- Fragen des Patienten werden geklärt und die nächsten Schritte der Anleitung besprochen.
- Nach Entfernen der Splints kann die Anleitung zum Versorgungswechsel und die Beratung weiter erfolgen.

6.5.7 Beraten, Anleiten, Schulen

Bis zur Entlassung steht bei der individuellen Anleitung und Beratung die bedarfsgerechte und schrittweise Erläuterung der Stomaversorgung im Vordergrund, damit der Betroffene die erforderliche Selbstständigkeit erreichen kann. Er muss bis zur Entlassung viele Fertigkeiten erlernen, um Zuhause adäquat reagieren zu können (▶ Abschn. 6.2). Praktische Fähigkeiten werden am besten durch Wiederholungen erlernt. Jedes Gespräch und jede Anleitungssituation sollte durch schriftliche oder bildliche Darstellung unterstützt werden (EAUN 2009).

Spezielle Inhalte der Anleitung und Beratung

- Anpassung von Stomaversorgung (Größe, Form und Ausstattung) und Wechselintervallen; die Stomagröße und Prominenz verändert sich in den ersten Wochen nach OP noch um ca. 30 %
- Durchführung des Versorgungswechsels mit den richtigen Materialien, zeitgerecht und in der richtigen Reihenfolge
- Ablassen des Harns auf der Toilette, z. B. im Sitzen

Praxistipp

Am besten geeignet ist der Versorgungswechsel am Morgen, bevor getrunken oder gegessen wird, da dann der Harnfluss noch am geringsten ist.

- Handhabung der Stomaprodukte, Ableitungsbeutel und Zubehör, Anschluss der Versorgung für die Nacht (hygienisches Anstecken des Adapters zwischen Urinbeutel und Bettbeutel → größeres Auffangvolumen), um eine ungestörte, ausreichende Nachtruhe zu gewährleisten
- Anleitung zur groben Beurteilung des Urins (zu starke Konzentration, Geruch, mehr Beimengungen als sonst, z. B. Eiweiß, Blut). Anhand der Urinfarbe kann der Stomaträger entscheiden, ob er wenig getrunken hat. Bleibt der Urin trotz ausreichender Trinkmenge dunkler und riecht, ist ein Arzt hinzuzuziehen, um einen Harnwegsinfekt anzuschließen oder die Behandlung einzuleiten. Falls der Geruch anhält, Hygiene und Wechselintervall überprüfen. Vermittlung von präventiven Hinweisen
- Spülung der Harnwege durch ausreichendes Trinken, bis zu 2,5 l (wenn keine Erkrankung dagegen spricht) → beste Prophylaxe vor Harnwegsinfekten (z. B. stilles Mineralwasser, Kräuter- oder Harntee).
- Erklärung des Einflusses von Medikamenten oder Nahrungsmittel auf Geruch und Ausscheidungsmenge

Nützlich ist das Aushändigen von schriftlichen Informationen/Tabellen über geruchserzeugende Nahrungsmittel, wie Spargel oder Rote Bete, die den Harn dunkler, fast „rötlich" färben (▶ Abschn. 7.1).

- Hinweise, wie Komplikationen vermieden werden können: Tragezeiten, Wechselintervalle und Produkte, die in der Stomaversorgung keine Anwendung finden. So kann der Betroffene Komplikationen erkennen und im Bedarfsfall professionelle Hilfe holen (EAUN 2009)
- Über das verwendete Versorgungssystem informieren
- Auf Nachsorge- oder Kontrolltermine hinweisen, z. B. Blutkontrollen
- Für zukünftige onkologische Therapien Hinweise auf mögliche Versorgungsänderungen oder Nebenwirkungen die Stomaversorgung betreffend geben (Gruber 2014)
- Medizinisch-pflegerisches Nachsorgeschema für die Stomaanlage vorstellen, Informationen aushändigen und Ansprechpartner benennen
- Alle aktuellen Fragen zum Leben mit einem Urin-Stoma klären
- Kontaktdaten der Ansprechpartner bei Fragen oder Problemen aushändigen

6.5.8 Entlassung und Überleitung

Die Entlassung wird unter dem Aspekt der Autonomie nach Wunsch des Betroffenen, ggf. unter Einbeziehung von Angehörigen oder Bezugspersonen, geplant und vorbereitet. Um die bedarfsgerechte Versorgungkontinuität zu gewährleisten, muss die Anleitung in der Häuslichkeit fortgesetzt und später bei auftretenden Problemen erneut angeboten werden (▶ Abschn. 6.3, ▶ Abschn. 6.4). Vor der Entlassung ist im Rahmen eines Entlassungsgespräches mit dem Betroffene zu klären, inwieweit er Selbstständigkeit entwickeln konnte und welche Defizite noch bestehen (Netzwerke des Casemanagements, Ewers und Schaeffer 2005; Expertenstandard „Entlassungsmanagement in der Pflege", DNQP 2009).

Bisher war die häusliche Pflege vor allem für alleinstehende Menschen schwierig zu organisieren, da z. B. der alleinige Versorgungswechsel keine Leistungspflicht der gesetzlichen Krankenkasse auslöste. Ausnahmen: Versorgung einer parastomalen Wunde, bei der für die Dauer der „Behandlungspflege" die ambulante Pflege in der Regel übernommen wird (▶ Abschn. 9.7). Ab Januar 2017 werden die bisherigen Pflegestufen auf Pflegegrade umgestellt.

Falls der Bedarf einer stationären Rehabilitation festgestellt wurde, muss mit dem Betroffenen die Situation zur Entlassung noch einmal abschließend besprochen und die Anleitung in der Rehabilitationsklinik fortgeführt werden. Die gesamte Situation wird dokumentiert und nach der Entlassung evaluiert. Dem Betroffenen werden die Informationen in schriftlicher Form (Überleitungsbogen) ausgehändigt (Droste und Gruber 2010). So kann ein bedarfsgerechter Versorgungsprozess über die Entlassung hinaus geplant, durch- und fortgeführt werden.

6.5.9 Zuhause ankommen

Viele Betroffene realisieren erst Zuhause die Situation, Fragen und Verunsicherungen können auftreten. Hier werden Ansprechpartner aus dem multiprofessionellen Team und der Selbsthilfe gebraucht (▶ Abschn. 6.4 , und ▶ Kap. 9).

> Für sich entscheiden zu können, ist bedeutend für das Selbstbild und den Selbstwert des Menschen. (Fölsch 2013, ▶ Abschn. 9.9)

6.5.10 Nachsorge und Beratung

Die poststationäre Nachsorge und Beratung wird in den ersten 3–6 Monaten, bis zu einem Jahr engmaschig angeboten (AWMF 2016). Sie kann einige Tage nach der Entlassung telefonisch und danach in der Stoma-Ambulanz der Klink oder Zuhause fortgeführt werden (EAUN 2009). Erforderlich ist nicht nur die Beratung zur Versorgungstechnik und Anpassung, auch Fragen zum Umgang und Leben mit einem Stoma, zu Ernährung, Partnerschaft und Intimität, Sexualität, Reisen mit Stoma, Beruf oder Hobbies müssen beantwortet werden (▶ Abschn. 7.1, ▶ Kap. 9).

Ganz besonders bei Urostomien ist eine kontinuierliche urologische Kontrolle erforderlich (AWMF 2016, Deutsche ILCO e. V. 2012). Diese beinhaltet neben Stoma-, Urin- und Nierenfunktionskontrollen und Kontrollen zur Stoffwechsellage und deren Auswirkungen!

Bei Urostomien kommt es bei über der Hälfte aller Fälle zu Komplikationen. Häufig sind undichte oder nicht mehr angepasste Versorgungen, die zu toxisch irritativen Kontaktekzemen, Granulomen oder Mykosen im parastomalen Bereich führen können. Es erfordert eine nahtlose Zusammenarbeit der Pflegeexperten SKW und des Ärzte- und Beratungsteams, um die Probleme zu erkennen, die Diagnose und Therapie einzuleiten und die Versorgung anzupassen (Gruber 2014). Ein erneuter Beratungsbedarf ist einzuplanen (Sailer 2010) (▶ Abschn. 4.3, ▶ Kap. 8).

6.5.11 Kontinente Harnableitungen: spezielle Beratungsinhalte

Patienten, bei denen nach radikaler Zystektomie ein orthotoper Harnblasenersatz (Neoblase) oder Pouch geplant ist, müssen die notwendige Motivation und Compliance für den Umgang mit dieser Harnableitungsform mitbringen. Auch in dieser Situation sind präoperative Gespräche und Markierung durchzuführen (AWMF 2016). Ein strukturierter Pflegeplan unterstützt die Anleitung zur selbstständigen Versorgung und die Entlassung, vermittelt Sicherheit, nimmt dem Patienten Ängste und gibt ihm das Gefühl, nicht allein zu sein.

Präoperatives Gespräch

Im präoperativen Gespräch werden spezielle Aspekte zum intermittierenden Katheterismus erläutert und Informationen zur Schulung, Anleitung und Durchführung in der Klinik sowie Zuhause gegeben. Auch die Einschätzung der langfristigen Versorgungsmöglichkeiten (z. B. intermittierendes Katheterisieren) durch die Betroffenen oder unter Mithilfe seiner Angehörigen muss bereits präoperativ besprochen werden.

Patienten, bei denen nach radikaler Zystektomie ein orthotoper Harnblasenersatz (Neoblase) oder Pouch geplant wird, müssen die notwendige Motivation und Compliance für den Umgang mit dieser Harnableitungsform mitbringen.

Die Betroffenen müssen in der Lage sei, den nach der OP notwendigen sterilen/aseptischen intermittierenden Einmalkatheterismus (ISK: intermittierender Selbstkatheterismus) auszuführen. Dabei muss berücksichtigt werden, dass in den ersten Wochen und Monaten bei einem Urinpouch oder einer

Neoblase auch nachts ein bis zwei Urinentleerungen durchgeführt werden (EAUN 2010).

Spezielle Hinweise zu Schließmuskel- und Beckenbodenübungen sind ganz besonders für Patienten mit einer Neoblase wichtig (► Abschn. 7.3). Auch bei geplanten Pouchanlagen oder Neoblasen wird eine Markierung durchgeführt „Stomamarkierung", ► Abschn. 6.1). Es kann bei unvorhergesehenem Operationsverlauf auch zu einer Harnableitung (Conduit) kommen kann.

Postoperative Beobachtungen und Pflege

- Urinausscheidung: Die Splints/Ureterschienen münden aus dem neu gebildeten Reservoir über die Bauchdecke und werden mittels UK-Verbinder in sterile Urindrainagesysteme abgeleitet. Sowohl beim Pouch als auch bei der „Neoblase" wird Harn und Schleim (aus dem Darm) über einen Dauerkatheter aus dem Reservoir abgeleitet.
- Die Harnmenge sollte > 50–100 ml/h, jedoch mind. 30 ml/h betragen (EAUN 2009). Bilanzierung und tägliche Gewichtskontrolle durchführen!
- In den ersten postoperativen Tagen und bei Harnabflussstörungen werden nach hauseigenen Standards Splint und Urinreservoir (Pouch, Neoblase) gespült, da Darmsegmente der neu gebildeten Harnableitung Schleim fördern. Es kann jederzeit zu einer Schleimblockade des Reservoirs (und der Splints) kommen, deshalb wird postoperativ mehrmals täglich der Harnfluss aus beiden Nieren kontrolliert (Harnfluss aus der rechten Niere = gerade abgeschnittener Splint, linke Niere = schräg abgeschnittener Splint, Harnfluss aus dem Dauerkatheter).
- Das Reservoir wird nach Anweisung des Arztes gespült und der Patient wird „Schritt für Schritt" in der Durchführung der „Pouch/Neoblase-Spülungen" geschult.

Entwicklung der Speicherfunktion des Urinreservoirs

- Je nach Standard, ärztlicher Kontrolle und Anweisung werden zuerst die Splints gezogen (ca. 14. Tag). Der „Dauerkatheter" verbleibt noch für 3–4 Wochen nach OP. Nach erneuter Kontrolle wird begonnen, die Dauerableitung intermittierend abzuklemmen (auch nachts im 2-stündlichen Rhythmus), um nach und nach eine Kapazität des Reservoirs von 400–500 ml zu erreichen. Der Patient ist nach und nach in die Handhabung einzuführen.
- Ein Miktionsprotokoll sollte schon in dieser Phase geführt werden.

Neoblasen-Entleerungstraining

- Neoblase: Nach Entfernung der „Dauerableitung" wird dem Pateinten erklärt, wie er urinieren kann. Durch Entspannen des Schließmuskels und des Beckenbodens und einer intraabdominellen Druckerhöhung kommt es zur Miktion (Beckenboden- und Schließmuskeltraining überprüfen).
- Das Gefühl der Blasenfüllung und -entleerung wird vollkommen neu erlernt, so müssen die Miktionen in den Monaten nach OP auch nachts alle 2, später alle 3 bis 4 Stunden erfolgen (später kann das Intervall je nach Schleimbildung bzw. ärztlicher Empfehlung angepasst werden). Eine Zusammenarbeit mit den Physiotherapeuten für die Anleitung zum Beckenboden- und Sphinktertraining ist notwendig (► Abschn 7.3).

Intermittierendes Katheterisieren

- Zum Ausspülen des Schleims aus dem Reservoir erlernt der Patient den sterilen/aseptischen intermittierenden Katheterismus (mit sterilem NaCl 0,9 %). Dieser erfolgt auch bei Restharnbildung und zur Prophylaxe der Steinbildung in der Neoblase.
- MAINZ-Pouch I (Indiana-Pouch): Der sterile/aseptische intermittierende Katheterismus beginnt ca. 3–4 Wochen nach OP. Der Patient muss ein völlig neues Gefühl entwickeln und erlernen, wie er die Füllung seines Pouchs spürt. Dies kann als „Völlegefühl, Unbehagen oder auch leichte Krämpfe" beschrieben werden (EAUN 2010).
- Erlernen der aseptischen, atraumatischen Technik mit speziellen Kathetern und Zubehör (AWMF 2016, EAUN 2010): Nach der OP, bei der der Darm als „Verschlussventil" umgestaltet wird, ist besondere Vorsicht und Fachkenntnis

für die Anleitung und Schulung erforderlich. Dem Patienten wird genau demonstriert, wie ein Katheter eingeführt wird, um die Schleimhaut/den Darm nicht zu verletzen, und wie Harn ausreichend abgeleitet und der Katheter wieder entfernt wird (dazu gibt es Katheter in verschiedenen Ausführungen und Größen).
- Die Kapazität des Reservoirs soll langsam bis zu maximal 500 ml Kapazität gesteigert werden.
- Eventuelle Kontrolle der Ausscheidungsmenge über ein Miktionsprotokoll.
- Auch nächtliche Entleerungen sind einzuplanen.
- Erläuterung der Reinigung des „Nabelstomas" bzw. der Darmschleimhaut: Zur Abdeckung wird eine hautfreundliche Abdeckung ausgewählt. Falls es zu Leckagen kommt, muss ein Produkt aus der Stomaversorgung (Beutel mit Saugkissen oder Urostomiebeutel) verwendet werden (Deutsche ILCO e. V. 2012).
- Die Anleitung sollte auch eine Katheterisierung unterwegs (auf nicht so komfortablen Toiletten wie in der Klink oder Zuhause) umfassen.

■ **Entlassung und Nachsorge**
- Patienten schulen, Dysfunktionen, Komplikationen und Abflussstörungen seiner Harnableitung zu erkennen.
- Trinkmenge und Ernährung besprechen (► Abschn. 7.1).
- Urinkontrollen zur Prophylaxe von Harnwegsinfekten bzw. Pouchitis, Kontrolle der Schleimbildung/-absonderung und Steinbildung; Ultraschall zur Kontrolle der Restharnmengen; Kontrolle der Blutwerte (metabolische Azidose) und Blutdruckwerte; Ultraschall der Nieren und Funktionsprüfungen (Nierensteine).
- Gegebenenfalls Vitamin-B12- und Folsäure-Substitution, bei Durchfällen Gallensäureverlust-Syndrom abklären (EAUN 2010, AWMF 2016) (► Abschn. 3.2 und ► Abschn. 4.3).
- Anleitung des Patienten, den Urin zu beurteilen, Einflüsse von Medikamenten und Nahrungsmittel auf Geruch und Ausscheidungsmenge besprechen. Informationen zu harnansäuernden Nahrungsmittel sind für Patienten wichtig, die zu Harnwegsinfekten oder „Harnkristallen" (Phosphatkristallen) neigen.
- Mögliche Veränderungen (► Abschn. 9.4), Nachsorge- oder Kontrolltermine besprechen.
- Ansäuern unbedingt mit dem Urologen besprechen, besonders bei resorptionsbedingter Übersäuerung des Blutes (hyperchlorämische Azidose) oder bei Harnsäuresteinerkrankungen (Deutsche ILCO e. V. 2012) (► Abschn. 4.3)
- Informationen zu Versorgungssystem, Hersteller, Ausstattung, Katheterisierungsintervall, Verordnung, Bezug sowie Erstattung der Hilfsmittel (► Abschn. 9.7).
- Die Notwendigkeit einer Rehabilitation oder AHB ist zu prüfen (►Abschn. 6.6)
- Bei sportlichen Betätigungen und vor allem auf Reisen (► Abschn. 9.5) müssen große Mengen an Kathetern mitgenommen werden.
- Bei bevorstehender onkologischer Therapie sind entsprechende Hinweise und Beratung zu veranlassen (► Kap. 10).

6.6 Stationäre onkologische Rehabilitation

O. Rick

6.6.1 Einleitung

Maligne Tumorerkrankungen haben in den letzten Jahrzehnten deutlich an Häufigkeit und damit an Bedeutung zugenommen. Neben den Herz-Kreislauf-Erkrankungen ist Krebs derzeit die wichtigste Todesursache in unserer Gesellschaft. Der Grund für die Zunahme von Tumorerkrankungen liegt nicht nur in der Zunahme des Lebensalters in unserer Gesellschaft, sondern auch in den speziellen Lebensgewohnheiten der westlichen Welt. In diesem Zusammenhang spielen vor allem Übergewicht, Alkohol- und Nikotinkonsum sowie eine zu geringe körperliche Betätigung eine entscheidende Rolle.

Trotz der gestiegenen Neuerkrankungsraten hat die Sterberate bei bösartigen Tumorerkrankungen in den letzten Jahren kontinuierlich abgenommen. Dies liegt an den Früherkennungs- und

Präventionsmaßnahmen, allerdings auch an den direkten Auswirkungen einer immer effektiver werdenden onkologischen Therapie. Die chirurgische und strahlentherapeutische Behandlung von Krebserkrankungen sowie die innovative Entwicklung moderner Krebsmedikamente ermöglicht es, dass zunehmend mehr Patienten geheilt werden bzw. eine effektive Palliation und Lebensverlängerung bei guter Lebensqualität zu erreichen ist.

Die akutmedizinische Behandlung sollte eine effektive Nachbehandlung in Form der Rehabilitation nach sich ziehen. Patienten werden so im Anschluss an eine akutmedizinische Behandlung nicht mit ihren Folgestörungen allein gelassen, sondern erhalten diesbezüglich Hilfestellungen. Diesem Auftrag widmet sich die onkologische Rehabilitation, die nahezu allen Betroffenen nach einer Krebserkrankung zusteht. Erst im Zusammenspiel aller Säulen der medizinischen Behandlung, Akutmedizin und Rehabilitation, ergibt sich ein vollständiges Bild, welches den Bedürfnissen sowie körperlichen als auch psychischen Belangen der Patienten Rechnung trägt.

6.6.2 Grundlagen und Finanzierung der Rehabilitation

Leistungen der medizinischen Rehabilitation werden nach dem Sozialgesetzbuch (SGB IX) von den Krankenkassen als auch von den Rentenversicherungsträgern übernommen. Von Kostenträgerseite steht im Bereich der onkologischen Rehabilitation die Deutsche Rentenversicherung (DRV) im Vordergrund. Während in anderen Indikationsgebieten der Rehabilitation die DRV ausschließlich für Patienten im erwerbsfähigen Alter zuständig ist, werden medizinische Reha-Leistungen im Indikationsgebiet Onkologie auch für berentete oder erwerbsgeminderte Menschen durch die DRV übernommen. Dies gilt, wenn die versicherungsrechtlichen Voraussetzungen erfüllt sind und eine Anschlussheilbehandlung (AHB) im Anschluss an eine Tumorerkrankung durchgeführt werden soll.

Darüber hinaus können Leistungen zur stationären Nachsorge im Sinne einer Festigungsmaßnahme durch die DRV übernommen werden. Insbesondere ergibt sich dies, wenn das Erreichen oder der Erhalt einer Erwerbsfähigkeit im Fokus steht. In allen anderen Situationen stellen die Krankenkassen den Hauptkostenträger dar. Die Beantragung von Leistungen zur medizinischen Rehabilitation erfolgt zum einen durch die Sozialdienste der Krankenhäuser (insbesondere im Falle der AHB) oder durch die Haus- und Fachärzte, wenn es um Leistungen zur stationären Nachsorge geht. Leistungen zur Rehabilitation nach onkologischen Erkrankungen stehen allerdings nicht nur direktversicherten Menschen zu, sondern auch den mitversicherten Ehepartnern und Kindern. Auch hierin unterscheidet sich die onkologische Rehabilitation von anderen Indikationsgebieten.

Onkologische AHB-Maßnahmen sowie stationäre Nachsorgen werden für eine Dauer von 21 Tagen durch die DRV genehmigt. Die Durchführung dieser Maßnahme erfolgt in spezialisierten onkologischen Rehabilitationskliniken, die die Zulassung durch die DRV erhalten haben und sich den Qualitätsanforderungen der Rentenversicherungsträger stellen. Optimalerweise sollte die Maßnahme wohnortnah erbracht werden, die Betroffenen können von ihrem Wunsch- und Wahlrecht hinsichtlich der onkologischen Klinik Gebrauch machen. Bei der Wahl muss gewährleistet sein, dass es sich tatsächlich um eine onkologische Fach-Rehabilitationsklinik handelt und nicht um eine Wunschklinik ohne ausreichende onkologische Kompetenz. Dies führt nicht nur zu Problemen hinsichtlich der Kostenerstattung, sondern häufig auch zu einer deutlich geringeren fachlichen Qualität und Effektivität der Rehabilitationsmaßnahme. Welche Kliniken für eine onkologische Reha-Maßnahme geeignet sind, können über die DRV Bund und die Länder-Rentenversicherungsträger erfragt werden.

6.6.3 Indikationen zur Rehabilitation

Damit eine Rehabilitationsmaßnahme erfolgreich verläuft, müssen folgende Voraussetzungen beim Patienten erfüllt sein:

- **Rehabilitationsziel**: Mittels der Rehabilitationsmaßnahme muss ein konkretes Ziel hinsichtlich der Verbesserung von körperlichen oder psychischen Situationen bestehen (z. B. Wiederherstellung der Teilhabe am Sozialleben durch Verbesserung der eigenständigen Stomaversorgung).

- **Rehabilitationsbedürftigkeit**: Der betroffene Mensch muss einen Bedarf bezüglich eines Leidens, das durch eine Rehabilitationsmaßnahme beeinflussbar erscheint, aufweisen (z. B. notwendige Hilfestellung bei der Stomaversorgung).
- **Rehabilitationsprognose**: Es muss im Vorfeld erkennbar sein, dass durch eine Reha-Maßnahme die funktionellen oder psychischen Einschränkungen des betroffenen Menschen behandelbar sind (z. B. grundsätzlich sollte die eigenständige Stomaversorgung als zumindest teilweise erreichbar erscheinen). Nicht alle Leiden infolge einer akutmedizinischen Behandlung oder Tumorerkrankung sind durch eine Reha beeinflussbar. Darüber hinaus spielt die Bereitschaft und die Motivation der Betroffenen eine erhebliche Rolle und trägt maßgeblich zum Gelingen oder dem Scheitern einer Rehabilitationsmaßnahme bei.

Leistungen zur onkologischen Rehabilitation behandeln niemals direkt die eigentliche onkologische Erkrankung, sondern richten sich nahezu ausschließlich auf die Folgestörungen der Tumorerkrankung als auch der akutmedizinischen Behandlung (z. B. Anlage eines Stomas, einer Harnableitung). Im Vordergrund stehen dabei vornehmlich funktionelle Störungen des Körpers aber auch psychische Veränderungen und Leiden, die sich aus einer potenziell lebensbedrohlichen Erkrankung und deren zum Teil einschneidenden Therapie ergeben haben.

In Bezug auf Menschen mit Stoma handelt es sich dabei um Funktionsstörungen und die sich daraus ergebenden Beeinträchtigungen des täglichen Lebens. Zum Beispiel könnte ein Betroffener durch das Stoma soweit verunsichert sein, dass er sich nicht in der Lage sieht, seine häusliche Umgebung zu verlassen. Dies kann zu einer erheblichen Einschränkung der Teilhabe am Sozialleben führen und damit die Lebensqualität und Lebensfreude massiv beeinträchtigen. Im Rahmen einer Rehabilitation können Strategien erarbeitet werden, damit solche Unsicherheiten verschwinden und eine Zunahme der Lebensqualität erreicht wird.

6.6.4 Inhalte der Rehabilitation

In der Rehabilitation sollte nicht nur die Versorgung des Stomas stattfinden, sondern schwerpunktmäßig eine qualifizierte Beratung und Schulung durch Pflegeexperten SKW oder qualifizierte Pflegekräfte angeboten werden, die in der Stomaversorgung und bei Kontinenzstörungen im interdisziplinären Team mitarbeiten. Zielsetzung dieser Beratung ist die Fortsetzung der bereits in der Akutklinik stattgefundenen Schulung des Betroffenen und ein manuelles Training im Umgang mit dem Stoma und der Versorgung (Stomaprodukte). Dadurch kann der Betroffene Sicherheit erlangen, Ängste im Umgang mit dem Stoma verlieren und die Möglichkeit der Eigenversorgung optimieren.

> **Ziel ist stets, eine möglichst weitgehende Eigenständigkeit und Unabhängigkeit in der Versorgung des Stomas zu erreichen.**

Die Frequenz der Stomaberatung wird an den individuellen Bedarf des Betroffenen angepasst und kann von täglichen Übungsstunden bis einmal pro Reha-Aufenthalt reichen.

Inhalte der Stomaberatung

- **Ermittlung des individuellen und optimalen Stomasystems** unter Berücksichtigung der körperlichen Konstitution, dem Körperbild, der Art des Stomas, der Region der Anlage, den Bauchdecken-, Haut- und Wundverhältnissen sowie den körperlichen Aktivitäten des Betroffenen.
- Ein ggf. weiterer Inhalt der Stomaberatung ist das Erlernen der Irrigation bei Kolostoma (▶ Abschn. 7.2.1).
- **Gesprächskreise und Seminare für Stomaträger:** Im Rahmen von kleinen Gesprächskreisen oder Kleinseminaren mit Betroffenen sollen wichtige Themengebiete erörtert werden.
- **Komplikationen am Stoma:** Der Patient wird darin geschult, wie er Probleme vermeiden kann und welche Früh- und Spätkomplikationen bei einem Stoma auftreten können.

- **Ernährung bei Stoma:** Heutzutage muss man als Stomaträger grundsätzlich auf nichts im Bereich der Ernährung verzichten, es ist nicht zwangsläufig erforderlich, eine spezielle Diät einzuhalten. Dennoch können wertvolle Tipps vermittelt werden, damit bestimmte Beschwerden vermieden werden (▶ Abschn. 7.1).
- **Körperhygiene und Kleidung**: Mit Stoma ist Baden, Duschen, Schwimmen und sogar ein Saunabesuch möglich. Hilfreich sind Empfehlungen hinsichtlich geeigneter Stomaprodukte, Bademoden und angemessener Kleidung (▶ Abschn. 6.3.4).
- **Reisen:** Reisen sind selbstverständlich mit einem Stoma möglich. Vorher sollte mit dem Pflegeexperten und dem Nachsorgenden Kontakt aufgenommen werden, um eine Bescheinigung des behandelnden Arztes über die Notwendigkeit und die Menge der Hilfsmittel zu erhalten und bei einer Zollkontrolle nicht in Erklärungsnot zu geraten (▶ Abschn. 9.5).
- **Bewegung und Sport**: Bei sportlichen Aktivitäten gilt es, sich einen möglichst großen Freiraum zu erarbeiten und die Sportarten zu nutzen, die einem Lebensfreude bereiten. Grundsätzliche Einschränkungen bestehen nicht. Allerdings ist zu berücksichtigen, dass insbesondere bei Ball- oder Kampfsportarten die Verletzungsgefahr erhöht ist (▶ Abschn. 9.5).
- **Sexualität:** Der Betroffene muss sich selbst mit seinem Stoma annehmen und eine Akzeptanz für seinen Körper und die Stuhl- und Urinausscheidung entwickeln. Dabei sollte er versuchen, offen mit sich und seiner Familie umzugehen und über Ängste und Nöte zu reden. Dadurch ist eine Grundlage gelegt, über Themen wie Sexualität und den Umgang mit dem Partner sprechen zu können (▶ Abschn. 9.4).

6.6.5 Protektive (temporäre) Ileostomie

Bei einem temporären Ileostoma ist weniger die langfristige Schulung des Stomaträgers erforderlich, es steht vielmehr die optimale Versorgung und Überbrückung dieser Zeit im Fokus. Allerdings ist in dieser Phase der Darmschließmuskel weitgehend inaktiviert, sodass eine Schließmuskelschwäche auftreten kann. Um dies zu verhindert und eine optimale Stuhlkontinenz nach Rückverlagerung des Stomas zu gewährleisten, muss während der Zeit eines protektiven Stomas unbedingt ein Stuhlkontinenztraining durchgeführt werden. Aus diesem Grund erhalten Patienten mit einem protektiven Stoma im Rahmen der Rehabilitation ein spezialisiertes Stuhlkontinenztraining. Es sollte allerdings bei der Auswahl der Reha-Klinik darauf geachtet werden, dass dieses auch speziell angeboten wird und nicht nur für Patienten mit Harninkontinenz vorgehalten wird. Deshalb ist es empfehlenswert, dies im Vorfeld einer Rehabilitation mit der Klinik abzusprechen (▶ Abschn. 7.3).

6.6.6 Sozialmedizinische und sozialrechtliche Aspekte

Ein wesentlicher Schwerpunkt der medizinischen Rehabilitation ist die Erstellung eines sozialmedizinischen Gutachtens und Einschätzung des Patienten im Hinblick auf das Leben in der Gesellschaft. In diesem Zusammenhang sind zwei relevante Faktoren zu benennen.

- Die Rentenversicherung erwartet von der Rehabilitationseinrichtung die Erstellung eines sozialmedizinischen Gutachtens in Bezug auf die Erwerbsfähigkeit des Patienten. Dies betrifft allerdings nur Patienten, die noch für den Arbeitsmarkt zur Verfügung stehen, also noch keine Altersrente beziehen. Spezielle Fachärzte mit der Zusatzbezeichnung Sozialmedizin sind in diesem Zusammenhang gefordert, eine Einschätzung über die aktuelle und zukünftige Erwerbsfähigkeit zu geben, soweit dies bereits abzuschätzen ist.
- Nach einer onkologischen Rehabilitation stehen nur ca. 30 % der Patienten für den Arbeitsmarkt prinzipiell zur Verfügung, also eine Minderheit der Patienten. Da allerdings der Erhalt der Erwerbsfähigkeit ein zentrales Anliegen der Rentenversicherung ist und bei zunehmendem Arbeitskräftemangel immer wichtiger wird, stellt die sozialmedizinische

Begutachtung einen zentralen Schwerpunkt im Bereich der Rehabilitation dar. Bei nahezu zwei Dritteln aller Patienten nach einer onkologischen Erkrankung erfolgt die Wiederaufnahme einer Erwerbstätigkeit in den ersten 12 Monaten nach der Rehabilitation.

6.6.7 Stomatherapie in der Rehabilitationsklinik

G. Gruber

Ein Aufenthalt in einer Rehabilitationseinrichtung oder eine Anschlussheilbehandlung (AHB) ist eine Option, die pflegerischen Behandlungs- und Therapiemöglichkeiten bei der Rehabilitation von Stomaträgern zu unterstützen. Die Angebote, und speziell die Fortführung der Anleitung und Beratung zur Stomaversorgung, können in einer onkologischen oder geriatrischen Rehabilitation vertieft werden.

Bei Aufnahme in der Rehabilitationsklinik wird mit dem Patienten ein pflegerisches Aufnahmegespräch geführt, um seine möglichen Ziele für die Rehabilitation zu ermitteln. Für die Beratung und Anleitung der Stomaträger mit Darmstoma und Patienten mit Harnableitung (Pouch/Neoblase) werden Einzel- und/oder Gruppentermine angeboten.

In den Rehabilitationskliniken wirken Pflegeexperten SKW („Stomatherapeuten“) im multiprofessionellen Team mit und leiten Patienten mit Stoma oder bei Kontinenzstörungen zum „Umgang mit Inkontinenz“ und zur „selbstständigen sachgemäßen Anwendung der Hilfsmittel“ an (DRV-Bund 2015). Die optimalerweise an den Krankenhausaufenthalt anschließende stationäre Rehabilitation oder Anschlussheilbehandlung kann unmittelbar nach der Entlassung aus der Klinik erfolgen.

Entlassung versus Überleitung

Nach der Entlassung ist der Patient zuerst Zuhause, muss sich selber versorgen und benutzt „seine“ Hilfsmittel. Bei einer Überleitung von der Klinik in die Reha-Klinik, wenn er also nicht erst nach Hause entlassen wird, hat er keinen Anspruch auf Ausstattung/Verordnung von Hilfsmitteln und bekommt nur eine geringe Menge an Stomaprodukten (Hilfsmitteln) aus der Akutklinik mit. In dieser Situation ist die sofortige Kontaktaufnahme bei Ankunft in der Reha-Einrichtung wichtig, um die Hilfsmittelversorgung zu organisieren. Häufiger werden Patienten jedoch zuerst aus der Klinik entlassen, erhalten Hilfsmittel, gehen kurze Zeit nach Hause, um noch Wichtiges zu organisieren, um dann die Reha zu beginnen.

Viele Stomaträger berichten nach einer Rehabilitation, dass ihnen speziell die Fortführung und individuelle Vertiefung der Anleitung und Beratung mehr Sicherheit gegeben hat. Besonders die Möglichkeit, nach und nach immer selbstständiger zu werden und doch immer einen Pflegeexperten in der Nähe zu wissen, bietet eine „geschützte“ Atmosphäre.

Pflegerische Aufgaben und Schulungsthemen einer Rehabilitation

- Aufnahmegespräch zur Ermittlung der Bedürfnissen oder Defizite. Falls ein Überleitungsbogen vorliegt, kann dieser verwendet werden, um die Details zum bisherigen Verlauf zu besprechen und die nächsten Schritte festzulegen.
- Kontrolle der Stomaanlage/Harnableitung und der bisher verwendeten Hilfsmittel, ggfs. Bestellung und Organisation der Hilfsmittel für den Patienten.
- Informationen zum aktuellen Versorgungssystem (ein- oder zweiteilig, Hersteller, Ausstattung); Hinweis über die Möglichkeiten der Individualisierung der Versorgung.
- Klärung offener Fragen und Beratung über Alltagsituationen, Berufstätigkeit, Belastbarkeit, Arbeitstherapie, Bewegung, Sport (besonders Wasseranwendungen/Schwimmen) und Freizeit, Partnerschaft und Sexualität, bestehender Kinderwunsch usw.
- Informationen über die Durchführung der Selbstversorgung Zuhause. Der Betroffene sollte bereits durch den Arzt über die voraussichtliche Dauer der Rehabilitation informiert worden sein.

Falls ein pflegerischer Betreuungsbedarf zu diesem Zeitpunkt festgestellt wird, muss die Betreuung, z. B. unter Hinzuziehen der ambulanten Pflege, verordnet und organisiert werden (ab 2017 gelten neue

Bedingungen: (http://www.bmg.bund.de/themen/pflege/pflegestaerkungsgesetze/pflegestaerkungsgesetz-ii.html)

- Ergänzende Ernährungs- oder Diätberatung
- Beratung bei zusätzlichen Kontinenzstörungen oder Inkontinenz und individuelle Hilfsmittelauswahl mit Anwendungsschulungen
- Schließmuskel- und Beckenbodentraining (besonders bei Patienten mit temporären Stomaanlagen oder Kontinenzstörungen)
- Besprechen möglicher Einschränkungen, z. B. beim Heben und Tragen (im Alltag und Beruf)
- Hinweise oder Wiederholen von Empfehlungen, wie Komplikationen/Harnwegsinfekte vermieden werden können
- Informationen zu Selbsthilfeorganisationen, auf Wunsch Kontakt herstellen
- Bei Kolostomieträgern Hinweis und Information zur Irrigation und evtl. Irrigationstraining

- **Entlassung und Überleitung nach Hause**
- Ein erneutes Entlassmanagement findet statt. Die Stomatherapeutisch relevanten Inhalte, wie sie bereits für die Akutklinik beschrieben sind, werden auch hier umgesetzt (▶ Abschn. 6.3). Sie sind an die spezifischen Bedürfnisse und die Situation des Pateinten anzupassen.
- Ziel ist es, dass der Betroffene Zuhause nahtlos weiter betreut und versorgt werden kann. Ein Entlassungsgespräch wird geführt und die Entlassung organisiert. Hierzu kann nach Wunsch des Betroffenen der Ansprechpartner des Homecare-Unternehmens/Sanitätshauses informiert werden. Dem Betroffenen sind die Informationen in schriftlicher Form (Überleitungsbogen) auszuhändigen (Droste und Gruber 2010). So kann ein bedarfsgerechter Versorgungsprozess über die Entlassung aus der Rehabilitationsklinik hinaus durch- und fortgeführt werden.

Falls der Betroffene noch **keine Hilfsmittelverordnung** erhalten hatte, wie es bei direkter Überleitung von der Klinik in die Rehabilitation vorkommt, sind folgende Informationen besonders wichtig:

- Informationen zu den individuell verwendeten Stomaprodukten (Herstellerangaben, Artikelnummer, Packungsgrößen). Hinweis, dass es für die individuelle Versorgung auch anderes medizinisch notwendiges Zubehör, Pflegeprodukte oder Hilfsmittel gibt, als die bisher verwendeten
- Organisation der Ausstattung mit Hilfsmitteln für Zuhause
- Bezug und Erstattung der Hilfsmittel (Stomaprodukte; Menge und Umfang, Lagerung). Die mittlerweile individuellen Krankenkassenverträge und deren unterschiedlichen Dienstleitungen für den Betroffenen (Versicherten) müssen berücksichtigt werden (▶ Abschn. 9.7).

6.7 Die individuell erstellte Bildanleitung

B. Wessel

Eine Kernaufgabe der Pflegeexperten SWK (PSWK) sowie der Kontinenz- und Stomaberater (KSB)[1] stellt die Edukation[2] der Stomapatienten dar, mit dem Bewusstsein, dass die Selbstversorgung des Stomas das Erlernen und Anwenden von speziellen Kenntnissen und Fähigkeiten erfordert. Die Edukation erfolgt aber nicht nur im Rahmen der Rehabilitation nach einer Stomaneuanlage, sondern u. a. auch bei parastomalen Stomakomplikationen, wie z. B. einer Nahtdehiszens.

Im Rahmen der Edukation von Patienten mit einer Stomaneuanlage werden im klinischen Umfeld

---

1 Aufgrund der zurzeit fehlenden staatlichen Anerkennung der Weiterbildungen „Pflegeexperte Stoma, Wunde, Kontinenz" in Deutschland sowie „Kontinenz- und Stomaberater" in Österreich gibt es keine einheitliche nationale bzw. internationale Berufsbezeichnung. In diesem Artikel wird im Verlauf die Bezeichnung und Pflegeexperte Stoma, Wunde, Kontinenz (PSWK) verwendet. Es sind jedoch durchgehend beide Berufsbezeichnungen gleichermaßen gemeint.

2 Die Edukation stellt den Oberbegriff für die Information, Schulung und Beratung dar (Abt-Zegelin 2014) in dem Begrifflichkeiten wie Anleitung, Instruktion, Training, Lehren (teaching) oder Unterweisung mit einfließen (Abt-Zegelin 2002).

und in den rehabilitativen Einrichtungen vielfältige Medien verwendet (Gruber und Droste 2010). Beispielhaft seien hier multimediale[3] Edukationsinstrumente, wie DVD`s, CD`s und Ratgeber, genannt.

In der klinischen Praxis der PSWK kann des Öfteren beobachtet werden, dass Patienten im Rahmen der Schulung zur Selbstversorgung traditionelle Edukationsinstrumente, wie Ratgebern etc., erhalten, die in der Regel allgemeine Abbildungen enthalten sowie idealtypische Versorgungswechsel darstellen. Häufig können die Betroffenen keinen Bezug zu ihrem eigenen Stoma hinsichtlich des Versorgungswechsels herstellen. Einige irritiert es bereits, wenn die in den Bildern dargestellten Hilfsmittel zur Stomaversorgung nicht exakt ihrer eigenen Versorgung entsprechen. Sehr deutlich wird das Problem der Irritation oder des Nicht-Wiedererkennens der Bilder bei der Versorgung von Stomakomplikationen sowie auch bei technisch aufwendigen bzw. schwierigen Versorgungswechseln.

Deshalb wurde das Instrument „Die individuell erstellte Bildanleitung“ entwickelt. Zunächst wird der Aufbau des Instruments erklärt. Voraussetzungen für die Erstellung der „Individuell erstellten Bildanleitung“ sind personelle, materielle und zeitliche Ressourcen. Das Instrument ist bislang wissenschaftlich noch nicht erforscht. Erste Ergebnisse, die den Einsatz des Instrumentes betreffen, sind aus einer Übersichtsarbeit zur akademischen Stoma- und Kontinenzberaterin abgeleitet.

6.7.1 Begriffsbestimmung „Individuell erstellte Bildanleitung“

Für den Begriff „Individuell erstellte Bildanleitung“ gibt es keine offizielle Definition, er ist eine kreative Beschreibung und dient der Visualisierung. „Die individuell erstellte Bildanleitung“, die durch die PSWK mittels einer Digitalkamera erstellt wird, ist eine Abfolge von Fotos, in denen Schritt für Schritt die Sequenzen des Stomaversorgungswechsels des Patienten erstellt werden. In der Reihenfolge des Versorgungswechsels werden die Fotos nach Wunsch des Patienten auf Papier ausgedruckt oder computerbasiert als JPEG[4] Bilder oder auf einen externen Massenspeicher dokumentiert (■ Abb. 6.26).

Gegebenenfalls werden die Fotos mit Pfeilen und/oder schriftlichen Anmerkungen versehen, um wichtige Informationen hervorzuheben. Dieses Dokument verbleibt bei den Patienten und kann bei der nächsten Edukationseinheit wiederholend eingesetzt werden. Der Aspekt der Wiederholung ist in diesem Zusammenhang nicht unerheblich, da das Kurzzeitgedächtnis nur eine definierte Menge an Daten bzw. Informationen aufnehmen kann, was zu einer kognitiven Überlastung führen kann, die es zu vermeiden gilt. Ein Weg ist zum Beispiel, zwei Sinneskanäle des Gehirns anzusprechen (Sailer 2009). Von daher ist die gleichzeitige sprachliche Erläuterung der „Individuell erstellten Bildanleitung“ durch die PSWK den alleinigen schriftlichen Informationen vorzuziehen (Low und Sweller 2014).

6.7.2 „Die individuell erstellte Bildanleitung“ als Lösungsbeispiel

Die „Individuell erstellte Bildanleitung“ stellt ein ausgearbeitetes Lösungsbeispiel für einen spezifischen Stomaversorgungswechsel dar. Die Arbeit mit einem Lösungsbeispiel ist laut des pädagogischen Psychologen Renkl für Lerninhalte geeignet, die zu Beginn eines Lernprozesses vermittelt werden, die einer guten Struktur der Vermittlung bedürfen und in deren Lernumgebung „Musterlösungen“ erforderlich sind (Renkl 2015). Das Lösungsbeispiel soll – bei bestehendem Vorwissen zur Thematik – jedoch zuerst kognitiv verstanden sein, um das Ziel der selbstständigen Übernahme der Aufgabe erreichen zu können. Das bedeutet, dass Stomapatienten sich zuerst eine „bildliche Vorstellung“ (wie eine Art „Kopfkino“) bzw. Animation aus der Bilderfolge aufgebaut haben sollten, um in einem nächsten Schritt den Stomaversorgungswechsel aktiv selbst

3 Nach Mayer wird unter Multimedia jede Präsentation in Wort und Bild verstanden (Mayer 2014).

4 JPEG ist eine Norm, die das Bildkompressionsverfahren beschreibt (Wolf 2014).

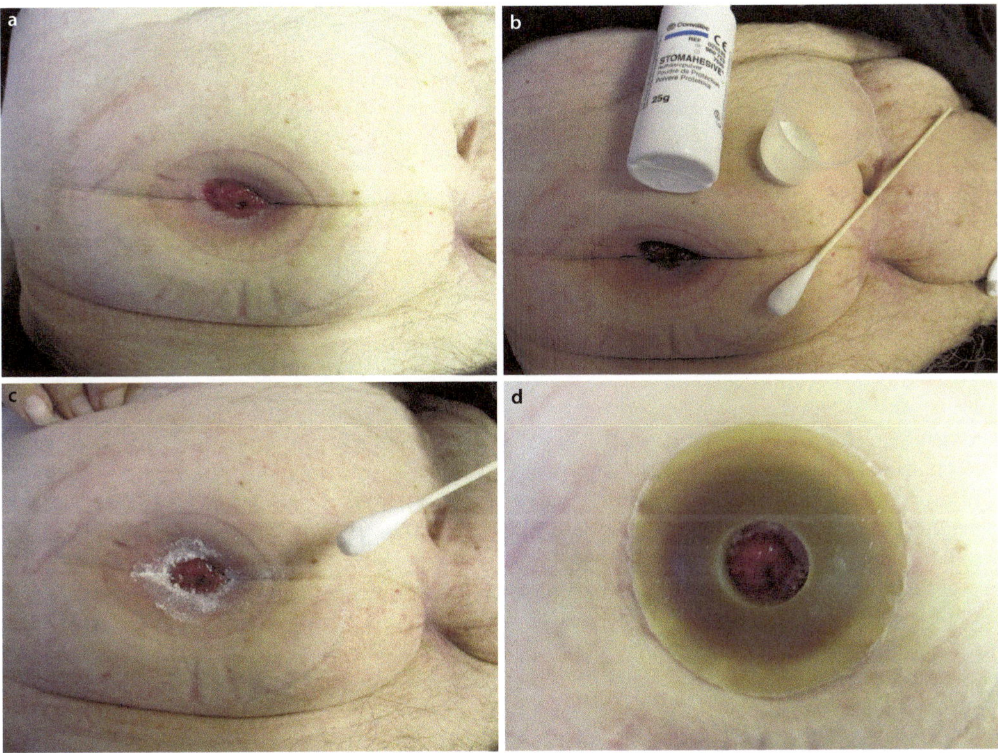

Abb. 6.26 Beispiel für die Abfolge von Fotos, in denen Schritt für Schritt die Sequenzen des Vorgehens abgebildet werden (Bild-Quelle: B. Wesel, Warendorf)

durchführen zu können. Ist die Handlung nicht verstanden, kann es nicht zum Lernerfolg kommen.

6.7.3 Das individuelle Instrument im Kontext der Edukation

Der Fokus in der Edukation liegt auf der zielführenden Schulung bzw. Anleitung, wenn Betroffenen komplexe Fähigkeiten und/oder Fertigkeiten vermittelt werden sollen (Tolsdorf 2010). Die Schulung ist ein strukturiertes Vorgehen und auf individuelle Problemlagen der Patienten ausgerichtet. Von daher werden u. a. individuell erstellte Schulungs- bzw. Lerninstrumente benötigt, wobei hier das Vorwissen sowie die bereits bestehenden Fähigkeiten der Patienten berücksichtigt werden sollten. Ferner besteht der Anspruch der Alltagstauglichkeit.

Klug-Redmann (2009) postuliert in ihrem Buch über Patientenedukation eine individuelle Herangehensweise bzgl. der Gestaltung und Vermittlung von Lerninhalten.

> » Wenn sie [die Werkzeuge, d. Verf.] gut gemacht sind, auf Lernziele und Fähigkeiten des Lernenden zugeschnitten sind und sich als effektiv bei der Unterstützung des Lernprozesses erwiesen haben, sind diese Medien nahezu selbsterklärend. (Klug Redmann 2009)

Ewers (2012) sieht das Wesentliche der Patientenschulung ebenfalls im Erwerb alltagspraktischer, ergebnisorientierter und individuell ausgerichteter Handlungskompetenzen, mit denen eine gesundheitsbedrohliche Situation und die möglichen Konsequenzen daraus bewältigt werden können. Dementsprechend stellt das Instrument „Individuell erstellte Bildanleitung" ein Unikat für den jeweiligen Patienten mit seiner individuellen

Stomaversorgungssituation dar und kann nicht verallgemeinernd angewendet werden.

Das Instrument der „Individuell erstellten Bildanleitung" lässt sich aber nicht nur für die Edukation der Patienten zur Steigerung der Selbstpflegekompetenzen[5] verwenden, sondern lässt sich zielführend erweitern.

6.7.4 „Hilfe" für pflegende Angehörige, Bezugspersonen und Pflegende

Nicht nur im stationären sondern auch im ambulanten Bereich kann beobachtet werden, dass Kollegen in der Pflege Unterstützung hinsichtlich eines technisch schwierigen Stomaversorgungswechsels benötigen, z. B. bei der Versorgung von Stomakomplikationen einschließlich parastomaler Wunden. Die klinische Praxis zeigt, dass wenn die PSWK nicht vor Ort sind und eine Stomaversorgung durchgeführt werden muss, die Pflegenden sehr gerne auf das Instrument „Individuell erstellte Bildanleitung" zurückgreifen. Mit Hilfe der Bilderfolgen lässt sich Schritt für Schritt der Handlungsablauf visualisieren bzw. durchführen.

In Hinblick auf das Entlassungs- und Überleitungsmanagement[6] nimmt die PSWK eine zentrale Stellung ein. Das Instrument kann den weiteren Versorgungsprozess des Patienten unterstützen, dazu ist sein Einverständnis bzw. das seines gesetzlichen Vertreters einzuholen und der Patient über den Grund der Durchführung entsprechend StGB § 201a aufzuklären.

Das Instrument kann u. a. durch seine Transparenz alle am Pflegeprozess beteiligten Personen zielführend bei der Versorgung des technisch schwierigen und anspruchsvollen Stomaversorgungswechsels unterstützen. Für das Outcome bedeutet dies in der Regel eine Optimierung der Lebensqualität der Betroffenen, egal ob das Instrument im stationären oder im ambulanten Bereich eingesetzt wird. Es profitieren die Patienten selbst, Pflegende, Angehörige, Bezugspersonen und weitere Personen, die am Pflegeprozess beteiligt sind. Immer wieder auf den neusten aktuellen Stand der Versorgung anpasst, kann es zu einer sehr effektiven und effizienten Hilfe werden. Arbeitsabläufe können dadurch optimiert werden und die Fehlerquote bei dem definierten Versorgungswechsel somit minimiert werden. Ein ständiges Unterwandern der Basisplatte z. B. bleibt aus, da alle am Pflegeprozess Beteiligten den Stomaversorgungswechsel auf gleiche Art und Weise durchführen werden.

Weitere Aspekte, die für die Erstellung einer Bildanleitung sprechen, sind die in der Regel verbesserte Motivation der Mitarbeiter, da „Niederlagen" bzw. ständig neue Versorgungswechsel minimiert werden. Zudem hilft die „Individuell erstellte Bildanleitung", die Kommunikation hinsichtlich des Informationsflusses zu optimieren, und auch die Qualifikation der Mitarbeiter lässt sich durch das Instrument steigern. Ein weiterer positiver Effekt ist, dass eine Kostenreduktion hinsichtlich Personal- und Materialkosten stattfindet und dementsprechend die „Drehtüreneffekte", sprich Wiedereinweisungen in die Klinik, minimiert werden.

6.7.5 Voraussetzungen

Voraussetzung für den Einsatz des Instrumentes ist es, die didaktische Gestaltung auf die jeweiligen funktionellen und kognitiven Bedürfnisse des Patienten anzupassen, wenn der Betroffene zur Selbstversorgung angeleitet wird. Ferner sollten diesbezüglich Handlungsempfehlungen berücksichtigt werden. Hersteller der Bildanleitung sind die PSWK.

Auch die Bereitstellung von personellen und die zu Beginn der Erstellung des Instruments verfügbaren zeitlichen sowie auch materiellen Ressourcen stehen im Fokus. Eine Digitalkamera bzw. die Bereitstellung eines Farbdruckers sind Voraussetzungen zur Erstellung der Bilderfolgen und sollten von der jeweiligen Institution finanziell mitgetragen werden.

5 Selbstpflegekompetenz ist laut Evers (2002) ein komplexer und umfassender Begriff. Selbstpflegekompetenz stellt nach dem Pflegemodell nach Orem die Befähigung zur Selbstpflege dar und ist ein Komplex „spezifischer Fähigkeiten, Dispositionen und Kompetenzen wie Aufmerksamkeit, Wissen, Energie, Körperkontrolle, Motivation und Selbstpflegefertigkeiten".

6 Das strukturierte Vorgehen im Rahmen der Entlassung und Überleitung des Patienten orientiert sich an den nationalen Expertenstandard „Entlassungsmanagement in der Pflege" (Gruber und Droste 2010).

6.7.6 Schlussbetrachtung

Mit Hilfe einer Bildanleitung als Instrument der Edukation, egal in welchem Setting und unabhängig von der Personengruppe, wird ein effektiver Beitrag zur Steigerung der Lebensqualität der Stomapatienten geleistet.

Literatur

Literatur zu 6.1 bis 6.5

AWMF (2013). Arbeitsgemeinschaft der Wissenschaftlichen Medizinischen Fachgesellschaften e.V.; S3-Leitlinie Kolorektales Karzinom. (A. d. V., Hrsg.) Abgerufen am 21. März 2014 von http://www.awmf.org/uploads/tx_szleitlinien/021_007OLl_S3_KRK_14062013.pdf http://www.awmf.org/leitlinien/detail/ll/021-007OL.html

AWMF (2014). Arbeitsgemeinschaft der Wissenschaftlichen Medizinischen Fachgesellschaften e.V.; S3-Leitlinie Kolorektales Karzinom. (A. d. V., Hrsg.) Abgerufen am 21. Februar 2015 von http://www.awmf.org/uploads/tx_szleitlinien/021-007OLl_S3_KRK_2014-08

AWMF (2016). Arbeitsgemeinschaft der Wissenschaftlichen Medizinischen Fachgesellschaften e.V.; S3-Leitlinie Früherkennung, Diagnose, Therapie und Nachsorge des Harnblasenkarzinoms. Abgerufen am 29.02.2016. März 2016 von http://leitlinienprogramm-onkologie.de: http://leitlinienprogramm-onkologie.de/uploads/tx_sbdownloader/LL_BlasenCa_Langversion_Konsultationsfassung.pdf

Boelker, T., & Webelhuth, W. (2003). Durch dick und dünn Das Buch für Stomapflege und Harnableitung (2. Aufl. Ausg.). Menden: Vorsmanndruck Schmücker.

C. Pox, S. A. (2014). Leitlinien Programm Onkologie, S3- Leitlinie Colorektales Karzinom. (D. K. AWMF, Hrsg.) Von http://leitlinienprogramm-onkologie.de/Leitlinien.7.0.html abgerufen

Colwell, J. G. (2004). Fecal and Urinary Diversions Management Principles. Missouri: Mosby St.Louis.

Deutsche ILCO. (2007). Charta der Rechte von Stomaträgern. Abgerufen am 23. März 2014 von http://www.ilco.de/stoma/stomatraeger-weltweit.html

Deutsche ILCO e. V. (2012). Urostomie ein Leitfaden. Berlin: Korrel Mirau

DKG (2015). Erhebungsbogen für Darmkrebszentren der Deutschen Krebsgesellschaft. Abgerufen am 01. März 2016 von http://www.krebsgesellschaft.de/deutsche-krebsgesellschaft-wtrl/deutsche-krebsgesellschaft/zertifizierung/erhebungsboegen/organkrebszentren.html

DNQP (2009). Expertenstandard Entlassungsmanagement in der Pflege. Abgerufen am 14. Mai 2014 von http://www.wiso.hs-osnabrueck.de/fileadmin/users/774/upload/ExpertenstandardEntlassungsmanagement_Akt.pdf

Droste, W., & Gruber, G. (2010). Sektorenübergreifender Leitfaden Stomatherapie für Krankenhäuser, die ambulante Homecare-Versorgung und Rehabilitationskliniken (2. Ausg.). Hannover: Schlütersche Verlagsgesellschaft mbH & Co. KG.

Droste, W., Sachsenmaier, B., Tork, A. (2014). Richtig positioniert. Göppingen: Spektra Verlag

DRV-Bund (2015). Deutsche Rentenversicherung - Klassifikation therapeutischer Leistungen in der medizinischen Rehabilitation. Abgerufen am 24. Februar 2016 von http:/www.deutsche-rentenversicherung.de/Allgemein/de/Navigation/3_Infos_fuer_Experten/01_Sozialmedizin_Forschung/02_reha_qualitaetssicherung/ktl_node.html

EAUN (2009). European Association of Urology Nurses; Incontinent Urostomy (Good Practice in Health Care). Abgerufen am Januar 2014

EAUN (2010). European Association of Urology Nurses; Kontinente Harnableitungen (Beste Praxis in der Gesundheitsversorgung). Abgerufen am Januar 2014

Esch M. (2005). Stomatherapie – Beratung Anleitung Pflege. Stuttgart: Kohlhammer

Ewers, M., & Schaeffer, D. (2005). Case Management in Theorie und Praxis (2. Ausg.). Bern: Verlag Hans Huber.

Feil-Peter, H. (2001). Stomapflege Enterostomatherapie: Stoma- und Wundversorgung (7. Aufl. Ausg.). Hannover: Schlütersche Verlagsbuchhandlung

FgSKW e. V. (2013). Fachgesellschaft Stoma-Kontinenz und Wunde e. V.; Handlungsempfehlung zum Einsatz convexer Produkte. Abgerufen am 03. Dezember 2014 von http://www.fgskw.org/files/entwurf_v3_handlungsempfehlung_convexe_produkte_der_fgskw.pdf

FgSKW (2012). Fachgesellschaft Stoma- Kontinenz - Wunde e. V. „Handlungsanweisung Präopertive Markierung". Abgerufen am 26. Mai 2014 von http://www.fgskw.org/files/handlungsanweisung_praeoperative_markierung.pdf

FgSKW (2010). Fachgesellschaft Stoma- Kontinenz - Wunde e. V.; Handlungsempfehlung der FgSKW e.V. zum Einsatz konvex geformter Produkte zur Stomaversorgung. Abgerufen am 04. November 2013 von http://www.fgskw.org/files/entwurf_v3_handlungsempfehlung_convexe_produkte_der_fgskw.pdf

FgSKW (2011). Leitlinie der Fachgesellschaft FgSKW e.V. zur Stomaversorgung. Selm

Fölsch, D. (2013). Ethik in der Altenpflege. Wien: Facultas.wuv. Universitätsverlag.

GKV-SpiBu. (April 2014). GKV-Spitzenverband Hilfsmittelverzeichnis Produktgruppe 15. Abgerufen am 18. April 2014 von https://hilfsmittel.gkv-spitzenverband.de/produktgruppeAnzeigen_input.action?gruppeId=15

Gruben, Ch.et al. (2013). Stomarückverlegung was kann ich tun? o. A.: ILCO e. V.

Gruber, G. (2014). Parastomale Hautveränderungen unter zielgerichteter Antikörpertherapie in der Onkologie. Eine neue Ursache für parastomale Komplikationen und deren pflegerischen Versorgungsschwierigkeiten? (unveröffentlichte akadem. Abschlussarbeit).

Haugen, V; Ratcliff. (2013). http://journals.lww.com/jwocnonline/Abstract/2010/09000/Early_Peristomal_Skin_Complications_Reported_by.10.aspx. Abgerufen am 30. Oktober 2013 von http://journals.lww.com

Jauch, K.-W., Mutschler, W., Hoffmann, J.N., Kanz, K.-G. (2013). Chirurgie Basisweiterbildung. Berlin: Springer Verlag.

KRINKO (2007). Prävention postoperativer Infektionen im Operationsgebiet, Empfehlung der Kommission für Krankenhaushygiene und Inektionsprävention beim Robert-Koch-Institut; DOI 10.1007/s00103-007-0167-0. Springer Medizin Verlag.

Leitlinie der Fachgesellschaft FgSKW e.V. zur Stomaversorgung. (2011)

Lyon, C., & Smith, A. (2010). Abdominal Stomas and their Skin Disorders - An Atlas of Diagnosis and Management (2. Ausg.). London: Informa healthcare.

Panfil, E.-M., & Schröder, G. (2010). Pflege von Menschen mit chronischen Wunden - Lehrbuch für Pflegende und Wundexperten (2. Ausg.). Bern: Verlag Hans Huber.

Peters-Gawlick, M. (1998). Praxishandbuch Stomapflege. Wiesbaden: Ullstein Medical Verlagsgesellschaft.

RKI. (01.April 2015). Robert Koch Institut -Prävention und Kontrolle katheterassoziierter Harnwegsinfektionen. Bundesgesundheitsblatt 58:641–650 DOI 10.1007/s00103-015-2152-3

Rödder, K., Olianas, R., & Fisch, M. (2008). Rekonstruktive Urologie Harnableitung - Was ist möglich? Wissenschaft und Praxis (05/2008).

Sailer, M. (2010). Patientenedukation. In E.-M. Panfil, & G. Schröder (Hrsg.), Pflege von Menschen mit chronischen Wunden - Lehrbuch für Pflegende und Wundexperten. Bern: Verlag Hans Huber.

Schwenk, W. (2015). Moderne perioperative Behandlung. In M. E. Kreis, & J. Straßburg (Hrsg.), Moderne Chirurgie des Rektumkarzinoms. Berlin: Springer Verlag.

Stoll-Salzer, E., & Wiesinger, G. (2005). Stomatherapie Grundlagen & Praxis. Stuttgart: Thieme Verlag.

WCET. (2014). WCET International Ostomy Guideline. Perth, Australia: Zulkowski K, Ayello EA & Stelton S (Eds.).

Literatur zu 6.6

Robert Koch Institut. Krebs in Deutschland 2009/2010. Gesundheitsberichterstattung des Bundes. 9. Ausgabe 2013.

Deutsche Rentenversicherung. SGB Sozialgesetzbuch Band I. 49. Auflage, März 2013.

Bundesarbeitsgemeinschaft Rehabilitation (BAR). Rehabilitation und Teilhabe. Deutscher Ärzteverlag. 3. Auflage 2005.

Bundesarbeitsgemeinschaft Rehabilitation (BAR). Arbeitshilfe für die Rehabilitation und Teilhabe von Menschen mit Krebserkrankungen. 2. Auflage, Juni 2013.

Diehl R, Gebauer E, Groner A. Kursbuch Sozialmedizin. Deutscher Ärzteverlag 2012.

Deutsche Rentenversicherung. Sozialmedizinische Begutachtung für die gesetzliche Rentenversicherung. Springer 7. Auflage, 2011.

Bundesministerium für Arbeit und Soziales: Versorgungsmedizin-Verordnung vom 10. Dezember 2008.

Literatur zu 6.7

Abt-Zegelin, A. (2002). Patienten- und Familienedukation in der Pflege, In: DEUTSCHER VEREIN FÜR PFLEGEWISSENSCHAFTEN (Hrsg.), Das Originäre in der Pflege entdecken, Pflege beschreiben, erfassen, begrenzen, Sonderausgabe, Mabuse Verlag, Frankfurt, 103–116

Abt-Zegelin, A. (2014). Beraten, Informieren und Schulen als Pflegeaufgabe: Das Wittener Konzept, In: PLESSL-SCHORN, Barbara (Hrsg.), Patienten- und Angehörigenedukation, Aufgaben für Ausbildung und Praxis, 1. Auflage, Facultas Verlag, Wien, 11–23

Mayer R.E. (2014). Cognitive Theory of Multimedia Learning, In: MAYER, Richard E. (Hrsg.), The Cambridge Handbook of Multimedia Learning, 2. Auflage, Cambridge University Press, New York, 43–71

Gruber G. & Droste W. (2010). Sektorenübergreifender Leitfaden Stomatherapie für Krankenhäuser, die ambulante Homecare-Versorgung und Rehabilitationskliniken, 2., überarbeitete Ausgabe, Schlütersche Verlagsgesellschaft, Hannover

Wolf J. (2014). Photoshop Elements 10, Das umfassende Handbuch, 1. Auflage, Galileo Press, Bonn

Sailer M. (2009). Patientenedukation, In: PANFIL, Eva-Maria, SCHRÖDER, Gerhard (Hrsg.), Pflege von Menschen mit chronischen Wunden, Lehrbuch für Pflegende und Wundexperten, 1. Auflage, Huber Verlag, Bern, 453–470

Tolsdorf M. (2010). Mikroschulungen, In: CNE.fortbildung, Thieme Verlag, München, 2:10–12

Klug Redman B. (2009). Patientenedukation, Kurzlehrbuch für Pflege- und Gesundheitsberufe, 2., vollständig überarbeitete Auflage, Verlag Hans Huber, Bern

Ewers M, Schaeffer D. (2012). Aufgaben der Patientenberatung, In: Schaeffer S, Schmidt-Kaehler S. (Hrsg.), Lehrbuch Patientenberatung, 2., vollständig überarbeitete und erweiterte Auflage, Verlag Hans Huber, Bern, 87–107

Evers G.C.M. (2002). Einleitung, In: Evers G.C.M. (Hrsg.), Professionelle Selbstpflege, Einschätzen – messen – anwenden, 1. Auflage, Verlag Hans Huber, Bern/Göttingen/Toronto/Seattle, 25–28

Renkl A. (2015). Wissenserwerb, In: Wild S. Möller J. (Hrsg.), Pädagogische Psychologie, 1. Auflage, Springer Medizin Verlag, Heidelberg, 3–24

Besondere pflegerische Versorgungsaspekte

G. Gruber, U. Gumbmann, N. Hasait, D. Kost, P. Linkenbach, S. Summa, D. Wansch

G. Gruber (Hrsg.), *Ganzheitliche Pflege bei Patienten mit Stoma,*
DOI 10.1007/978-3-662-48429-6_7

7.1 Ernährung und Stoma

S. Summa

„Eine grundlegende Stomadiät gibt es nicht!“ (ILCO 2010). Dennoch gilt es, für Menschen mit einem Stoma einige Aspekte der Ernährung zu beachten. Sie benötigen Informationen, um ihre „neue“ Verdauungssituation, z. B. die verkürzte Passagezeit und die Auswirkungen von Nahrungsmittel auf die Verdauung, zu verstehen.

Nach Operationen, die zeitweise oder permanent eine Stomaanlage erfordern, wird zuerst der individuelle postoperative Kostaufbau im Vordergrund stehen. Das Gewicht muss regelmäßig kontrolliert und bei Gewichtsverlust oder einer Mangelernährung eine entsprechende Ernährungsberatung durchgeführt werden (► Abschn. 7.1.3). Betroffene benötigen für ihr Alltagsleben eine multiprofessionelle Beratung durch Pflegeexperten SKW, das Ernährungsteam, Ärzte und Apotheker (► Abschn. 7.1.5) und ergänzend auch Gespräche mit anderen Betroffenen, um Fragen zur Ernährung nach der OP und zu bestehenden Grunderkrankungen zu klären. Nicht alles wird in den ersten Tagen im Krankenhaus bewältigt werden können, deshalb ist die Möglichkeit einer kontinuierlichen Beratung umso wichtiger.

Falls vor der Operation eine Diät oder Ernährungseinschränkungen vorhanden waren, sind diese auch nach einer Stomaanlage zu beachten.

Praxistipp

Falls ein Nahrungsmittel kurz nach der Operation nicht vertragen wird und medizinisch nichts dagegen spricht, sollte es ein paar Wochen später noch einmal probiert werden. Oft kann es dann als „verträglich“ wieder in den Nahrungsplan aufgenommen werden.

Ernährung bei Stomapatienten

Eine abwechslungsreiche und vielseitige, nährstoffreiche und gesundheitsfördernde Ernährung, wie sie von der Deutschen Gesellschaft für Ernährung empfohlen wird, ist das Ziel der Ernährung von Stomapatienten. Der Bedarf an lebenswichtigen Eiweißen, Fetten und Kohlehydraten muss gedeckt sein und eine ausreichende Menge an Vitaminen, Mineralstoffen, Spurenelementen und Wasser sichergestellt werden.

Nach einer Stomaanlage erleben die Patienten, dass sich ihr Darm erst an die veränderte Situation gewöhnen muss. Bauchschmerzen, Durchfälle oder Blähungen können im Laufe der ersten Wochen und Monate immer wieder auftreten. Dies darf den Stomaträger jedoch nicht entmutigen, auch weiterhin regelmäßig zu essen und vor allem ausreichend zu trinken. Entscheidend ist, an welcher Position im Darm die Stomaanlage platziert ist.

Praxistipp

- Für die Ernährung gibt es keine Pauschalrezepte oder Pauschalverbote. Jeder Stomaträger muss selbst ausprobieren und herausfinden, welche Nahrungsmittel wie vertragen werden.
- Sind Nahrungsmittelunverträglichkeiten bekannt, so müssen diese auch mit Stoma berücksichtigt werden.

Um einen besseren Überblick über die Wirkungsweise der verschiedenen Nahrungsmittel zu erhalten, kann in der postoperativen Zeit ein **Ernährungstagebuch** geführt werden. Nahrungsmittel, Zeitpunkt des Essens und die entsprechende Wirkung (Durchfall, Blähungen, Bauchschmerzen, Bauchgurgeln etc.) werden beobachtet und im Tagebuch notiert.

Wie für alle – auch Nicht-Stomaträger – unterstützen Ruhe und Entspannung beim Essen eine gute Verdauung und eine bessere Verträglichkeit der Mahlzeiten. Nährstoffe können besser aufgenommen werden, die „Nährstoffausbeute“ ist höher. Mehrere kleine Mahlzeiten über den Tag verteilt entlasten den Darm und werden im Allgemeinen besser vertragen als zwei große Mahlzeiten. Wer auf Spätmahlzeiten verzichtet, wird feststellen, dass auch der Darm nachts früher zur Ruhe kommt. Dadurch kann das lästige Aufstehen zu nachtschlafender Zeit, um den Stomabeutel zu entleeren, vermieden werden.

7.1.1 Ernährung bei Ileostomie

In den ersten Wochen nach Anlage einer Ileostomie muss sich der Darm erst auf die veränderte Situation einstellen. Der Dünndarm befindet sich in der sogenannten Adaptionsphase und kann angebotene Nährstoffe und Flüssigkeiten noch nicht in ausreichendem Maße verstoffwechseln. Zudem ist das Darmlumen des Stomas meist durch ein postoperatives Ödem verkleinert. Der Dickdarm ist durch die vorgeschaltete Stomaanlage „ausgeschaltet". Wasser und Elektrolyte, die normalerweise bei einem gut funktionierenden Dickdarm rückresorbiert und dem Körper wieder zugeführt werden, gehen über die primär dünnflüssige Ausscheidung der Ileostomie verloren. Im Laufe der Zeit „lernt" der Darm jedoch, bei individuell angepasster Ernährung die Ausscheidung einzudicken und durch die somit verlängerte Darmpassage angebotene Nährstoffe besser zu resorbieren. Diese Anpassungsphase an eine normale Ernährung kann zwischen 6–12 Monaten betragen.

▪ Kostaufbau

Der **Kostaufbau** in der Klinik beginnt langsam über „flüssige und weiche" Kost bis hin zu leicht verdaulicher, ballaststoffarmer Schonkost. In den ersten Wochen Zuhause ist immer noch eine leichte bzw. **ballaststoffarme Kost** anzuraten. Ballaststoffreiche, hartschalige oder schwerverdauliche Nahrungsmittel können Schwierigkeiten bei der Darmpassage verursachen. Unverdaute Speisereste lösen unter Umständen Bauchschmerzen, Durchfälle, heftige Blähungen, Übelkeit oder schlimmstenfalls eine komplette Stomablockade aus.

Praxistipp

Ballaststoffreiche Nahrungsmittel vorerst meiden (z. B. Spargel, Pilze, Zitrusfrüchte, Nüsse, Ananas, Rohkost, Rosinen, Popcorn, harte Gemüse- und Obstschalen) und auch auf längere Sicht nur in Maßen, also kleinen Portionen, verzehren, da sie abführend wirken können.

Empfehlung:

- Gut kauen: zerkleinerte Nahrung wird besser im Darm transportiert und verdaut (→ Vorbeugen einer Stomablockade) (▶ Abschn. 7.2.2)
- Schwerer verdauliche Nahrungsmittel erst in kleinen Mengen probieren
- Besser mehrere kleine Mahlzeiten über den Tag verteilen als zwei große Mahlzeiten
- Ausreichend trinken: 1–1,5 Liter Urinausscheidung muss erreicht werden

▪ Flüssigkeitshaushalt

Nach Ileostomieanlage ist die Ausscheidung häufig sehr dünnflüssig. Direkt postoperativ kann mit beginnendem Kostaufbau die Ausscheidungsmenge plötzlich zwei oder gar mehr Liter Flüssigkeit am Tag betragen. Hier reicht das normale „Trinken" nicht mehr aus. Über Medikamente (z. B. Loperamid, Gallensäurebinder, Tinctura Opii) und Infusionen muss gegengesteuert werden, um den Patienten vor einer Austrocknung (Exsikkose) und einem drohenden Nierenversagen zu bewahren (▶ Abschn. 3.2). Symptome eines zu hohen Flüssigkeitsverlusts sind Kopfschmerzen, Müdigkeit, stark konzentrierter, dunkler Urin, trockene Schleimhäute, Kreislaufstörungen, Benommenheit und Konzentrationsstörungen.

> **Ausscheidungsmenge und Stuhlkonsistenz müssen von Anfang an beobachtet und dokumentiert werden.**

Empfehlung:

- Bilanzierung des Flüssigkeitshaushalts
- Laufende Kontrolle der Elektrolyte
- Falls nötig Substitution von Wasser und Elektrolyten nach ärztlicher Anordnung

Auch im Langzeitverlauf müssen Flüssigkeits- und Elektrolytverluste beachtet und kontinuierlich substituiert werden. Bei einer Ausscheidungsmenge von 800–1000 ml breiiger Ausscheidung über das Ileostoma ist die Bilanz meist ausgeglichen. Durch die „richtige" Getränkewahl und das richtige Trinkverhalten können Stomaträger die Ausscheidung meist gut steuern.

„Gute" Getränke (beeinflussen den Salzhaushalt positiv)
- Mineralwasser mit wenig oder keiner Kohlensäure
- Fruchtschorlen (mit wenig Fruchtsäure)
- Früchte- und Kräutertees
- Isotone Sportlergetränke
- Klare, leicht gesalzene Gemüse- oder Fleischbrühe

Nicht zu empfehlen sind stark alkohol-, zucker- und kohlensäurehaltige sowie sehr kalte Getränke, diese wirken oftmals abführend. Für die **ausreichende Trinkmenge** gilt als Richtschnur eine tägliche Ausscheidungsmenge von 1–1,5 Liter hellgelben Urins in 24 Stunden. Das bedeutet häufig eine Trinkmenge von 2–3 Litern pro Tag.

> **Bei ausbleibender Urinausscheidung muss sofort ein Arzt aufgesucht werden!**

Durch **stopfende Nahrungsmittel** und wenn nötig durch Medikamente sollte sich der Stuhlgang zunehmend eindicken. Ziel ist eine breiig, pastöse Ausscheidung.

Durchfall

Praxistipp

Bei Durchfall können pektinhaltige Nahrungsmittel (oder die Nahrungsergänzung Aplona©), wie fein geriebener Apfel mit Schale, Reis, Bananen, Weizenkleie oder gemahlene Flohsamenschalen, dem Essen beigemischt werden. Abführend wirkende Nahrungsmittel sind zu meiden.

Tritt eine dünnflüssige Ausscheidung auf, sollte keinesfalls die Trinkmenge reduziert werden. Eine reduzierte Flüssigkeitszufuhr führt nicht zum Eindicken oder zur Reduzierung des Stuhlgangs, sondern geht zu Lasten der Nierenfunktion.

Stopfende Nahrungsmittel
- Backwaren: Mischbrot, Grahambrot, Kekse, Zwieback, Salzstangen, Laugenbrezeln, Grissini, Weißbrot, Brötchen, Baguette, Toastbrot
- Kartoffeln: Kartoffelbrei, Salzkartoffeln, Pellkartoffeln, Klöße), Kartoffel-Karotten-Gemüse
- Helle Teigwaren (Nudeln)
- Haferflocken
- Geschälter (weißer) Reis
- Banane
- Geriebener Apfel
- Schwarzer Tee
- Schokolade
- Quark

Abführend wirken sehr fette und scharfe Speisen, frisches Obst, scharfe Gewürze, Kaffee, Alkohol, unverdünnte Fruchtsäfte, Sauerkraut und sehr Zuckerhaltiges. Für Ileostomieträger ist allgemein zum Elektrolytausgleich eine eher **salzhaltige Kost** zu empfehlen, sofern keine salzarme Diät aufgrund anderer Erkrankungen eingehalten werden muss.

> **Nach einer Ileostomie muss auf eine ausreichende Vitamin- (besonders Vitamin B12, ► Abschn. 3.2) und Elektrolytzufuhr geachtet werden.**

7.1.2 Ernährung bei Kolostomie

Der Dickdarm resorbiert aus dünnflüssigem und wasserhaltigem Darminhalt Wasser und Elektrolyte, die dem Körperkreislauf wieder zugeführt werden. Der Großteil der Nährstoffe wird bereits im Dünndarm verstoffwechselt. Je nach Stomaposition, z. B. Ascendostomie und Transversostomie bzw. Descendostomie und Sigmoidostomie, ist mit unterschiedlicher Stuhlkonsistenz zu rechnen. Je länger die Passagestrecke im Dickdarm, desto stärker wird Darminhalt eingedickt.

Das bedeutet, dass bei gut funktionierendem, entzündungsfreiem Kolon bei tiefsitzenden Stomaanlagen (Descendostomie/Sigmoidostomie) nach einiger Zeit mit geformter, fester Ausscheidung zu rechnen ist. Stuhlkonsistenz und -frequenz ähneln zumeist der Ausscheidung vor der Operation bzw. vor Erkrankung.

Bei höher sitzenden Anlagen (Ascendostomie/Transversostomie) bzw. wurden Dickdarmanteile reseziert, kann die Ausscheidungskonsistenz und -frequenz variieren. Möglich sind hier unregelmäßige breiige, pastöse aber auch dünnflüssige Stuhlentleerungen.

Innerhalb der ersten Wochen und Monate wird beim Kolostoma ebenso wie beim Ileostoma ballaststoffarme und leicht verdauliche Kost empfohlen. Zumeist ist jedoch der Übergang zu normaler Schonkost bzw. zu Normalkost deutlich schneller möglich als bei einem Ileostoma.

Auch bei einem Kolostoma gilt, dass Getränke und Nahrungsmittel, die schon vor der Operation Bauchschmerzen, Durchfall oder gar starke Blähungen verursachten, gemieden werden sollten. Mit einem Kolostoma ist mit ganz ähnlicher Wirkung zu rechnen.

Blähungen

Als sehr unangenehm, störend, ja sogar als peinlich empfinden alle Stomaträger Blähungen und die damit verbundenen häufig nicht zu vermeidenden Geräusche. Durch den fehlenden Schließmuskel gibt es keine Kontrollmöglichkeit über das Stoma. Bestenfalls können im Notfall durch „Abdämpfen" mit der Hand, Auflegen von Schaumstoff oder durch dickere Kleidung unangenehme Geräusche abgemildert werden.

Durch Beachtung und Vermeidung blähender Speisen ist diese Situation positiv beeinflussbar. Eine Möglichkeit, Blähungen zu vermeiden bzw. zu reduzieren, ohne auf die Ernährung achten zu müssen, ist die Irrigation. Diese ist jedoch **nur** bei einer Sigmoidostomie bzw. Descendostomie möglich bzw. sinnvoll und muss vom Chirurgen genehmigt werden (▶ Abschn. 7.2.1, ▶ Abschn. 4.1).

Blähende Nahrungsmittel

- Kohl
- Lauch
- Zwiebeln
- Bohnen
- Hülsenfrüchte
- Kohlensäurehaltige Getränke
- Grobe Vollkornprodukte
- Frisches Brot

Empfehlung:

- Mehrere kleine Mahlzeiten sind besser als zwei große Mahlzeiten
- Ballaststoffreiche Nahrungsmittel meiden
- Gemüse leicht andünsten, nicht roh verzehren
- Kaugummi kauen, rauchen und trinken mit Strohhalm vermeiden
- Wer sicher sein will, sollte vor gesellschaftlichen Ereignissen auf blähende Speisen verzichten

Hilfe gegen Blähungen

- Gewürze wie Kümmel
- Petersilie
- Bohnenkraut
- Kräutertees mit Kümmel
- Anis
- Fenchel
- Ingwer und Minze
- Heiße Milch mit Anis und Fenchel

Geruchsentwicklung während des Versorgungswechsels ist normal, jedoch sollten ansonsten keine unangenehmen Gerüche auftreten. Prinzipiell gilt, dass bei gut angepasster und intakter Stomaversorgung keine Gerüche entstehen sollten. Falls doch muss nach der Ursache geforscht werden: Ist der Stomabeutel undicht? Ist der Filter noch funktionsfähig? Wie lange ist die Tragedauer des Beutels? Ist an der Kleidung oder der Haut eine Verschmutzung erkennbar? Wer unter starken Gerüchen leidet, sollte auf **geruchsverstärkende** Nahrungsmittel verzichten.

Geruchsverstärkende Nahrungsmittel
- Eier
- Spargel
- Pilze
- Fisch und Fleisch
- Zwiebeln und Knoblauch
- Käse
- Kohlarten und Bohnen

Geruchshemmende Nahrungsmittel
- Joghurt
- Petersilie
- Preiselbeersaft
- Grüne Gemüse
- Chlorophyltabletten

Praxistipp

Nach der Entleerung des Stomabeutels kann durch Anzünden eines Streichholzes die Geruchsbildung gemindert werden. Eine weitere Möglichkeit sind chemische Geruchsbanner, die direkt in den Beutel eingebracht werden (Achtung: Erstattungssituation der Krankenkassen beachten).

Obstipation

Bei Descendo- und Sigmoidostomieträgern kann es zu einer **Obstipation** kommen, die primär mit diätetischen Maßnahmen behandelt wird, d. h. ausreichende bzw. erhöhte Flüssigkeitszufuhr, Verzicht auf stopfende Nahrungsmittel und evtl. nach ärztlicher Anordnung Einnahme von Laxanzien. Tritt eine Obstipation gehäuft auf und lässt sie sich nicht „einfach" behandeln bzw. vermeiden, dann sollte ein Arzt abklären, ob andere Gründe vorliegen, z. B. Medikamente (Analgetika/Opiate, Psychopharmaka, Eisen oder Antazida), endokrine, metabolische oder neurologische Probleme.

Diarrhö

Gleiches gilt bei **Diarrhö**. Darminfekte können, wie bei Nicht-Stomaträgern, zu akuten Durchfällen führen. Behandelt wird mit diätetischen Maßnahmen, ausreichender Flüssigkeitszufuhr und wenn nötig mit medikamentösen Therapien. Internistischer Rat sollte unbedingt eingeholt werden, wenn Diarrhöen gehäuft und ohne erkennbare Auslöser immer wieder auftreten.

> **Antibiotika, vermehrter Alkoholgenuss, Chemotherapie und Bestrahlung können Auslöser für eine Diarrhö sein!**

Nahrungsmittelverträglichkeit

Die Nahrungsmittelverträglichkeit ist eine sehr individuelle Angelegenheit. Nicht jeder Mensch reagiert auf Nahrungsmittel gleich, was einem gut bekommt, kann bei einem anderen unangenehme Folgen haben. Besteht bereits in der Klinik die Möglichkeit, eine Ernährungsberatung hinzuzuziehen, sollte ein Beratungsgespräch mit Zustimmung des Patienten veranlasst werden. Hierbei können Fragen zu Grunderkrankungen, wie z. B. Krebserkrankung, Divertikulitis oder chronisch entzündliche Darmerkrankungen, individuell geklärt werden. Stoma-Selbsthilfegruppen, Stomaartikelhersteller, die Deutschen Krebsgesellschaft und die DCCV bieten viele allgemeine Ratgeber zum Thema Stoma und Ernährung an. Ausprobieren muss aber jeder Stomaträger selbst, ob und wie er auf die jeweiligen Lebensmittel reagiert!

7.1.3 Ernährung bei Urostomie

G. Gruber

- Eine ausreichende Flüssigkeitszufuhr, sodass ca. 1,5 Liter Harn produziert werden, ist die beste Prophylaxe vor Schleimbildung und Harnwegsinfekten. So werden die Niere und die harnableitenden Wege gespült und Keime kontinuierlich ausgespült. Zur empfohlenen Trinkmenge ist immer der Arzt zu befragen, da sie je nach Körpergröße, Gewicht, Alter, Betätigung (Sport) und Ernährung oder z. B. bei Herz-Kreislauf-Erkrankungen individualisiert werden muss. Bei einer Trinkmenge zwischen 2–2,5 Litern können vor allem Kräutertees, Mineralwasser (Achtung auf die Zusammensetzung, Heilwässer können auch alkalisch wirken) empfohlen werden.

- Bei Harnwegsinfekten oder Kristallbildung am Stoma kann es nötig sein, den Harn anzusäuern (► Abschn. 4.3), z. B. mit Hilfe von Kaffee, Bier, Fisch, Käse oder Fleisch → ausgewogene Ernährung mit Obst und Gemüse deshalb je nach Stoffwechsellage anpassen.

Liegt eine rückresorptionsbedingte Übersäuerung des Blutes vor, muss ggfs. anstatt einer Ansäuerung eine Alkalisierung abgeklärt werden (► Abschn. 4.3).

- Preiselbeeren werden manchmal als ansäuernd empfohlen; dies wird jedoch kontrovers diskutiert. Sie enthalten unter anderem Vitamin C, Zink und Proanthocyane. Diese Inhaltsstoffe können eine positive Wirkung auf die Schleimhäute der Harnwege haben, wodurch sich Bakterien weniger ansiedeln oder Entzündungen schneller abheilen (EAUN 2009, EAUN 2010). Dabei muss jedoch abgeklärt werden, welche Darreichungsform und Dosierung notwendig sind. Zu beachten ist, dass die Früchte Oxalsäure enthalten, was bei Patienten, die zu Nierengrieß (Urinkristallen) oder Nierensteinen neigen, beim Verzehr von größeren Mengen negative Effekte auslösen kann. Auch sind die Kalorien bei gesüßten Säften oder Trockenfrüchten bei größeren Mengen im Diätplan zu berücksichtigen → Rücksprache mit dem Arzt bzw. dem Urologen halten.
- Alkohol darf in kleinen Mengen getrunken werden, allerdings ist zu bedenken, dass er die Urinausscheidung (Hemmung des antidiuretischen Hormons) fördert → also genügend Flüssigkeit zusätzlich trinken.
- Medikamente aber auch Lebensmittel können den Geruch (Spargel oder Fisch) und die Farbe (Rote Bete) des Harns beeinflussen; immer berücksichtigen, dass auch bei Harnwegsinfekten ein starker Geruch auftreten kann → bei länger anhaltendem Geruch den Arzt aufsuchen.

Essen mit Stoma ist Genuss ohne Reue? Mit guter Beratung, ein wenig Geduld, Ausprobieren bei gegebener Zeit und „Hören" auf den eigenen Körper können Stomaträger wieder lustvoll essen.

7.1.4 Mangelernährung bei Stomapatienten

D. Wansch

Laut der wirtschaftsökonomischen Cepton-Studie aus dem Jahr 2007 entstehen durch Mangelernährung jedes Jahr Folgekosten im deutschen Gesundheitssystem in Höhe von 9 Mrd. Euro. Auf den klinischen Bereich entfallen davon 5 Mrd. Euro, z. B. durch verlängerte Krankenhausaufenthalte. Bis zum Jahr 2020 wird mit einer Kostensteigerung auf ca. 11 Mrd. Euro gerechnet (Küpper 2007).

Mangelernährung wird häufig mit einem Fehlen von Nahrung und dementsprechend unfreiwilligem Gewichtsverlust in Verbindung gebracht. Laut WHO ist ein Patient unter 65 Jahren mit einem BMI unter 18,5 kg/m² (Weimann et al. 2013) unterernährt, bei Älteren gilt dies bei einem BMI unter 20 kg/m². Bei Senioren über 65 Jahren ist ein höherer BMI von 24–29 kg/m² wünschenswert (Tab. 7.1).

Mangelernährung betrifft aber auch Patienten, die auf den ersten Blick ein normales bis erhöhtes Körpergewicht aufweisen. Ein ungewollter Gewichtsverlust kann bei diesen Patienten nicht immer am BMI erkannt werden, da sich dieser noch im Normalbereich befindet. Die Deutsche Gesellschaft für Ernährungsmedizin (DGEM) schreibt in ihrer S3-Leitlinie für klinische Ernährung in der Chirurgie:

» Der Gewichtsverlust für sich bedeutet eine Veränderung der Körperzusammensetzung, die ein „metabolisches Risiko" nach sich zieht, welches bei Patienten vor

Tab. 7.1 BMI-Tabelle

Einstufung (lt. WHO 2008)	BMI (kg/m²)
Starkes Untergewicht	< 16
Mäßiges Untergewicht	16–17
Leichtes Untergewicht	17–18,5
Normalgewicht	18,5–25
Präadipositas	25–30
Adipositas Grad I	30–35
Adipositas Grad II	35–40
Adipositas Grad III	≥ 40

großen, insbesondere Tumor-Operationen berücksichtigt werden muss. (Weimann et al 2013)

In den letzten Jahren ist zunehmend vom ERAS-Programm (Enhanced Recovery After Surgery), in Deutschland häufig als „Fast-Track"-Chirurgie bezeichnet, die Rede. Dieses interdisziplinäre Konzept zielt auf eine verbesserte Rehabilitation nach Operationen und damit auf eine Verringerung der Komplikationsrate und kürzere Hospitalisierungszeiten. Auch die metabolischen Auswirkungen werden berücksichtigt. Unter anderem sollen längere präoperative Nüchternheitsphasen vermieden werden, da diese zu negativem Stress und Volumenmangel führen und postoperativ die Insulinresistenz erhöht ist. Es wird eine Zufuhr von oralen Kohlehydratlösungen in der Nacht und bis zwei Stunden vor Operation empfohlen, falls keine Kontraindikationen vorliegen (Empfehlung 2 Leitlinie Chirurgie, Weimann et al. 2013). Nach dem Eingriff ist ein schneller und früher Kostaufbau anzustreben. Um bereits präoperativ einen Mangel ausgleichen zu können, ist die Erfassung des Ernährungszustandes durch ein entsprechendes Screening vorgesehen, denn die Komplikationsrate ist bei mangelernährten Patienten deutlich erhöht.

Screening

Die S3-Leitlinien der DGEM für Klinische Ernährung in der Chirurgie empfehlen ein Screening bei der stationären Aufnahme (Weimann et al. 2013). Das Gewicht und die Körpergröße sollten dazu aktuell gemessen werden. Vorteile dieser Screenings sind die Erfassung einer Mangelernährung auch bei Patienten mit normalem Körpergewicht und entsprechendem BMI, die bei vorausgegangenem unfreiwilligem Gewichtsverlust bereits unter einer Malnutrition leiden.

Ein geeignetes Screeninginstrument ist z. B. der Nutritional-Risk-Screening-Bogen 2002 (NRS 2002) nach Kondrup. Bei einem Punktwert ≥ 3 sollten ernährungstherapeutische Maßnahmen erfolgen. Wünschenswert ist eine Mitbetreuung durch ein interdisziplinäres Ernährungsteam, soweit vorhanden. Eine wöchentliche Wiederholung des Screenings bei allen Patienten ist sinnvoll, da sich das Gewicht und der Ernährungszustand nach Operationen, langen Diagnostikphasen und entsprechender mangelnder Nahrungszufuhr schnell ändern kann (ESPEN Leitlinien 2002).

Ernährungstherapeutische Maßnahmen

Ernährungstherapeutische Maßnahmen lassen sich in 4 Stufen einteilen (Fresenius 2014):

1. Energiereiche, ausgewogene Mischkost
2. Trinknahrung
3. Enterale Ernährung per Sonde
4. Parenterale Ernährung

Bei jeder dieser Maßnahmen ist die Einhaltung bereits vorhandener Diätvorschriften, z. B. bei Diabetes mellitus oder Allergien, zu berücksichtigen.

▪ Stufe 1: Energiereiche, ausgewogene Mischkost

Eine qualifizierte Ernährungsberatung durch einen Diätassistenten oder Ökotrophologen ist der erste Schritt, der noch während des klinischen Aufenthalts erfolgen sollte. Eine hochkalorische Anreicherung der Kost ist sinnvoll, wenn der Patient dies toleriert. Dies ist durch Kohlehydrat- oder Eiweißpulver auch im häuslichen Bereich problemlos möglich. Eine Anreicherung mit Fetten ist sehr effizient, kann allerdings, gerade bei einer verkürzten Dünndarmpassage, zu Durchfällen führen. Daher ist ein vorsichtiges „Einschleichen" erforderlich. Generell sind Kohlehydrat- und Eiweißpulver nicht verordnungsfähig.

Aufgrund der immer kürzeren stationären Liegezeiten ergeben sich Unsicherheiten und Fragen bzgl. der Ernährung oft erst Zuhause. Auch bei unzureichender Gewichtszunahme oder Stagnation ist eine weitere ambulante Begleitung durch eine Fachkraft hilfreich. Hier sollte auf jeden Fall Rücksprache mit der zuständigen Krankenkasse gehalten werden. Etliche Krankenkassen bieten ihren Versicherten z. T. kostenlos Ernährungsberatungen an. Hilfreich für eine effiziente Beratung ist ein Ernährungstagebuch, das der Patient bereits im Vorfeld führt (▶ Abschn. 7.1).

Stufe 2: Trinknahrung

Wenn der Kalorienbedarf allein durch die Nahrungsaufnahme nicht mehr gedeckt werden kann, sollte eine zusätzliche Unterstützung mit Trinknahrung erfolgen. Die DGEM empfiehlt in der Leitlinie Chirurgie:

> Da sehr viele Patienten ihren Energiebedarf in der präoperativen Phase durch eine normale Ernährung nicht adäquat decken, kann unabhängig vom Ernährungsstatus das Angebot von Trinknahrung empfohlen werden (Empfehlung 18: C, starker Konsens). (Weimann et al. 2013)

Produktauswahl

Um das geeignete Produkt herauszufinden, ist ein ausführliches Beratungsgespräch hinsichtlich des Grades der Mangelernährung, der Geschmacksvorlieben des Patienten und der Begleiterkrankungen notwendig.

Je besser der Patient hinsichtlich der Therapie aufgeklärt ist, desto größer ist die Akzeptanz!

Die Produkte unterscheiden sich im Kalorien-, Eiweiß- und Fettgehalt, im Ballaststoffanteil und in der Konsistenz. Bei niedermolekularen Supplementen sind die Bestandteile bereits „vorgespalten", dies soll die Resorptionsfähigkeit auch bei eingeschränkter Verdauungsfähigkeit erhöhen. Es werden flüssige, cremige (indiziert bei Schluckstörungen) und Produkte in Pulverform zum Anrühren angeboten.

Meist sind Trinknahrungen nur in süßen Geschmacksrichtungen erhältlich, einige Hersteller haben auch Trinknahrungen oder Cremes mit leicht säuerlichem Joghurtgeschmack im Angebot. Eine Alternative dazu kann ein geschmacksneutrales Produkt sein, das in die normale Nahrung integriert werden kann. Auch klare Trinknahrungen ohne Fettanteile können als „Fruchtsaftschorlen" für eine zusätzliche Kalorienzufuhr genutzt werden. Rezepte hierzu können über die Hersteller bezogen werden.

Geeignete Produkte für Stomaträger

Welches Präparat für den Patienten geeignet ist, hängt zum einen von der Lage des Stomas ab und ob eine Malassimilation vorliegt. Die Auswahl richtet sich nach den allgemeinen Regeln des Kostaufbaus nach einer Stomaanlage. Sie sollte in der ersten postoperativen Phase also ballaststoffarm, bzw. ballaststofffrei sein. Einen Überblick, welches Präparat für welche Indikation geeignet ist, findet sich häufig in den Produktbroschüren der Hersteller.

Bei Patienten nach einer Ileostomieanlage können in der Adaptionsphase hochmolekulare Präparate eingesetzt werden. Wird diese nicht vertragen und/oder sollte sich die Stuhlmenge erhöhen, kann auf eine niedermolekulare Trinknahrung umgestellt werden. Durch die Aufschlüsselung der Bestandteile sind diese schneller resorbierbar, sie hat dadurch aber einen leicht bitteren Beigeschmack. Bei Wundheilungsstörungen und/oder Eiweißmangel ist ein eiweißreiches Supplement empfehlenswert.

Hinweise zur Therapie:

- Bei Beginn einer Therapie mit Trinknahrung diese langsam einschleichen, d. h. in kleinen Schlucken und über einen längeren Zeitraum kleine Portionen trinken und den Rest im Kühlschrank aufbewahren. Die Supplemente haben eine hohe Kaloriendichte, dies kann bei zu schnellem Genuss zu Übelkeit und Unwohlsein führen. Gerade bei längerer unzureichender Nahrungszufuhr muss sich der Magen-Darm-Trakt erst wieder an eine höhere Nährstoffzufuhr gewöhnen.
- Geöffnete Trinknahrung maximal 24 Stunden aufheben und im Kühlschrank lagern.
- Die Trinknahrung als Zwischenmahlzeit einnehmen, sodass ein ausreichender zeitlicher Abstand zu den Hauptmahlzeiten besteht.
- Zur ergänzenden Ernährung werden 1–3 Packungen am Tag empfohlen, abhängig vom Kalorien-und Eiweißgehalt der Trinknahrung (Nutricia 2009).
- Auch eine ausschließliche Ernährung über vollbilanzierte Trinknahrungen ist möglich. Hier sollte eine Kalorienbedarfsberechnung mit entsprechender Berechnung der benötigten Tagesdosis erfolgen.

Hinweise zur Verordnung:

- Die Verordnungsfähigkeit der Standardtrinknahrung ist in der Arzneimittelrichtlinie AMR Abschnitt 1 geregelt (Nutricia 2013). Die meisten vollbilanzierten Trinknahrungen sind bei entsprechender Indikation rezeptierfähig.

- Bei der Diagnose Kurzdarmsyndrom oder bei Fettverwertungsstörungen können auch Spezialprodukte oder ergänzende Trinknahrungen verordnet werden. Einen Überblick hierzu bieten die Produktkataloge der Hersteller.
- Die Präparate sind freiverkäuflich in Apotheken oder über die Hersteller zu beziehen, hier lohnt ein Preisvergleich.
- Eine Dokumentation des Therapieverlaufs ist erforderlich!

Stufe 3 und 4: Enterale Sondennahrung und parenterale Ernährung

Sehr häufig werden Patienten mit chronisch-entzündlichen Darmerkrankungen und Tumorerkrankungen, die aufgrund der Grunderkrankung an einem Kurzdarmsyndrom oder einer ausgeprägten Kachexie leiden, enteral oder parenteral ernährt. Sie sollten, wenn keine Kontraindikationen bestehen, weiter orale Nahrung und Trinknahrung erhalten (Putzinger 2015). Die Entscheidung, ob und wann eine zusätzliche oder totale enterale oder parenterale Ernährung notwendig ist, obliegt alleine dem verantwortlichen Arzt.

Enterale Ernährung per Sonde

Für eine kurzfristige enterale Ernährung können nasogastrale oder nasojejunale Sonden zum Einsatz kommen. Bei einer längerfristig geplanten enteralen Ernährung werden perkutane Sonden angelegt. Zu den häufigsten gehören hierbei die perkutane endoskopische Gastrostomie (PEG), die perkutane endoskopische Jejunostomie und perkutane operative Ernährungssonden, z. B. Feinnadelkatheterjejunostomie oder perkutane laparaskopische Gastrostomie.

Einteilung der Sondennahrung:

a. Normale Stoffwechsellage:
   - hypokalorisch (< 1 kcal/ml) mit/ohne Ballaststoffe
   - normokalorisch (1 kcal/ml) mit/ohne Ballaststoffe
   - normokalorisch (1 kcal/ml) mit/ohne Ballaststoffe, eiweißreich
   - hochkalorisch (> 1kcal/ml) mit/ohne Ballaststoffe
   - hochkalorisch (> 1kcal/ml) mit/ohne Ballaststoffe, eiweißreich

b. Veränderte Stoffwechsellage, eingeschränkte Verdauungs- und Resorptionsleistung:
   - Spezialprodukte bei Fettverwertungsstörungen, Niereninsuffizienz, Diabetes
   - Niedermolekulare Sondenkost bei Resorptionsstörungen (Nutricia 2009)

Produktauswahl bei Stomaträgern: Bei der Auswahl der Sondenkost ist, wie bei der Trinknahrung, auf die Lage des Stomas, Vorerkrankungen und auf spezielle Komplikationen, wie z. B. Wundheilungsstörungen, zu achten. Auch hier kann ein Algorithmus aus den Produktbroschüren bei der Auswahl behilflich sein.

Praxistipp

Anfangs den Aufbau der Ernährung mit langsamer Flussrate beginnen (10–20 ml/h) und über eine Pumpe verabreichen. Bei guter Verträglichkeit kann tageweise gesteigert werden. Es dauert zwar länger, bis der Patient auf seine benötigte Kalorienzufuhr kommt, dafür treten bei einer langsamen Gewöhnung des Magen-Darm-Traktes an die Sondenkost weniger Komplikationen, wie Übelkeit, Erbrechen, Durchfall usw., auf (Weimann et al. 2013).

Parenterale Ernährung

Die zusätzliche oder totale parenterale Ernährung wird, wenn sie längerfristig und ambulant notwendig ist, über einen zentralvenös implantierten Katheter durchgeführt. Die gängigsten Verfahren sind hier Katheter mit einem äußerlich sichtbaren Segment, z. B. Hickman-/Broviac-Katheter, oder ein komplett implantierter Katheter, wie der Portkatheter (Fresenius 2014).

Produkte: Es gibt die Möglichkeit, standardisierte Mischlösungen oder speziell für den Patienten angefertigte Nährlösungen (Compounding) zu verabreichen. Bei standardisierten Mischlösungen sollten Dreikammerbeutel den Einzelkomponenten

(Mehrflaschensystemen) vorgezogen werden, um die Gefahr einer Kathetersepsis zu verringern und um die Praktikabilität zu erhöhen (Weimann et al. 2013).

Praxistipp

Bei der parenteralen Ernährung ist eine schrittweise Erhöhung der Nährstoffzufuhr empfehlenswert, um Komplikationen durch ein Überangebot an Nährstoffen, wie z. B. Erhöhung des Blutzuckerspiegels, Elektrolytverschiebungen usw., zu vermeiden (Jordan 2015).

Risiko: Refeeding-Syndrom

Dieses Syndrom (▣ Tab. 7.2) wird als „schwerwiegende Verschiebung des Elektrolyt- und Flüssigkeitshaushaltes, verbunden mit Stoffwechselstörungen als Folge zu schneller Nährstoffzufuhr (oral, enteral, parenteral) bei Mikronährstoffdefiziten" definiert (Valentini et al. 2013). Es wurde erstmals im zweiten Weltkrieg beschrieben, als Gefangene aus Konzentrationslagern nach der Befreiung aufgrund einer zu hohen und schnellen Kalorienzufuhr verstarben.

Bei diesen Patientengruppen ist ein Start der Ernährungstherapie anfänglich mit 10 kcal/kg KG (auf das aktuelle Gewicht bezogen) empfohlen, bei gleichzeitiger Elektrolyt- und Thiaminsupplementierung und Monitoring der Vitalparameter, Laborparameter und des Flüssigkeitshaushaltes (Jordan 2015). Des Weiteren ist eine tägliche Gewichtskontrolle nötig, ein zu schneller Gewichtsanstieg weist auf Ödembildung hin. Ein unbemerktes Refeeding-Syndrom kann einen letalen Verlauf haben!

Heimversorgung

Bei einer heimenteralen (HEE) oder heimparenteralen (HPE) Ernährungstherapie ist eine enge interdisziplinäre Zusammenarbeit von Klinikärzten, Ernährungsteam, Hausarzt und Heimversorger wünschenswert. Die Überleitung sollte bereits während des stationären Aufenthaltes in die Wege geleitet werden, sodass der Patient nahtlos Zuhause weiter versorgt wird. Eine individuelle Bedarfsanalyse und Berechnung ist bei jedem Patienten nötig, je mehr Kalorien verabreicht werden, desto länger ist natürlich auch die Infusionslaufzeit.

Die Leitlinie der DGEM für künstliche Ernährung im ambulanten Bereich empfiehlt:

> Die Pflege der Zugangswege bei HEE sollte durch geschultes Pflegepersonal gemäß evidenzbasierten Richtlinien und Pflegestandards durchgeführt werden, um eine hohe Hygienequalität zu erreichen. (Bischoff et al. 2013)

Hier kommt den Heimversorgern eine wichtige Rolle zu, indem sie im häuslichen Bereich ambulante Pflegedienste, Patienten und deren Angehörige unterstützen und anleiten.

▪ Weiterführende Informationen

Für das weitere Studium sind die Leitlinien der DGEM empfehlenswert, neben der Leitlinie „Klinische Ernährung in der Chirurgie" auch „Klinische

▣ **Tab. 7.2** Kriterien für ein Refeeding-Syndrom-Risiko (Jordan 2015, Valentini et al. 2013)

Patienten erfüllen eines oder mehrere der folgenden Kriterien	Patienten erfüllen 2 oder mehrere der folgenden Kriterien
BMI < 16 kg/m^2	BMI < 18,5 kg/m^2
Unbeabsichtigter Gewichtsverlust > 15 % in 3–6 Monaten	Unbeabsichtigter Gewichtsverlust > 10 % in 3–6 Monaten
Nahrungskarenz oder nur minimale Nahrungszufuhr > 10 Tage	Nahrungskarenz oder nur minimale Nahrungszufuhr > 5 Tage
Niedrige Spiegel an Kalium, Phosphat oder Magnesium vor Beginn der Ernährung	Historie mit Alkoholabusus, oder Medikamentengabe, z. B. Insulin, Chemotherapeutika, Antazide oder Diuretikum

Ernährung in der Gastroenterologie (Teil 3) – Chronisches Darmversagen", „Klinische Ernährung in der Gastroenterologie (Teil 4) – Chronisch entzündliche Darmerkrankungen und „Künstliche Ernährung im ambulanten Bereich". In diesen aktuellen Leitlinien sind die bereits bestehenden Leitlinien der Europäischen Gesellschaft für Klinische Ernährung und Stoffwechsel (ESPEN) vom Jahr 2006 und der Deutschen Gesellschaft für Ernährungsmedizin aus den letzten Jahren zusammengefasst und aktualisiert worden (Stingel et al. 2013). Die Leitlinien haben die Zielsetzung, aktuelles Wissen zu vermitteln. Sie verstehen sich als „Handlungs- und Entscheidungskorridor", ... von dem in begründeten Fällen abgewichen werden kann oder sogar muss" (Stingel et al. 2013).

7.1.5 Arzneistoffresorption bei Stomaträgern

N. Hasait

Die Arzneistoffresorption ist entscheidend für die Bioverfügbarkeit und diese wiederum für die Wirkung eines Arzneimittels. Bei Patienten mit Darmstomata sind Darmabschnitte vorübergehend ausgeschaltet oder sogar entfernt. Dadurch entstehen veränderte Resorptionsbedingungen und nicht selten treten Resorptionsstörungen von Elektrolyten, Proteinen, Fetten, Vitaminen und Arzneistoffen auf. Dies kann auch bei Patienten nach Zystektomie der Fall sein, wenn Darmanteile für die Bildung von Harnreservoirs oder Harnableitungen verwendet werden. Gerade Arzneistoffresorptionsprobleme geraten aufgrund der Anpassung an die neue Lebenssituation oft in den Hintergrund. Die Folge ist, sie werden vergessen, durch fehlende Fachkenntnisse und Daten bei Stomapatienten nicht erkannt oder die Therapien eventuell falsch angepasst. Hier spielt die interdisziplinäre Zusammenarbeit von Ärzten, Pflegekräften, Stomatherapeuten und vor allem Apothekern eine entscheidende Rolle.

Bioverfügbarkeit: beschreibt den Umfang und die Geschwindigkeit, mit der ein Arzneistoff im systemischen Kreislauf zur Verfügung steht und wird in Prozent angegeben. Beispiel: Ein Arzneistoff zur i. v. Gabe ist sofort nach der Applikation zu 100 % unverändert am Wirkort vorhanden, also zu 100 % bioverfügbar. Dagegen muss ein oral eingenommener Arzneistoff erst resorbiert werden, um in den systemischen Kreislauf zu gelangen. Durch verschiedene Stoffwechselvorgänge (Metabolisierung) kann es passieren, dass ein Teil des Arzneistoffes inaktiviert und ausgeschieden wird. Dadurch sinkt die Bioverfügbarkeit.

Verluste des Dickdarmes und Kolostomien werden relativ gut toleriert, kompensiert und führen selten zu Resorptionsproblemen von Arzneistoffen (Stern et al. 1999, Sood et al. 2013). Deshalb werden im Folgenden nur die Ileostomien berücksichtigt bzw. die Zusammenhänge erklärt, wenn Darmanteile des Ileums für ein Stoma umfunktioniert werden (► Abschn. 3.2).

Resorption

In den verschiedenen Dünndarmabschnitten findet die Resorption von Elektrolyten, Proteinen, Fetten und Vitaminen statt (■ Abb. 7.1). Arzneistoffe können im gesamten Magen-/Darmtrakt resorbiert werden. Jedoch wird aufgrund der Dünndarmanatomie und -physiologie vermutet, dass dies überwiegend im proximalen Dünndarm (Duodenum, Jejunum) stattfindet. Entscheidend hierfür ist die Oberflächenvergrößerung durch die Mikrovilli sowie die gute Durchblutung und Durchlässigkeit der Dünndarmschleimhaut. Faktoren, die die Resorption von Arzneistoffen beeinflussen, sind Veränderung des pH-Werts im Gastrointestinaltrakt (GI-Trakt), Magenentleerungs- und Darmpassagezeit, Dünndarmoberfläche und daraus mögliche Auswirkungen auf den First-Pass-Effekt und den enterohepatischen Kreislauf (De Smet et al. 2013).

First-Pass-Effekt: Anteil eines **oral** eingenommenen Arzneistoffes, der bei der ersten Passage durch den Magen-/Darmtrakt und/oder der Leber metabolisiert und dadurch inaktiviert und ausgeschieden wird. Ein hoher First-Pass-Effekt hat eine geringe Bioverfügbarkeit zur Folge. Durch die Wahl einer Arzneiform ohne Magen-/Darmpassage kann der First-Pass-Effekt umgangen werden (z. B. Suppositorien, Sublingualtabletten, parenterale Applikationen und transdermale Pflaster). Arzneistoffe mit hohem First-Pass-Effekt sind z. B. Metoprolol, Nifedipin, Doxepin.

Enterohepatischer Kreislauf: beschreibt die Zirkulation körpereigener und körperfremder Substanzen wie auch **oral** eingenommener Arzneistoffe zwischen Darm und Leber über die Galle. Der Arzneistoff wird im Darm resorbiert, gelangt über den Blutkreislauf in die Leber, von dort aus mit der Galle

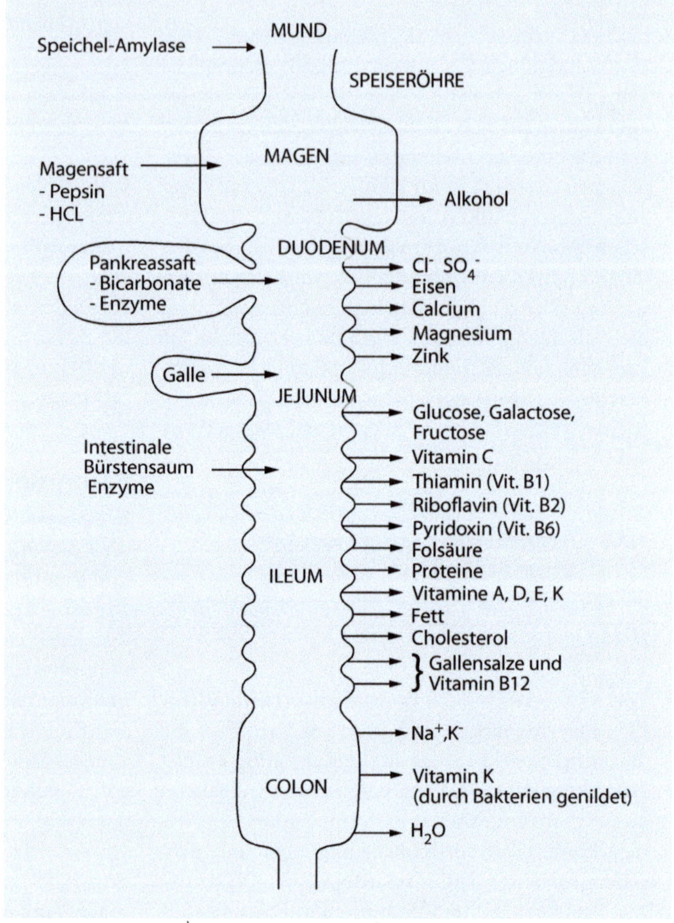

Abb. 7.1 Zusammenstellung der intestinalen Resorptionsorte von Elektrolyten, Proteinen, Fetten und Vitaminen (modifiziert nach Universitätsklinikum für Viszerale Chirurgie und Medizin, Inselpital Bern, Schweiz)

erneut in den Darm. Aus dem Darm wird er wieder resorbiert und gelangt abermals in die Leber. Dadurch kommt es zu einem späteren Wirkeintritt und einer längeren Verweildauer des Arzneistoffes im Körper. Durch die Wahl einer Arzneiform ohne Magen-/Darmpassage kann der enterohepatische Kreislauf umgangen werden (z. B. Suppositorien, Sublingualtabletten, parenterale Applikationen und transdermale Pflaster). Arzneistoffe mit relevantem enterohepatischem Kreislauf sind z. B. Digitoxin, Carbamazepin, Tamoxifen.

Problematik der Arzneistoffresorption

Die wichtigste Information für die Arzneistoffresorption nach einer Ileostomie ist die Lage des Stomas und die vorhandene Restdarmlänge bzw. die Länge des entfernten Darmabschnitts. Diese Angaben können das klinische Outcome (Prognose) verbessern (Tsao et al. 2005) und müssen vom Operateur übermittelt werden. Außerdem spielen die Beschleunigung/Verkürzung der Magenentleerungs- und der Darmpassagezeit, die Beschaffenheit der Darmschleimhaut und die Grunderkrankung eine Rolle (Sood et al. 2013). Durch verschiedene Erkrankungen (z. B. Morbus Crohn) kann die Darmmukosa schon ohne Ileostoma verändert und die Resorption beeinflusst sein. Darmresektionen oder Stomaanlagen in den oberen Dünndarmabschnitten (Ileum, Jejunum) können zusätzlich zur Stomasituation zu einem Kurzdarmsyndrom und/oder einem High-Output-Stoma (Stomaverluste > 1500 ml/Tag, Stern et al. 1999) führen (► Abschn. 3.2).

In den ersten Monaten nach Neuanlage eines Ileostomas stehen der Flüssigkeits- und Elektrolythaushalt im Vordergrund. Bedingt durch eine gastrische Hypersekretion und eine beschleunigte Magenentleerung steigt der Flüssigkeitsverlust. Dazu kommt, dass der Dünndarm keine Fähigkeiten zur Eindickung des Darminhaltes und zum Zurückhalten besitzt. Deshalb entleert er sich immer wieder über den gesamten Tag, die Folgen auf die Arzneimitteltherapie sind nicht bekannt. In den ersten 4–5 Tagen nach Anlage eines Ileostomas sind die Ausscheidungen sehr dünnflüssig und bedingt durch Beimengungen von Verdauungssäften sehr aggressiv. Sie können bis zu 3 Liter betragen. Die Resorption oraler Arzneistoffe ist in dieser Zeit sehr fraglich.

In den folgenden Wochen ist es möglich, verschiedene Maßnahmen zur Reduzierung der Flüssigkeitsverluste und der Stuhleindickung zusätzlich zu den Möglichkeiten über die Ernährung zu kombinieren (◘ Tab. 7.3). Dadurch stellt sich nach und nach eine breiige Konsistenz mit Ausscheidungsvolumen von ca. 500 bis 700 ml pro Tag ein. Allgemein gilt, je distaler ein Ileostoma möglich ist und je weniger Dünndarmabschnitte entfernt wurden, umso geringer sind Flüssigkeitsverluste und mögliche Resorptionsprobleme. Bei Darmresektionen im terminalen Ileum muss zusätzlich zur bestehenden Arzneimitteltherapie an eine Vitamin-B12-Substitution sowie an Störungen der Rückresorption von Gallensäuren gedacht werden. Diese spezifischen Resorptionsleistungen finden nur im terminalen Ileum statt und können nicht von anderen Dünndarmabschnitten übernommen werden (Stern et al. 1999).

Entscheidend für Aussagen zur Arzneistoffresorption: Lage des Stomas, die vorhandene Restdarmlänge, Magen-/Darmpassagezeit, Beschaffenheit der Darmschleimhaut, bestehende Grunderkrankungen.

Praxistipp

Die Reduzierung einer Hypergastrinämie und Motilitätshemmung des Darms kann mit Hilfe von therapeutischen Maßnahmen unterstützt werden (◘ Tab. 7.3).

Arzneiformen

Für die Wirkung eines Arzneimittels ist die Resorption des Arzneistoffes entscheidend. Treten Resorptionsprobleme auf, muss auch die Galenik des

◘ Tab. 7.3 Therapieoptionen

Therapieziel	Arzneistoffe	Anmerkung
Ausgleich der Hypergastrinämie	Protonenpumpen-Inhibitoren (PPI), z. B. Pantoprazol, Omeprazol, Esomeprazol	Einsatz für die ersten Monate (Sood et al. 2013, Brügger 2008). Vorsicht bei der Kombination mit Arzneistoffen, die ein saures Milieu für die Resorption benötigen (z. B. Antimykotika wie Itraconazol, Tyrosinkinaseinhibitoren wie Pazopanib, Erlotinib). In diesen Fällen muss der Einsatz eines PPI's individuell in Zusammenarbeit mit einem Apotheker entschieden werden.
Motilitätshemmung	Loperamid, Opiumtinktur	Die Dosierungen von Loperamid bei Ileostomapatienten mit und/oder Kurzdarmsyndrom sowie High-Output-Stoma reichen von 4–64 mg (Nightingale et al. 2006, Forbes 2007). Cave: Bei Dosen über 16 mg pro Tag handelt sich um Off-Label-Use. Außerdem kann eine Loperamidgabe von 2–8 mg 30 min vor dem Essen/der Arzneimittelgabe die Passagezeit im GI-Trakt verzögern und dadurch die Resorption erhöhen (Nightingale 2003).
Stuhleindickung	Quellmittel, Ballaststoffe	Bekannte Präparate auf dem Markt sind Mucofalk©, Aplona©. Cave: Diese Präparate können in ungeeigneten Dosierungen auch zur Stuhlförderung führen.

Tab. 7.4 Auswahl einiger Tablettenarten

Filmtablette	– Film dient der Geschmacksverbesserung und/oder erleichterten Einnahme sowie dem Schutz des Arzneistoffes vor Umwelteinflüssen
Dragee	– Tablette, die in der Regel mit mehreren Schichten einer Zuckerlösung überzogen ist (Geschmacksverbesserung, erleichterte Einnahme), Überzug kann auch säurefest sein – Sehr stabil, nicht teilbar
Magensaftresistente Tablette	– Tablette mit magensäurefestem Überzug – Tablette löst sich erst im Darm auf, dadurch können je nach Lage des Ileostomas und der vorhandenen Restdarmlänge Resorptionsprobleme auftreten – Darf nicht gemörsert werden, da sonst der Überzug zerstört und der Arzneistoff im Magen inaktiviert/zersetzt wird oder die Magenschleimhaut reizt; eine fehlende Wirkung kann die Folge sein
Retardtablette	– Tablette mit verzögerter Arzneistofffreigabe – Aufgrund dieser sehr langsamen Freigabe haben Retardtabletten eine längere Verweildauer im GI-Trakt und sind je nach Lage des Stomas und der vorhandenen Restdarmlänge nicht für Ileostomapatienten geeignet – Darf nicht gemörsert werden, ansonsten wird der Retardeffekt aufgehoben, es kommt zu einer verkürzten Wirkdauer, Überdosierungen sind möglich
Matrixtablette	– Arzneistoff ist in ein Gerüst eingebettet, die Matrix wird nach der Arzneistoffresorption in der Regel unverändert ausgeschieden, eine Matrixhülle im Stomabeutel kann für den Patienten wie eine unverdaute Tablette aussehen – Darf nicht gemörsert werden, die Matrix spielt für die Arzneistofffreisetzung eine entscheidende Rolle und darf nicht zerstört werden

Arzneimittels (Hilfsstoffe, Arzneiform) berücksichtigt werden. Nachfolgend werden die wichtigsten peroralen Arzneiformen mit ihren Besonderheiten besprochen.

Tabletten

Tabletten sind gepresste feste Zubereitungen aus einem oder mehreren Arzneistoffen mit einem oder mehreren Hilfsstoffen. Generell dürfen Tabletten nur geteilt werden, wenn sie eine Bruchkerbe besitzen. Nur dann ist eine gleichmäßige Verteilung des Arzneistoffes in den entstandenen Hälften gewährleistet. Leider stellen einige Arzneimittelfirmen auch Tabletten mit einer Schmuckrille her, die für den Laien von einer Bruchkerbe nicht zu unterscheiden ist. Informationen zur Teilbarkeit sind im Beipackzettel und der Fachinformation hinterlegt oder können beim Apotheker erfragt werden. Angaben zur Suspendier- und Mörserbarkeit sind z. B. auf den Homepages der verschiedenen Arzneimittelhersteller, in der Pharmatrix Sondentabelle (Pfaff 2011), Sondentabellen von Fresenius Kabi (Fresenius Kabi 2011), B. Braun (Braun 2010) oder in internen erstellten Sondentabellen zu finden. Auch hierbei sollte immer ein Apotheker für weitere praktische Hinweise hinzugezogen werden. Allgemeine Grundlagen einiger Tablettenarten mit Bezug auf die Ileostomie sind in Tab. 7.4 zusammengefasst.

Kapseln

Es wird zwischen Hart- und Weichkapseln unterschieden:

- **Hartkapseln**: bestehen aus zwei ineinander gesteckten Hälften und enthalten das Arzneistoff-Hilfsstoffgemisch in Form von Pulver oder Pellets (Kügelchen, Granulatkörner). Die Kapseln oder der Inhalt in Form der Pellets können mit einem magensaftresistenten oder Retard-Überzug versehen werden. Hartkapseln dürfen zur erleichterten Einnahme nur geöffnet werden, wenn dies ausdrücklich im Beipackzettel/der Fachinformation erwähnt ist.
- **Weichkapseln**: bestehen aus einem Teil und können nicht geöffnet werden, enthalten flüssigen oder halbfesten Inhalt. Bei einigen Weichkapseln ist es möglich, den flüssigen

Inhalt mithilfe einer Spritze und Kanüle zu entnehmen oder diese in warmem Wasser aufzulösen. Hierfür sollte immer Rücksprache mit dem Apotheker erfolgen.

■ Säfte, Lösungen, Sirup, Suspensionen, Trockenpulver

Bei diesen Formulierungen handelt es sich oft um pädiatrische Zubereitungen, sodass bei Erwachsenen größere Volumina benötigt werden. Diese Volumina sind in Bezug auf die Osmolarität und den Hilfsstoffanteil bei Ileostomapatienten zu berücksichtigen. Eine hohe Osmolarität im Vergleich zu den Magen-Darm-Sekreten können dosisabhängig osmotische Diarrhöen, Bauchkrämpfe und Emesis verursachen. Ebenfalls können einige Hilfsstoffe, z. B Sorbit, Diarrhöen verursachen (Sood et al. 2013).

Osmolarität: Anzahl der osmotisch aktiven Teilchen pro Liter Flüssigkeit. Beispiel: Wird in einem Glas Wasser 1 Esslöffel Salz gelöst, so steigt die Anzahl der Teilchen und folglich die Osmolarität. Die Einheit ist Osmol pro Liter (osmol/L) bzw. Milliosmol pro Liter (mosmol/L). Die Osmolarität des Blutplasmas liegt zwischen 290–300 mosmol/L. Flüssigkeiten mit der gleichen Osmolarität werden als isoton bezeichnet (z. B. isotone Kochsalzlösung mit 0,9 % NaCl). Hypotone Flüssigkeiten beinhalten weniger, hypertone mehr Teilchen als das Blutplasma. Werden einem Ileostomapatienten hypertone arzneistoffhaltige Säfte, Suspensionen oder Lösungen verabreicht, so kann dies zu einer Reizung des Magen-Darm-Traktes führen. Die hohe Teilchen- bzw. in diesen Fällen Salzkonzentration zieht Wasser aus dem umliegenden Gewebe und führt zu Diarrhöen.

„Unverdaute" Tabletten im Stomabeutel

Für die Arzneimitteltherapiesicherheit ist es besonders wichtig, den Stomapatienten über seine Arzneimitteltherapie aufzuklären und für diese zu sensibilisieren. Tauchen Tabletten oder Kapseln scheinbar unverändert im Stomabeutel auf, muss eine Rücksprache mit dem behandelnden Arzt und dem Apotheker erfolgen, um gegebenenfalls die Therapie anzupassen. Zunächst müssen die unverdauten Arzneiformen im Stomabeutel identifiziert werden. Bei der Einnahme von mehreren Arzneimitteln zum selben Zeitpunkt sollten diese vorerst zeitlich getrennt werden, um ein unterschiedliches Erscheinen im Stomabeutel zu erreichen. Nach der Identifizierung können oft kleine Veränderungen, sofern die Galenik es zulässt, zur Resorptionsbeschleunigung beitragen:

- Oberflächenvergrößerung durch das Zerbeißen der Arzneiform im Mund, Mörserung der Arzneiform
- An-/Auflösen bzw. Suspendieren der Arzneiform in Wasser
- Öffnen der Kapsel und nur die Einnahme des Inhaltes

Sind diese Maßnahmen nicht möglich oder reichen sie nicht aus, muss unter Berücksichtigung der patientenindividuellen Faktoren (Magen-/Darmpassagezeit, bestehende Grunderkrankungen, insbesondere chronisch entzündliche Darmerkrankungen, Lage des Stomas und vorhandene Restdarmlänge) eine andere Alternative gesucht werden:

- Umstellung von Retardpräparaten auf schnell freisetzende Arzneiformen unter Anpassung des Dosierungsintervalls und der Dosis
- Dosiserhöhung zur Verbesserung der Bioverfügbarkeit (nur unter strenger Therapiebegleitung!)
- Wechsel der Arzneiform (von Tabletten auf Kapseln oder anders herum, Sublingualtabletten, Saft/Lösung/Suspension)
- Umstellung auf einen anderen Arzneistoff aus der gleichen Arzneistoffgruppe

Bei all diesen Anpassungen kann die Beratung eines Apothekers entscheidende Hinweise geben und bei der Durchführung eines Therapeutischen Drug Monitoring TDM (Kontrolle der Arzneistoffkonzentration im Blut/Blutplasma) oder der Wahl geeigneter Monitorparameter (z. B. Blutzuckerkontrollen, Blutdruckmessungen) hilfreich sein (Sood et al. 2013).

TDM: Therapeutisches Drug Monitoring umfasst die Kontrolle der Arzneistoffkonzentration im Blut/Blutplasma, z. B. Digitalisglykoside, INR-Wert.

Der folgende Fallbericht zeigt, wie wichtig die Integration eines Apothekers in das interdisziplinäre Team zur Beratung und Aufklärung von Ärzten, Therapeuten, Pflegekräften und Patienten hinsichtlich der Arzneimitteltherapie unter Berücksichtigung der Resorptionsfaktoren und der Galenik ist.

Beispiel

Ein Epilepsiepatient ist mit Ergenyl® chrono 500 mg stabil eingestellt. Nach Ileostomie findet er seine

Tabletten scheinbar unverdaut im Stomabeutel vor und entscheidet eigenmächtig, diese zu mörsern. Die Folge waren komplexe fokale Anfälle. Bei den Ergenyl® chrono Tabletten handelt es sich um eine Retardformulierung verpackt in einer Matrixtablette. Die Matrix wird zum Teil unverdaut ausgeschieden, was besonders bei Stomaträgern zu Verunsicherungen führen kann. Nach Aufklärung des Patienten und der behandelnden Ärzte über die Besonderheit der Arzneiform durch den Apotheker nimmt der Patient die Tabletten wieder normal ein und ist anfallsfrei (Podlogar und Kloss 2014).

Praxistipp

Möglichkeiten zur Resorptionsbeschleunigung: Oberflächenvergrößerung (Zerkleinerung/Mörserung der Arzneiform), An-/Auflösen bzw. Suspendieren in Wasser, Öffnen von Kapseln. Cave: Der Arzneistoff darf dabei nicht zerstört werden – Galenik berücksichtigen!

Resorptionsverhalten von Arzneistoffen

Eine Projektarbeit im Universitätsklinikum Hamburg Eppendorf (UKE) untersuchte das Resorptionsverhalten von Arzneistoffen. Für 114 häufig eingesetzte Arzneistoffe aus mehr als 15 Arzneistoffgruppen wurden Eigenschaften zu deren Resorptionsverhalten sowie der Zeit bis zum Erreichen des maximalen Plasmaspiegels (t_{max}) in einer Übersicht erfasst. Der Ansatz dieser Arbeit beruht auf der Annahme, dass eine kurze t_{max} eine schnelle Resorption bedeutet. In Rücksprache mit dem Stomatherapeuten wurde die durchschnittliche Magen-Darm-Passage bei Ileostomapatienten von ca. 2–3 Stunden (h) festgelegt und die Arzneistoffe mit ihren t_{max} in vier Gruppen eingeteilt. Die Gruppen und die Ergebnisse der Arbeit sind in Tab. 7.5 dargestellt.

Für eine individuelle Anpassung der Arzneimitteltherapie von Ileostomapatienten konnten für 91 % aller untersuchten Arzneistoffe Möglichkeiten zur Resorptionsbeschleunigung und/oder Alternativen mit Hinweisen zur Handhabung angegeben werden: Von den 114 Arzneistoffe sind 67 (59 %) zerkleinerbar/mörserbar und/oder 70 Arzneistoffe (61 %) suspendierbar/löslich. Für 40 % der Arzneistoffe konnten alternative Arzneiformen, z. B. Lösungen, Suspensionen, Säfte und eventuell Suppositorien, Klysmen und Rektalschäume, gefunden oder eine Umstellung innerhalb der Arzneistoffgruppe („aut-simile") empfohlen werden. Weitere Untersuchungen zu diesem Ansatz und zur Integration eines Apothekers in das interdisziplinäre Team in Bezug auf die Arzneimitteltherapiesicherheit bei Ileostomapatienten sind geplant (Hasait et al. 2015).

Tab. 7.5 Gruppeneinteilung und Ergebnisse der Projektarbeit (Hasait et al. 2015)

Gruppe	t_{max} [h]	Ergebnisse	
		Anzahl der Arzneistoffe	Kommentar
1	0,5–2	72	In dieser Gruppe befinden sich 63 % der untersuchten Arzneistoffe, es sollte zu keinen Resorptionsproblemen kommen
2	2–3	22	Intermediäre Gruppe: bei Ileostomapatienten mit vollständiger Dünndarmlänge und einem terminalen Ileostoma sollten ebenfalls keine Beeinträchtigungen auftreten
3	3–5	12	Diese Arzneistoffe (11 %) sind als potenziell kritisch zu betrachten, je nach Lage des Ileostomas und der noch vorhandenen Dünndarmlänge können sich hier Resorptionsprobleme zeigen
4	mehr als 5	8	In dieser Gruppe ist von Resorptionsproblemen auszugehen

Praxistipp

Für Verordnungen von Arzneimitteln bei Ileostomapatienten gilt:
- Arzneiformen mit schneller Freisetzungskinetik bevorzugen (kurze t_{max})
- Retardformulierungen vermeiden, ggf. bestehende Therapien auf schnell freisetzende Präparate umstellen (Anpassung des Dosierungsintervalls und der Dosis!)
- Patienten über ihre Therapie einschließlich der verschiedenen oralen Arzneiformen aufklären und für das Auffinden dieser im Stomabeutel sensibilisieren
- Bei Arzneimittelresorptionsproblemen den behandelnden Arzt informieren, keine eigenmächtigen Therapieanpassungen!

Weitere Maßnahmen, wenn möglich und sinnvoll unter TDM oder geeigneten Monitorparametern:
- Dosiserhöhung zur Erhöhung der Bioverfügbarkeit
- Wechsel der Arzneiform (von Tabletten auf Kapseln oder anders herum, Sublingualtabletten, Saft/Lösung/Suspension, Cave: Osmolarität)
- Umstellung auf einen anderen Arzneistoff aus der gleichen Arzneistoffgruppe

7.2 Spülungen bei Darmstomata

G. Hofmann, S. Summa

7.2.1 Irrigation – Alternative für mehr Lebensqualität?

Bei der Irrigation kommt es durch Instillation von körperwarmem Leitungswasser ohne jegliche Zusätze in den Darm zur Erhöhung der Darmfüllung. Dies bedingt eine Dehnung der Darmwand mit reaktiver Massenperistaltik(= orthokolischer Reflex) und kompletter Dickdarmentleerung. Durch diese komplette Darmentleerung können bei Sigmoidostomie- oder Descendostomieträgern ausscheidungsfreie Zeiten sowie eine deutliche Verminderung der Gas- und der Geräuschbildung erreicht werden. Dies führt zu einer deutlichen Verbesserung der Lebensqualität, da der Stomaträger den Zeitpunkt der Stuhlausscheidung selbst bestimmen kann und während der ausscheidungsfreien Zeiten auf diskretere Versorgungsmöglichkeiten, wie z. B. Stomakappe, Minibeutel oder spezielle Stomaverschlusssysteme, zurückgreifen kann.

In Deutschland ist die Irrigation leider nicht so bekannt und akzeptiert wie in angloamerikanischen Ländern. Oftmals wird sie aufgrund von Unkenntnis oder unbegründeten Befürchtungen hinsichtlich einer Schädigung der Darmflora oder gar einer Darmperforation von ärztlicher Seite ungenügend oder gar nicht unterstützt. Diese Befürchtungen sind jedoch unbegründet, wenn die Grundvoraussetzungen zur Durchführung gegeben sind und keine Kontraindikationen vorliegen.

Kontraindikationen

Die Indikationsstellung für die Irrigation muss immer durch einen Arzt erfolgen. Es empfiehlt sich noch während der postoperativen Phase, mit dem Chirurgen abzuklären, ob eine spätere Irrigation möglich ist oder ob Kontraindikationen vorliegen (◘ Tab. 7.6). Beides ist ärztlicherseits schriftlich zu dokumentieren. Falls eine Indikationsstellung nicht bereits durch den Chirurgen erfolgt, kann auch später mit ihm oder dem behandelnden Facharzt abgeklärt werden, ob und ab wann eine Irrigation begonnen werden kann.

Kontraindikationen sind relativ und daher stets individuell abzuwägen.

Mit der Irrigation wird normalerweise erst 4 Wochen nach der Operation begonnen. Die Eingewöhnungszeit bis zu sicheren ausscheidungsfreien Zeiten kann ca. 1–2 Monate betragen. Daher bringt die Irrigation für Patienten mit temporären Stomaanlagen keinen entscheidenden Vorteil.

Voraussetzungen

Grundvoraussetzung neben der **ärztlichen Irrigationserlaubnis** ist ein selbstständiger und zur Irrigation motivierter Patient. Dazu muss im Vorfeld vom

Tab. 7.6 Kontraindikation einer Irrigation

Kontraindikation	Begründung
Stomaprolaps	Auf einem Prolaps schließt der Konus nicht sicher ab, Wasser läuft daneben
Parastomale Hernie	Eine Hernie kann sich durch den Wasserdruck vergrößern und schlimmstenfalls eine Inkarzeration des Darms verursachen
Syphonbildung (prästomal tritt der Darm nicht geradlinig durch die Bauchdecke, sondern hängt durch – vergleichbar dem Syphon am Waschbecken	Flüssigkeit bleibt im Syphon stehen, es kommt zu mehreren Nachentleerungen, so kann keine entleerungsfreie Zeit erreicht werden
Darmwandschädigende oder beeinflussende Prozesse, z. B. Divertikulitis, M. Crohn, Colitis ulcerosa	Die Darmwand ist verletzlicher und die Gefahr einer Perforation erhöht
Darmwandbeeinflussende Therapien: laufende onkologische Therapie, wie Bestrahlung oder Chemotherapie	Reizung der Darmwand; Nebenwirkungen: Übelkeit, Diarrhöe und Fatigue; wichtig: nach Abschluss einer Radio- und/oder Chemotherapie ist die Möglichkeit einer Irrigation erneut abzuklären
Stomastenosen	Verhindern das Einlaufen des Wassers, aber ggf. auch die ungehinderte Entleerung des Darmes
Fisteln und Wunden im peristomalen Bereich	Nach Abheilung der Fisteln oder Wunden ist die Indikation zur Irrigation zu klären
Schlechte Prognose des Stomaträgers	Mit dem Arzt und Stomaträger individuell abklären, ob die Irrigation einen Vorteil bringen kann
Tumore am Stoma	Mit dem Chirurgen individuell abklären, ob die Irrigation weiter möglich ist oder abgesetzt werden muss
Ausgeprägte Herz-Kreislaufstörungen	Die Irrigation stellt eine zusätzliche Kreislaufbelastung dar

Stomatherapeuten in Zusammenarbeit mit dem Stomaträger abgeklärt werden, ob die Irrigation für ihn sinnvoll, realistisch durchführbar und hilfreich sein kann. Dabei sollten folgende Kriterien berücksichtigt werden:

- Der Stomaträger ist in einem guten körperlichen und geistigen Allgemeinzustand, seine Kreislaufverhältnisse sind stabil.
- Die Wundheilung ist abgeschlossen.
- Die Darmfunktion ist normal mit regelmäßigen, geformten Stühlen.
- Der Stomaträger ist mit der Handhabung der normalen Versorgung gut vertraut.
- Er hat Zuhause die entsprechenden sanitären Anlagen zur Irrigation und kann diese regelmäßig zur gleichen Tageszeit ungestört nutzen.
- Die Möglichkeit der mehrmaligen qualifizierten Anleitung muss gegeben sein.

Nach Abwägung aller Vor- und Nachteile kann der Stomaträger frei entscheiden, ob diese Methode für ihn in Frage kommt. Dabei ist jede Entscheidung zu respektieren. Lehnt ein Patient die Irrigation zum jetzigen Zeitpunkt ab, kann er jederzeit zu einem späteren Zeitpunkt geschult werden.

Anleitung zur Irrigation

Die Anleitung und Schulung einer Irrigation obliegt dem Stomatherapeuten. Dies kann im Rahmen des Rehabilitationsaufenthaltes oder im häuslichen Bereich erfolgen. Die Anleitung erfolgt Schritt für Schritt und muss wiederholt werden, bis der Stomaträger sie sicher und selbstständig durchführen kann.

Zunächst werden die benötigten Materialien bereit gelegt und dem Patienten vorgestellt. Irrigationssets werden von verschiedenen Herstellerfirmen angeboten. Man unterscheidet zwischen Schwerkraftsystemen und elektrischer Irrigationspumpen.

Zur Irrigation sollten nur Systeme mit einem Konus verwendet werden; ein Katheter erhöht die Gefahr einer Darmperforation. Die nachfolgende Beschreibung der Anleitung erfolgt mit einem Schwerkraftsystem. Zur Erstanleitung wird ein komplettes Irrigationsset benötigt.

Inhalt eines Irrigationsset (je nach Hersteller, Herstellerangaben beachten):

- Wasserbehälter mit deutlicher Graduierung zum Ablesen des Wasserstandes, Aufhängevorrichtung und Verbindungsschlauch
- Fließgeschwindigkeitsregler/Rollklemme
- Konus
- Irrigationsschläuche (oben und unten offen) mit unterschiedlich gearteten Fixierungsmöglichkeiten je nach System (Gürtel, Andruckplatte oder Klebe- bzw. Hautschutzfläche)
- Verschlussmechanismus am oberen Beutelrand und mit Verschluss am Beutelende
- Reinigungsmaterial, z. B. Bürstchen für den Konus
- Gleitgel zum Befeuchten des Konus vor dem Einführen in den Darm
- Aufbewahrungstasche

Irrigationsschläuche sind Einmalprodukte und erstattungsfähig. Konus, Wasserbehälter, Fixiermöglichkeit und ggfs. Beutelverschlüsse sind wiederverwendbar. Jedem Patienten kann zweimal jährlich ein Irrigationsset verordnet werden (Irrigationsschläuche für den täglichen Verbrauch). Die Erstattung elektrischer Irrigationspumpen sind mit entsprechender Indikation und Kostengenehmigungsverfahren über die Krankenkassen zu klären (▶ Abschn. 9.7).

Die Anleitung zur Irrigation erfolgt meist im häuslichen Bereich oder während des Aufenthalts in einer Rehabilitationsklinik in ungestörter Atmosphäre im Bad bzw. in der Toilette. In der Regel sollten mindesten zwei bis drei Schulungen und Anleitungen eingeplant werden.

Durchführung Schritt für Schritt

- Berechnung der benötigten Wassermenge für die Irrigation: 13–18 ml/kg Körpergewicht
- Wasserbehälter mit körperwarmen (37 °C) Leitungswasser (Trinkwasserqualität) befüllen

Praxistipp

- Bei der ersten Irrigation wird die Wassermenge mit 13 ml/kg KG berechnet. Die Wassertemperatur sollte immer mit einem Bade-Thermometer überprüft werden.
- Die Irrigation kann im Sitzen oder Stehen durchgeführt werden. Erfahrungsgemäß läuft das Wasser im Stehen leichter ein. Können Stomaträger nicht so lange stehen, ist eine Durchführung im Sitzen jederzeit möglich.

- Wasserbehälter neben der Toilette so aufhängen, dass sich die Beutelunterkante auf Schulterhöhe des stehenden oder sitzenden Stomaträgers befindet
- Im Gegensatz zu den Schwerkraftsystemen kann eine elektrisch betriebene Irrigationspumpe in jeder Höhe aufgestellt und eingesetzt werden, ein gleichmäßiger Wasserfluss ist dabei gewährleistet
- Konus mit dem Wasserbehälter verbinden
- Schlauchsystem entlüften
- Der Stomaträger entfernt seine momentane Versorgung und befestigt den Irrigationsschlauch am Körper, dabei sollte das untere Ende des Schlauchs verschlossen sein (z. B. mit Klammer)
- Der Stomaträger stellt/setzt sich vor oder auf die Toilette

Praxistipp

Bei der Erstirrigation sollte der Darmverlauf vom Anleitenden und dem Stomaträger ausgetastet werden, um zu wissen, in welchem Winkel der Darm durch die Bauchdecke tritt. Nur so kann der Konus entsprechen positioniert werden und somit das Wasser ungehindert einfließen. Zum Austasten Einmalhandschuhe und Gleitmittel benutzen.

- Konus durch das obere, offenen Ende des Irrigationsschlauches in Richtung des Darmverlaufes einführen und festhalten; dabei das obere Beutelende nach oben ziehen, um evtl. austretendes Wasser aufzufangen

- Wasserregler öffnen und das Wasser innerhalb von ca. 10 Minuten zügig einlaufen lassen

Den Stomaträger dabei gut beobachten, auf Kreislaufprobleme achten.

- Ist das Wasser komplett eingelaufen, Wasserregler verschließen, den Konus noch ein bis zwei Minuten im Stoma belassen
- Konus entfernen und das obere Ende des Beutels sofort verschließen, um ein sicheres Auffangen der beginnenden Ausscheidung zu gewährleisten
- Ausscheidung abwarten
- Nach der ersten Hauptentleerung des Darms, meist in den ersten 10 Minuten, sollte der Schlauchbeutel entleert werden; danach wird er grob gereinigt, verschlossen und auch weiterhin am Körper belassen, da es zu weiteren Ausscheidungen kommt; in dieser Zeit kann sich der Stomaträger frei bewegen und beschäftigen, z. B. Zeitung lesen, Kaffee trinken
- Wasserbehälter zum Trocknen aufhängen

Praxistipp

- Um Schimmelbildung zu vermeiden, muss der Wasserbehälter nach Gebrauch ausgetrocknet und so aufgehängt werden, dass er gut belüftet wird.
- Bei Verfärbungen oder Belägen (Schimmel) neuen Wasserbehälter bestellen, niemals chemische Reinigungsmittel, wie Kalklöser, Desinfektionsmittel oder Schimmelentferner, einsetzen! Diese können auch in geringer Konzentration zu Verätzungen und Schädigung der Darmschleimhaut führen.

- Konus reinigen
- Nach komplett erfolgter Entleerung Irrigationsschlauch ablegen und entsorgen
- Anfangs die gewohnte Versorgung in bekannter Weise anbringen

» Der Stomaträger muss durch die Beobachtung seines Körpers herausfinden, nach welcher Zeit sich der Darm vollständig entleert hat. Dies ist individuell verschieden, als Anhalt kann eine Zeit von einer halben bis einer Stunde gegeben werden. (Feil-Peter 2001)

In der Anfangszeit kann es auch zwischen den einzelnen Irrigationen zu Entleerungen kommen. In dieser Zeit sollte der Stomaträger noch sein gewohntes Versorgungsmaterial tragen. Die Zeit, bis sicher keine Ausscheidungen mehr zwischen den Irrigationen erfolgt, ist sehr individuell. Es kann einige Wochen dauern, bis der Darm sich daran gewöhnt hat, sich nur nach dem Irrigationsrhythmus zu entleeren.

Probleme der Irrigation

▪ Tab. 7.7

In einem Abschlussgespräch bekommt der Stomaträger nochmals Informationen über die Verordnungsfähigkeit der Materialien zur Irrigation und zu alternativen Versorgungsmöglichkeiten. Gleichzeitig wird er dazu aufgefordert, sich bei Problemen oder Unregelmäßigkeiten unverzüglich mit der betreuenden Fachkraft in Verbindung zu setzen.

Nur durch die regelmäßige Durchführung der Irrigation zur gleichen Tageszeit sind sichere ausscheidungsfreie Zeiten zu erreichen.

Nach einer Eingewöhnungszeit mit täglicher Irrigation tritt bei vielen Stomaträgern das einlaufende Wasser nahezu sauber wieder aus. In diesem Fall kann in Absprache mit der Stomatherapeutin versucht werden, die Irrigation nur noch jeden zweiten Tag durchzuführen.

Mögliche Inhalte der Dokumentation:

- Inhalte des Informations- und Beratungsgespräches
- Beurteilung der Stomaanlage und parastomalen Haut
- Verwendete Materialien, z. B. Name und Ausführung des Irrigationssets
- Berechnete und verwendete Wassermenge
- Zeitaufwand und Ablauf der Irrigation
- Akzeptanz und Befinden des Stomaträgers bei der Irrigation

Tab. 7.7 Probleme und Problemlösungsvorschläge

Probleme	Ursachen	Lösungsvorschlag
Wasser läuft nicht ein	Konus liegt an der Darmwand an	Konus korrigieren, evtl. Darmverlauf nochmals austasten
	Stuhlsäule vor dem Stoma blockiert den Wassereinlauf (digital tastbar)	Bei der Irrigation „Anspülen" des Darms mit ca. 200 ml Wasser, danach Entleerung abwarten, dann wie üblich weiter irrigieren
	Patient angespannt und verkrampft	Patient beruhigen und in den Bauch atmen lassen → Entspannung
Spülflüssigkeit läuft in den Schlauch zurück	Erhöhter Koloninnendruck bei einsetzender Darmperistaltik	Wasserzulauf stoppen/Konus belassen und warten, bis die Peristaltik beendet ist, danach Wasserzulauf wieder öffnen; besteht das Problem weiter, Irrigation unterbrechen
Bauchkrämpfe	Zu niedrige Wassertemperatur	Temperaturkorrektur auf 37 °C
	Zu schnelles Einfließen	Korrektur der Fließgeschwindigkeit
	Starke Peristaltik durch Dehnungsreiz	Wasserzufluss stoppen, abwarten; bei Besserung weiter irrigieren, bei fortwährenden Problemen Irrigation abbrechen
Kreislaufkollaps	Angst	Genaue Aufklärung, Ruhe und Sicherheit vermitteln, Patienten beruhigen
	Zu niedrige Temperatur	Wassertemperatur korrigieren
	Zu große Wassermenge bei der ersten Irrigation	Wassermenge korrigieren
	Hypotoniker	Evtl. Irrigation im Sitzen, Kreislaufmedikamente vor der Irrigation
	Patient nüchtern	Frühstücken vor der Irrigation, Kaffee trinken
Keine Ausscheidung	Exsikkose	– Flüssigkeitsstatus prüfen, ausreichend trinken lassen, erneute Irrigation am nächsten Tag – Bei Kreislaufzeichen (z. B. Kaltschweißigkeit, Pulsunregelmäßigkeiten) Blutdruck prüfen, Irrigation abbrechen und Arzt verständigen
Keine ausscheidungsfreie Zeit	Zu geringe Wassermenge	Wassermenge korrigieren (13–18 ml/kg Körpergewicht)
	Ungenaue Anleitung	Erneute ausführliche Information des Patienten
	Konus während der Einlaufphase mehrfach herausgezogen	Konus während der Einlaufphase nicht entfernen
	Syphonbildung	Irrigation nicht möglich

Irrigation unterwegs

Eine Irrigation kann jederzeit auch auf Reisen durchgeführt werden. Vor Antritt der Reise kann der Stomaträger ein Beratungsgespräch mit seinem Stomatherapeuten führen (▶ Abschn. 9.5). Folgende Punkte sind dabei zu beachten:

- Für die Irrigation sind entsprechende sanitäre Voraussetzungen oder Anlagen in der Urlaubsunterkunft notwendig. Diese müssen von dem Stomaträger ungestört benutzt werden können.
- Der Stomaträger sollte sich bei Schwerkraftsystemen eine Aufhängevorrichtung mitnehmen (z. B. ein Haken, der an Tür oder Duschkabine eingehängt werden kann).
- Er sollte sich über die Qualität des Leitungswassers im Urlaubsland informieren. Zur

Sicherheit kann abgekochtes Wasser oder Mineralwasser ohne Kohlensäure verwendet werden. Die Temperatur der Irrigationsflüssigkeit muss beachtet werden!
- Die Materialien sind in ausreichender Menge mitzuführen, nicht in allen Ländern sind „alle“ Produkte erhältlich. Hierzu geben auch die Hersteller Auskunft.
- Eine „normale“ Versorgung und ein Ausstreifbeutel sollten immer mitgeführt werden, um im Falle eines Magen-Darm-Infekts mit Diarrhö sicher versorgt zu sein.
- Bei Auslandsreisen sollten medizinische Reisebescheinigungen zum Mitführen der Materialien vorbereitet werden.

7.2.2 Spülung einer Kolostomie

Vor einer Stomarückverlagerung oder auch vor Untersuchungen, wie z. B. einer Koloskopie, kann vom Arzt eine Spülung zur **Reinigung des Darms** angeordnet werden. Durch Instillation körperwarmer Spüllösung in den Dickdarm wird hierbei der zu reinigende Darmabschnitt gespült. Geeignete körperwarme Spüllösungen sind Wasser in Trinkwasserqualität, Ringerlösung oder NaCl 0,9 %.

> **Anastomosen in diesem Darmabschnitt müssen vorher untersucht und nachweislich intakt sein.**

Die Kreislaufstabilität des Patienten ist eine Grundvoraussetzung. Alle Spülungen oder Einläufe stellen eine invasive Maßnahme dar. Der Patient muss gründlich und umfassend über die Art und Wirkungsweise sowie das erforderliche Eigenverhalten vor, während und nach dem Einlauf informiert werden. Darmspülungen stellen einen Eingriff in die Intimsphäre dar und müssen daher in ungestörter und geschützter Atmosphäre durchgeführt werden.

> Vor der Durchführung wird durch digitale Untersuchung ermittelt, welche Öffnung der Stomaanlage der **orale** (zuführende) und welcher der **aborale** (abführende) Schenkel der doppelläufigen Kolostomie ist. Hierzu wird das Stoma ausgetastet (Delegation durch den Arzt).

Orthograde Spülung eines aboralen Schenkels

Bei der orthograden Spülung eines doppelläufigen Kolostomas wird die körperwarme Spüllösung in den abführenden Schenkel der Kolostomie instilliert und der aborale Darmabschnitt gespült. Die Entleerung erfolgt über den Anus. Der Patient sollte auf der Toilette oder einem Toilettenstuhl Platz nehmen.

Vorbereitung:
- Ein Wasserbehälter oder eine fertige „Infusionslösung“ mit Schlauchsystem und Adapter für den Anschluss eines **weichen** Latex-/Silikonkatheters werden vorbereitet. Besitzt der Patient einen Irrigationskonus, kann dieser verwendet werden.
- Die gewohnte Stomaversorgung wird entfernt, der aborale Schenkel vorsichtig ausgetastet und der Darmverlauf ermittelt. Danach wird ein unten verschlossener Irrigationsschlauch angebracht. Die Spülung erfolgt durch das obere, offene Ende.

Praxistipp

Ist kein Irrigationszubehör vorhanden, kann ein weicher Latex-/Silikonkatheter verwendet werden. Die Beutelfolie eines entleerbaren, transparenten Stomabeutels wird am oberen Rand eingeschnitten. Über diesen kleinen Schlitz wird der Katheter in den abführenden Schenkel eingeführt, bei einem Beutel mit Drainageablass kann der Katheter hierüber eingeführt werden. Fließt Spülflüssigkeit neben dem Stoma heraus, wird sie gleich im Beutel aufgefangen.

- Der abführende Schenkel der Stomaanlage wird gespült, der Stomaträger wird „Stuhldrang“ verspüren und den Darm über den Anus entleeren. Die Spülung wird solange durchgeführt, bis nur noch kamillenteefarbige Flüssigkeit ausgeschieden wird. Der Patient ist genau zu beobachten und sollt nicht alleine gelassen werden!
- Nach Abschluss der Spülung sollte das Stoma mit einem neuen Ausstreifbeutel versorgt werden.

Retrograde Spülung des aboralen Schenkels

Der **zuführende** (orale) Schenkel eines doppelläufigen Kolostomas kann durch orale Abführmaßnahmen (orale Spüllösungen, Medikamente) gereinigt werden. Wird ein/e Spülung/Einlauf dieses Darmabschnitts gewünscht, muss die Instillation des Wassers über den **oralen** Schenkel erfolgen (Vorbereitung und Durchführung wie bei der orthograden Spülung). Die Benutzung eines Irrigationsschlauchs bzw. -ausstreifbeutels wird empfohlen, da die Ausscheidungsmenge (Stuhl-Wassergemisch) hoch sein kann und **ausschließlich** über das Stoma erfolgt.

Praxistipp

- Bei Koloskopien sollte das Koloskop über ein kleines Loch im oberen Bereich des Stomabeutels oder über einen Ausstreifbeutel mit Fenster (postoperativ Einteiler) eingeführt werden, damit eventuell austretende Flüssigkeit aufgefangen werden kann.
- Bei Untersuchungen, bei denen hohe Ausscheidungsmengen zu erwarten sind (wie z. B. Kontrastmitteldarstellungen), sollte der Stomaträger mit großvolumigen Drainage- oder Ausstreifbeuteln ausgestattet sein.

Retrograde Spülung bei doppelläufigem Kolostoma

Der **abführende** (aborale) Schenkel einer Kolostomie kann auch retrograd über den Anus/Schließmuskel gespült werden, wie bei jedem „normalen Einlauf". Da es zu Ausscheidungen über das Stoma kommen kann, sollte vorher ein entleerbarer Stomabeutel (Ausstreif-, Irrigationsausstreif- oder Post-OP-Beutel) angebracht werden.

Orthograde Spülung bei doppelläufigem Ileostoma

Auch bei einer doppelläufigen Ileostomie-Anlage kann ggf. die Spülung des aboralen Schenkels nach strenger ärztlicher Indikationsstellung und Anordnung durchgeführt werden (Delegation!). Dazu muss der Patient auf der Toilette oder einem Toilettenstuhl sitzen. Das Stoma wird mit einem Irrigations- oder Ausstreifbeutel versorgt.

> **Die Spülung eines Ileostomas muss vorsichtig erfolgen, da der Dünndarm sehr verletzlich und nicht sehr dehnungsfähig ist. Zudem muss das einlaufende Wasser die natürliche Sperre der Ileozökalklappe überwinden.**

Die Spüllösung fließt oftmals direkt wieder über das Stoma zurück in den Versorgungsbeutel. Das erste Anspülen sollte nur mit wenig Flüssigkeit und niemals unter Druck geschehen. Fließt das Wasser problemlos ein, wird die Spülung so lange durchgeführt, bis sich nur noch kamillenteefarbige Flüssigkeit über den Anus entleert. Eine gefahrlosere Alternative ist ein rektaler Einlauf.

Vorgehen bei Stomablockade

Symptome der Stomablockade (Abb. 7.2):

- Wässrige dünne oder gar keine Ausscheidung
- Übelkeit, Erbrechen, geblähtes Abdomen
- Bauchschmerzen, Krämpfe
- Schmerzen um das Stoma
- Stomaödem

> **Bei dieser Symptomatik sollte der Stomaträger zur genaueren Diagnostik sofort einen Arzt aufsuchen.**

Ursachen für die Ileussymptomatik:

- Blockade durch ballaststoffreiche, unverdaute oder nicht ausreichend gekaute Nahrungsmittel
- Verwachsungen im Darmverlauf
- Volvolus
- Tumor
- Inkarzerierte Hernie

Im Folgenden wird das Vorgehen bei einer durch ballaststoffreiche Nahrungsmittel verursachten Stomablockade beschrieben. Diese sitzt oftmals direkt auf Faszienhöhe unter der Bauchdecke und kann eventuell schon durch vorsichtiges digitales Austasten des Stomas durch den Arzt beseitigt werden. Das digitale

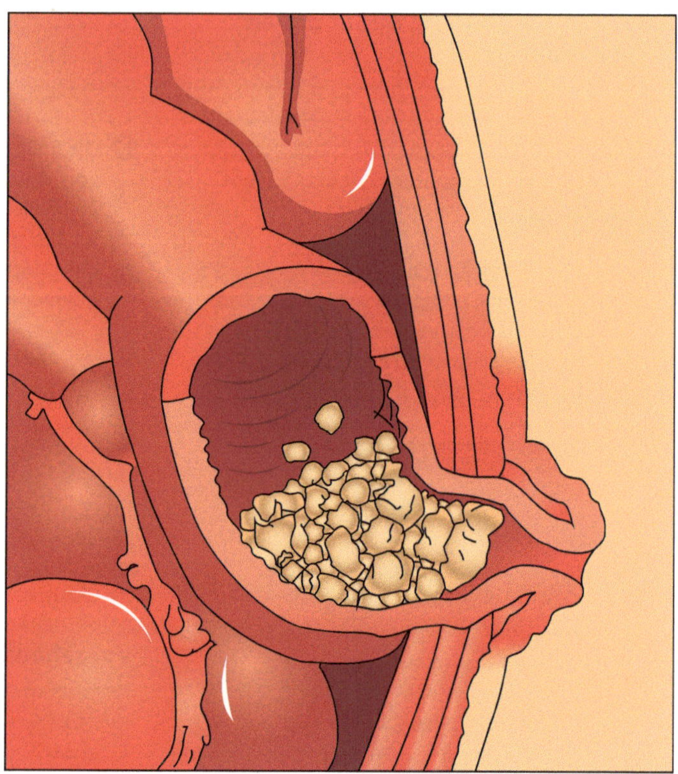

Abb. 7.2 Stomablockade

Austasten gehört zu den ersten Maßnahmen der ärztlichen Diagnostik, gefolgt von bildgebenden Verfahren und der Endoskopie.

Früher wurden vorsichtige **Spülungen des Ileostomas** (Ileolavage) empfohlen. Heutzutage wird die Entfernung der Blockade unter Sicht mit dem Endoskop angeraten. Kann eine Blockade nicht auf konservative Weise entfernt werden, wird die Darmentlastung operativ erfolgen.

Praxistipp

- Zur Entspannung der Bauchdecke sind eine bequeme Lage mit angewinkelten Knien, die Anwendung feuchter Wärme, das Aufbringen eines warmen Bauchwickels oder eine warme Wärmflasche (niemals mit heißem Wasser füllen!) hilfreich.
- Wärmflaschen nicht direkt auf die Stomaschleimhaut auflegen!

Präventive Maßnahmen:

- Alle Nahrungsmittel gut kauen, breiig zerkaut kann alles besser verdaut werden
- Ballaststoffreiche und schwerverdauliche Nahrungsmittel klein schneiden
- Zähes Fleisch oder Wursthaut, harte Kerne oder Schalen etc. ausspucken
- Ausreichend Flüssigkeit zuführen (► Abschn. 7.1)

7.3 Physiotherapie nach Darmoperationen

P. Linkenbach, U. Gumbmann

Die Anlage eines Stomas kann aus verschiedenen Gründen, sowohl benigner als auch maligner Genese notwendig werden. Eine physiotherapeutische Begleitung in dieser Zeit unterstützt den Patienten bei seiner Rehabilitation und geht individuell auf seine Bedürfnisse und Fähigkeiten ein. Die Physiotherapie orientiert sich neben der individuellen Befundaufnahme nach der ICF (International Classification of Functioning, Disability and Health, WHO 2001) auch immer an den physiologischen Wundheilungsphasen des Gewebes.

In den Wochen bis zur endgültigen Rückverlegung einer Stomaanlage hat ein bauchdeckenschonendes Bewegen neben dem Erhalt der Beckenboden-Sphinkterkompetenz oberste Priorität. Im gesamten Alltag ist deshalb ein hoher intraabdominaler Druck in jedem Fall zu vermieden.

Die physiotherapeutische Betreuung in dieser Lebensphase unterstützt die Patienten:

- durch Informationsvermittlung zur Anatomie und Physiologie,
- in ihrer Anpassung der Haltungs- und Bewegungsstrategien an die aktuelle, befundorientierte Situation und
- bei ihrer zielgerichteten Wahrnehmung und Ansteuerung der Beckenboden-Sphinktermuskulatur

7.3.1 Bauchdecken- und stomaschützende Lagewechsel und Körperhaltungen

Ruheposition nach OP mit Entlastung der Bauchdecke

Rückenlage: Sofern es die kardiopulmonale Situation erlaubt, liegt der Patient möglichst flach mit einem Kissen unter Kopf und Nacken. Das Fußteil ist 20 cm erhöht und erlaubt eine leichte Kniebeugung.

> **Auf Durchblutungsstörungen der Füße, wie Einschlafen der Zehen oder Kälteempfinden, muss geachtet werden.**

Nach Abschluss der ersten Wundheilungsphase kann der Patient wieder, wie gewohnt, flach liegen.

Positionswechsel im Bett

> **Das klimmzugartige Hochziehen am Triangel des Bettgalgens nach oben ist prinzipiell nicht empfehlenswert.**

Verrutschen nach im Bett nach oben/kopfwärts:

- **Möglichkeit 1:**
  Der Patient stellt die Beine nacheinander an und verlagert das Gewicht auf eine Körperseite, die entlastete Seite rutscht mit Schultergürtel und Becken nach oben, anschließend schiebt die andere Seite nach oben, die Füße werden nachgestellt. Dies wird wiederholt, bis das Ziel erreicht ist.
- **Möglichkeit 2:**
  Die Beine sind angestellt und die Unterarme 90° gebeugt. Der Patient führt die Schultern zu den Ohren und erhöht den Druck unter Füßen und Oberarmen. Dadurch werden der Rücken und das Gesäß leichter. Der Kopf und der Rumpf werden zwischen den feststehenden Armen, unter Mithilfe der Füße, kopfwärts nach oben geschoben.

Aus dem Liegen in den Sitz

Der Patient dreht sich nach Möglichkeit immer über die Seite und achtet auf einen fließenden Atem. Eine bewusste Ausatmung erleichtert dies zu Beginn. Das Aufsetzen nach der „Sit-up-Methode“, eingeleitet über das gerade Anheben des Kopfes und der Schultern, führt zu einer unphysiologischen, ggf. sogar schädigenden Belastung der Bauchdecke rund um die Stomaanlage und zum Absenken der Organe im kleinen Becken und des Beckenbodens.

> **Durch eine Reduktion des intraabdominalen Drucks werden Beckenboden und die Schließmuskelsysteme von Harnblase und Enddarm entlastet.**

Ein schützender Bewegungsablauf gestaltet sich wie folgt: Die Beine werden nacheinander angestellt. Die Drehung beginnt mit dem Rollen des Kopfes zur Seite, dann folgen Becken und Schultergürtel gemeinsam dieser Drehbewegung zur Seite, dabei stabilisiert der Patient mit der oberen Hand die Stomaanlage von außen. Aus der Seitlage drückt der Patient sich während einer Ausatemphase mit dem unteren Arm im Bett ab und bringt gleichzeitig die Unterschenkel aus dem Bett bodenwärts, während der Oberkörper sich aufrichtet.

Hinlegen vom Sitz zum Liegen

Dies geschieht in der umgekehrten Reihenfolge wie das Aufsetzen: Die gleichseitige Hand stützt weit oben auf Höhe des Kopfkissens und mit der Ausatmung legt sich der Patient seitlich ab. Sobald der Kopf abgelegt ist und die Beine im Bett liegen, kann er sich in Rückenlage rollen.

7.3.2 Körperhaltung beim Sitzen und Stehen

Sitzen

Aufrechter Sitz auf der vorderen Stuhlfläche: Die Füße stehen etwa hüftbreit auseinander und unter den Knien. Der Patient sitzt auf dem höchsten, vorderen Teil der Sitzknochen. Die Wirbelsäule ist lang, das Brustbein sanft angehoben und die Schultern ruhen auf dem Brustkorb. Der Kopf ist in Verlängerung der Wirbelsäule und frei in alle Richtungen beweglich. Die Sitzposition kann immer wieder verändert werden. Ein aktives Bewegen während des Sitzens ist sinnvoll, denn: Jede lange, einseitige Position ist eine belastende Position.

Aufstehen vom Stuhl

Aufstehen über eine große Schrittstellung oder mit parallel stehenden Füßen: Der Oberkörper wird mit aufgerichteter Wirbelsäule nach vorne geneigt. Ein Abstützen mit den Händen auf den Oberschenkeln oder am Tisch kann den folgenden Bewegungsablauf erleichtern. Mit der Ausatmung erfolgt eine sanftes Schließen von Harnröhre sowie After und das Aufstehen vom Stuhl (Abb. 7.3).

Stehen

Hüftbreites Stehen mit lockeren Knien. Das Körpergewicht ist gleichmäßig unter den Füßen verteilt. Das Brustbein wird sanft angehoben, die Arme hängen locker, der Kopf und das Becken sind frei beweglich. Der Atem fließt unbehindert weiter. Wie beim Sitz ist auch im Stand ein dynamisches Stehen zu empfehlen.

7.3.3 Druckreduzierendes Husten und Niesen

Beim Husten und Niesen entsteht eine sehr hohe Druckbelastung im Bauchraum. Zum Schutz der Stoma umgebenden Bauchdecke, der Stomaanlage und des Beckenbodens kann der Patient:

1. die Stomaanlage von außen mit der Hand stabilisieren,
2. die Füße mit gutem Kontakt auf den Boden stellen (Sitz und Stand erleichtern das Abhusten von Sekret) und
3. nach hinten, oben über eine Schulter in die Ellenbeuge husten/niesen.

Die aufgerichtete Wirbelsäule ermöglicht es dem Patienten, die Bauchmuskeln funktionell mit einzusetzen und starke Druckkräfte Richtung

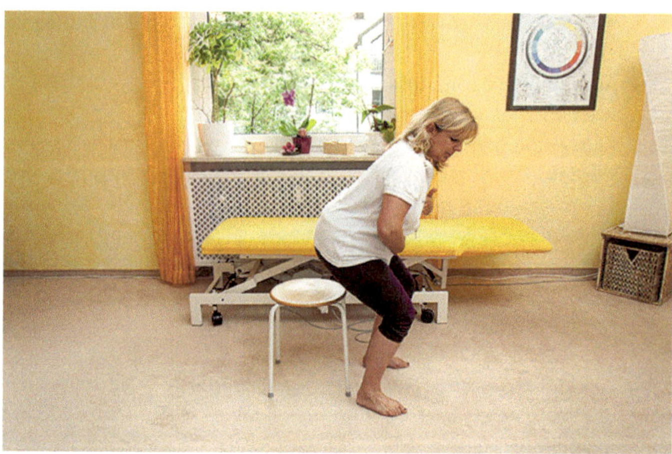

Abb. 7.3 Aufstehen vom Stuhl (Quelle: U. Gumbmann; P. Linkenbach, Erlangen)

Beckenboden zu reduzieren. Eine gebeugte Körperhaltung wird die Stützkraft des Beckenbodens schwächen. Auch beim Naseputzen oder Lachen reduziert ein aufgerichteter Oberkörper den intraabdominalen Druck.

7.3.4 Reaktivierung der Rumpfaufrichtung und Verbesserung der Rumpfstabilität

Postoperativ sind Bauch- und Rückenmuskulatur funktionell inaktiv und erschwert ansteuerbar. Durch diese Inhibition steigt die Gefahr einer parastomalen Hernie. In der physiotherapeutischen Einzeltherapie erfolgt daher in allen Phasen der Wundheilung eine Verbesserung des Zusammenspiels der lokalen Rumpfstabilisatoren. Diese Rumpfstabilisatoren werden von Diaphragma pulmonale, M. transversus abdominis, M. Levator ani und Mm. multifidii der Lendenwirbelsäule gebildet (stabilisierende Bauchraumkapsel).

Die Aufgabe dieses lokalen Systems ist die segmentale Stabilisation der Lendenwirbelsäule und des Iliosakralgelenks, viszerale Stütze und Regulierung des intraabdominalen Drucks. Die Fähigkeit der lokalen Stabilisation hat immer Vorrang vor der globalen Muskelaktivität. Die Anleitung muss immer durch einen spezialisierten Physiotherapeuten erfolgen.

7.3.5 Funktionelles Bauchmuskeltraining

Die Aktivierung der Bauchmuskeln erfolgt in jeder Therapiephase in der Funktionseinheit des voran genannten Rumpfkapselsystems. Unter funktionellem Training versteht man die Aktivierung der Muskeln in ihrer im Alltag geforderten Arbeitsweise: Verspannung der Rumpfvorderseite beim Abstützen nach vorne und Stabilisation der Rumpfvorderseite bei Rückneigung des Oberkörpers.

Für die Bauchmuskeln entspricht dies einer Aktivierung im geschlossenen kinematischen Bewegungssystem, d. h. in Brückenaktivität, wie in der Ausgangsstellung Bauchlage, Knie- Ellbogenlage oder Vierfüßlerstand. Die Aktivierung im offenen kinematischen System unter Beibehaltung der aktiven, dynamischen Stabilisation der Brustwirbelsäule in Extension ermöglicht die zweite funktionelle Arbeitsanforderung für die Bauchmuskulatur. Ausgangsstellungen bieten hier der Sitz und der Stand.

Die Bauchlage, auch als Therapiestellung, ist bei gesicherter Wundheilung ab dem 5. Tag post-OP möglich. In der Regel wird der Therapiebeginn in Absprache mit dem behandelndem Arzt geklärt.

Begonnen wird mit einer Modifikation: Stand vor dem Bett und der Oberkörper wird auf dem Bett nach vorne abgelegt (◘ Abb. 7.4).

Die Ausgangsstellungen für die Aktivierung der Bauchmuskulatur werden am Anfang so gewählt, dass die Muskeln hubarm dynamisch stabilisierende

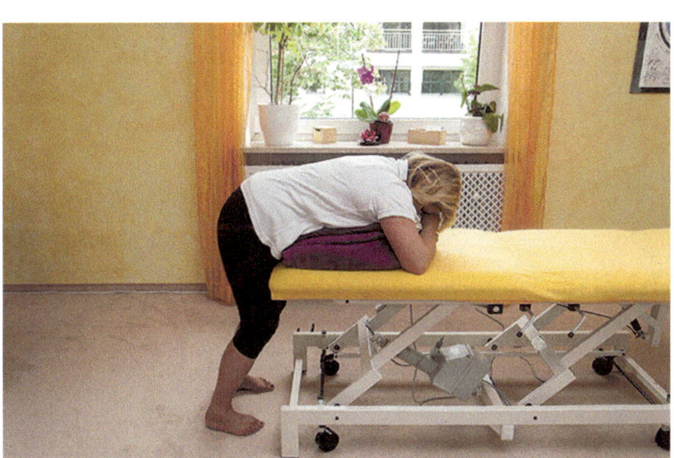

◘ **Abb. 7.4** Stand vor dem Bett, Oberkörper auf dem Bett (Quelle: U. Gumbmann; P. Linkenbach, Erlangen)

Muskelarbeit leisten. Das funktionelle Bauchmuskeltraining sollte am Anfang der Therapie immer mit der Ausatmung eingeleitet werden, die Muskulatur ist aus ihrer Ruhelänge heraus kontraktionsbereit.

■ Nachteile der Rückenlage für Bauchmuskeltraining

Die Rückenlage dient der Ruhe- und Schlafstellung, um Kräfte zu sammeln und zu regenerieren. Die Vertikalität des Körpers im Raum, in der Auseinandersetzung mit der Schwerkraft, bedeutet für unser Bewegungssystem dynamisches Halten und Bewegen gegen die Erdanziehungskraft. Das ist der lebenslange Stimulus für unsere Muskulatur. Eine geschwächte Bauchdecke oder ein geschwächter Beckenboden kann in der Rückenlage die intraabdominale Druckerhöhung nicht ausreichend ausgleichen, deshalb werden Übungen aus der oben genannten Ausgangsstellung als „Erkrankungsgymnastik" bezeichnet.

Beim Anheben der Beine kommt es zur Hyperlordosierung der Lendenwirbelsäule mit einer Fehlbelastung aller passiven Haltestrukturen (Bandscheiben, Gelenke, Bandstrukturen), aber auch der Operationsnarben und der potenziellen Bruchpforten (Stomaanlage, Bauchnabel, Leistenkanal, Beckenboden). Das häufig zu beobachtende Luftanhalten oder Pressatmen (Valsalva) verstärkt zusätzlich den intraabdominalen Druck.

Das Anheben von Kopf und Schultergürtel aus der Rückenlage führt zu einer Translation des Kopfes und einer Flexion in der Brustwirbelsäule mit Verkürzung des Oberbauches. Diese verbreitete Art des Bauchmuskeltrainings ist als unfunktionell (im Alltag nicht erforderlich) zu betrachten und geht ebenso mit einer hohen Belastung der Bauchdecke und des Beckenbodens einher.

❯ Ein Bauchmuskeltraining aus der Rückenlage ist als obsolet zu betrachten.

7.3.6 Körperhaltung beim Bücken, Heben und Tragen

Vor körperlicher Belastung reagiert ein gesundes System mit dem sogenannten Feed-Forward-Mechanismus. Das bedeutet, dass zur Stabilisation der obengenannten Rumpfkapsel eine Kontraktion des Beckenbodens von einer Aktivität des M. transversus abdominis begleitet wird.

In den ersten 4 Wochen nach der Operation sollen die Gewichte beim Heben und Tragen 5 Kilogramm nicht überschreiten und bis zur Rückverlagerung wird eine Belastungsgrenze von maximal 10 Kilogramm empfohlen.

❯ Ein Wäschekorb mit nasser Wäsche kann zwischen 6 und 10 Kilogramm wiegen, ein Getränkekasten wiegt über 10 Kilogramm.

■ Bücken und Anheben eines Gegenstandes

Der Patient stellt sich in Schrittstellung oder breiter Beinstellung so nah wie möglich zu dem Gegenstand, der gehoben werden soll. Während einer Kniebeugung schiebt sich das Gesäß nach hinten und die aufgerichtete, stabilisierte Wirbelsäule neigt sich während des Bückens nach vorn. Der Patient fasst den Gegenstand (◘ Abb. 7.5a). Mit der Ausatmung werden die Körperöffnungen Harnröhre und After sanft schnürend aktiviert und der Gegenstand möglichst körpernah angehoben. Während sich das Gesäß nach vorne oben bewegt, strecken sich die Knie und der Oberkörper richtet sich auf (◘ Abb. 7.5b).

■ Tragen und Absetzen eines Gegenstandes

Die Wirbelsäule wird aufrecht gehalten. Das Tragen des Gegenstandes erfolgt körpernah vor dem Brustkorb. Der Atemfluss bleibt davon unberührt. Anhalten des Atems erhöht den intraabdominalen Druck! Das Absetzen erfolgt in umgekehrter Reihenfolge wie das Anheben.

7.3.7 Bauchraum-, beckenbodenschützende und -stärkende Sportarten

Spaß am Sport und das regelmäßige Ausüben einer Sportart sind eine gute Voraussetzung für ein regelmäßiges Training. Dabei sollte die richtige Körperhaltung, ebenso wie im Alltag, erlernt und dauerhaft integriert werden.

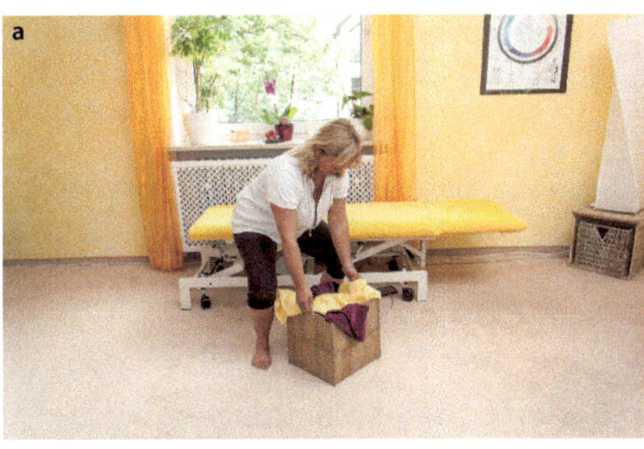
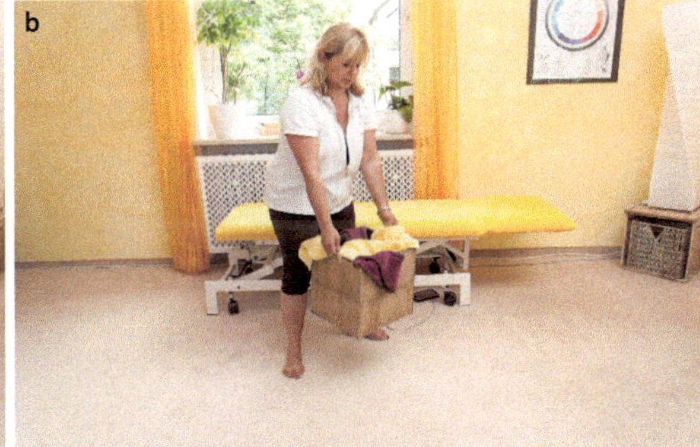

Abb. 7.5 Anheben eines Gegenstandes (Quelle: U. Gumbmann; P. Linkenbach, Erlangen)

Günstige Sportarten

- Wandern, Walking und Nordic Walking
- Tanzen, Schwimmen, Radfahren
- Inline-Skaten, Schlittschuh laufen, Ski-Langlauf

Ungünstige Sportarten

Alle Sportarten mit hohem Verletzungs- und Sturzrisiko, mit hohen Gewichten und mit abrupten Stoppbewegungen sind nicht empfehlenswert. Im Einzelfall sollte immer mit dem Arzt Rücksprache gehalten werden und der Patient muss sein subjektives Körpergefühl beachten. Ungeeignete Sportarten:

- Joggen, Trampolin springen, Rudern
- Squash, Tennis, Ballsportarten
- Kampfsportarten, Mountainbiking

Allgemeine Hinweise zu körperlicher Aktivität und Sport

Durch zu hohe intraabdominale Drücke bei unbedachtem Heben, beim Husten, aber auch bei zu hoher körperlicher Anforderung im Alltag und Sport besteht die Gefahr einer parastomalen Hernie oder eines Stomaprolapses.

Empfehlung:

- Protektives Tragen einer Bauchbandage bei hoher körperlicher Aktivität
- Anlegen der Bauchbinde nur in Phasen körperlicher Aktivität
- Individuelle Anpassung der Bandage durch einen Bandagisten
- Keine Bandagen aus unflexiblen Materialien und mit festen starren Spangen tragen, das Stoma darf nicht abgedrückt werden

Hautirritationen und Reizungen zeigen eine nicht korrekte Passform an. Wenn eine parastomale Hernie oder ein Stomaprolaps aufgetreten ist, erfolgt nach Absprache mit dem Arzt ggfs. eine entsprechende Versorgung manchmal auch über den ganzen, aktiven Tag.

> **Im gewohnten familiären Umfeld oder im Freundeskreis wieder am Leben teilzuhaben und Hobbys und Sport wieder aufzunehmen, tragen entscheidend zur subjektiv empfundenen Gesundheitssituation und Lebensqualität bei.**

7.3.8 Kleine Übungsauswahl für Zuhause

Die folgende Übungsauswahl bietet die Möglichkeit, eigenständig die Magenmotilität sowie die Darmperistaltik zu verbessern und die Wundheilung positiv zu unterstützen.

Atem erfahrbar machen

Rückenlage mit kleinem Kissen unter Kopf und Nacken. Die Beine können ausgestreckt oder angestellt sein. Falls die untere Wirbelsäule nicht aufliegt, wird die hohle Stelle mit einem Handtuch unterlagert. Die Hände flächig auf den Bauch legen.

1. Zu Beginn kann der Patient seine Hände, sowohl ihre Wärme als auch ihr Gewicht auf der Bauchdecke spüren.
2. Über den Handkontakt nimmt der Patient seine Atembewegung im Bauchraum

wahr: Der ruhige Atem kommt und geht, vergleichbar mit einer Welle, die in eine Bucht rollt und sich wieder zurückzieht, ruhig, langsam ohne Anstrengung.

3. Der Ausatem wird durch eine sanfte Lippenbremse verlängert. Der Patient spürt eine zarte Straffung der Bauchinnenhülle und eine sanfte Bewegung des Bauchnabels Richtung Wirbelsäule ohne Druckveränderung des Rückens in die Unterlage.

▪ Beckenmobilisation

Rückenlage mit angestellten Beinen, Kopf und Nacken unterlagert:

1. Der Patient bewegt beide Knie gleichzeitig sanft nach rechts und links. Ein zu großes Bewegungsausmaß erhöht den intraabdominalen Druck.
2. Der Patient bewegt das Becken seitwärts. Dabei nähert sich der rechte Beckenkamm dem rechten, seitlichen Rippenboden, entsprechend auch links.
3. Der Patient rollt das Kreuzbein sanft kopfwärts Richtung Lendenwirbelsäule und fußwärts Richtung Steißbeinspitze.
4. Der Patient lässt sein Becken sanft auf der Unterlage kreisen.

▪ Durchblutungsverbesserung im Bauch- und Beckenraum

Rückenlage:

1. Der Patient bewegt mit angestellten Beinen das Kreuzbein schnell nach rechts und nach links reibend auf der Unterlage. Dabei kann er eine wohltuende Wärme wahrnehmen, die unter dem Kreuzbein entsteht.
2. Die Beine sind angestellt, der Patient hebt das Becken leicht an und lässt es dann auf die Unterlage fallen. So wird auf der Beckenrückseite jeder Quadratzentimeter abgeklopft.
3. Der Patient dreht mit gestreckten Beinen die Füße zügig nach innen und außen.
4. Mit angestellten Beinen unterlagert der Patient sein Becken mit einer fest zusammengerollten Wolldecke. Die Beine werden nun nacheinander an den Bauch gezogen und die Fußsohlen nacheinander Richtung Decke geschoben. Die Knie müssen nicht ganz gestreckt werden. Der Patient verweilt in dieser Position eine Weile. Der Bauch bleibt weich und der Atemfluss in den Bauchraum wird wahrgenommen. Bewegungen mit den Füßen fördern zusätzlich den venösen Rückfluss. Anschließend werden die Beine nacheinander wieder abgestellt und ausgestreckt.

Beckenboden-Sphinktertraining

Nach Operation z. B. eines Dickdarmkarzinoms wird durch Anlage eines vorübergehenden Stomas der natürliche Defäkationsprozess verschoben, bis der Darm geheilt ist (i.d.R. > 6 Wochen). Der externe anale Sphinkter wird während der Zeit des Stomas nicht benutzt und sowohl Ansteuerbarkeit als auch Muskelkraft können in dieser Zeit verloren gehen. Daher ist es sinnvoll, in der Zeit der Stomaanlage ein gezieltes Beckenboden-Sphinktertraining durchzuführen, um einer drohenden Muskelatrophie und vor allem einem Sensorikverlust entgegenzuwirken.

Neben dem externen analen Sphinkter gilt die physiotherapeutische Aufmerksamkeit besonders auch dem M. levator ani, welcher die puborektale Schlinge bildet und so zur Kontinenzsicherung und Defäkation beiträgt. Eine fundierte Beckenboden-Sphinktertherapie ist keinesfalls mit dem häufig empfohlenen Hinweis: „Kneifen Sie mehrmals am Tag den Po zusammen“ gleichzustellen. Weder die Aktivität des M. glutaeus maximus, noch die der Adduktoren beeinflussen den Beckenboden.

Ein speziell qualifizierter Physiotherapeut vermittelt dem Patienten umfassende Informationen und erarbeitet ein individuell angepasstes Übungsprogramm. Dieses beinhaltet neben der differenzierten Wahrnehmungsschulung und der aktiven und reaktiven Beckenbodenarbeit auch immer adäquate Strategien zur Kontinenzsicherung und Defäkation. Über den Zeitpunkt des Beginns der aktiven Beckenbodenarbeit unter physiotherapeutischer Anleitung entscheidet der Operateur.

▪ Informationen zum Beckenboden

- Anatomie: patientengerechte Erklärung der anatomischen Strukturen der Bauch- und Beckenregion, Aufbau und Funktionsweise des Beckenbodens

- Physiologie: Darm- und Blasenverhalten bei Speicherung und Entleerung, Kenntnis über den gastrokolischen und anorektalen Reflex, richtige Entleerungstechnik
- Schutz der Beckenbodenstrukturen im Alltag, sowie Führen eines Ernährungs- und Stuhltagebuches (Abb. 7.6)

Beckenbodentherapie

» Nur was ich kenne, kann ich spüren. Nur was ich spüre, kann ich auch bewegen!

Dieser Behandlungsgrundsatz ist Einstieg und Begleitung der physiotherapeutischen Behandlung. Dabei ist die Atembewegung ein ständiger Stimulus für den Beckenboden, die Bauchdecke kann so als Starthilfe für die Therapie herangezogen werden. Therapeutisch entscheidend ist die Tatsache, dass der Beckenboden ein synergistisches Teilsystem der Bauchraumkapsel bildet, jedoch in seiner Aktivität antagonistisch zum Diaphragma pulmonale und agonistisch mit dem M. transversus abdominis arbeitet.

- **Verbesserung der Wahrnehmung von Beckenboden und Rektum-Sphinktereinheit**
  - Der Beckenboden muss bei costo-abdominaler Ruheatmung dynamisch-elastisch in seiner Trampolinfunktion schwingen können.
  - Voraussetzungen für ein erfolgreiches Kontinenztraining sind:
    - Bewusstes kortikales Erspüren der Lage des Beckenbodens
    - Wahrnehmen des Muskeltonus in Ruhe und bei Bewegung, während Speicher- und Entleerungsphase
    - Differenzierung der einzelnen Muskelindividuen des Beckenbodens in ihrer Funktionsweise d. h. die schnürend-schließende Aktivität der Sphinktermuskulatur und die nach ventral kranial hebende Aktivität des M. levator ani.

Das sensomotorische Training erfolgt nach den Grundsätzen des motorischen Lernens über eine Visualisierung der Zielstruktur, die Vorstellung eines Bewegungsablaufes und den aktiven ausgeführten Bewegungsablauf.

- **Verbesserung von Ausdauerfähigkeit, Kraft und Muskelkontraktionsgeschwindigkeit**
  - Auf Grundlage der motorischen Trainingsparameter.
  - Der Beckenboden passt sich mit seiner Spannung im Optimalfall den Erfordernissen des Alltags unbewusst automatisch an, sei es in Ruhe, bei Bewegung oder plötzlicher abdominaler Druckerhöhung, z. B. Husten.

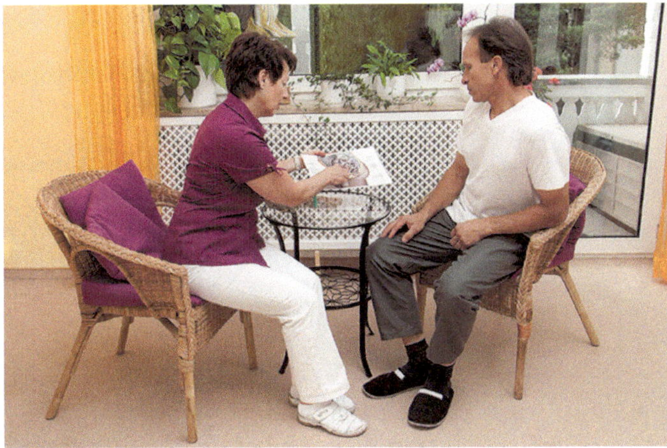

Abb. 7.6 Information über Beckenbodentraining (Quelle: U. Gumbmann; P. Linkenbach, Erlangen)

- Eine Therapiesteuerung für die Beckenboden-Sphinktereinheit erfolgt über festgelegte Trainingsparameter: Reizintensität, Reizumfang, Reizdauer, Reizdichte und Reizhäufigkeit.
- Unterschieden wird in der muskulären Rehabilitation zwischen der neuromuskulären Aktivierung, der Kraftausdauer, der Reaktivkraft und der Maximalkraft:
  - Verbesserung der Wahrnehmung durch neuromuskulären Aktivierung. Therapieziel ist das Erlernen der korrekten Kontraktion und Entspannung der kontinenzsichernden Muskulatur.
  - Verbesserung der Ermüdungswiderstandfähigkeit der Zielmuskulatur durch Kraftausdauer; dies ist bedeutsam für eine dauerhafte Kontinenzsicherung am Tag und in der Nacht.
  - Verbesserung der Kontinenzsicherung bei plötzlichen intraabdominalen Druckerhöhungen, wie Husten, Niesen oder Stolpern, durch Optimierung der reaktiven Schnellkraft.
  - Erst nachrangig erfolgt Maximalkrafttraining mit dem Ziel der Muskelhypertrophie.

Verbesserung der rektalen Compliance und Senkung der Hypersensitivität bei frühzeitigem Drang

- Die Defäkation ist ein vegetativ gesteuerter Vorgang und erfordert in den einzelnen Phasen der Entleerung ein koordiniertes Zusammenspiel auf allen Ebenen. Zu Beginn erfolgt die Drangwahrnehmung durch die Rektumdilatation. Der M. sphincter ani internus entspannt, während der Tonus im M. puborectalis und dem M. sphincter ani externus zunimmt, bis ein geeigneter Ort erreicht ist. Zu diesem Zeitpunkt erfolgt auch die Diskriminierung des Darminhaltes: feststofflich, flüssig oder gasförmig.
- Ist die Toilette erreicht, beginnt die Entleerung durch eine Entspannung des M. sphincter ani externus und durch Entspannung des M. puborectalis, der den anorektalen Winkel vergrößert. Der Darminhalt wird durch die Eigenperistaltik des Enddarms herausgeschoben, während zeitgleich der M. pubococcygeus das Rektum von dorsal stabilisiert (Lubowski et al. 1992).

Richtige Defäkationshaltung auf der Toilette

- Aufrechter Sitz auf der Toilette mit leicht nach vorn geneigter Körperlängsachse. Das Kreuzbein bewegt sich leicht nach hinten unten, die Füße stehen in leichter Abduktion unter den Knien, wobei die Knie etwas höher als die Hüftgelenke stehen. Als Hilfe können die Füße auf einen kleinen Schemel gestellt werden.
- Wird zu Beginn der Defäkation eine Erhöhung des intraabominalen Druckes benötigt, geschieht dies sanft schiebend ohne Anhalten des Atems und ohne Verkürzung des Abstandes zwischen Brustbeinspitze und Bauchnabel.

Soll ein Darmtraining durchgeführt werden, wird der gastrokolische Reflex ausgenutzt. Etwa 20–30 Minuten nach einer größeren Nahrungsaufnahme kommt es zum Darmdrang. Um zu erfahren, zu welcher Tageszeit der gastrokolische Reflex als Startsignal für die Defäkation genutzt werden kann, wird dem Patienten empfohlen, nach jeder Mahlzeit die Übungen und Maßnahmen zur Förderung der Magen-Darm-Motilität für einige Minuten durchzuführen und sich anschließend auf die Toilette zu setzen. Auf der Toilette wartet der Patient ab, ob sich spontan eine Entleerung einstellt. Sollte eine Aktivierung notwendig werden, schnürt der Patient etwa fünf Mal den M. sphincter ani externus und betont dabei die Entspannung des Muskels. Erfolgt keine Entleerung beendet der Patient die Sitzung bis zur nächsten Mahlzeit.

Verbesserung der Speicherfunktion

- In Folge der mangelhaften Dehnfähigkeit der verbliebenen Speicherampulle kommt es zu häufigen, ständigen Entleerungen von Minimalmengen.
- Eine Verbesserung der Compliance kann durch ein Ballonkatheter-Training erzielt werden. Hierbei wird ein Ballonkatheter anal eingeführt und mit Luft befüllt, bis der Patient den ersten Stuhldrang verspürt; der anorektale Reflex

wird ausgelöst. Die Beckenboden-Sphinktermuskulatur wird aktiviert, dadurch kann der Drang reduziert werden. Das Prozedere wird wiederholt, bis der Drang als unangenehm empfunden wird. Die gewonnene Compliance bleibt dem Patienten erhalten.
- Nach Rücksprache mit dem Arzt beginnt dieses Training sechs Wochen vor der geplanten Rückverlegung.

- **Verlängerung der Speicherphase**
  - Ziel ist die Tonuserhöhung im M. sphincter ani externus und im M. levator ani, um den vorzeitigen Darmdrang zu reduzieren.
  - Es ist möglich, lokal aktiv, global reaktiv oder reflektorisch drangreduzierend zu arbeiten. Mentale Strategien zur Drangreduktion ergänzen die Maßnahmen.

- **Verbesserung der Sensibilität**
  - Die Reaktivierung des anorektalen Inhibitionsreflexes verbessert einerseits die Differenzierungsfähigkeit des Darminhaltes und dient dem Patienten als Möglichkeit, den Entleerungsdrang aufzuschieben.
  - Auch hier kann mit dem analen Ballonkatheter therapeutisch gearbeitet werden. Die Aktivierung des M. sphincter ani externus und M. levator ani führt zur Hemmung des Dranges.

In der Beckenbodenrehabilitation kann begleitend zur aktiven Beckenbodentherapie eine apparative Unterstützung sinnvoll sein. Neben dem Ballontraining besteht die Möglichkeit der begleitenden Elektrostimulation und des apparativen Biofeedbacks. Der Einsatz erfolgt individuell nach Befund und Rücksprache mit dem verordnenden Arzt und sollte immer in die Gesamtplanung der Therapie integriert sein.

> **Für die funktionelle Anwendung im Alltag ist die Motivation und Compliance des Patienten von größter Wichtigkeit, da ein Großteil des Übens alleine Zuhause stattfindet.**

Die Belastung der Bauchdecke in Alltagsverhalten muss vom Patienten dezidiert reflektiert werden, ein Umlernen des Bauchmuskeleinsatzes soll erfolgt sein. Der Beckenboden ist in seiner Funktionsweise präsent. Die erfolgreiche Integration der Beckenboden-Sphinkterfunktion in die Aktivitäten des Alltags ist eine Schlüsselkomponente für die zufriedenstellende Teilhabe des Patienten am Leben.

Praxistipp

Eine regelmäßig aktualisierte Therapeutenliste mit spezialisierten Therapeuten steht auf der Homepage der Arbeitsgemeinschaft Gynäkologie Geburtshilfe Urologie Proktologie im Deutschen Verband für Physiotherapie ZVK e. V. zum Download zur Verfügung: www.ag-ggup.de

7.4 Besondere Patientengruppen mit Stoma

G. Gruber

7.4.1 Stoma und Schwangerschaft

Schon vor einer Stomaanlage werden unter Umständen Fragen zu einer möglichen Schwangerschaft „trotz Stomaanlage" an Pflegende gestellt. Hier einfühlsame und die richtigen Antworten zu geben, erfordert Empathie und Fachwissen (▶ Abschn. 9.4).

Beratung

Im Falle einer geplanten Schwangerschaft muss der behandelnde Arzt ein ausführliches Gespräch mit der Patientin und ihrem Partner führen. Nur er kann aufgrund der Diagnostik und noch erforderlichen Therapie die Situation beurteilen. Falls nötig wird im interdisziplinären Gespräch zwischen Ärzten (Internist, Chirurg, Urologe, Gynäkologe oder auch Onkologe), Physiotherapie und Stomatherapie die Situation für die Patientin besprochen und beurteilt.

Wenn die Stomaanlage oder der Krankheitsverlauf (z. B. bei chronisch entzündlichen Erkrankungen, Harnableitungen infolge von Spina bifida oder Blasenektopien, Tumorerkrankungen mit/

ohne Bestrahlung oder Chemotherapie) kein Hindernis für eine Schwangerschaft darstellt, sind für das Beratungsgespräch detaillierte Informationen zur Grunderkrankung und deren derzeitigen oder zukünftigen Therapien erforderlich. Dazu muss auch bekannt sein, welche Stomaanlage geplant wird (Kolo-, Ileo- oder Urostoma oder Harnableitung/Pouch/Neoblase).

Beratungssituationen und -inhalte

▪ Beratung vor Stomaanlage

Der Arzt informiert darüber, ob eine Patientin ihre Schwangerschaft in den kommenden Wochen/Monaten oder erst nach einem bestimmten Zeitraum einplanen sollte. Da die Beratung für Darm- oder Urostomieträgerinnen ähnlich verlaufen, werden die Beratungsinhalte zusammengefasst (Besonderheiten werden in Folge genannt).

Themen der Beratung:

- Fragen zum Stoma unter Berücksichtigung der Stomaart
- Partnerschaft und Sexualität (▶ Abschn. 9.4)
- Stomaprodukte und das Anpassen während der Schwangerschaft
- Berufstätigkeit, Sozialversicherung und Selbsthilfeangebote (▶ Abschn. 9.2 und ▶ Abschn. 9.3)
- Körperliche Belastung während der Schwangerschaft mit Stoma zu Freizeit, Sport, Ernährung mit Stoma (▶ Kap. 6 und ▶ Kap. 7)
- Art der Produkte und Systeme
- Kostenerstattung durch die Krankenkassen
- Broschüren oder auch spezielle Bademoden und Dessous

> **Die Patientin und ihr Partner müssen über die Verhütung informiert werden. Durch Therapienebenwirkungen (Übelkeit, Erbrechen, Durchfall) wirkt die „Pille" u. U. nicht ausreichend (▶ Abschn. 7.1.5).**

Heute werden häufig schon vor oder auch mit Eintreten der Schwangerschaft Vitamin- und Folsäurepräparate verordnet. Ergänzend muss darauf hingewiesen werden, dass aufgrund der Operation bzw. Umwandlung von Darm in eine Urinreservoir Resorptionsstörungen vorliegen oder auftreten können (Vitamin B12, A, D, E, K, ▶ Kap. 3 und ▶ Abschn. 7.1.5).

> **Bei Patientinnen mit einem Darm-Blasenersatz können Urinschwangerschaftstests zu falschen Ergebnissen führen. Besser sollten Bluttests durchgeführt werden (EAUN 2010).**

▪ Beratung von Frauen mit Stoma

- Das Wichtigste für diese Beratungs- und Begleitungszeit ist der natürliche Umgang mit dem Stoma. Patientinnen „mit Stoma" werden bereits Erfahrungen im Umgang mit „ihrem" Stoma haben und sollten von den Pflegenden mit den notwendigen Kontrollen und ggfs. Anpassungen des Stomasystems unterstützt werden.
- Grundsätzlich wird im ersten Beratungsgespräch das Stoma und die Versorgung überprüft und nur angepasst, wenn bereits Versorgungsschwierigkeiten aufgetreten sind oder aufgrund der vorschreitenden Schwangerschaft (Bauchumfang) zu erwarten sind (▶ Kap. 5).
- Größe, Prominenz und Durchmesser der Stomaanlage und die Bauchdecke werden sich mit zunehmendem Bauchumfang verändern, ca. 4 wöchige Kontrolltermine werden vereinbart.
- Die Darmschleimhaut sollte regelmäßig von der Patientin beobachtet werden. Zum Ende der Schwangerschaft kann durch den hoch stehenden Uterus die Blutversorgung gestört sein. Ein leichtes Stomaödem kann auftreten und muss mit dem Chirurgen/Urologen abgeklärt werden Kap. 8.

> **Wenn sich die normale Farbe der Schleimhaut (rosig bis rot) „dunkler" verändert, muss die Stomaträgerin umgehend ihren Arzt aufsuchen.**

- Bei Hautproblemen oder Veränderungen der parastomalen Umgebung (Vertiefungen, Falten) wird die Versorgung angepasst.
- Ernährungsfragen können noch einmal in die Beratung einfließen. Besonders bei

Ileostomieträgerinnen sollte der Hinweis nicht fehlen, dass „gutes Kauen" und, falls erforderlich, eine Reduzierung oder Vermeidung von ballaststoffreichen Lebensmitteln einer Darmblockade vorbeugen kann (▶ Abschn. 7.2.2, Vorgehen bei Stomablockade).
- Falls es zu Ausscheidungsproblemen oder Veränderungen des Ausscheidungsverhaltens kommt, muss der Arzt abklären, wie dies zu behandeln ist. Wenn es bei einem Darmstoma zu Verdauungsbeschwerden oder Obstipation kommt, können nach Rücksprache mit dem Arzt Empfehlungen zu „abführend wirkenden Lebensmitteln" oder Quellstoffen gegeben werden (▶ Abschn. 7.1).
- Zum Ende der Schwangerschaft kann es durch die Erhöhung des intraabdominellen Drucks oder durch die Uterusposition zu einem Darmprolaps kommen. Auch hier ist mit dem Arzt zu klären, ob eine Therapie notwendig ist; die Versorgung ist der Situation entsprechend auszuwählen (▶ Kap. 8).
- Bei Urinstoma und Harnableitung sollte der Urin engmaschig kontrolliert werden. Die in der Schwangerschaft häufiger auftretenden Harnwegsinfekte können so frühzeitiger erkannt werden (▶ Abschn. 4.3). Prophylaktische Gaben von Preiselbeeren oder Preiselbeersaft und anderen Präparaten werden derzeit in der Literatur kontrovers diskutiert. Die Einnahme sollte individuell für die Schwangere mit dem Urologen besprochen werden (EAUN 2010) (▶ Abschn. 7.1).

Bei Patientinnen mit Neoblase oder Pouch kann es zu Kontinenzstörungen kommen. Besonders bei Pouchträgerinnen sind dann der intermittierende Katheterismus oder die verwendeten Katheter zu überprüfen und anzupassen, oder bei einer vorübergehenden „Inkontinenz" des Pouches eine Stomaversorgung auszuwählen.

- Vor der Entbindung kann im Gespräch mit der Hebamme und dem Gynäkologen geklärt werden, ob für die Entbindung (vaginal oder Kaiserschnitt) die Stomaprodukte bzw. die Versorgung angepasst werden muss.
- Nach Enddarmoperationen entscheidet der Arzt, ob die Stomaträgerin per Kaiserschnitt entbinden soll, um den Schließmuskel durch einen evtl. Dammriss nicht zu verletzen. Ebenso wird die Entbindungssituation bei Patientinnen mit einer Neoblase zusammen mit dem Urologen geklärt.

Bei einer vaginalen Entbindung kann es zu einem hohen intraabdominalen Druck kommen. Mit der Hebamme kann abgeklärt werden, ob und wie das Stoma besonders während der Presswehen geschützt werden kann.

Nach der Entbindung

Auch wenn Mutter und Kind medizinisch wohlauf sind, dauert es eine Zeit, bis sich die Bauchdecke wieder stabilisiert hat. Nach der Geburt werden in ca. 4-wöchigem Rhythmus Kontrollen vereinbart, um die Stomaversorgung wieder der veränderten Bauchdecke anzupassen. So können mögliche oberflächliche Hautläsionen oder Schwangerschaftsstreifen im parastomalen Bereich versorgt und kontrolliert werden. Es können peristomale Hernien auftreten, diese sind durch den Chirurgen zu beurteilen, ggfs. wird die Stomaversorgung auf die Situation eingestellt.

7.4.2 Stomaversorgung bei Kindern

D. Kost

Indikationen

Häufigste Indikationen zur Stomaanlage bei Kindern:
- Spezifische Darmerkrankungen bei Säuglingen, z. B. nekrotisierende Enterokolitis (NEC) bei Früh- und Neugeborenen
- Angeborene Fehlbildungen, z. B. kolorektale Fehlbildungen, M. Hirschsprung, (Dünn-) Darmatresien und Stenosen
- Ileus/Mekoniumileus, z. B. bei zystischer Fibrose (CF)
- Chronisch entzündliche Darmerkrankungen (CED) (z. B. Colitis ulcerosa, M. Crohn) bei älteren Kindern bzw. Jugendlichen

- Darmperforation/-verletzungen im Bereich des Darmes oder des kleinen Beckens
- Selten auch Tumore im Darm

Die Stomalokalisation erfolgt normalerweise oberhalb (proximal) des betroffenen oder operierten Darmsegmentes und richtet sich nach der Erkrankung, dem intraoperativen Befund und dem Vorgehen des Operateurs. Stomaanlagen bei Kindern können, wie bei Erwachsenen, doppelläufig oder endständig sein.

Eine Besonderheit stellt das sogenannte **Split-Stoma** dar. Hierbei werden die beiden Stomaschenkel getrennt voneinander ausgeleitet, sodass sich zwischen den beiden Schenkeln eine mehr oder weniger große Hautbrücke befindet. Das Split-Stoma kann auch als zwei endständige Stomata, getrennt-endständige Stomaanlagen, doppelläufiges Stoma mit Hautbrücke oder endständiges Stoma mit Mucusfistel (Schleimfistel) bezeichnet werden. Diese Art der Stomaanlage wird häufig bei anorektalen Fehlbildungen, insbesondere mit Fistelbildung in den Uro-Genitaltrakt angelegt, damit ein Stuhlübertritt vom oralen in den aboralen Schenkel, und somit möglicherweise auch in die Fistel, verhindert wird.

Diese Art der Stomaanlage ist auch bei der nekrotisierenden Enterokolitis (NEC) oder bei fokaler intestinaler Perforation (FIP) möglich. Bei diesen schwer kranken Kindern kann im Rahmen der Operation eine Stomaanlage oberhalb des entzündlich veränderten Darmanteils notwendig werden. Sind mehrere Darmabschnitte betroffen, können auch mehrere Stomata ausgeleitet werden, weshalb dann mehr als zwei endständige Stomata zu versorgen sind. In der Regel muss jedoch nur der oralen Schenkel mit einem Stomabeutel versorgt werden. Ein, wie in der Erwachsenenchirurgie übliches isoliertes endständiges Stoma ist in der Kinderchirurgie seltener zu finden.

Grundlagen der Stomapflege bei Kindern

Die Stomaversorgung von Kindern unterscheidet sich zunächst nicht von den Versorgungen der Erwachsenen. Es gelten die gleichen Grundsätze bezüglich der Pflege und Versorgung des Stomas (▶ Kap. 5). Auch können die gleichen Komplikationen wie im Erwachsenenbereich auftreten (▶ Kap. 8).

Ein gravierender Unterschied zu den Erwachsenen ist jedoch die Größe des Stomas. Bei Kindern herrschen **enge Platzverhältnisse** und kindliche Proportionen vor. Auch stellt die, besonders bei Frühgeborenen, **unreife Babyhaut** und die im Allgemeinen hohe Mobilität der Kinder besondere Ansprüche. Die Stomaversorgung sollte weich und flexibel sein, damit sie gut den Bewegungen und den ggf. vorhandenen Unebenheiten des Bauches, wie z. B. Hautfalten, des Kindes folgen und sich anpassen kann.

Gleichzeitig muss der Hautschutz stabil und widerstandsfähig gegenüber den aggressiven Ausscheidungen sein. Beim Wechseln der Versorgung muss sich der Hautschutz gut und atraumatisch (schmerzfrei) wieder entfernen lassen.

Präoperative Schritte zur optimalen Stomaanlage

Ist eine Operation mit einer notwendigen Stomaanlage geplant, sollte vor der OP nach Aufklärung durch den Arzt ein **Informationsgespräch** erfolgen. Ob bei diesem Gespräch neben den Eltern auch das betroffene Kind dabei ist, richtet sich nach dem Alter und dem Wunsch der Eltern. Bei größeren Kindern und besonders bei Jugendlichen ist ein gemeinsames Informationsgespräch jedoch ratsam. Bei Jugendlichen kann auch ein Gespräch ohne Eltern sinnvoll sein.

> **Generell ist es in der Kinderversorgung immer sinnvoll, die gesamte Familie mit einzubeziehen und zu beraten. Beide Elternteile bzw. die Betreuungspersonen sollten zur Stomaversorgung angeleitet werden.**

Wird ein Stoma geplant angelegt, wird vor allem bei größeren Kindern und Jugendlichen vor dem Eingriff die potenzielle Austrittsstelle des Stomas markiert. Die **Stomamarkierung** erfolgt wie bei Erwachsenen im Sitzen, Stehen und Liegen (FgSKW 2012). Die präoperative Markierung ist bei kleinen Kindern, besonders bei Säuglingen und Frühgeborenen, mit ihren sehr begrenzten abdominellen

Platzverhältnissen sehr schwierig und nicht immer optimal durchführbar.

Stomaanlagen erfolgen sehr häufig als Notfalleingriff, weshalb bei solchen Kindern, insbesondere bei Frühgeborenen und Säuglingen in der Regel auf eine Markierung verzichtet wird. Hier kann sich möglicherweise die Markierung auf die Anzeichnung der Bauchfalten, des Rippenbogens und des Beckenkammes beschränken. Die Bauchfalten werden beim Säugling im Liegen durch das Anziehen der Beine sichtbar.

Das Stoma sollte bei Kindern nicht zu nah an der Leiste, den Beckenknochen oder in Hautfalten angelegt werden. Auch sollte eine Anlage in einer Naht wenn möglich vermieden werden (▶ Abschn. 6.1.1).

Bedeutung einer guten Stomaversorgung

Durch eine an die Stomagröße, -position und Bedürfnisse des Kindes/Jugendlichen angepasste Stomaversorgung soll die stomaumgebende Haut geschützt und gleichzeitig eine gute Lebensqualität durch eine sicher sitzende Stomaversorgung erreicht werden. Bei einer individuellen und patientengerechten Versorgung werden die vorgegebenen Ressourcen und Bedingungen (Stomaart, anatomische Lage und Größe der Stomaanlage, Ausscheidung, vorhandene Stomamaterialien, Alter, Größe, Hautzustand, Compliance, Wünsche der Kinder und Eltern) berücksichtigt (▶ Kap. 5).

In der Praxis ist dieses jedoch nicht immer komplett umsetzbar, denn bei schwierig zu versorgenden Stomaanlagen ist das vorrangige Ziel eine dichte Stomaversorgung möglichst über 24 Stunden. Und das bedeutet, dass manchmal auch Versorgungsmaterialien verwendet werden müssen, die (möglicherweise) nicht der Größe des Kindes angepasst sind und dadurch evtl. nicht den Wünschen der Kinder und Eltern entsprechen. In schwierigen Versorgungsfällen ist (fast) alles erlaubt, was hält.

Bei der Versorgung sollte immer mit dem einfachsten und vor allem kindgerechten Material begonnen werden. Die Versorgung muss so einfach wie möglich sein, damit sie auch Zuhause, in der Kindergrippe, im Kindergarten und in der Schule gut durchgeführt werden kann. Das beinhaltet auch, dass nur so viel Zubehör wie unbedingt notwendig verwendet werden sollte.

Oder anders ausgedrückt: „So wenig und so einfach wie möglich!"

Erhalt einer intakten Haut

Bei intakter Haut ist eine normale, nach den Prinzipien und Grundsätzen der Stomaversorgung ausgerichtete Versorgung bei optimal angelegten Stomaanlagen ausreichend. Im Verlauf kann sich das Stoma oder die umgebende Haut jedoch verändern, sodass spezielle Hautschutzmaterialien und Hilfsmittel zur Abdichtung zum Einsatz kommen müssen. Die Stomaversorgung muss regelmäßig überprüft und angepasst werden. Neben guter Stomahygiene ist der schonende Versorgungswechsel Voraussetzung zum Erhalt einer intakten Haut. Durch engmaschige Kontrollen, gerade bei integrierten „starren" konvexen Stomaversorgungssystemen, z. B. auf Druckstellen, können evtl. auftretende Versorgungskomplikationen rechtzeitig erkannt und entsprechend gehandelt werden (▶ Kap. 5 und ▶ Kap. 6).

Besonderheiten bei Frühgeborenen, Säuglingen und Kleinkindern

- Bei Frühgeborenen, Säuglingen und Kleinkindern ist die natürliche Barrierefunktion der Haut noch nicht ausgereift, sodass viele Stoffe deutlich besser und stärker über die Haut aufgenommen werden können. Das bedeutet, dass möglichst wenige Stoffe, Substanzen und Inhaltstoffe verwendet werden sollten.
- Alkoholhaltige Desinfektionsmittel können bei Frühgeborenen verbrennungsartige Hautdefekte verursachen.

Bezüglich der Zulassung der Materialien sind Beipackzettel bzw. Herstellerangaben zu beachten.

- Frühgeborene haben wenig **Binde- und Unterhautfettgewebe**, sodass tiefe Wunden, z. B. Nahtdehiszenzen am Stomarand oder der OP-Naht, nur oberflächlich erscheinen, obwohl sie anatomisch bis zur Faszie reichen. Nahtdehiszenzen müssen dann nach ärztlicher

Anordnung entsprechend der phasengerechten, feuchten Wundversorgung versorgt werden, mit dem Ziel, dass möglichstkein Stuhlkontakt mit der Wunde stattfindet (Hinweise zu konvexen Produkten beachten, FGSKW e. V. 2013) (▶Kap. 5 und ▶ Kap. 8).
- Ein oft unterschätztes Problem ist das Vorhandensein bzw. die Bildung von **Bauchfalten** bei Kindern im Allgemeinen.
- In der ersten Zeit nach der Stomaanlage im Krankenhaus halten die Stomaversorgungen häufig problemlos. Wird das Kind im Verlauf zunehmend mobiler, kann es, trotz eines gut angelegten, promienten Stomas, ohne ersichtlichen Grund Haftungsprobleme der Stomaversorgung geben. Zur Ursachenforschung ist es sinnvoll, das Kind ohne Stomaversorgung aufzusetzen oder die Beine anziehen zu lassen, um herauszufinden, ob Bauchfalten die Haftung der Stomaversorgung behindern.
- Ist das der Fall, sollten die Bauchfalten mit alkoholfreien Stomapasten, Hautschutzringen oder Modellierstreifen ausgeglichen werden.
- Eine Stomaversorgung mit dünnen, flexiblen und atmungsaktiven Haftfolien als Haftzone kann in solchen Fällen ebenfalls sinnvoll sein.
- Bringt die plane Versorgung nicht den gewünschten Erfolg, kann eine weiche softkonvexe oder mittels Hautschutzring hergestellte gewölbte Stomaversorgung zum Einsatz kommen. Die gleichzeitige Verwendung eines Stomagürtels mit planer oder gewölbter Stomaversorgung kann die Haftung unterstützten.
- Eine zusätzliche Fixierung mit hydrokolloiden Fixierungsstreifen hat sich in einigen Fällen ebenfalls als hilfreich erwiesen. Jedoch werden die Kosten dieser Produkte teilweise oder gar nicht von der Krankenkasse übernommen. Diesbezüglich ist es ratsam, sich aktuelle Informationen bei der Krankenkasse oder dem Lieferanten der Hilfsmittel, dem Sanitätshaus oder Homecare-Unternehmen einzuholen (▶ Abschn. 9.7).
- Bei Säuglingen sollte darauf geachtet werden, dass die Stomaversorgung nicht über die Leiste hinaus **auf den Oberschenkel** aufgebracht wird. Dieses führt durch die Bewegung der Beine (Strampeln) häufig zu Undichtigkeiten. Ebenso sollte der **Bauchnabel** möglichst nicht abgedeckt werden, insbesondere wenn dieser noch einen Nabelrest aufweist. Lässt sich dieses aus Platzgründen nicht vermeiden, sollte der Nabelschnurrest zunächst mit einem Stück trockener Kompresse abgedeckt werden, damit dieser unter der aufgebrachten Stomaversorgung /Stomaplatte nicht aufweicht, sondern weiter abtrocken und abfallen kann. Hierbei ist es sinnvoll, die Versorgung konsequent alle 1–2 Tage zu wechseln.
- Beim Wechseln der Stomaversorgung ist der Ausschnitt des Hautschutzmaterials immer an die Form und Größe des Stomas anzupassen. Ist der Ausschnitt zu eng, kann es zu Schädigungen des Stomas kommen, ist der Ausschnitt zu groß, entstehen durch Stuhlkontakt Hautmazerationen.

Harnableitungen bei Kindern

Harnabfluss-, Blasenentleerungsstörungen und Fehlbildungen des Harntraktes sind die Hauptindikationen für eine Urostomaanlage bei Säuglingen und Kindern. Sie kommen vor in Form von:
- Ureterokutaneostomie, ein- oder beidseitig
- Transuretero-Ureterokutaneostomie
- Vesikostomie
- Ileum-Conduit

■ Ureterokutaneostomie

Bei der **Ureterokutaneostomie** wird der Harnleiter in die Bauchwand implantiert. Das Stoma liegt meist in Hautniveau und ist eher klein, oft nur ca. 10 mm groß. Die Ureterokutaneostomie kann einseitig, beidseitig getrennt oder als Transuretero-Ureterokutaneostomie angelegt sein. Die Ureterokutaneostomie ist bei den meisten Kindern temporär, denn das Ziel ist bei Kindern immer, nasse in kontinente Ableitung umzuwandeln. Eine sehr häufige Komplikation ist die Stenosierung durch eine narbige Schrumpfung im Bereich des Überganges Haut – Harnleiter.

In den ersten Tagen nach der Anlage liegt ein Katheter (Harnleiterschiene, Splint) zur Schienung im Urostoma, welcher bis in das Nierenbecken reicht. Finden sich zwei Harnleiterschienen (Splinte) in nur einem Stoma, so sind die Splinte zur Markierung der Seiten unterschiedlich abgeschnitten oder farblich markiert, z. B. bedeutet schräg linke Niere, gerade rechte Niere. Die Entfernung erfolgt nach ärztlicher Anweisung.

Die Versorgung ist identisch mit der bei Erwachsenen und erfolgt mit speziellen Urostomiebeuteln, die von fast allen Herstellern auch als Kinder-Urostomiebeutel angeboten werden. Da der Markt an diesen Produkten jedoch im Verhältnis zu den Erwachsenen sehr übersichtlich ist, können alternativ auch kleine Drainagebeutel, möglichst mit Rücklaufsperre, verwendet werden.

Bei Haftungsproblemen kommen auch Urostomiebeutel mit besonders dünnem und flexiblem Hautschutz oder Folie, softkonvexe, konvexe Urostomiebeutel, ggf. auch aus dem Erwachsenenbereich, in Betracht sowie weiteres Zubehör, z. B. alkoholfreie Stomapasten, Hautschutzringe, Modellierstreifen, Stomagürtel. Grundsätzlich ist immer auf ein regelmäßiges Entleeren des Beutels zu achten. Zur Nacht kann, wie auch bei den Erwachsenen, ein Nachtbeutel an den Stomabeutel angeschlossen werden (▶ Abschn. 6.5).

Aufgrund der engen Platzverhältnisse, gerade bei Säuglingen, gibt es immer wieder Eltern, die auf eine Stomabeutelversorgung verzichten und stattdessen ihr Kind „nur" mit Windeln und ggf. zusätzlich mit Inkontinenzvorlagen, die in der Windel, direkt auf die Ureterokutaneostomie platziert werden, versorgen. Aus hygienischer Sicht (Infektionsgefahr) ist die Versorgung mit Stomabeuteln der Windelversorgung vorzuziehen.

Sober-Fistel

Eine besondere Art der Ureterokutaneostomie bei Kindern ist die Sober-Fistel (-Ureterokutaneostomie), auch Ring-Ureterokutaneostomie genannt. Dabei wird der Harnleiter wie eine Art doppelläufiges Stoma in die Haut eingepflanzt und hat somit eine Art „Überlaufventilfunktion" bei einem zu hohen Abflusswiderstand aus der Niere in die Blase. In diesem Fall ist das Kind weiterhin in der Lage, spontan zu miktionieren. Diese Form der Urinableitung hat zunächst als Ziel die Entlastung der Niere. Auch ist das operative Vorgehen, in Hinblick auf mögliche noch folgende Operationen und andere Formen der Urinableitung, weniger traumatisch als die Anlage eines Ileum-Conduits. Langfristig sollte bei Kindern immer eine kontinente Harnableitung geschaffen werden.

▪ Vesikostomie

Unter einer Vesikostomie versteht man eine operativ hergestellte Blasen-Haut-Fistel, aus der sich, wie bei einem Überlaufventil, ständig passiv Urin aus der Blase entleert, weshalb sie zu den inkontinenten Harnableitungen zählt. Diese Art der Urinableitung ist ein seit Jahren kontrovers diskutiertes Verfahren, das dennoch immer noch regelmäßig Anwendung findet. Die Vesikostomie sollte nur passager angewendet und nicht als langfristige Lösung anzusehen sein.

Eine Vesikostomie findet man bei Kindern hauptsächlich bis zum ca. 6. Lebensjahr. Mit der Einschulung wird häufig eine andere Form der Urinableitung gewählt. Bei Erwachsenen kommt diese Form der Blasenentleerung sehr selten vor. Kinder mit einer Vesikostomie sind durchaus in der Lage, auf normalem Wege zu miktionieren, da der natürliche Weg über die Harnröhre erhalten bleibt.

Die Versorgung einer Vesikostomie ist aufgrund ihrer Lage, direkt oberhalb der Symphyse, oft sehr schwierig, da es in diesem Bereich häufig bei Bewegungen zur Faltenbildung kommt. Auch behindern die in dieser Region vorhandenen Hautfalten die Haftung des Stomabeutels.

Softkonvexe Systeme sind auf jeden Fall den, sogenannten „starren" konvexen Versorgungen vorzuziehen. Jedoch sind fast alle Systeme aufgrund ihrer Größe für diese Kinder nicht sonderlich geeignet. Der Stomabeutel hängt in der Regel direkt auf dem Genitale, was für Kinder, die zusätzlich eine Windel tragen, sehr unangenehm ist. Aus diesen Gründen wird die Vesikostomie häufig nur mit einer Windel versorgt. Hauptprobleme sind bei dieser Art der Versorgung nur selten zu beobachten. Die Geruchsbelästigung kann hingegen ein Problem darstellen.

▪ Ileum-Conduit

Das Ileum-Conduit kommt bei Kindern ebenfalls, wenn auch selten vor, die Versorgung entspricht der Erwachsenenversorgung (▶ Abschn. 6.5.5).

Postoperative Versorgung bei Darmstoma

Noch im Operationssaal werden die Kinder in der Regel mit einem sterilen, transparenten Beutel versorgt. Da es nur sehr vereinzelt sterile Kinderstomabeutel auf dem Markt gibt, ist es gängige Praxis, das Stoma im OP mit einem kleinen sterilen Drainagebeutel (mit hygroskopischem Hautschutz ohne

Klebefläche), bei Urostomien möglichst mit einer kleinen integrierten Rücklaufsperre zu versorgen. Dieses Vorgehen hat sich gerade bei kleinen Kindern sehr bewährt. Bei größeren Kindern können problemlos die gängigen sterilen post-OP-Systeme mit einem besonders weichen, flexiblen, hygroskopischen, atmungsaktiven und widerstandsfähigen Hautschutz verwendet werden. Die im OP angelegte Versorgung sollte nach Möglichkeit in den ersten 1 bis 2 post-operativen Tagen nicht gewechselt werden, damit das Stoma gut einheilen kann.

Bei Undichtigkeit ist die Versorgung jedoch sofort zu wechseln. Zweitteilige Versorgungssysteme oder einteilige-Beutel mit „Fenster" bieten den Vorteil, dass man bei Bedarf einfach an das Stoma gelangen kann. Die Beutel sollten unbedingt über einen Auslass verfügen, durch den bei Bedarf der Inhalt entleert werden kann, ohne dass das gesamte Versorgungssystem gewechselt werden muss. Es empfiehlt sich, die postoperative Versorgung seitlich, zum tiefsten Punkt und der Schwerkraft folgend, anzubringen, sodass der Beutel am liegenden Patienten entleert werden kann (▶ Abschn. 6.1).

Bei Frühgeborenen und Säuglingen kann es notwendig werden, die erste Stomaversorgung im OP mit einer feuchten Kompresse durchzuführen. Erst im Verlauf wird dann, wenn der erste Stuhlgang einsetzt, die Stomaversorgung auf der Station aufgebracht. Diese passagere „feuchte Abdeckung" dient der leichteren und genaueren Beobachtung der Durchblutung des Stomas, besonders bei schwer kranken Kindern mit einer NEC.

▪ Wechselintervall der Stomaversorgung

Ein Wechsel der Stomaversorgung findet immer sofort bei Undichtigkeiten statt. Die Basisplatte des Zweiteilers wird nach ca. 2–4 Tagen gewechselt. Bei Urostomien und flüssigem aggressiven Stuhl verkürzt sich ggfs. das Wechselintervall. Uro- und Ileostomiebeutel werden in der Regel aus hygienischen Gründen täglich und Kolostomiebeutel nach Bedarf gewechselt. Einteilige Stomabeutel sollten in der Regel täglich gewechselt werden.

> **Finden sich erste Anzeichen für ein Unterwandern der Ausscheidung, sollte die Versorgung gewechselt werden, auch wenn die angestrebte „Tragezeit" noch nicht erreicht ist. Das gilt besonders bei Versorgungen, die am äußeren Rand gut haften, im mittleren Bereich jedoch undicht sind.**

Die Ausscheidung kann unter die Versorgung wandern und bei (längerer) Einwirkung Hautläsionen/Mazerationen verursachen (◘ Abb. 7.7).

Sollte die Basisplatte der zweiteiligen Versorgung täglich wegen Undichtigkeit gewechselt werden, so ist ein Überdenken der Versorgung und des Zubehörs notwendig. Ein Umstieg auf einen Einteiler, der durch seine dünnere Ausstattung des Hautschutzmaterials speziell für einen täglichen Wechsel ausgelegt ist, oder auf eine weiche, gewölbte/konvexe einteilige Versorgung ist in solchen Fällen in Erwägung zu ziehen.

Stomabeutel mit einem integrierten Filter sollten täglich gewechselt werden. Bei häufigen und vor allem flüssigen Blähungen/Ausscheidungen kann der Filter verstopfen und die Luft nicht mehr entweichen.

Praxistipp

Ein Versorgungswechsel bei Uro- und Ileostomie sollte sinnvollerweise morgens vor der ersten Nahrungsaufnahme durchgeführt werden, bevor die Ausscheidung verstärkt einsetzt, um den Versorgungswechsel in Ruhe durchzuführen.

▪ Wechsel der Stomaversorgung

Der Wechsel der Stomaversorgung sollte bei Säuglingen auf dem Wickeltisch in warmer Umgebung erfolgen. Größere Kinder sollten zur Wahrung der Intimsphäre vor neugierigen Blicken anderer geschützt werden. Die Versorgung dieser Patientengruppe kann im Bett oder im Sitzen oder Stehen vor dem Waschbecken im Badezimmer erfolgen. Der Versorgungswechsel entspricht dem Vorgehen bei Erwachsenen (▶ Abschn. 6.2).

Besonderheiten bei Frühgeborenen:

- Bei der Versorgung von Frühgeborenen ist auf eine besondere Hygiene mit penibler Händedesinfektion zu achten, um diese Kinder vor Infektionen zu schützen.

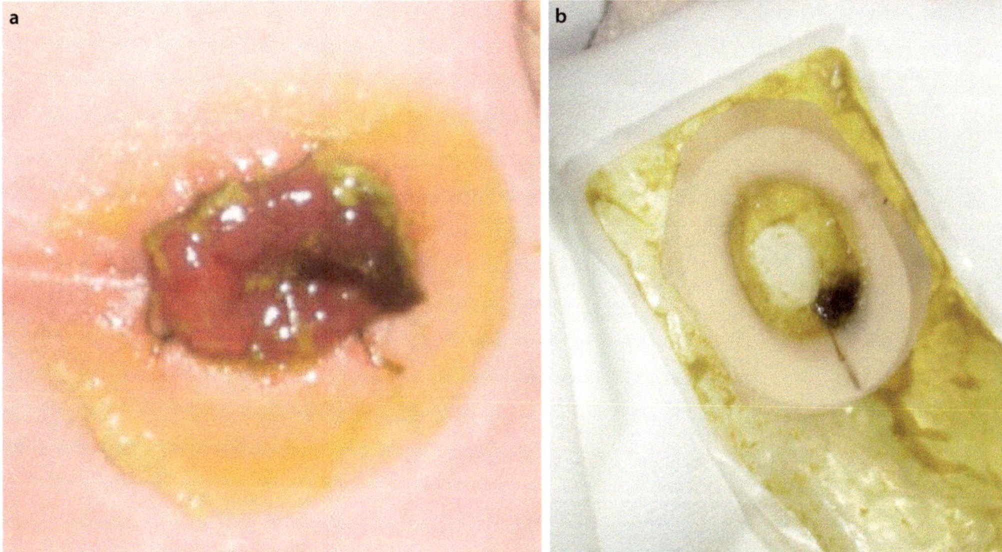

Abb. 7.7 Mit Ausscheidung unterwanderte Versorgung (Bild-Quelle: D. Kost, Hannover)

- Die Versorgung dieser kleinen Kinder kann ggf., je nach den individuellen Hygienevorschriften, auch mit sterilen Kompressen und sterilen Flüssigkeiten (Aqua dest. oder NaCl 0,9 %) erfolgen.

Postoperative Aspekte

Mit der Anlage eines Stomas können die gleichen Problemen und Komplikationen wie bei Erwachsenen auftreten. Damit diese frühzeitig erkannt werden, ist eine entsprechende Beobachtung und Dokumentation notwendig. Ebenso ist häufig eine Umstellung auf spezielle Versorgungen erforderlich, um weiteren Komplikationen, wenn möglich, frühzeitig entgegenzuwirken.

> **Bei Problemen und Komplikationen ist immer sofort ein Arzt und, wenn möglich, auch der Stomatherapeut hinzuzuziehen!**

Frühzeitiges Erkennen von Veränderungen

Damit mögliche Komplikationen rechtzeitig erkannt werden, müssen in der ersten postoperativen Phase nachfolgende Beobachtungen, Kontrollen und Dokumentationen durchgeführt werden (▶ Abschn. 6.1, ▶ Kap. 8):

- **Durchblutung:** Ein gut durchblutetes Stoma ist rosig und schimmert feucht. Ist die Durchblutung gestört → Arzt informieren.
- **Blutungen:** Das Stoma besteht aus einer gut durchbluteten und berührungsempfindlichen Darmschleimhaut. Bei Berührung und Manipulation bei der Reinigung kann es deshalb schnell zu oberflächlichen Mikro-Blutungen kommen.
- **Ödematöse Schwellung:** Durch die Operation ist das Stoma zunächst ödematös geschwollen. Das Stomaödem bildet sich größtenteils innerhalb der ersten Tage zurück. Zur Beurteilung des Verlaufes wird beim Versorgungswechsel die Stomagröße gemessen und dokumentiert. Mögliche pflegerische Ursache eines Stomaödem: zu enge Stomaversorgung → auf entsprechend großen Ausschnitt des Hautschutzes achten.
- **Ausscheidung:** Menge, Beschaffenheit, Beimengungen, Konsistenz, Farbe und Geruch. Postoperativ kommt es häufig zu einer vermehrten, dünnflüssigen Ausscheidung. Um eine mögliche Dehydration zu verhindern,

muss die Ausscheidung, je nach Situation des Kindes und des hauseigenen Standards, bilanziert und ggf. ersetzt werden. Die Dauer der Bilanzierung wird individuell vom Arzt festgelegt und ist abhängig von dem Gedeihen und der Entwicklung des Kindes. Grundsätzlich hängt die Konsistenz der Ausscheidung von der Lage des Stomas und der Nahrungsaufnahme (z. B. Stillen) ab.

- **Urin bei Urostomie**: Menge, Beimengungen und Farbe. Zur Schienung der Harnleiter werden bei einer Urostomie Katheter (Splinte) eingelegt, die bis in das Nierenbecken reichen. Diese Splinte verbleiben meist für mehrere Tage, um postoperativ einen guten Abfluss des Urins zu garantieren. Die Splinte können aber unter Umständen auch für einen längeren Zeitraum verbleiben. Die Entfernung erfolgt nach Anordnung des Arztes. Bei vorhandenen Splinten muss täglich ihre Durchgängigkeit kontrolliert und dokumentiert werden. Fördern die Splinte nicht → Arzt umgehend informieren, denn ggf. ist ein Anspülen notwendig.
- **Dichtigkeit des Versorgungssystems**: Bei einer Stomaanlage ist die parastomale Haut durch ständigen Kontakt mit Urin oder Stuhl gefährdet. Bei einer schlecht/fehlerhaft sitzenden Stomaversorgung, die Kontakt der Haut mit Stuhl oder Urin zulässt, kann es zu Hautschäden (Irritation/Mazeration) im Stomarandbereich (mukokutane Verbindung) kommen. Die Haut ist wund, nässend und/oder aufgequollen (Waschfrauenhändehaut) und erscheint weißlich. Durch den Kontakt mit Stuhl, insbesondere mit dem flüssigen und aggressiven Dünndarmstuhl, der in einer deutlich größeren Menge als Dickdarmstuhl ausgeschieden wird, kann es zu Hautmazerationen bis hin zu einer peristomalen Dermatitis kommen.

Je höher die Stomaanlage im Darm (Darmabschnitten), desto aggressiver und flüssiger ist die Ausscheidung, umso mehr ist die stomaumgebende Haut gefährdet und umso besser/dichter muss der Hautschutz sein.

- **Schädigungen der stomaumgebenden Haut:** Beim Wechseln der Stomaversorgung muss immer die Haut um das Stoma mitbeurteilt werden, um Veränderungen rechtzeitig zu erkennen. Zur Vorbeugung von Hautschäden dienen eine exakt angepasste und ausgewählte Stomaversorgung und ggf. weitere Hilfsmittel wie Hautschutz-Modellierstreifen, (alkoholfreie) Stomapasten, Hautschutzringe, Hautschutzsprays, fettfreie Hautschutzcremes, ggfs. in Kombination mit einem Stomagürtel (▶ Abschn. 8.1).

Praxistipp

Befindet sich unter der Stomaversorgung eine frische OP-Naht, sollten die ersten Wechsel mit besonderer Vorsicht erfolgen. Um möglichst wenig Zug auf die Naht auszuüben, wird die Stomaversorgung immer im rechten Winkel zur Naht entfernt.

Besondere Pflegeprobleme – Komplikationen

Alle Pflegeprobleme bei der Stomaversorgung erfordern eine gute Dokumentation, damit aufgetretene Komplikationen nachverfolgt und geeignete Maßnahmen getroffen werden können.

Postoperative Komplikationen

Wie bei Erwachsenen können auch bei Kindern nach einer Stomaanlage Komplikationen auftreten; es ist immer der Arzt zu informieren (▶ Kap. 8). Ein besonderes Augenmerk sollte zusätzlich auf folgende Punkte gelegt werden:

- Beobachtung des **Stomarandes** (mukokutane Verbindung) auf einen möglichen Stomarandausriss/Nahtdehiszenz. Beim Auftreten einer Nahtdehiszenz muss immer der Chirurg informiert werden, der über das weitere Vorgehen entscheidet. In seltenen Fällen kann der Stomarand zum Teil oder komplett ausreißen, bis hin zum Absinken des Stomas in den Bauch (Retraktion), die ggf. einer operativen Korrektur bedarf (Peritonitisgefahr).

- Im Bereich der **OP-Naht** kann es zu Wundheilungsstörungen, z. B. Infektionen, mit sekundärer Wundheilung kommen. Der Chirurg wird über das weitere Vorgehen entscheiden. In solchen Fällen erfolgt die Wundversorgung nach den Grundsätzen der phasengerechten, feuchten Wundversorgung.
- Besonders wichtig ist hierbei die kontinuierliche Beobachtung des Stomas auf sich bildende parastomale oder enterokutane Fisteln. Gerade bei Patienten mit chronisch entzündlichen Darmerkrankungen kann es im Verlauf immer wieder zu sich neu bildenden Fisteln am Stomarand kommen, die sich anfänglich wie ein Abszess mit Rötung, Schwellung und häufig lokalen Schmerzen darstellen. Deshalb gilt bei Rötungen und Hautmazerationen unklarer Ursache eine genauste Betrachtung des Stomas und der Öffnung, aus der der Stuhl austritt.

> **Bei kleinen Kindern erscheinen diese Wunden im Vergleich zu Erwachsenenwunden gleicher Art nur sehr oberflächlich, obwohl sie häufig durch alles Hautschichten bis auf die Faszie reichen.**

Stomafäden

Im Regelfall wird das Stoma mit resorbierbaren Fäden eingenäht, die sich nach einiger Zeit selbst auflösen, bzw. abfallen. Geschieht dies jedoch nicht zeitgerecht oder kommt es im Bereich der Fadenkanälchen zu Entzündungen, sollten die Fäden nach Rücksprache mit dem Arzt entfernt werden (nach ca. 14 Tagen). Verbleiben die Fäden sehr lange, kann dies zu Fadengranulomen oder gar zu Abszessen führen (Rötung, Überwärmung). Darüber hinaus ist der Stomarand wegen der vorhandenen Fäden schlecht zu reinigen. Bei empfindlichen Kindern ist die Entfernung der Stomaversorgung, wenn diese an den Fäden haftet, sehr unangenehm bis schmerzhaft. Durch lange Fadenenden kann auch die Haftung der Stomaversorgung eingeschränkt sein.

Mykose der parastomalen Haut

Auf der stomaumgebenden Haut kann es zu Pilzinfektionen z. B. durch Candida albicans (Soor) kommen. Die Behandlung erfolgt primär nach einem Abstrich durch testgerechte lokale Antimykotika in Form einer wässrigen Lösung oder eines Gels. Salben oder Pasten beinträchtigen die Haftung der Stomaversorgung und verbieten sich von selbst.

> **Keine alkoholischen Desinfektionsmittel bei Frühgeborenen verwenden.**

Ist die Schleimhaut des Stomas mitbetroffen, kann dies Ausdruck einer Pilzinfektion sein, die den gesamten Magen-Darm-Trakt betrifft (→ Arzt informieren!). In diesem Fall kann eine Behandlung mit einem oralen Antimykotikum notwendig werden.

Retraktion

Unter Retraktion wird das Einsinken bzw. trichterförmige Absinken des Stomas und der umgebenden Haut unter das Hautniveau bezeichnet (► Abschn. 8.3.5). Eine Retraktion wird beim liegenden Kind nicht immer bemerkt, da sich das Stoma in dieser Position in oder sogar leicht über Hautniveau befindet. Bei häufigen Undichtigkeiten, ohne zunächst erkennbare Ursache, ist es deshalb sinnvoll, das Stoma und die peri-/parastomale Haut ohne Versorgung beim liegenden, sitzenden und stehenden Kind zu betrachten. Durch einen Lagewechsel des Kindes/Anziehen der Knie Richtung Kopf werden auch (tiefe) Bauchfalten, die Versorgungsprobleme machen können, identifiziert. Unter Berücksichtigung dieser Beobachtungen ist die Stomaversorgung auszuwählen.

Parastomale Hernie

Neben operationstechnischen Ursachen kann auch die Erhöhung des intraabdominellen Drucks, z. B. durch häufiges Weinen, für die Hernienentstehung mitverantwortlich sein. Eine Hernie kann Schmerzen bereiten. Im schlimmsten Fall kann es zum Ileus, zur Inkarzerierung des Darmes mit Gefahr der Verminderung der Durchblutung bis zur Nekrose führen, weshalb eine Beurteilung durch den Arzt erfolgen muss. Die Versorgung ist anzupassen (► Abschn. 8.4). Zur Unterstützung der konservativen Behandlung (i.d.R. bis zur Rückverlegung der Stomaanlage) kann bei größeren Kindern/Jugendlichen eine Orthese (maßgeschneiderte Bauchbandage) hilfreich sein.

Prolaps

Der Stomaprolaps (► Abschn. 8.4) ist bei Frühgeborenen, Säuglingen und Kindern ein recht häufiges Problem. Auch kommt es vor, dass der Darm „hin und her gleitet", je nachdem wie hoch der intraabdominelle Druck, z. B. durch Weinen des Kindes, ist. Die Länge des Prolapses sollte für die Verlaufskontrolle gemessen und dokumentiert werden. Der Prolaps, der zwar störend aber ohne weitere große Probleme ist, bleibt bei einer temporären Stomaanlage normalerweise bis zur Stomarückverlagerung.

Bleibt das Stoma über einen längeren Zeitraum oder endgültig bestehen, sollte auf jeden Fall über eine operative Korrektur nachgedacht werden. Bei Säuglingen oder Kindern werden keine Prolapskappen oder Ähnliches verwendet.

Praxistipps für die allgemeine Stomaversorgung

Eine Stomaversorgung ist immer individuell, da kein Stoma wie das andere ist. Die Versorgung muss so einfach wie möglich sein, damit sie für die Eltern gut nachzuvollziehen ist und im Alltag kein übermäßiges Problem darstellt. Die individuellen Hygienevorschriften der einzelnen Institutionen sind zu beachten.

Tipps und Tricks

- Säuglinge lassen sich leichter zu zweit versorgen.
- Zur schonenden und atraumatischen Entfernung können die Hautschutzplatten mit Hilfe einer nassen Kompresse gelöst werden. Alternativ bieten sich Adhäsiv Remover an, die jedoch häufig als Eigenleistung bezahlt werden müssen.

> **Adhäsiv Remover und besonders Lösungsmittel sind im Inkubator und bei kleinen Kindern nur mit Vorsicht zu verwenden (Beipackzettel beachten!).**

- Undichte, unterwanderte Versorgungen müssen immer gewechselt werden, auch wenn die angestrebte Tragezeit noch nicht erreicht ist.
- Bei kleiner Hautbrücke oder ungünstiger Stomaposition kann der vorgegebene mittlere Ausschnitt (Starterloch) zur Seite versetzt werden (Abb. 7.8).
- Urostomie und Ileostomie wenn möglich vor einer Mahlzeit versorgen, da zu diesem Zeitpunkt eine geringere Ausscheidung erfolgt.
- Wenn nötig, zusätzliche Materialien verwenden, z. B.:
  - Spezielle Hautschutzsprays/Tupfer oder Lotionen (diese sind speziell für die Stomaversorgung geeignet und behindern nicht die Haftung; Voraussetzung: sparsam auftragen und gut einziehen lassen!)
  - Softkonvexe Systeme, konvexe Versorgungssysteme möglichst nur bei größeren Kindern
  - Wenn möglich alkoholfreie Stomapaste, Modellierstreifen, Hautschutzringe
  - Gürtelfixierung; spezieller Gürtel für kleine Kinder
    Gürtel sollten wegen der Empfindlichkeit der Haut besonders weich und flexibel sein:
    - Auf dem Markt gibt es spezielle Gürtel für Säuglinge und kleine Kinder

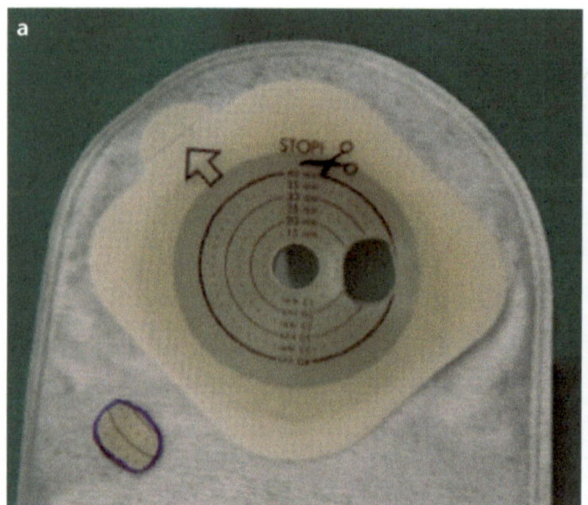

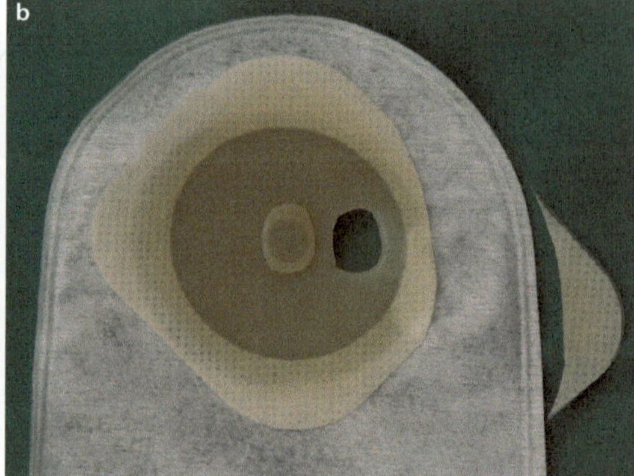

Abb. 7.8 a) Dezentraler Ausschnitt; b) Verschließen der zentralen Öffnung (Bild-Quelle: D. Kost, Hannover)

  - Universalgürtel, die häufig für Säuglinge und (kleine) Kinder zu groß sind, können durch kleine Abnäher entsprechend gekürzt werden. Alternativ können Schlauchverbände als Gürtelersatz verwendet werden Zusätzliche Fixierung mit Hydrokolloidstreifen (Kostenerstattung klären!)
- Rand des Ausschnitts der Stomaplatte „sonnenförmig“ einschneiden
- Immer mindestens eine Stoma-Komplettversorgung als „Notfallset“ mitnehmen, damit ein Wechsel jederzeit möglich ist, wenn die Versorgung in ungünstigen und nicht geplanten Situationen undicht wird
- Es ist unbedingt ratsam, z. B. bei einem Klinikaufenthalt eine Stomaversorgung für etwa 1–3 Tage mitzunehmen, da sonst nicht gewährleistet ist, dass die benötigten Materialien sofort zur Verfügung stehen
- Kinder mit einer Stomaanlage können mit und ohne Stomaversorgungssystem gebadet oder geduscht werden. Achtung, das Stoma könnte jederzeit fördern! Dabei keine rückfettenden Badezusätze verwenden, da die Haftung eingeschränkt wird.
- Schwimmen ist mit einer gut und sicher sitzenden Stomaversorgung möglich (Herstellerhinweise für das jeweilige Produkt prüfen (▶ Abschn. 9.5 und ▶ Abschn. 6.3.4)

Ernährung

- Eine spezielle Diät ist nicht notwendig (außer es liegt eine Grunderkrankung vor, die dieses erfordert), allerdings sind bei der Ernährung einige Punkte zu beachten. Eine ausreichende Trinkmenge ist wichtig, da das Kind oder der Jugendliche durch die verkürzte Resorptionsstrecke des Darmes nicht mehr so viel Flüssigkeit aufnehmen kann (▶ Abschn. 7.1).
- Eine gute Beobachtung der Ausscheidung bzgl. Menge und Konsistenz ist wichtig, um besonders bei kleinen Kindern das rasche Exsikkieren oder eine Elektrolytverschiebung zu vermeiden. Dieses geschieht durch eine engmaschige Bilanz.
- Da es bei einer Ileostomie durch Zufuhr großer Mengen von ballaststoffreichen Nahrungsmittel (z. B. Rohkost-/Krautsalat, Pilze, Nüsse) zu einer Stomablockade (Verstopfung des Stomas) kommen kann, sollten diese Nahrungsmitteln nur in Maßen gegessen und gut gekaut werden. Fruchtsäfte, Zitrusfrüchte oder scharfe Speisen können bei manchen Kindern zu einem brennenden Gefühl am Stoma oder zu Hautreizungen führen und sollten in diesem Falle vermieden werden (▶ Abschn. 7.1.2).
- Bei der Verabreichung von oralen Medikamenten ist bei einer Stomaanlage im Dünndarm auch bei Kindern darauf zu achten, dass die Wirkstoffe oberhalb des Stomas resorbiert werden. Finden sich Tabletten oder Kapseln unverdaut im Stomabeutel, muss der Arzt darüber informiert werden.
- Bei Urostomien ist zur Vorbeugung von Harnwegsinfektionen auf eine ausreichende Trinkmenge zu achten. Urinproben immer direkt aus dem Stoma auffangen oder aus einem frischen Stomabeutel entnehmen. Ggf. kann die Urinprobe auch mittels sterilem Katheter aus dem Stoma entnommen werden.

Spülung des abführenden Schenkels

Indikationen der Spülung (nach Anordnung des Arztes, durchgeführt von Pflegeexperten):

- Mechanisches Reinigen des Darmes
- Anregen des Wachstums eines ausgeprägten Mikrokolons
- Unterstützen der Ernährung bei Gabe von Speisebrei oder Nahrung über den abführenden Schenkel → Gewichtszunahme
- Verhindern einer Diversionskolitis

Zur Spülung wird in den abführenden Schenkel ein weicher, an die Größe des Kindes und des Stomas angepasster Katheter, z. B. Blasen-/Foleykatheter ab CH 06, oder eine weiche Magensonde, ab CH 04, eingeführt. Die Spülung erfolgt mit körperwarmer NaCL 0,9 %-Lösung oder Wasser (Trinkwasserqualität!), um Mukus-Plugs im ausgeschalteten Segment zu vermeiden. Beim Stuhltransfer/Umfüllen des Stuhles wird der ausgeschiedene Speisebrei aus dem oralen Schenkel in den abführenden Schenkel sondiert.

Durchführung

Bei einem **Split-Stoma** ist das Anspülen/der Stuhltransfer kein großes Problem, da der aborale Schenkel aufgrund der räumlichen Distanz zum oralen Schenkel jederzeit gut zugänglich ist. Je nach Anordnung wird der Katheter/die Sonde in den abführenden Schenkel eingeführt und die Spülflüssigkeit oder der Speisebrei aus dem oralen Schenkel per Spritze sondiert. Die Menge und die Häufigkeit/Intervalle richten sich nach der ärztlichen Anordnung.

Ein Problem bei der Durchführung des Stuhltransfers besteht in der Akzeptanz des Pflegepersonals sowie auch der Eltern, da beim Thema Stuhl doch ein gewisser Ekelfaktor besteht. Hier kann es hilfreich sein, die Ausscheidung nicht als Stuhl, sondern als „angedauten Speisebrei" zu bezeichnen, zumal die Ausscheidung bei Babys, gerade bei hohen Ileo- oder Jejunostomien, wie leicht angedaute Milch aussieht.

Bei einer **doppelläufigen Anlage** ist die Versorgung des Stomas aufwändiger, bzw. schwieriger. Dazu gibt es verschiedene Durchführungs- und Versorgungsmöglichkeiten:

- **Zweiteilige Versorgung:**
  - Wenn das Kind mit einem zweiteiligen System versorgt wird, kann der Beutel zu jedem „Sondieren" entfernt und im Anschluss wieder aufgebracht bzw. gewechselt werden.
- **Ein-/zweiteilige Versorgung:**
  - Verwendung eines speziellen Beutels zur Sondierung des Stomas (Fa. ForLife „Sonden-Beutel")
  - Am oberen Ende der Beutelvorderseite kann ein kleines Loch eingeschnitten werden, worüber der Katheter/die Sonde in den abführenden Schenkel eingeführt wird. Im Anschluss wird das Loch mit einem Folienverband o. Ä. verschlossen. Dieser Zugang kann aber auch mit einem zweiten, kleineren Ausstreifbeutel, als Zugang, abgedeckt werden.
  - Die Sonde kann auch durch den Beutelauslass (Ausstreifbeutel) in das Stoma eingeführt werden.
  - Die Verwendung von Universaladaptern (Fa. Hollister) bietet ebenfalls die Möglichkeit der Sondierung über die Beutelvorderseite. Hier muss jedoch darauf geachtet werden, dass der recht harte Anteil des Adapters im Inneren des Beutels keine Druckstellen auf dem Stoma verursacht.
  - Soll die Sonde/der Katheter für einige Tage im aboralen Schenkel verbeiben, dann sollte dieser nicht geblockt werden. Bei dieser Methode ist die Fixierung des Katheters die große Herausforderung.

Tipps und Tricks

- Direkt um das Stoma wird zirkulär ein dünner Hautschutzring platziert, der zuvor einmal aufgeschnitten wurde. Von den Schnittkanten werden zwei schmale Streifen abgeschnitten und bereitgelegt.
- Nur wird der z. B. mit NaCl 0,9 % entlüftete Katheter vorsichtig und ohne Gewalt in den abführenden Schenkel eingeführt. Die NaCl-0,9 %-Lösung dient durch die Feuchtigkeit gleichzeitig als Gleithilfe. Der Katheter sollte soweit eingeführt werden, dass er nicht sofort wieder von alleine herausrutscht. Ist das der Fall, kann man versuchen, ihn noch ein Stück weiter vorzuschieben.
- Im Anschluss werden die zwei kleinen Stücke des verwendeten Hautschutzrings zur Fixierung neben den Katheter, noch auf dem Hautschutzring, platziert.
- Ist jetzt noch eine Lücke an der Haut-/Schleimhautgrenze des Stomas zu sehen, kann diese zusätzlich mit alkoholfreier Stomapaste abgedeckt werde. Dazu am besten die Paste in einer kleinen Spritze aufziehen, damit sie feiner portioniert werden kann.
- Jetzt wird die zuvor etwas größer ausgeschnittene Stomaversorgung (Basisplatte oder einteilige Versorgung) und bei Bedarf der Beutel aufgebracht.
- Je nach ärztlicher Anordnung wird nun der abführende Schenkel über die Sonde/den Katheter mit einer aufgesetzten Spritze sondiert, dies sollte unbedingt langsam und in kleinen Portionen erfolgen, da sich größere Mengen schnell wieder aus dem Stoma entleeren (▫ Abb. 7.9, ▫ Abb. 7.10, ▫ Abb. 7.11, ▫ Abb. 7.12).

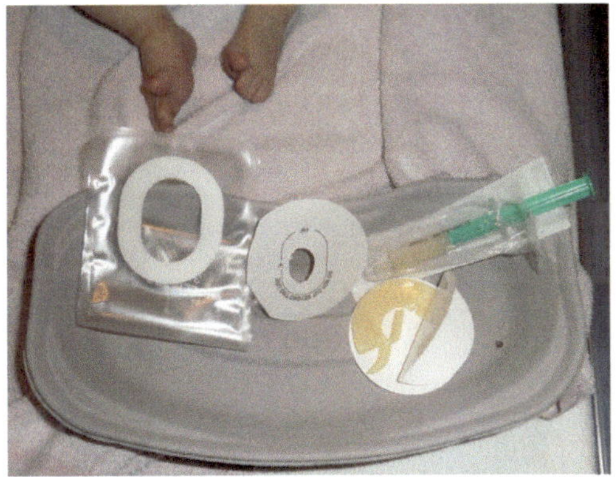

Abb. 7.9 Vorbereitung Stuhltransfer (Bild-Quelle: D. Kost, Hannover)

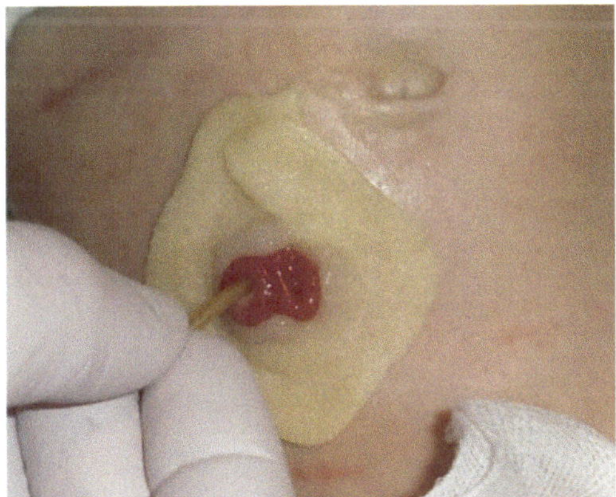

Abb. 7.10 Einführen des Katheters (Bild-Quelle: D. Kost, Hannover)

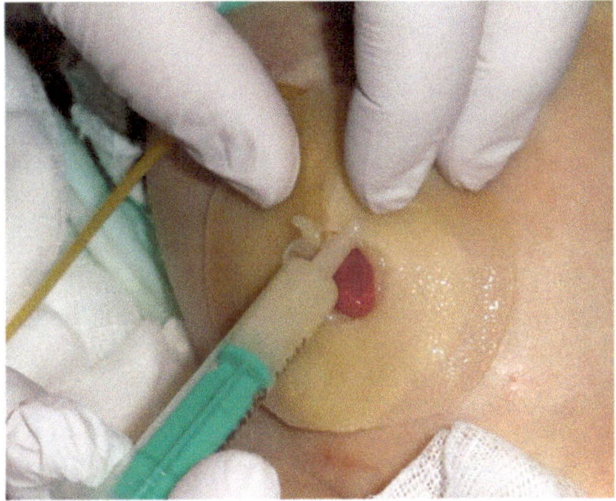

Abb. 7.11 Fixierung des Katheters und zusätzliche Abdichtung mit alkoholfreier Stomapaste (Bild-Quelle: D. Kost, Hannover)

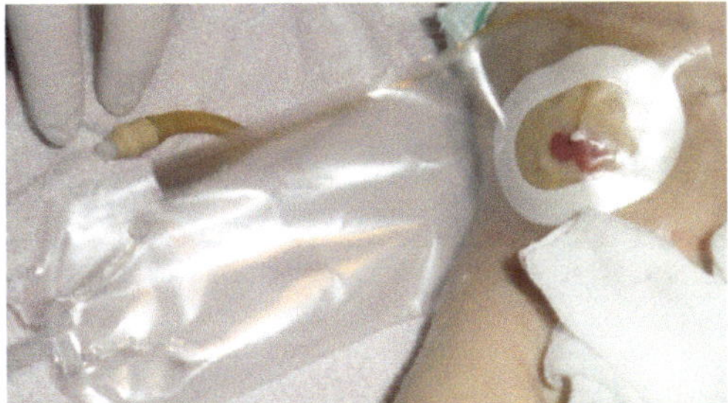

Abb. 7.12 Durchführung des Stuhltransfers (Bild-Quelle: D. Kost, Hannover)

Elternanleitung

Wenn Eltern mit ihrem kranken Kind im Krankenhaus sind, befinden sie sich häufig in einer Ausnahmesituation. Sie haben große Angst um ihr Kind, fühlen sich oft hilflos und ausgeliefert und sind verzweifelt und überfordert. Das gilt besonders, wenn Eltern erst nach der Geburt über die Erkrankung ihres Kindes informiert werden, bzw. sie erstmalig von der Erkrankung erfahren.

Während des stationären Aufenthaltes müssen die Eltern behutsam an die Stomaversorgung herangeführt werden. Sie haben oft Angst, ihrem Kind bei der ersten Stomaversorgung Schmerzen zuzuführen oder es zu verletzen. Sie sind sehr unsicher im Umgang mit ihrem Kind und haben Berührungsängste. Bei einigen Eltern kommt es auch zu einem Ekelgefühl gegenüber der Ausscheidung aus „falscher Öffnung und an falscher Stelle". Aber auch Schuldgefühle: „Was habe ich nur falsch gemacht, dass mein Kind so etwas hat?", spielen mitunter eine Rolle.

Durch eine kompetente Beratung und Begleitung sollen den Eltern diese Ängste und Vorbehalte genommen werden. Man muss ihnen erklären, dass das Stoma selbst schmerzunempfindlich und die Ausscheidung etwas Natürliches ist. Die schrittweise Anleitung der Eltern in der Klinik zur selbstständigen Stomaversorgung stärkt und vertieft auch die Eltern-Kind-Beziehung bzw. Bindung.

Wenn Eltern sehr große Berührungsängste haben, ist gutes Einfühlungsvermögen der Pflegepersonen wichtig, um auf ihre Ängste und Sorgen eingehen zu können. Dies kann durch eine gute Aufklärung, Information und Beratung (Edukation) erfolgen. Zum besseren Verständnis über die anatomischen und stomaspezifischen Gegebenheiten eignen sich spezielle Bildanleitungen und Kinder-Informationsbroschüren, die von den Herstellern der Stomaversorgungsprodukte zur Verfügung gestellt werden.

Nachsorge

Nach der Entlassung aus dem Krankenhaus bietet sich Zuhause die Betreuung durch ambulante, ortsansässige Nachversorger/Sanitätshäuser/Homecare-Unternehmen mit qualifizierten Pflegeexperten SKW an, die bei Fragen und Problemen im häuslichen Bereich zur Verfügung stehen. Bei der Wahl des Nachversorgers haben die Eltern ein Wahlrecht (► Abschn. 9.7).

Hinweise auf die Nachversorger bekommen die Eltern durch die behandelnde Klinik, von der Krankenkasse oder aus dem Internet. Die Nachsorge/Nachbetreuung durch die Pflegeexperten SKW sollte zeitgerecht vor Entlassung des Kindes organisiert werden, damit eine nahtlose Betreuung erfolgen kann. Sehr sinnvoll ist in diesem Zusammenhang auch ein erster Kontakt zwischen Nachsorger und Eltern und Kind, der schon vor der Entlassung in der Klinik stattfindet (► Abschn. 6.3).

Stomarückverlagerung

In den meisten Fällen erfolgt bei Kindern die Stomarückverlagerung nach ca. 6 Wochen bis 6 Monaten. Der ideale Zeitpunkt hängt von den individuellen Gegebenheiten ab und wird vom Operateur festgelegt. Je nach Grunderkrankung kann eine weitere Betreuung nach der Rückverlagerung, z. B. durch Pflegeexperten, Physio- oder Urotherapeuten, in Bezug auf ein weiteres Kontinenztraining oder Bowel-Management notwendig sein.

Literatur

Literatur zu 7.1

Bischoff et al. S. C., 2013, S3-Leitlinie der Deutschen Gesellschaft für Ernährungsmedizin (DGEM) in Zusammenarbeit mit der GESKES und der AKE, Künstliche Ernährung im ambulanten Bereich, DOI http://dx.doi.org/10.1055/s-0033-1349549, Aktuel Ernahrungsmed 2013; 38: e101–e154, Georg Thieme Verlag KG, Stuttgart New York, ISSN 0341-0501, S.e109, Empfehlung 21

Braun. B., Medikamentengabe über Sonden, B.Braun Melsungen AG, 2010

Brügger LE. Probleme des Dünndarmstomas Optimale Anlage und gezielte Diät fördern Lebensqualität. Vizerale Medizin 3/08;3:5

De Smet J, Van Bocxlaer J, Boussery K., Kastenmeier A, Otterson MF. The influence of bypass procedures and other anatomical changes in the gastrointestinal tract on the oral bioavailability of drugs, J Clin Pharmacol. 2013;53:361–76

Deutsche ILCO e. V., 2012. *Urostomie ein Leitfaden*. Berlin: Korrel Mirau.

EAUN, 2009. *European Association of Urology Nurses; Incontinent Urostomy (Good Practice in Health Care)*. [Online] [Zugriff am Januar 2014].

EAUN, 2010. *European Association of Urology Nurses; Kontinente Harnableitungen (Beste Praxis in der Gesundheitsversorgung)*. [Online] [Zugriff am Januar 2014].

ESPEN Leitlinien, 2002, Screening auf Mangelernährung (NRS 2002)

Forbes A. Intestinal failure and short bowel syndrome. Medicine 2007;35(4):231–235

Fresenius, 2014, angelehnt an Fresenius Kabi Informationsbroschüre „Die Balance halten", S. 18/19, Artikel-Nummer T389861/2 (GB09.14/AC)

Fresenius Kabi, Medikamentengabe über Sonde, Fresenius Kabi Deutschland GmbH, Oktober 2011

Hasait N, Wiench A, Baehr M, Langebrake C. Der Ileostomapatient und seine Arzneimitteltherapie Arzneimittelresorptionsprobleme bei Ileostomapatienten. Was tun? Krankenhauspharmazie 2015;36:229–48

Jordan 2015, angelehnt an Vortrag „Parenterale Ernährung", Fr. Dr. rer. med. Dipl.oec. troph. Jordan, 6.7.2015, Bad Homburg

Küpper C., 2007, Mangelernährung in Deutschland, Ernährungsumschau, Nr. 9 September 2007, S. B26-B27, https://www.ernaehrungs-umschau.de/fileadmin/Ernaehrungs-Umschau/pdfs/pdf_2007/09_07/EU09_B25_B26.qxd.pdf

Nightingale JMD. The medical management of intestinal failure: methods to reduce the severity. Proc Nutr Soc 2003;62:703–710

Nightingale J, Woodward JM on behalf of the Small Bowel and Nutrition Committee of the British Society of Gastroenterology. Guidelines for management of patients with a short bowel. Gut 2006;55(Suppl IV):i v1–iv12

Nutricia, 2009, angelehnt an Informationsbroschüre „Praxis der Enteralen Ernährung" Firma Nutricia, Artikel-Nummer 9795801 3.T.01.09

Nutricia, 2013, Katalog Trink- und Aufbaunahrung (Mai 2013) Firma Nutricia, S. 70, Artikel-Nummer 9765642-3/6.T.06.13

Pfaff A, Pharmatrix Sondentabelle. http://www.pharmatrix.de/cms/front_content.php?idart=3 (Zugriff 1.11.14)

Podlogar J, Kloss H. Unverdaute Tabletten im Stomabeutel. Krankenhauspharmazie 2014;35:54

Putzinger J., 2015, Mangelernährung und ihre Folgen http://cne.thieme.de/cne-webapp/r/training/lerningunits/, abgerufen am 15.05.2015

Sood S, Tanner F, Testro A. Prescribing for a patient with reduced intestinal length, Aust Prescr 2013;36:136–8

Stern J, Brüwer M, Huber FX, Decker-Baumann Ch. Stomaphysiologie, Chirurg 1999, 70: 627–634

Stingel, K. et al., 2013, S3-Leitlinie der Deutschen Gesellschaft für Ernährungsmedizin (DGEM) in Zusammenarbeit mit der GESKES, der AKE, der DGCHa, der DGAlb und der DGAVc, Methodik zum Leitlinien-Update Klinische Ernährung, DOI http://dx.doi.org/10.1055/s-0032-1333006, Aktuel Ernahrungsmed 2013; 38: 90–96, Georg Thieme Verlag, Stuttgart New York, ISSN 0341-0501

Tsao SK, Baker M, Nightingale JM. High-output stoma after small-bowel resections for Crohn's disease, Nat Clin Pract Gastroenterol Hepatol. 2005 Dec;2(12):604–8; quiz 609

Valentini, L. et.al., 2013, Leitlinie der Deutschen Gesellschaft für Ernährungsmedizin (DGEM), DGEM-Terminologie in der Klinischen Ernährung, http://dx.doi.org/10.1055/s-0032-1332980, Aktuel Ernahrungsmed 2013; 38: 97–111, Georg Thieme Verlag KG, Stuttgart New York, ISSN 0341-0501, S. 103

Weimann, A. et al., 2013, S3-Leitlinie der Deutschen Gesellschaft für Ernährungsmedizin (DGEM) in Zusammenarbeit mit der GESKES, der AKE, der DGCHa, der DGAlb und der DGAVc, Klinische Ernährung in der Chirurgie, DOI http://dx.doi.org/10.1055/s-0033-1359887, Aktuel Ernahrungsmed 2013; 38: e155–e197, Georg Thieme Verlag, Stuttgart New York, ISSN 0341-0501, S. e156

Literatur zu 7.2

Feil-Peter, H. (2001) „Stomapflege - Enterostomatherapie: Stoma- und Wundversorgung" 7., überarb. Aufl. Hannover: Schlütersche Verlagsgesellschaft

Literatur zu 7.3

Bo, Kari et al. (2014), Evidence- based Physical Therapy fort he pelvic floor, Elsevier Health Sciences

Carrière B., Beckenboden, Physiotherapie und Training, 2. Auflage, Thieme Verlag

Faller/ Schünke Der Körper des Menschen, 15. Auflage, Thieme Verlag

Gunnar B.J., Anderson G.B.J., Winters J.M. (1990), Role of Muscle in Postural Tasks: Spinal Loading and Postural Stability, Springer New York

Hochschild J., Strukturen und Funktionen begreifen, Bd. 2, Thieme Verlag

Hodges PW, Sapsford R. et al, Postural and respiratory function of the pelvic floor muscles, Neurourology& Urodynamics, 2007

Hüter- Becker A., Dölken M., Physiotherapie in der Gynäkologie, 3. Auflage, Thieme Verlag

Klein- Vogelbach S., Funktionelle Bewegungslehre, Bewegung lehren und lernen, Springer Verlag

Netter, F., Farbatlas Genitalorgane, Thieme Verlag

Raulf Franz, Kolbert Gerd.W., Praxishandbuch der Koloproktologie

Schünke M., Topographie und Funktion des Bewegungssystems, Thieme Verlag

Spasford R.R., Hodges P.W. (2001), Contraction of the pelvic floor muscles during abdominal maneuvers, Archives of Physical Medicine and Rehabilitation, Elsevier Inc.

Spirgi-Gantert I., Suppè B.,FBL Functinal Kinetics, Thieme Verlag

Tanzberger, Kuhn, Möbs, Baumgartner, Der Beckenboden -Funktion, Anpassung und Therapie, 3. Auflage, Urban& Fischer

Travell JG, Simons DG, Myofscial pain and dysfunction Vol.2 William& Wilkins, Baltimore

Van den Berg F., Angewandte Physiologie, Thieme Verlag

Van den Berg F., Therapie, Training, Tests, Thieme Verlag

Versprille- Fischer E.S., Inkontinenz und Beckenbodendysfunktion, Ullstein Verlag

Literatur zu 7.4

AWMF Online Leitlinie der Deutschen Gesellschaft für Kinderchirurgie (11/2010) „Nekrotisierende Enterokolitis (NEK)" AWMF-Leitlinien-Register Nr. 024/009 Abgerufen am 16.01.2016 von http://www.awmf.org/uploads/tx_szleitlinien/024-009l_S2k_Nekrotisierende_Enterokolitis_2010-abgelaufen.pdf

AWMF Online Leitlinie der Deutschen Gesellschaft für Kinderchirurgie: (08/2013) „Anorektale Fehlbildungen" AWMF-Leitlinien-Register Nr. 006/002 Abgerufen am 16.01.2016 http://www.awmf.org/uploads/tx_szleitlinien/006-002l_S1_Anorektale_Fehlbildungen_2013-verlaengert.pdf

AWMF Online Leitlinie (12/2013) „Diagnostik und Therapie der neurogenen Blasenfunktionsstörungen bei Patienten mit Meningomyelocele" AWMF-Leitlinien-Register Nr. 043/047 Abgerufen am 19.03.2016 von http://www.awmf.org/uploads/tx_szleitlinien/043-047l_S2k_neurogenen_Blasenfunktionsst%C3%B6rungen_mit_Meningomyelocele_2013_01.pdf

EAUN. (2010). European Association of Urology Nurses; Kontinente Harnableitungen (Beste Praxis in der Gesundheitsversorgung). Abgerufen am Januar 2014

FgSKW e. V. (2013). Fachgesellschaft Stoma-Kontinenz und Wunde e. V.; 3. Entwurf, Handlungsempfehlung zum Einsatz konvexer Produkte. Abgerufen am 03.12. 2014 von http://www.fgskw.org/files/entwurf_v3_handlungsempfehlung_convexe_produkte_der_fgskw.pdf

FgSKW. (2012). Fachgesellschaft Stoma- Kontinenz - Wunde e. V. "Handlungsanweisung Präopertive Markierung". Abgerufen am 26.05.2014 von http://www.fgskw.org/files/handlungsanweisung_praeoperative_markierung.pdf

Höger, P. H.: (2011) „Kinderdermatologie - Differentialdiagnostik und Therapie bei Kindern und Jugendlichen", 3. Auflage, Schattauer Verlag

Oehming, Sandra (2011): Anus praeternaturalis im Kindesalter - Patienten der Kinderchirurgie 1992–2005 – Dissertation Abgerufen am 19.12.2015 von Dokument_19.pdf (3108 KB) - OPUS 4

Ruhl, Karl Michael; (2003) Enterostoma im Kindesalter – Dissertation. Abgerufen am 19.12.2015 http://d-nb.info/967248590/34 [PDF]Enterostoma im Kindesalter d-nb.info/967248590/34

Stoll-Salzer, E., Wiesinger, G.; (2005) „Stomatherapie – Grundlagen & Praxis", Thieme Verlag

Traupe, H.; Hamm, H.: (2006) „Pädiatrische Dermatologie"; 2. Auflage, Springer Verlag

Komplikationen bei Stoma

B. Ginsberg, G. Gruber, G. Hofmann, R. Karg-Straninger, S. Summa, C. Szliska

G. Gruber (Hrsg.), *Ganzheitliche Pflege bei Patienten mit Stoma*,
DOI 10.1007/978-3-662-48429-6_8

8.1 Hautveränderungen bei Darm- und Urinstomata

C. Szliska, B. Ginsberg

▪ Epidemiologie

Aktuell leben in der Bundesrepublik Deutschland etwa 130.000–150.000 Stomaträger, betroffen sind alle Altersgruppen. Das Geschlechterverhältnis wird mit 1:1 angegeben. Bei den in der Literatur beschriebenen Evaluationen von peristomalen Hautkomplikationen dominieren bei Weitem irritative Kontaktekzeme. Eine englische Arbeitsgruppe fand heraus, dass von 80 Stomaträgern 68 % unter Hautveränderungen litten, 44 % von ihnen unter irritativen (dokumentierten) Hautveränderungen, 12 % unter ulzerativen Läsionen und 3 % unter Mazerationen und Erosionen der Haut (William et al. 2010).

Amerikanische Autoren fanden in einer Studie mit 220 Stomaträgern bei 35 Personen mit peristomalen Komplikationen 24 mit irritativen Kontaktekzemen (Ratliff et al. 2005). In einer weiteren Studie berichtete er über 31 Patienten mit irritativer Kontaktdermatitis aus einer Gruppe von 89 untersuchten Patienten (Ratliff 2010). Hingegen wird die Frequenz allergischer Kontaktdermatitiden mit 0,6–0,7 % der Patienten mit peristomalen Hautkomplikationen angegeben (Nybaeck et al. 2010, Lyon et al. 2000).

▪ Krankheitsbilder

Bei Stomaanlagen können mannigfaltige Komplikationen auftreten. Seit 1995 existieren (ursprünglich durch das Internationale Ostomy Forum ins Leben gerufen) eine Reihe von Stoma-Beobachtungs-Indizes, um diese Komplikationen zu klassifizieren. Die Klassifikationen betreffen einerseits sowohl den Status des Stomas als auch den para-/peristomalen Hautzustand. Die Kategorisierung der Hautkomplikationen reicht vom normalen Hautzustand über Umgebungserythem, Mazeration, Erosion, Ulzeration bis hin zu Irritationen, Granulom sowie chronisch „papillomatöser Dermatitis" und Infektion. Ebenso werden prädisponierende Faktoren, wie insbesondere Hautempfindlichkeit, oder Erkrankungen, wie vorbestehende Ekzeme oder Psoriasis, erfasst.

▪ Akut-irritatives Kontaktekzem

Beim akut-irritativen Kontaktekzem imponiert ein scharf begrenztes, hellrotes Erythem mit geringer bis mittelgradiger oder starker Infiltration (Ödem) (▫ Abb. 8.1, ▫ Abb. 8.2). Nicht selten finden sich zigarettenpapierartige oder pergamentartige (leicht „schrumpelige" Oberfläche), gelegentlich auch feinste Einblutungen, in schweren Fällen bis hin zur Nekrosenbildung. Seltener treten feinste Papelchen, u. U. follikulär gebunden, oder Vesikel auf. Die Läsionen können sekundär erodieren und seröse oder hämorrhagische Krusten ausbilden. Die Hautveränderungen können unangenehmen Juckreiz oder Schmerzen bedingen.

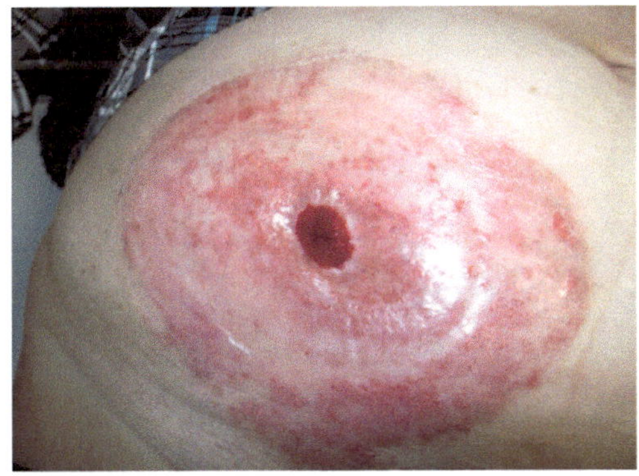

▫ **Abb. 8.1** Irritatives Kontaktekzem (1) peristomal (Bild-Quelle: C. Szliska, Freudenberg)

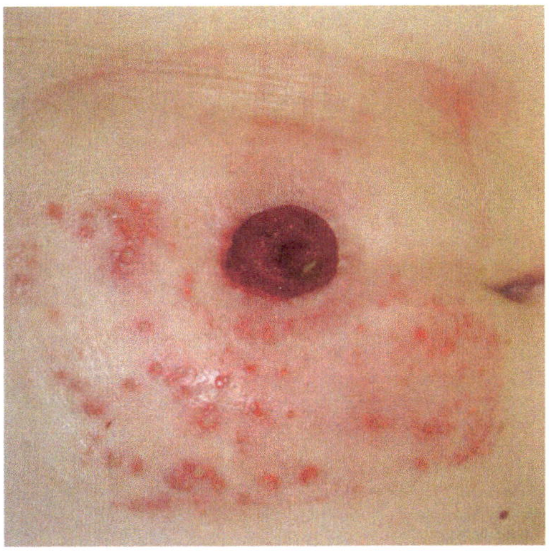

▫ **Abb. 8.2** Irritatives Kontaktekzem (2) peristomal (Bild-Quelle: C. Szliska, Freudenberg)

Der Entstehung irritativer peristomaler Kontaktekzeme liegen Mechanismen zugrunde, die der Pathogenese z. B. einer Windeldermatitis (oder bei Inkontinenz) vergleichbar ist. Allerdings divergieren die beiden Krankheitsbilder in einem wesentlichen Punkt bezgl. des klinischen Erscheinungsbildes: Bei der Windeldermatitis bleiben die Hautfalten, beispielsweise an den Oberschenkeln, durch das irritative Kontaktekzem ausgespart, die feuchte „Windel" benetzt nur die Haut außerhalb der Falten. Peristomale Hautfalten, insbesondere bei adipösen Patienten oder nicht idealer Lokalisation des Stomas, fungieren dagegen praktisch als „Abtropfrinne" für Urin oder Fäzes und sind bei einem Kontaktekzem ebenfalls betroffen.

Eine **ausgeprägte Hautschädigung** entsteht durch die prolongierte Exposition gegenüber verschiedenen Feuchtigkeits-/Flüssigkeitsquellen, z. B. Stuhl und Urin, Schleim, Wundexsudat bzw. natürliche oder gesteigerte Perspiration. Wesentliche schädigende Inhaltsstoffe des Stuhls sind Gallensäure und digestive Stuhlenzyme, wie Trypsin, Lipasen und Ureasen, die als starke Irritanzien anzusehen sind. Die Aktivierung dieser Enzyme wird sowohl durch einen beschleunigten gastrointestinalen Transport als auch durch die Erhöhung des pH-Wertes gesteigert. Die Alkalisierung entsteht durch den enzymatischen Einfluss der Ureasen, die Harnstoff zu Ammoniak abbauen. Eine Erhöhung des pH-Wertes ist jedoch mit einer deutlichen Schwächung der Aktivität der antimikrobiellen Peptide verbunden, was den Infektionserregern, wie Candida albicans und Staphylococcus aureus, die kutane Besiedelung erleichtert (Fluhr und Elias 2002, Stamatas et al. 2011).

Ein weiteres wesentliches Charakteristikum ist die verstärkte Hyperhydratation des Stratum corneum in Folge der okklusiven Bedingungen unter der Haftplatte und dem Stomabeutel, die mit erhöhter Permeabilität für Infektionserreger und externe Irritanzien verbunden ist. Darüber hinaus spielen mechanische Einflüsse durch die vorgenannten Materialien bei gleichzeitig feuchter Haut eine wesentliche Rolle, da der Reibungskoeffizient bei feuchter Haut wesentlich höher als bei trockener Haut ist (Gray et al. 2011). Besonders durch mechanische Reizungen bei einer kontinuierlichen Verwendung von Hydrokolloid-Basisplatten kommt es zur Schuppenbildung (Omura et al. 2010).

Mechanisch-irritative Dermatitiden können verschiedene Ursachen haben, z. B. wenn Stomaträger durch Tragen von Gürteln/Korsagen oder Ähnlichem der „Versorgung" einen besseren Halt geben wollen oder das Auftragen unter der Kleidung minimieren wollen. Durch Druck und Reibung entsteht eine chronische Irritation bis hin zu Erosionen oder Dekubitalulzera (◘ Abb. 8.3). Parastomale **Dekubiti** entstehen auch durch inkorrekte Positionierung von Reitern oder nicht korrekter Anwendung von konvexen Basisplatten, u. a. bei Stomaretraktion.

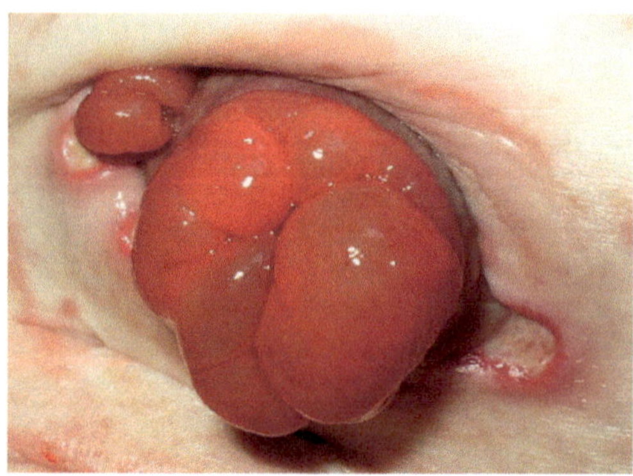

◘ **Abb. 8.3** Dekubitalulzera parastomal (Bild-Quelle: C. Szliska, Freudenberg)

▪ **Differenzialdiagnosen**

- Dermatitis artefacta: irritative Kontaktekzeme, Erosionen oder Ulzerationen durch artefizielle Einwirkung (d. h. Manipulationen)
- Hautveränderungen nach chemischer Irritation, etwa nach unsachgemäßer Reinigung der peristomalen Haut durch Anwendung stark austrocknender, z. B. alkoholhaltiger Agenzien
- Allergisches Kontaktekzem (Häufigkeit unter 1 % aller peristomalen Hautveränderungen), z. B. aufgrund der Inhaltsstoffe von Stomapasten (z. B. Polymethyl-Vinyl-Maleinsäurecopolymerester) (Martin et al. 2005); zur Testung werden patienteneigene Produkte empfohlen
- Pyoderma gangraenosum bei chronisch-irritativen Zuständen, mit den Sekundärkomplikationen Mazeration, Erosionen und chronisch ulzeröse Veränderungen
- Bakterielle Follikulitis, häufig bei stark behaarter Haut und unvorsichtiger Entfernung der „Versorgung"
- Tumormetastasen: peristomale, granulomatöse Veränderungen (Hypergranulation), die

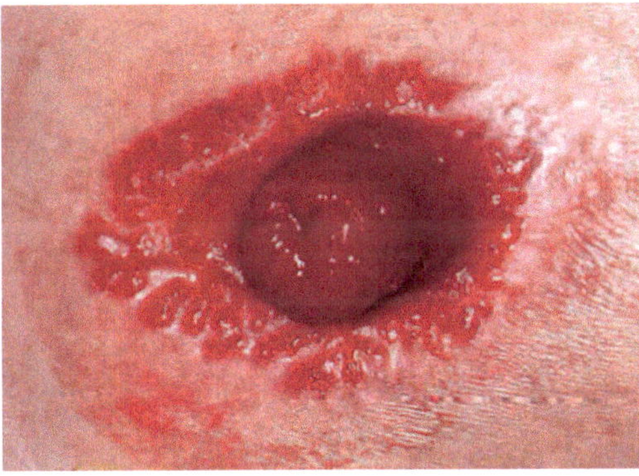
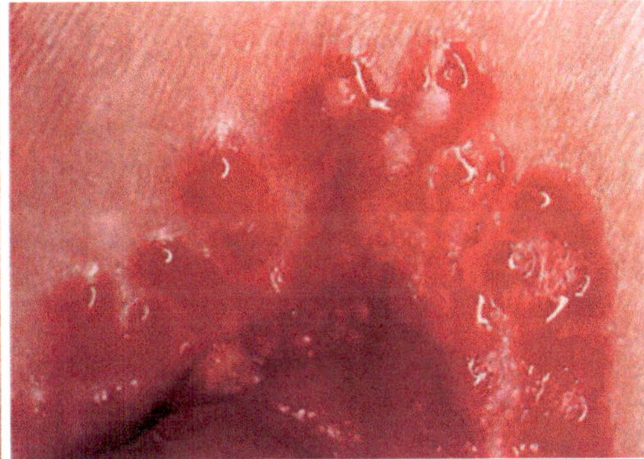

Abb. 8.4 Hypergranulationen peristomal („Granulome") (Bild-Quelle: C. Szliska, Freudenberg)

jedoch meist eine andere Konsistenz und ein anderes Kolorit aufweisen als das normale Granulationsgewebe
- Neovaskularisationen: scharf begrenzte bläulich-weiße, z. T. porzellanartig schimmernde peristomale Herde

Sekundärkomplikationen
- Sekundäre Mazerationen
- Erosionen
- Ulzerationen
- Hypergranulation des peristomalen Gewebes („Granulome") (Abb. 8.4)
- „Chronisch papillomatöse Dermatitis" durch chronischen Einfluss z. B. von Urin ausgelöst → besondere Eintrittspforte für Infektionserreger (bakteriell: Staphylococcus aureus, Mischinfektionen mit Staphylokokken und Streptokokken, oder mykotisch: Candida albicans)
- Exazerbation vorbestehender oder disponierter Hauterkrankungen, z. B. Psoriasis vulgaris (Lyon et al. 2000)
- Pyoderma gangraenosa (selten, z. B. nekrotisierende Fasziitis durch Clostridien)
- Virusinfektionen, selten auch zeitgleich mit Varizella Zoster-Infektionen oder Virusakanthomen (z. B. HPV 6, 72)

Prädisponierende Faktoren
- Ausgeprägte Adipositas mit einem BMI über 30 (in einer dänischen Studie litten 45 von 199 untersuchten Personen unter Hautkomplikationen, Nybaeck et al. 2009)
- Metabolische Störungen mit ausgeprägter Sebostase der Haut, z. B. bei Diabetes mellitus, Hyper- oder Hypothyreose, Anämie, Niereninsuffizienz

Diagnostik
- Analyse des klinischen Erscheinungsbildes
- Probeexzision bei sekundären ulzerösen bzw. granulomatösen Veränderungen zur feingeweblichen Diagnostik
- Epikutantestung mit patienteneigenen Versorgungsmaterialien bei sekundärem allergischen Kontaktekzem
- Mikrobiologischer Abstrich zur Diagnostik bakterieller oder mykotischer Sekundärinfektionen (→ fotografische Verlaufsdokumentation)

8.2 Parastomale Hautkomplikationen

G. Hofmann, S. Summa

Bei sehr vielen Stomaträgern treten im Lauf ihres Lebens peristomale Hautprobleme unterschiedlicher Ausprägung auf (Colwell 2004). Die Ursachen und Auslöser hierfür sind vielfältig und die Auswirkungen zum Teil gravierend: Neben Schmerzen kann es zu Versorgungsproblemen (Undichtigkeiten oder häufiges Ablösen der Stomaversorgung) kommen, die ein normales gesellschaftliches Leben einschränken bis unmöglich machen. Arbeitsausfälle bei Berufstätigen, Pflegebedürftigkeit und erhöhter Materialverbrauch verursachen auch

Tab. 8.1 Follikulitis (Abb. 8.5)

Erscheinungsbild und Symptome	Ursache	Pflegerisches Vorgehen und ggfs. medizinische Therapie
- An den Haaraustrittsstellen multiple kleine punktuelle Rötungen, multiple Pusteln - Teils oberflächliche kleine Läsionen - Alle Stadien existieren nebeneinander - Kann jucken und schmerzen	- Ausriss der parastomalen Haare beim Versorgungswechsel; die dadurch verursachten kleinen „Wunden" können sich durch Keimbesiedelung entzünden oder Superinfektionen verursachen - Erreger meist: Staphylokokken, Escherichia coli, Candida	Evtl. Abstrich für mikrobiologische Kultur und orale Antibiose nach ärztlicher Anordnung und ggfs. Antibiogramm

wirtschaftliche Auswirkungen und Probleme. Jede Veränderung der stomaumgebenden Haut muss frühzeitig und schnellstmöglich mit dem Arzt und dem Pflegeexperten abgeklärt und behandelt werden. Der Stomaträger muss bereits in der postoperativen Phase über mögliche Komplikationen informiert werden (► Abschn. 5.2, ► Abschn. 6.2).

Wenn Pflegekräfte im Rahmen des Versorgungswechsels Hautprobleme und -komplikationen beim Stomaträger erkennen, müssen sie umgehend den Arzt informieren, um die erforderliche Diagnostik und Therapie abzustimmen und durchzuführen.

Infektionsbedingte Hautkomplikationen
- Follikulitis
- Mykose
- Abszess und Erysipel (► Abschn. 8.3)

Nicht infektionsbedingte Hautkomplikationen
- Toxisches Kontaktekzem
- Allergisches Kontaktekzem
- „Waschfrauenhändehaut"
- Pseudoepitheliale Hyperplasie
- Pyoderma gangraenosum
- Mechanische Verletzungen
- Druckulcera
- Peristomale Psoriasis
- Kristallbildung bei Urostomie

8.2.1 Follikulitis

Follikulitis

Oberflächlich lokalisierte Infektion der Haarfollikel durch Bakterien (Tab. 8.1).

Pflegerische Intervention
- Wenn beim Ablösen der Versorgung Haare sichtbar werden → Pflasterlöser verwenden
- Sorgfältige Rasur des parastomalen Bereichs, mit anschließender Reinigung
- Schulung des Patienten hinsichtlich Rasur
- Bei Infektion → Anwendung von fettfreien antiseptischen Lösungen. (**Cave:** Desinfektionsmittel können die Haut austrocknen oder rückfettend wirken und die Haftung der Versorgungsmaterialien herabsetzen.)

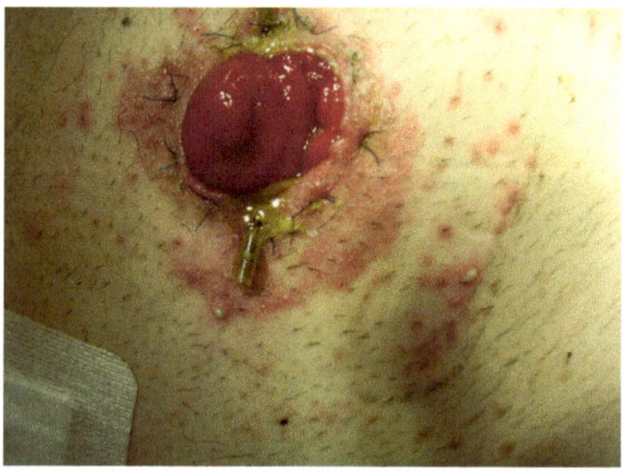

Abb. 8.5 Follikulitis (Bild-Quelle: G. Hofmann, S. Summa, Erlangen)

Tab. 8.2 Mykose (Abb. 8.6, Abb. 8.7)

Erscheinungsbild und Symptome	Begünstigende Faktoren	Pflegerisches Vorgehen und ggfs. medizinische Therapie
– Einzelne kleine rote Papeln und Pusteln mit weiß gelblichen Spitzen – Extrafollikuläre Rötung (Differenzialdiagnose Follikulitis) – Satellitenförmige Streuung – Weiße, schuppige Hautveränderungen – Brennen, Jucken oder Schmerzen im Bereich der Hautveränderung Unterscheide: bei Befall des Magen-Darmtrakts sind gelbliche verschiebbare Beläge auf der Stomaschleimhaut möglich	– Feuchtigkeit und Wärme unter der Stomaversorgung – Zu groß gewählter Hautschutzausschnitt – Zu lange Tragedauer der Basisplatte oder des Ausstreif-/Urostomiebeutels – Mangelnde Stomahygiene, verwenden von „Waschlappen", die nicht täglich gewechselt werden – Veränderung des Säureschutzmantels und des pH-Wertes der Haut – Verwendung von ungeeigneten Reinigungs- und Pflegemitteln – Grunderkrankungen, wie z. B. Diabetes mellitus – Reduzierte Immunabwehr des Patienten, z. B. auch unter Chemotherapie, Antibiose, Bestrahlung und Kortisontherapie	(Behandlung obliegt dem Arzt) – Mikrobiologische Abklärung des Erregers durch Abstrich (häufig auch mehrere Abstriche an unterschiedlichen Stellen der befallenen Hautareals) – Anordnung von antimykotischen, wässrigen Lösungen (Lokaltherapie, alkoholfrei) – Bei Befall des Magen-Darm-Traktes ggf. systemische Therapie

Praxistipp

- Rasur: Stomaschleimhaut sollte mit einer Kompresse abgedeckt werden (evtl. kann auch eine leere Papprolle des Toilettenpapiers das Stoma schützen.
- Haare im direkten Stomabereich mit einer Schere kürzen

Prävention

Anleitung des Stomaträgers:
- Sorgfältige aber vorsichtige Rasur der Haare im Versorgungsbereich durchführen
- Keine Enthaarungscremes benutzen → Allergiegefahr
- Korrekte Stomahygiene durchführen, anleiten (▶ Abschn. 5.1. und 5.2)

8.2.2 Mykose

Mykose

Infektionen der Haut durch Pilze (= Mykose)-meist durch Candida albicans (= Candidose).

Der Erreger Candida albicans ist beim gesunden Menschen ubiquitär, kann aber unter bestimmten Bedingungen Erkrankungen auslösen (Tab. 8.2).

Pflegerische Intervention

- Feuchtigkeit und Wärme vermeiden:
  - Hygroskopische Hautschutzmaterialien verwenden
  - Beutel mit Vliesrückseite oder Beutelüberzüge
  - Keine mikroporösen Haftflächen oder Pflaster benutzen

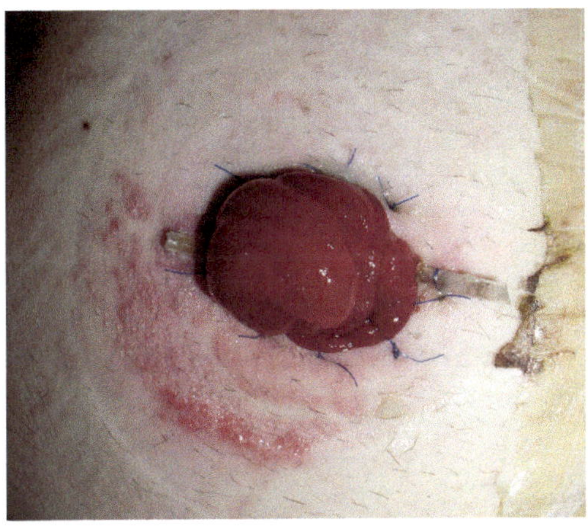

Abb. 8.6 Mykose parastomal 1 (Bild-Quelle: G. Hofmann, S. Summa, Erlangen)

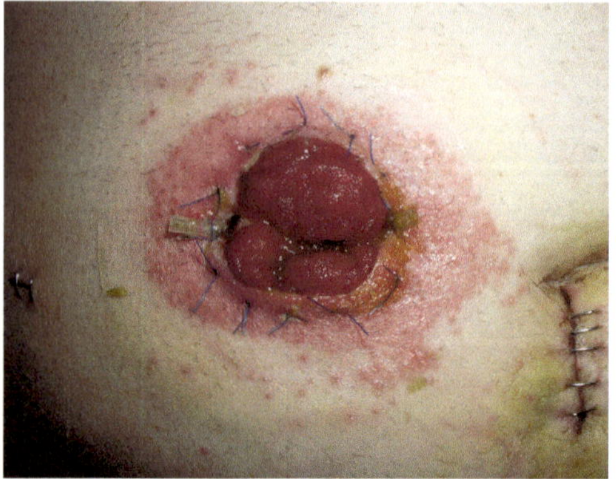

Abb. 8.7 Mykose parastomal 2 (Bild-Quelle: G. Hofmann, S. Summa, Erlangen)

- Anpassung der Versorgung:
  - Versorgungsausschnitt kontrollieren und ggf. der Stomagröße anpassen
  - Wechselintervall kontrollieren und anpassen ggfs. verkürzen
- Stomahygiene:
  - Anleitung des Stomaträgers zu sorgfältiger Hygiene mit Einmalmaterialien (viele Stomaträger werden mit der Zeit sehr robust und lassen die gebotene Sorgfalt außer Acht)
  - Betroffene Hautstellen trocken tupfen, Reiben vermeiden!
  - Vermeidung von rückfettenden oder parfümierten Pflegemitteln
  - Keine Desinfektionsmittel, kein Alkohol, keine gerbenden Mittel
  - Evtl. von zweiteiligen Versorgungen auf einteilige umstellen, um die Medikamentenapplikationen zu gewährleisten
- Medikamentenapplikation
  - Wenn nötig Medikament mehrmals in 24 h auftragen (je nach Antimykotikum und Arztanweisung)

Praxistipp

- Das Antimykotikum auf die parastomale Haut aufbringen, mit einer Kompresse gleichmäßig verteilen und gut einreiben. Antrocknen lassen und anschließend die passgenaue Stomaversorgung aufbringen.
- **Cave:** Unter der Stomaversorgung dürfen keine fetthaltigen Antimykotika oder antimykotische Puder verwendet werden, da sie die Haftung der Versorgung vermindern bzw. unmöglich machen; stattdessen wässrige Alternativen verwenden, z. B Ciclopirox©.
- **Cave:** Keine okklusiven Hydrokolloide oder Klebefolien verwenden; sie bilden eine feuchte Kammer und begünstigen die Mykose.

Prävention

Anleitung des Stomaträgers:
- Sorgfältige Stomahygiene (verwenden von Einmalmaterialien in der Behandlungsphase)
- Korrekte Versorgung nach den Grundsätzen der Stomapflege
- Einhaltung der Wechselintervalle

8.2.3 Toxisches Kontaktekzem, Irritation oder Kontaktdermatitis

Toxisches Kontaktekzem

Gewebereizung oder -zerstörung durch Hautkontakt mit aggressiven Substanzen/Ausscheidungen.

Durch ständigen Kontakt der Ausscheidung mit der Haut kommt es zu einer toxischen bzw. chemischen Reizung und Schädigung. Je aggressiver die Ausscheidung (z. B. bei Jejunostomie), desto schneller kommt es zu dieser Komplikation (Tab. 8.3).

Pflegerische Intervention

- Auswahl und Anpassung des optimalen Hautschutzes
- Stomaprominenz und -umgebung entscheidet über die Stärke des zusätzlichen Hautschutzes

Tab. 8.3 Toxisches Kontaktekzem (Abb. 8.8)

Erscheinungsbild und Symptome	Begünstigende Faktoren	Pflegerisches Vorgehen und ggfs. medizinische Therapie
– Nässende Hautreizungen – Defekte und Hautablösung bis hin zu oberflächlichen Blutungen – Hautläsionen scharf begrenzt (z. B. zu großer Versorgungsausschnitt) oder großflächig, diffus und nicht begrenzt (bei ständiger Undichtigkeit der Versorgung) – Schmerzen im Bereich der geschädigten Haut	– Zu groß gewählter Hautschutzausschnitt – Nichtanpassung des Versorgungssystems (plan, weich, gewölbt, konvex) bei Veränderungen des Stomas, der Stomaumgebung oder Bauchdecke (Gewichtsveränderung, Retraktion, Stomaschrumpfung, Hernie) – Zu langes Belassen der Versorgung (Tragezeit) – Undichtigkeit bei ungünstiger Stomaanlage – Verwendung falscher Pflegemittel (Salben, Öle, Pflegeschaum) – Unzureichende Reinigung der stomaumgebenden Haut	– Schutz der Haut vor der Ausscheidung – Hygroskopische Hautschutzmaterialien zur Wundheilungsförderung (bei sicherer Abdichtung heilt der geschädigte Bereich schnell und gut ab) – Größe anpassen – Tragezeit korrigieren – Versorgungssystem anpassen, um einer Unterwanderung entgegenzuwirken, dazu gewölbte, softkonvexe oder plane Materialien und zusätzliche Hautschutzmaterialien wie Stomapasten, Hautschutzringe etc. verwenden

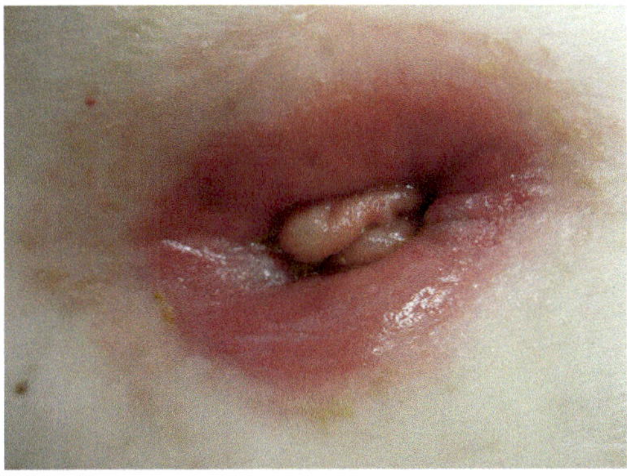

Abb. 8.8 Hautirritation bei retrahierter Ileostomie (Bild-Quelle: G. Hofmann, S. Summa, Erlangen)

- Plan: Paste oder dünne Hautschutzringe zur besseren Abdichtung wählen, der Hautschutz sollte nicht die „Stomahöhe" überragen, evtl. softkonvexe oder konvexe Versorgung einsetzen
- Prominent: „dickeren" Hautschutz oder gewölbte Hautschutzringe verwenden
- Trichterförmig eingezogen: vorgefertigte „aufgebaute" Konvexität (planer Hautschutz kombiniert mit planen modellierbaren oder auch gewölbten Hautschutzringe) oder curvexe® Produkte (► Kap. 5, ► Abschn. 8.4 „Retraktion")
- Bei gereizter jedoch nicht nässender Haut hygroskopischen Hautschutz verwenden
- Zur besseren Abdichtung direkt um das Stoma Zusatzmaterialien wie Pasten, Hautschutzringe oder Streifen benutzen
- Nässende Hautläsionen zur Abtrocknung dünn mit Stomapuder abdecken, Puderüberschuss vorsichtig wegwischen, da sonst die Hautschutzhaftung verringert werden kann

Praxistipp

- Bei nässenden Läsionen Hautschutzmaterial und -ringe mit hoher hygroskopischer Eigenschaft oder feuchtigkeitsaufnehmenden Anteilen (z. B. Gelatine) wählen → schnellere Haftung auf feuchter Haut, bessere Formstabilität, längere Tragedauer
- **Cave:** Bei gereizter Haut nur alkoholfreie Hautschutzpasten verwenden
- **Cave:** Länger andauernde Hautreizungen können durch Hautvernarbungen Stomastenosen begünstigen

Bei einer durch Hautkomplikationen bedingten Umstellung der Versorgung muss die Versorgungssicherheit spätestens nach 3 Tagen, bei Jucken, Brennen oder Undichtigkeit sobald als möglich überprüft oder die Versorgung gewechselt werden (erneute Kontrolle zeitnah vereinbaren!).

- **Prävention**
  - Korrekten Hautschutzzuschnitt und Ausstattung der Materialien (plan, anschmiegsam, gewölbt, konvex usw.) kontinuierlich überprüfen und anpassen
  - Korrekte und sorgfältige Hautpflege mit geeigneten Mitteln durchführen
  - Wechselintervalle einhalten

Jeder Stomaträger sollte von Anfang an darüber aufgeklärt werden, dass Entzündungen, Reizungen und Schmerzen in der peristomalen Umgebung nicht als normal angesehen werden dürfen. Sie deuten immer auf ein Versorgungsproblem hin und sind behandlungsbedürftig. Der Stomaträger sollte sich an seine Fachkraft des Nachversorgers oder den klinischen Pflegeexperten wenden.

Die korrekte absolute Abdichtung gelingt nicht immer beim ersten Versuch, z. B. können die Materialien durch die Hautfeuchtigkeit oft schneller erschöpft sein und deshalb kürzere Wechselintervalle erfordern. Bei korrekter Abdichtung jedoch sollte die Haut zunehmend abheilen. Bestimmte Materialeigenschaften, wie z. B. gewölbte Produkte, Zubehör und Konvexität oder curvexe® Produkte sowie ergänzende Hilfsmittel (Gürtel) können unterstützend wirken.

Es muss immer solange nach der geeigneten Versorgung gesucht werden, bis eine sichere Abdichtung erreicht wird.

8.2.4 Allergisches Kontaktekzem

Allergisches Kontaktekzem

Allergische Hautreaktion durch direkten Kontakt mit einem potenziellen Allergen. Bei fortgesetzter Exposition werden Antikörper produziert, es kommt zu einer Hautreizung oder -entzündung (→ erhöhtes Risiko für die Entwicklung einer Allergie).

Grundsätzlich können alle Versorgungsmaterialien und Pflegeprodukte allergieauslösend wirken, jede Umstellung, wie z. B. von Medikamenten oder Waschmitteln, kann zu einer Allergie führen. Allergien können auch erst nach Jahren auf bisher gut vertragene Produkte auftreten. Allergien werden in der Literatur mit > 3 % als Ursache bei Hautproblemen beschrieben (Lyon 2010) (Tab. 8.4).

Tab. 8.4 Allergisches Kontaktekzem (Abb. 8.9)

Erscheinungsbild und Symptome	Ursache (beispielhaft)	Pflegerisches Vorgehen und ggfs. medizinische Therapie
– Zunächst scharf begrenzte Rötung der Haut, die mit dem Allergen Kontakt hat – Später diffuse Rötung, die über die Kontaktstellen hinausreichen – Auch „kontaktferne" Haut kann reagieren (Streuphänomen) – Unterschiedliches Erscheinungsbild: Bläschen, Pustel, Papeln, schuppige Haut – Häufig Juckreiz – Seltener Schmerzen	– Mikroporöse Klebeflächen/Pflaster – Beutelfolien – Adhäsivmaterialien – Hautschutzpaste – Reinigungs- und Pflegemittel – Gürtel	– Bestimmung und Eliminierung des Allergens, z. B. die Klebe- oder Haftfläche – Umstellung auf eine andere Mixtur des Herstellers (falls keine vorhanden, ggfs. Hersteller wechseln, ► Abschn. 5.4) – Eventuell Anordnung von Kortikoiden (systemisch oder in wässriger Lösung) zur Lokaltherapie

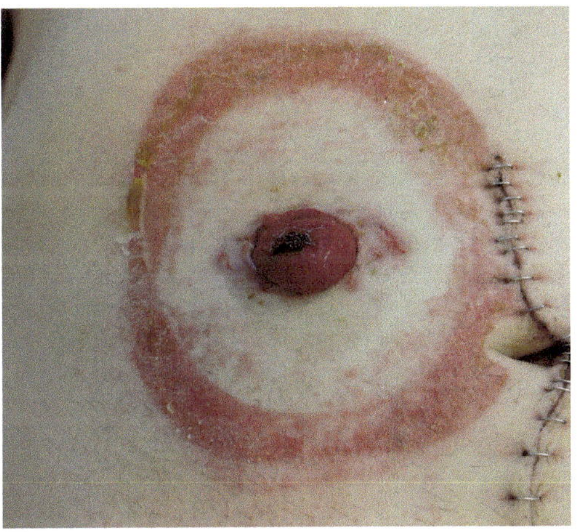

Abb. 8.9 Allergische Hautreaktion auf den Haftrand der Stomaversorgung (Bild-Quelle: G. Hofmann, S. Summa, Erlangen)

Pflegerische Intervention

- Genaue Patientenanamnese hinsichtlich Veränderungen in der Versorgung und im Alltag
- Genaue Abfrage der Pflegeprodukte und der Durchführung des Versorgungswechsels
- Produkte mit Haftrand vermeiden
- Vorstellung beim Dermatologen zur genauen Ermittlung des Allergens
- Ggf. Wechsel der Hautschutzmaterialien
- Alle vermeidbaren und allergieverdächtigen Pflegeprodukte vermeiden
- Daran denken, dass Produkte anderer Hersteller zu sog. „Kreuzallergien“ führen können (Abb. 8.10)
- Reinigung nur mit klarem Wasser

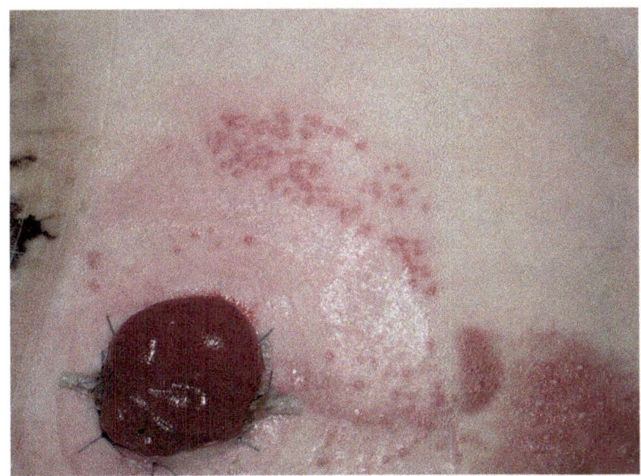

Abb. 8.10 Hautreaktion, Verdacht auf Kreuzallergie (Bild-Quelle: G. Hofmann, S. Summa, Erlangen)

Praxistipp

- Die Bestimmung eines Allergens erfolgt durch den Dermatologen (Patch-Test) → beim Hersteller der Stomaprodukte Inhaltsstoffe der Materialien abfragen
- Patienten mit bekannten Allergien bereits präoperativ austesten
- Bei Langzeitgebrauch oder auch durch Hitze im Sommer kann alkoholhaltige Paste zu Hautirritationen führen → alternativ alkoholfreie Paste, Hautschutzringe oder -streifen verwenden
- Jede Umstellung der Versorgungsmaterialien zeitnah kontrollieren: Sind die Hauterscheinungen rückläufig? Kommt der Stomaträger mit dem Material zurecht? Fühlt er sich damit wohl?
- **Cave**: Keine fetthaltigen oder öligen Medikamente/Produkte verwenden

Prävention

- Abfrage bereits bestehender Allergien, ggf. Vermeidung dieser Allergen (z. B: Pflasterallergie)
- Bei bekannter hoher Allergiebereitschaft Patch-Test durch den Dermatologen präoperativ empfehlenswert
- Reinigung nur mit klarem Wasser
- In der Grundversorgung Vermeidung überflüssiger Zusatzpflegeprodukte („Kreuzallergien“!)

8.2.5 Waschfrauenhändehaut

Waschfrauenhände

Aufquellen der Epidermis durch chronische Hautfeuchtigkeit, was zur Mazeration der Haut führen kann (Tab. 8.5).

Pflegerische Intervention

- Versorgung exakt anpassen
- Hygroskopische Produkte verwenden
- Paste, Hautschutzringe, Streifen oder Softkonvexität zur besseren Abdichtung benutzen

Tab. 8.5 Waschfrauenhändehaut (Abb. 8.11, Abb. 8.12, Abb. 8.13)

Erscheinungsbild und Symptome	Ursachen	Pflegerisches Vorgehen und ggfs. medizinische Therapie
– Weißliche, faltige, aufgequollene Hautareale peristomal – ggf. Schmerzen	– Ständiger Kontakt der Haut mit Feuchtigkeit, besonders bei flüssiger Ausscheidung – Zu großer Hautschutzausschnitt – Undichte Stomaversorgung – Zu langes Belassen der Stomaversorgung (Tragezeit/Wechselintervall) – Starke Schweißbildung oder Feuchtigkeitsbindung (nicht adäquater hygroskopischer Hautschutz)	– Exakte Abdichtung der Haut gegen Feuchtigkeit – Hygroskopische Eigenschaft des Hautschutzmaterials auf die Feuchtigkeitseinwirkung anpassen (z. B. Urostoma)

- Evtl. konvexe Versorgung in der Akutphase oder auf Dauer benutzen
- Evtl. Andruck der Versorgung durch Gürtel unterstützen
- Versorgungsintervalle anpassen oder einhalten

Praxistipp

- Das Problem der Waschfrauenhändehaut tritt erfahrungsgemäß gehäuft bei Stomaanlagen in Hautniveau auf, da sich hier die optimale Abdichtung oftmals schwieriger gestaltet.
- **Cave:** Eine Nichtbehandlung der Waschfrauenhändehaut führt zur pseudoepithelialen Hyperplasie und schlimmstenfalls zu einer Stomastenose.

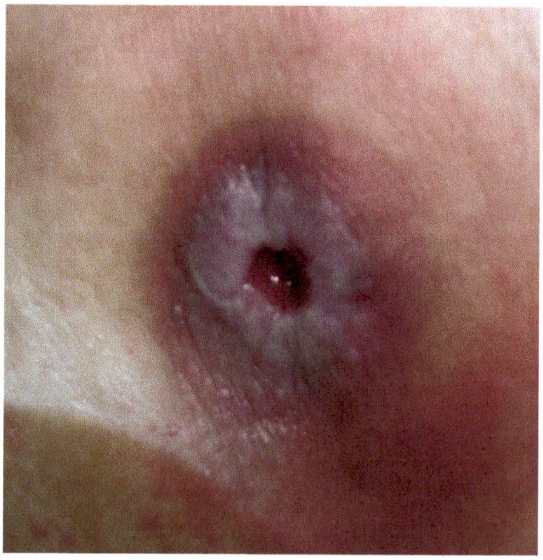

8.2.6 Pseudoepitheliale Hyperplasie (PEH)

Pseudoepitheliale Hyperplasie

Hyperplasie der Cutis in der Stomaumgebung bis hin zu Verhornung und Stenosebildung.

Bei neu auftretenden zunehmenden Wucherungen neigen Stomaträger dazu, den Versorgungsausschnitt zu vergrößern, da sonst eine korrekte Abdichtung nicht mehr gegeben ist. Dies führt jedoch zu einer Zunahme

Abb. 8.11 Beginnende Waschfrauenhändehaut (Bild-Quelle: G. Hofmann, S. Summa, Erlangen)

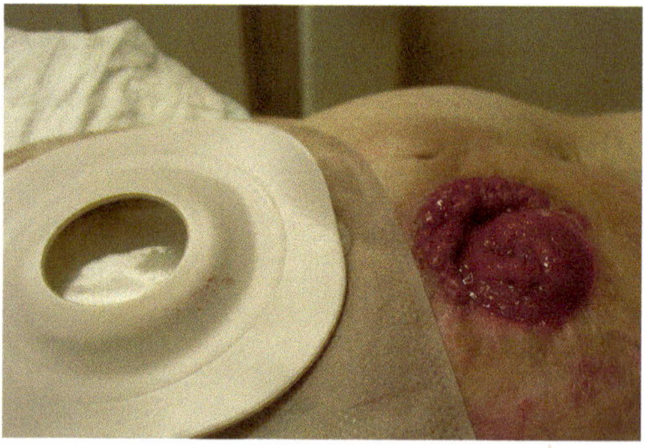

Abb. 8.12 Umstellung der Versorgung auf Konvexität (Bild-Quelle: G. Hofmann, S. Summa, Erlangen)

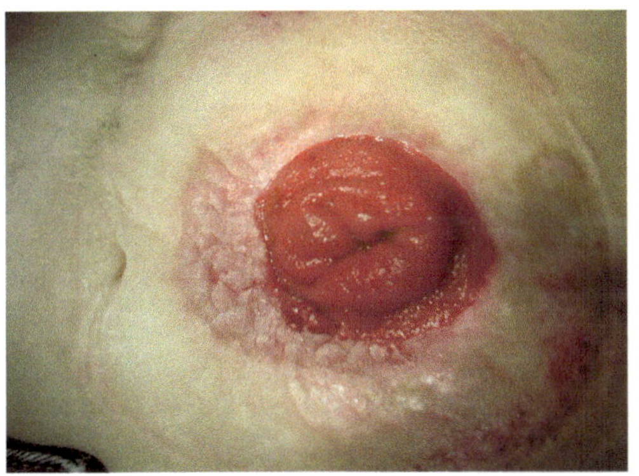

Abb. 8.13 Befundbesserung 14 Tage nach Umstellung auf konvexe Produkte (Bild-Quelle: G. Hofmann, S. Summa, Erlangen)

der Hyperplasie, da jetzt noch mehr Feuchtigkeit auf die ungeschützte Haut einwirken kann (Tab. 8.6).

Pflegerische Intervention

Bei mäßiger Ausbildung:

- Abtrocknen der durch Feuchtigkeit belasteten Haut:
  - Größe der Versorgung exakt anpassen und Passgenauigkeit im weiteren Verlauf überprüfen
  - Stark hygroskopisches Material verwenden
  - Zusätzlich mit Paste, Streifen und/oder Hautschutzringen abdichten
- Andruck durch softkonvexe oder konvexe Versorgung (möglichst in der akuten Phase!)
- Wenn möglich mit Gürtel versorgen
- Wechselintervall anpassen!
- Pflegerische Interventionen kontinuierlich überprüfen, um die Maßnahmen zu evaluieren

Praxistipp

- Durch Druck mittels gewölbter „starrer" Konvexität und/oder Gürtel auf die Hyperplasie bilden sich die Granulationen schneller zurück.
- **Cave**: Unbehandelte PEH-Haut begünstigt die Ausbildung einer Stomastenose.

Nach chirurgischer Therapie:

- Wunde im Bereich der Abtragungsstelle nach den Richtlinien der Wundversorgung abdecken (Hydrofaserprodukte mit steriler Wundabdeckung)
- Darauf die gewohnte bzw. neu angepasste Stomaversorgung applizieren
- Wundfläche kontinuierlich kontrollieren

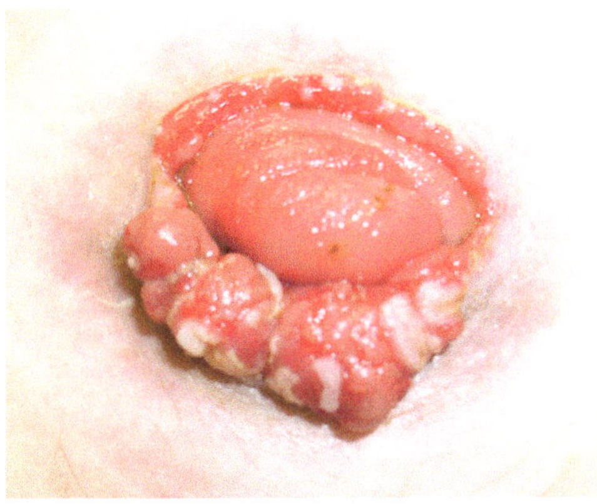

Abb. 8.14 Ausgeprägte PEH (Bild-Quelle: G. Hofmann, S. Summa, Erlangen)

Tab. 8.6 Pseudoepitheliale Hyperplasie (Abb. 8.14)

Erscheinungsbild und Symptome	Ursachen	Pflegerisches Vorgehen und ggfs. medizinische Therapie
– Anfangs hautfarbene, später weiß-graue, harte, warzenartige Wucherungen peristomal – Verdickung der Epidermis – Farbveränderungen möglich: braun-bläulich – Eventuell Schmerzen – Leichte Blutung	– Zu großer Hautschutzausschnitt – Undichte Stomaversorgung – Zu langes Belassen der Stomaversorgung – Starke Schweißbildung	– Ausschluss anderer Erkrankungen durch den Arzt (z. B. Lokalrezidive, Tumore) – Eventuell Biopsie – Therapie bei starker Ausbildung: medikamentös mit Hydrokortison (Wiesinger und Stoll-Salzer 2012) oder chirurgische Abtragung der Hautwucherungen (Abb. 8.15)

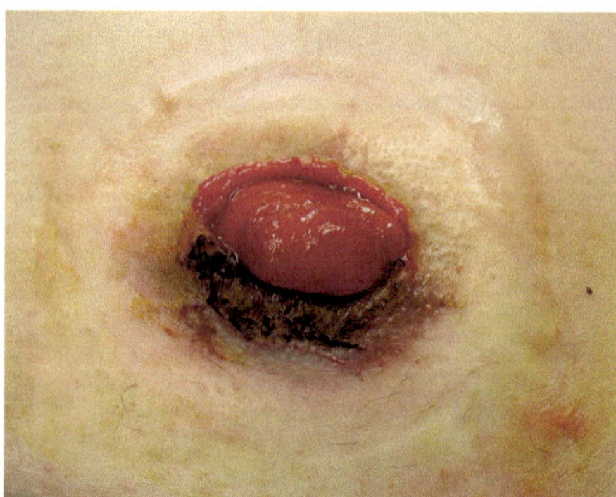

■ **Abb. 8.15** PEH nach chirurgischer Abtragung (Bild-Quelle: G. Hofmann, S. Summa, Erlangen)

■ Prävention

Eine chronische Hautfeuchtigkeit kann mittels exakter Versorgungsanpassung verhindert werden.

8.2.7 Pyoderma gangraenosum (Dermatitis ulcerosa)

> **Pyoderma gangraenosum (PG)**
>
> Das PG ist eine seltene, chronisch-entzündliche schmerzhafte Erkrankung der Haut. Es bilden sich gangränöse Ulzera bis in tiefe Gewebeschichten (■ Tab. 8.7 und ■ Abb. 8.16).

Die Ursache der Erkrankung ist unbekannt, eine Autoimmunreaktion wird vermutet. Das Pyoderma kann überall auftreten, befällt aber vorwiegend die Haut der unteren Extremitäten, des Gesäßes, des Abdomens sowie Gesicht, Hals, Kopf und Narbengewebe. Die Ulzera entstehen meist aus einem Bagatelltrauma, wie z. B. einem Insektenstich (Pathergiephänomen = Auslösen pathologischer Hautläsionen bei bestimmten Erkrankungen durch ein banales Trauma).

Ist der peristomale Bereich befallen, spricht man von einem **peristomalen Pyoderma gangraenosum** (PPG). Prädisponiert sind Patienten mit CED (chronisch entzündlichen Darmerkrankungen), Rheuma, malignen hämatologischen Erkrankungen aber auch mit malignen oder entzündlichen Darmerkrankungen. Genaue Angaben über die Häufigkeit der Erkrankung existieren nicht.

> **Das PPG wird oftmals nicht als solches erkannt und als Wundinfektion, Kontaktdermatitis, Ulkus oder Tumor fehldiagnostiziert.**

Üblicherweise treten die Geschwüre nur unter der Haftfläche auf und reichen nicht darüber hinaus. Das typische Erscheinungsbild, das Vorliegen relevanter Begleiterkrankungen sowie das Ansprechen auf eine immunsuppressive Therapie stützen die Diagnose PPG. Heutzutage werden zur Sicherung der Diagnose Probeexzisionen aus dem Wundrand entnommen.

■ Pflegerische Intervention

- Hautschutz vorsichtig ablösen. **Cave:** Pathergiephänomen
- Ggf. Hautschutzlöser verwenden
- Ulzera mit NaCl 0,9 %. oder ggf. Antiseptika spülen (■ Abb. 8.17)
- Kombination Stoma- und Wundversorgung: Wundgrund mit Hydrofaser auffüllen und mit Sekundärverband abdecken (■ Abb. 8.18) (▶ Abschn. 9.7)
- Darauf die normale Stoma-Versorgung anbringen
- Ggfs. durch alkoholfreie Hautschutzpaste, -ringe, -Streifen abdichten

> **Praxistipp**
>
> - Die Häufigkeit des Versorgungswechsels richtet sich nach der Exsudatmenge im Wundgebiet
> - **Cave**: Keine konvexe Versorgung verwenden oder den Einsatz von vorgefertigten konvexen Produkten überprüfen → Pathergiephänomen
> - **Cave**: Beim Versorgungswechsel treten oft starke Schmerzen auf; je nach Stärke der Beschwerden lokale bzw. systemische Schmerztherapie durchführen

Tab. 8.7 Pyoderma gangraenosum

Erscheinungsbild und Symptome	Ursachen	Pflegerisches Vorgehen und ggfs. medizinische Therapie
Anfangs: – Eine oder mehrere kleine schmerzhafte Pusteln, typischerweise von einem schmalen blauen Ring umrandet – Die Pustelumgebung ist häufig gerötet und ödematös verändert **Im Verlauf:** – Aufbrechen der Pusteln mit Bildung eines unregelmäßig geformten Ulkus – Ulkusrand bläulich livide gefärbt, ödematös aufgeworfen – Wundränder häufig unterminiert – Ständige Veränderung der Form- und Tiefenausbreitung des Ulkus – Gesunde Hautbrücken zwischen den Geschwüren – Teils sehr schmerzhaft – Besonders in der Frühphase starke Exsudation – Wundgrund oft schmierig belegt – Purulentes Sekret (Abstrich steril) **Häufig Sekundärinfektion** durch Kontakt mit der Ausscheidung **Nach Abheilung der Wunden** bilden sich unregelmäßige Narben, die als „gestrickt" bezeichnet werden	Aufgrund des Pathergiephänomens sind prädisponiert: – Patienten mit Stoma-Hernien – Patienten mit (inadäquater) konvexer Versorgung und/oder Gürtelbefestigung	– Zusammenarbeit von Internisten, Dermatologen und evtl. Chirurgen – Therapie der Grunderkrankung – Je nach Schweregrad der Erkrankung systemische und/oder lokale Behandlung: **Systemisch:** – Kortikosteroide – Immunsuppressiva – Anti-TNFα-Antikörper **Lokal:** – Wundspülungen mit NaCl 0,9 % – Antiseptika bei Superinfektion – Kortikosteroide oder z. B Tacrolimuspaste 0,5 % nach ärztliche Anweisung – Hyperbare Sauerstofftherapie Die Ulzera sind nicht infektbedingt, daher wäre eine antibiotische Therapie wirkungslos

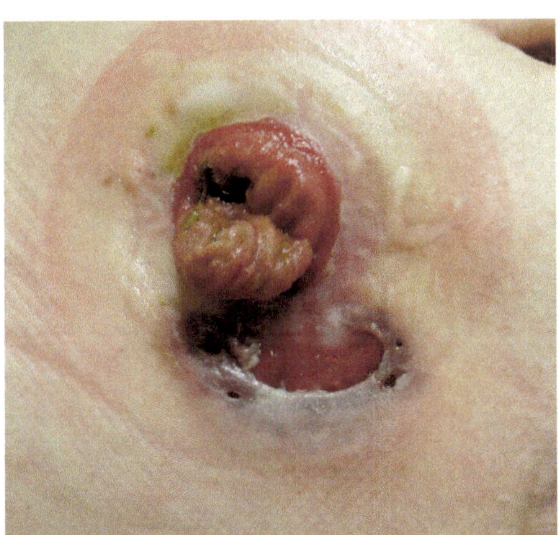

Abb. 8.16 Pyoderma gangraenosum (Bild-Quelle: G. Hofmann, S. Summa, Erlangen)

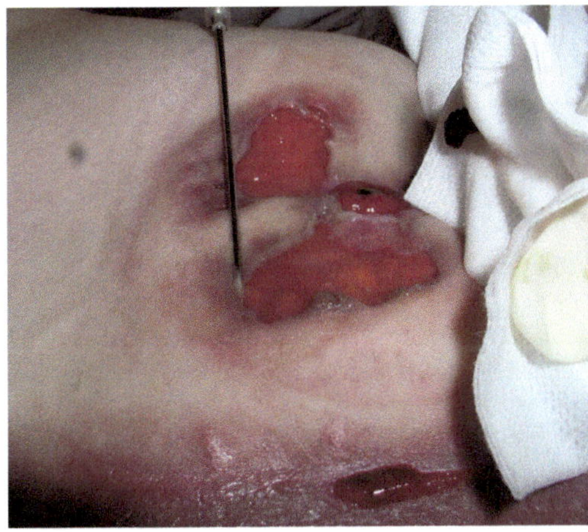

Abb. 8.17 Spülung eines parastomalen Pyoderma gangraenosum (Bild-Quelle: G. Hofmann, S. Summa, Erlangen)

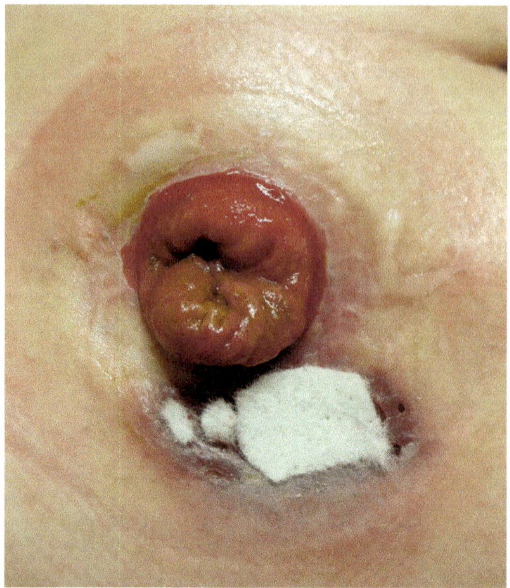

Abb. 8.18 Pyoderma gangraenosum versorgt mit Hydrofaser (Bild-Quelle: G. Hofmann, S. Summa, Erlangen)

8.2.8 Mechanische Verletzungen

Mechanische Verletzungen

Durch unsachgemäße und derbe Manipulation entstehen Verletzungen im parastomalen Bereich.

Prädisponiert für mechanische Verletzungen sind Patienten unter Chemo-, Bestrahlungs- oder Kortisontherapie sowie Diabetiker und Patienten mit Alters- bzw. Pergamenthaut (Tab. 8.8).

Pflegerische Intervention

- Versorgung vorsichtig ablösen, evtl. Pflasterlöser verwenden
- Versorgung und Versorgungstechnik des Patienten überprüfen
- Evtl. flüssigen Hautschutzfilm verwenden
- Evtl. Stoma-Pflegecremes benutzen
- Wechselintervalle einhalten
- Hautschutzmaterial ohne Haftrand verwenden

Praxistipp

Hautschäden durch mechanische Reizung heilen unter hydrokolloiden Stoma-Hautschutzplatten schnell ab, wenn die Ursachen erkannt und/oder vermieden werden.

8.2.9 Druckschäden der peristomalen Haut

Druckulkus

Langanhaltender Druck auf die stomaumgebende Haut kann die Ausbildung von Hautschäden bis hin zu Ulzerationen verursachen (Tab. 8.9).

Tab. 8.8 Mechanische Verletzungen

Erscheinungsbild und Symptome	Ursache	Pflegerisches Vorgehen und ggfs. medizinische Therapie
– Rötung der Haut peristomal – Oberflächliche Hautdefekte z. B. durch Stripping	– Unsachgemäßer Versorgungswechsel – Zug-/Scherkräfte im Versorgungsbereich – Zu „starke" Hautschutzhaftung – Zu häufiger Wechsel bei Undichtigkeit der Versorgung. verursacht durch ungünstige Stomaanlage (Narben, Falten, Retraktion) – Verwendung geschlossener Beutelsysteme bei hohen Ausscheidungsmengen (Diarrhö bei Kolostoma und geschlossener Beutel)	– Keine ärztliche Therapie notwendig – Anpassen der Versorgung durch Pflegeexperten und Patientenaufklärung

Tab. 8.9 Druckulkus (Abb. 8.19)

Erscheinungsbild und Symptome	Ursachen	Pflegerisches Vorgehen und ggfs. medizinische Therapie
– Hautdefekt bis in die Dermis – Evtl. Exsudation – Evtl. Schmerzen und/oder Brennen im Stomabereich	Für die Haut zu hoher Druck durch z. B.: – Starre Konvexität – Druckverstärkung durch Gürtelversorgung typischerweise bei drei und neun Uhr – Stärker ausgeprägte Hernien (Druck von innen!)	**Druckreduktion!** – Arztvorstellung zur Abklärung der lokalen oder systemischen Therapie – Evtl. chirurgische Therapie der Stomahernie – Unterstützend vitaminreiche Ernährung zur verbesserten Wundheilung und Hautstabilisierung

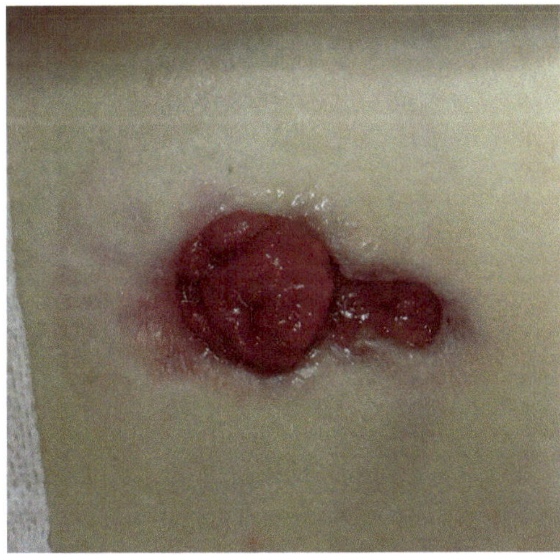

Abb. 8.19 Druckulkus (Bild-Quelle: G. Hofmann, S. Summa, Erlangen)

Pflegerische Intervention

- Schädigende Noxen ausschalten
- Von konvex auf plan, curvex® oder softkonvex umstellen
- Versorgung des Ulkus nach den Leitlinien der phasengerechten Wundversorgung und Arztanweisung:
  - Wundassessment, Wundreinigung bzw. -spülung
  - Wundbett nach Tiefe und Zustand evtl. mit Hydrofaser auffüllen, Hydrokolloidverband oder bei oberflächigen Defekten Hydrokolloidpuder verwenden
  - Mit Sekundärverband abdecken
  - Darauf passgenaue geeignete Stomaversorgung anbringen
  - Auf gute Abdichtung achten
- Zeitnahe Befundkontrolle nötig!

Praxistipp

- Betroffene Stomaträger stellen sich meist wegen verminderter Hautschutzhaftung vor. Ursache ist das Exsudat und die Veränderung der peristomalen Haut.
- Differenzialdiagnose: peristomales Pyoderma gangraenosum
- **Cave**: Die Ulzera können sich durch Unterwanderung mit der Stomaausscheidung sekundär infizieren.

Prävention

- Genau evaluieren, ob Konvexität notwendig ist
- Andruckstärke Form und Tiefe der Konvexität fachgerecht auswählen
- Patienten genau anleiten, ob und wann eine Gürtelversorgung notwendig ist
- Besonders bei Verwendung von Gürteln und/oder Konvexität, die Haut regelmäßig auf Druckschäden kontrollieren

Tab. 8.10 Peristomale Psoriasis

Erscheinungsbild und Symptome	Ursache	Pflegerisches Vorgehen und ggfs. medizinische Therapie
– Rote, schuppige, scharf begrenzte Hautveränderungen – Trockene, weiß bis silbrig glänzende Hautschuppung – Meist Juckreiz – Hautveränderungen sind nicht auf den Versorgungsbereich beschränkt und können unter Haft- und Pflasterrand auftreten	– Generalisierte Psoriasis, Hautveränderung auch unter der Versorgung möglich – Verletzungen der Haut, z. B. beim unsachgemäßen Versorgungswechsel	– Systemische Therapie – Lokale Therapie mit Kortikoiden in wässriger Lösung – Phototherapie

8.2.10 Peristomale Psoriasis

Peristomale Psoriasis

Gutartige, schubweise und chronisch verlaufende Hauterkrankung mit verstärkter Hautschuppung. Charakteristisch sind scharf begrenzte rote Plaques, besonders im Bereich der Knie, Ellenbogen, Schienbeine und der Kopfhaut.

Prädisponiert sind Patienten mit chronisch entzündlicher Darmerkrankung (CED). Bei Stomaträgern mit bekannter Psoriasis können Verletzungen im Versorgungsbereich diese Hauterkrankung auslösen (Tab. 8.10).

Pflegerische Intervention

- Versorgung mit durchgehend hydrokolloiden Hautschutzflächen (keine Hafttränder)
- Versorgungswechsel unbedingt schonend durchführen
- Bei Problemen mit der Versorgungshaftung unterschiedliche Hautschutzmaterialien (Mixturen) ausprobieren (▶ Abschn. 5.4)
- Haut zwingend kontinuierlich kontrollieren

Praxistipp

- Durch das „feuchte Milieu" unter hydrokolloiden Hautschutzplatten reduzieren sich oftmals bestehende Psoriasisherde.
- Bei einer Phototherapie ist das Stoma nicht mit Versorgungsmaterial bedeckt. Es kann jederzeit zu Ausscheidungen kommen. Dies wird nicht von jedem Stomaträger gewünscht und akzeptiert.
- **Cave**: Bei lokaler Kortisontherapie keine fetthaltigen oder öligen Produkte verwenden.

Prävention

- Anamnese
- Versorgungswechsel schonend durchführen
- Versorgung mit hygroskopischen/hydrokolloiden Materialien

8.2.11 Kristallbildung bei Urostomie

Kristallbildung

Im Urin befinden sich Kristalle, die über das Urostoma ausgeschieden werden. Diese lagern sich am Stoma und/oder auf der stomaumgebenden Haut an (Tab. 8.11).

Pflegerische Intervention

- Zu regelmäßigem Versorgungswechsel anleiten
- Reinigungsgewohnheiten des Patienten überprüfen, ggf. neu schulen!
- Versorgung genau anpassen
- Kristalle mit medizinischem Essig auflösen (Essig 5 % im Verhältnis:1 Teil Essig 4 Teile Wasser)

Tab. 8.11 Kristalle bei Urostomie (Abb. 8.20)

Erscheinungsbild und Symptome	Ursache und begünstigende Faktoren	Pflegerisches Vorgehen und ggfs. medizinische Therapie
– Kleine, glassplitterartige Kristalle rund um das Stoma (schwer zu erkennen!) – Stechende Schmerzen und evtl. punktuelle Blutungen bei der Hautreinigung	– Kristallbildung, Harnsalze in Niere und ableitenden Harnwegen (z. B. Phosphatsalze) – Basischer Urin (pH > 6) – Ungenügende Flüssigkeitszufuhr – Harnwegsinfekte	– nach Arztanordnung Auflösung der Kristalle und Prävention der Neubildung z. B. durch Korrektur des pH-Wertes im Urins mittels Medikamenten und Ernährung (► Abschn. 4.3.6) – Ggf. Steigerung der Flüssigkeitszufuhr (► Abschn. 4.3, ► Abschn. 7.1.3) nach Abklärung bei Nierenfunktionseinschränkungen/Harnsäuresteinen) (Deutsche ILCO e. V. 2012)

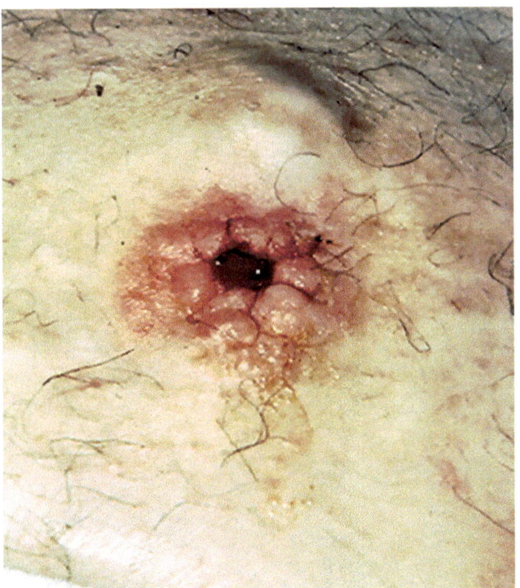

Abb. 8.20 Kristallbildung und PEH bei Urostomie

- Flüssigkeitszufuhr (in Absprache mit dem Arzt) erhöhen
- Bei Verdacht auf Harnwegsinfekt immer Arztvorstellung

pH-Wert-ansäuernde Nahrungsmittel, z. B.:
- Preiselbeersaft, Johannisbeersaft
- Tierische Nahrungsmittel
- Schwarzer Tee, Kaffee, Nieren-Blasentees und ansäuernde Mineralwasser

Basisch wirken z. B.:
- Pflanzliche Nahrungsmittel
- Zitrusfrüchte (keine industriell hergestellten Säfte) und alkalisierende Mineralwasser

Praxistipp

- Zur Versorgung immer Urostomiebeutel (mit integrierter Rücklaufsperre) verwenden!
- **Cave:** Bei Nichtbehandlung besteht die Gefahr einer Stomastenosenbildung durch wiederholte Haut- und Schleimhautverletzungen!

8.3 Frühkomplikationen nach Stomaanlage

G. Hofmann, S. Summa

In der postoperativen Phase muss die neue Stomaanlage kontinuierlich beobachtet werden, um etwaige Frühkomplikationen schnellstmöglich zu erkennen und ggf. eine Behandlung einleiten zu können.

Frühkomplikationen an der Stomaschleimhaut
- Postoperatives Stomaödem
- Stomanekrose
- Blutungen

Frühkomplikationen an der mukokutanen Verbindung
- Haut-Schleimhaut-Separation
- Akute Retraktion

Frühkomplikationen an der stomaumgebenden Haut
- Parastomaler Abszess
- Erysipel
- Hautirritation/Mazeration (▶ Abschn. 8.1 und 8.2)

8.3.1 Postoperatives Stomaödem

Ein postoperatives Ödem an der Stomaschleimhaut tritt bei nahezu allen Stomaanlagen auf. Es bildet sich normalerweise zwischen dem 4.–7. Tag zurück. Das Ödem hat normalerweise keinen Krankheitswert und sollte nur beobachtet und dokumentiert werden. Dabei ist die genaue Größenangabe und Prominenz des Stomas wichtig, um eine genaue Aussage über die Rückläufigkeit des Ödems machen zu können.

Aussehen

Glasige glänzende und pralle Darmschleimhaut (◘ Abb. 8.21).

Ursachen

Durch Manipulation am Darm bei der Operation kommt es zur vermehrten Einlagerung von Gewebsflüssigkeit zwischen den Zellen.

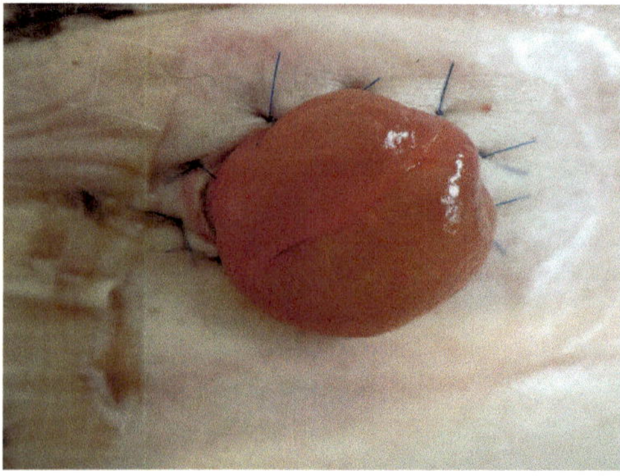

◘ **Abb. 8.21** Stomaödem (Bild-Quelle: G. Hofmann, S. Summa, Erlangen)

Pflegerische Intervention

- Beobachten und dokumentieren (Größe und Prominenz, evtl. Fotodokumentation):
  - Hellrot glänzende Schleimhaut → normale Durchblutung
  - Blassrosa bis nahezu weiße Schleimhaut → verminderte Durchblutung oder niedriger Hämoglobinwert (beides dokumentieren und dem Arzt melden)
- Bei starker Ausprägung oder wenn das Ödem auch nach Tagen nicht rückläufig ist → Chirurg informieren;
- Ursachen:
  - Intraoperativ unter Spannung angelegtes Stoma
  - Gestörter venöser Rückstrom durch zu engen Fasziendurchtritt oder Hautausschnitt
  - Zu enge Einzelknopfnähte
  - Unter Spannung stehender Reiter/Steg (▶ Abschn. 6.1.4)
- Zum Abschwellen feuchte kühle Kompressen direkt auf die Schleimhaut auflegen
- Behandlung obliegt dem Arzt und erfolgt je nach Ursache
- Tritt ein Stomaödem nach Monaten oder Jahren auf, kann dies Zeichen einer intraabdominellen Druckerhöhung oder Stomablockade sein → Arzt konsultieren

Praxistipp

- **Cave:** Keine Schleimhaut abschwellenden Mittel benutzen, diese sind nicht für die Darmschleimhaut zugelassen und können durch die Verengung von Mikrogefäßen zu Nekrosen führen.
- **Cave:** Niemals Kühlelemente oder Eis als abschwellende Maßnahme verwenden. Die Schleimhaut ist nicht kältesensibel, es kann zu Erfrierungen kommen!

8.3.2 Stomanekrose

Aussehen

Bei einer dunkelrot-violett bis schwarzen Schleimhaut besteht der Verdacht auf eine **Stomaschleimhautnekrose.** Nekrosen können punktuell auftreten

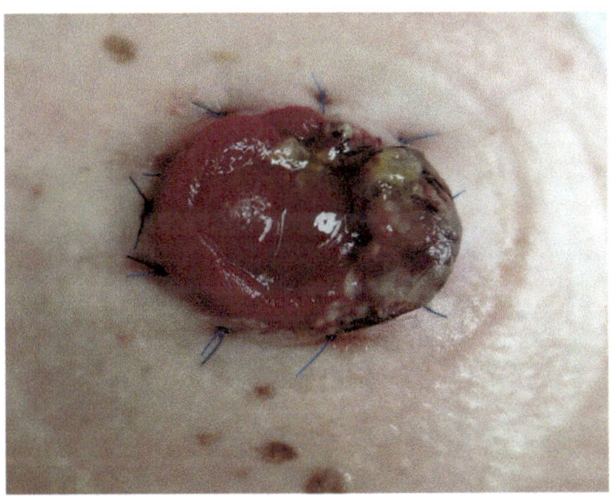

Abb. 8.22 Teilnekrose am Stoma (Bild-Quelle: G. Hofmann, S. Summa, Erlangen)

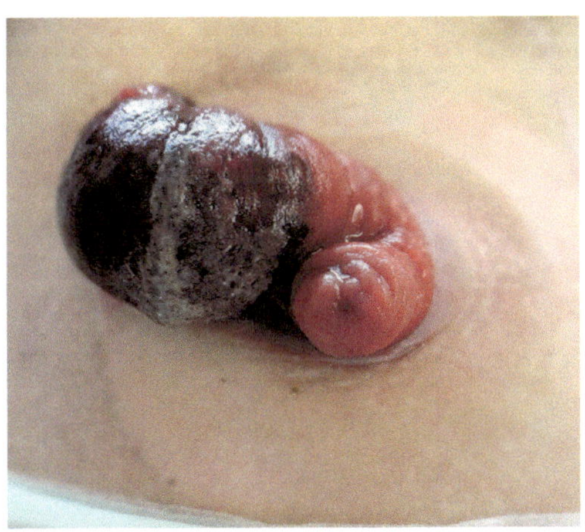

Abb. 8.23 Teilnekrose am doppelläufigen Stoma, nur ein Schenkel betroffen (Bild-Quelle: G. Hofmann, S. Summa, Erlangen)

oder das ganze Stoma betreffen, sie können oberflächlich an der Schleimhaut sein oder alle drei Darmschichten betreffen. Die Schleimhaut wirkt oft trocken und matt. Das nekrotische Gewebe kann stark riechen (Abb. 8.22, Abb. 8.23, Abb. 8.24).

Ursachen

Mangelhafte Durchblutung durch:

- Intraoperative Verletzungen der zuführenden Blutgefäße, z. B. bei der Mobilisation des Darmes
- Mikroembolien

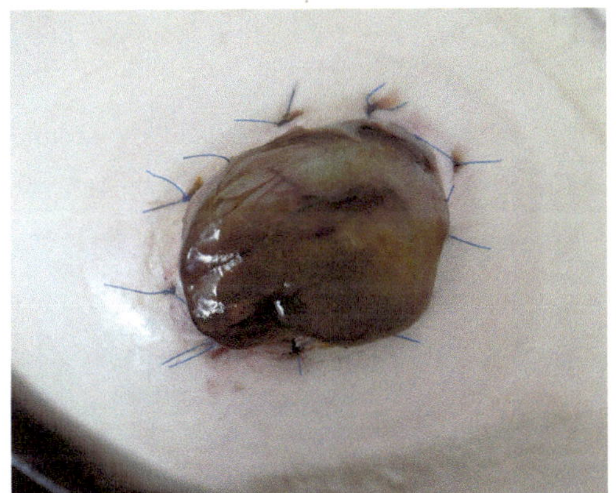

Abb. 8.24 Stomanekrose an der Schleimhaut (Bild-Quelle: G. Hofmann, S. Summa, Erlangen)

- Nicht spannungsfreies Ausleiten des Darm
- Grunderkrankungen (Diabetes mellitus, AVK)
- Zu enger Durchtrittskanal (Pforte durch die Bauchdecke, Faszie, Haut)
- Adipositas
- Ein unter Spannung eingelegter Reiter/Steg (► Abschn. 6.1.4)

> **Besteht auch nur der Verdacht auf eine beginnende Nekrose, muss umgehend der Chirurg verständigt werden, da immer die Gefahr besteht, dass die Nekrose fortschreitet und sich bis in die Bauchhöhle ausbreitet und sich eine Peritonitis entwickelt.**

Die Ausbreitung einer Nekrose ist von außen nicht beurteilbar und muss vom Arzt mittels flexibler Darmspiegelung beurteilt werden. Je nach Ausprägung der Nekrose kann jedoch auch eine Relaparatomie mit eventueller Neuanlage des Stomas erforderlich werden. Vorsorglich muss auch vor dieser OP eine Markierung, ggfs. auch an der gegenüberliegenden Seite der Bauchdecke, vorgenommen werden.

Pflegerische Intervention

- Stoma regelmäßig mehrmals täglich auf Veränderungen kontrollieren (es darf nicht zu einer Einengung des Stomas durch einen zu engen Ausschnitt des Hautschutzes kommen)

- Druck auf die Stoma umgebende Haut, z. B. durch vorgefertigte Konvexität, verhindern
- Zur besseren Beobachtung zweiteilige Systeme oder post-OP-Beutel mit integriertem Fenster verwenden (▶ Abschn. 6.1.2)

Nekrosen können sich von selbst zurückbilden oder vom Arzt abgetragen werden.

Nekrosen können auch als „Spätkomplikation", z. B. bei Durchblutungsstörungen bei Peritonalkarzinose, auftreten.

Differenzialdiagnose: Die Pseudomelanosis coli ist eine Schleimhautverfärbung des Kolons, ausgelöst durch dauerhafte Einnahme von Abführmitteln. Hierbei erscheint die Schleimhaut dunkelrot bis braun glänzend (kein Krankheitswert!).

8.3.3 Blutungen

Blutungen am Stoma können entweder an der Schleimhaut oder direkt aus dem Darm auftreten.

Ursachen

- Blutung an der Schleimhaut:
  - mechanische Reizung (Stomaschleimhaut ist sehr gut durchblutet und leicht verletzlich)
- Blutung aus dem Darm:
  - aus dem oberen Gastrointestinaltrakt (→ Teerstuhl)
  - aus dem Restdarm, z. B. bei doppelläufigen Stomata
- Unter Antikoagulationstherapie

Pflegerische Intervention

- Leichte, oberflächliche Blutungen durch Aufdrücken von kühlen, feuchten Kompressen stillen
- Bei stärkeren Blutungen (vor allem direkt aus dem Stoma) → Arzt informieren; dieser versucht, die Blutungsquelle zu identifizieren, und entscheidet über die weiteren Maßnahmen, z. B. Umstechung des blutenden Gefäßes oder Elektrokoagulation

8.3.4 Haut-Schleimhaut-Separation

Aussehen

Die mukokutane Verbindung beschreibt den Übergangsbereich von Schleimhaut zur Bauchdeckenhaut. Bei der Haut-Schleimhaut-Separation entsteht zwischen Haut und Schleimhaut (mukokutan) eine Lücke (Separation) (Abb. 8.25). Dabei können einzelne Fäden ausgerissen sein (Nahtdehiszenz) (Abb. 8.26).

Pflegerische Intervention

- Bei Verdacht auf eine mukokutane Separation → behandelnden Chirurg informieren, der die Therapie festlegt

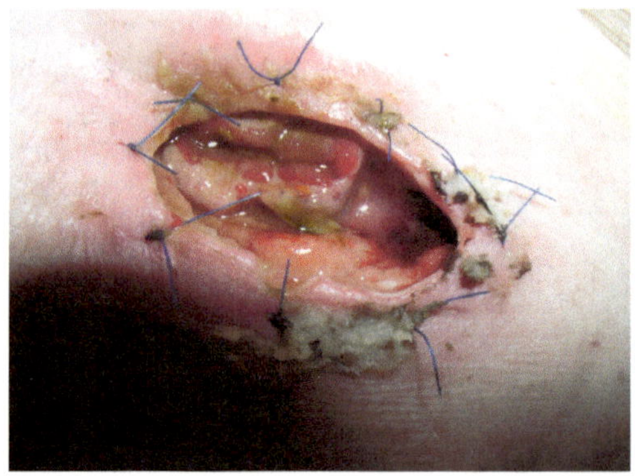

Abb. 8.25 Mukokutane Separation (Bild-Quelle: G. Hofmann, S. Summa, Erlangen)

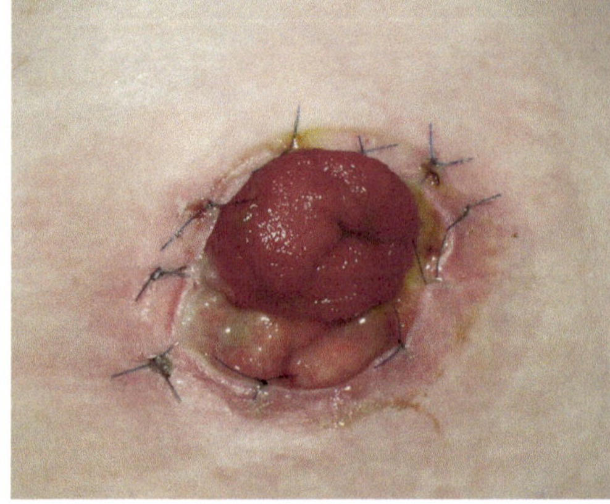

Abb. 8.26 Nahtdehiszenz (Bild-Quelle: G. Hofmann, S. Summa, Erlangen)

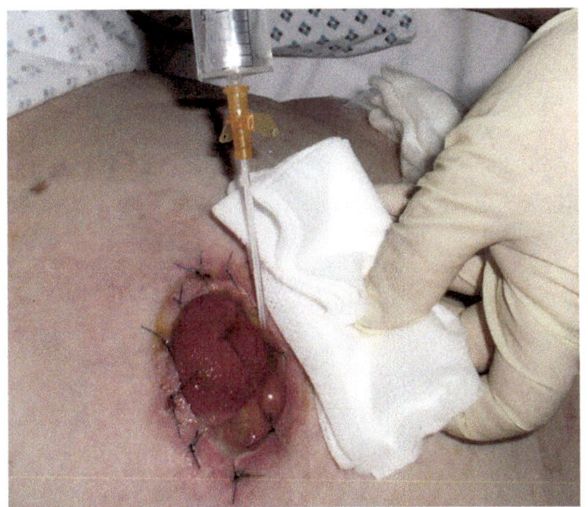

Abb. 8.27 Spülung der Wunde bei Nahtdehiszenz (Bild-Quelle: G. Hofmann, S. Summa, Erlangen)

- Phasengerechte Wundtherapie nach den Regeln der modernen Wundversorgung (je nach Wundgröße und -tiefe und Vorliegen einer Infektion)
- Bei Verdacht auf Wundinfektion Abstrich veranlassen
- Wundspülung mittels Knopfkanüle und steriler Ringerlösung oder NaCl 0,9 % (Abb. 8.27)
- Sind Antiseptika angeordnet, sicherstellen, dass keine Flüssigkeitsreste in der Wunde verbleiben bzw. die Wunde keinen Anschluss (z. B. Fistel) an die Bauchhöhle hat
- Auffüllung des Wundgrundes im Stomabereich, z. B. mit Hydrofaser oder je nach Befund auch Präparate mit Silber (Arztanordnung); Hydrofaser je nach Wundsituation und Angabe des Herstellers mehrere Tage in der Wunde belassen
- Wundabdeckung mit sterilem Sekundärverband, z. B. Hydrokolloidverband oder Wundfolie, darauf die normale Stomaversorgung aufbringen
- Auf eine gute Abdichtung zwischen Stomaplatte und Hydrokolloid achten (Stomapaste oder Hautschutzringe verwenden, um Verunreinigungen der Wunde durch Ausscheidung zu verhindern)
- Häufigkeit des Versorgungswechsels je nach Menge des Wundexsudats (in diesem Fall nicht nach den Empfehlungen der Wechselintervalle für die Stomaversorgungsprodukte); **Cave:** Versorgungswechsel immer dann, wenn die Versorgung undicht wird oder unterwandert ist (möglichst keine vorgefertigte „starre" Konvexität verwenden, um Druck auf die Wunde zu vermeiden, FgSKW e. V. 2013)
- Bei täglich erforderlichem oder angeordnetem Versorgungswechsel einteiliges Versorgungssystem verwenden; kann die Versorgung länger als einen Tag belassen werden, zweiteiliges System wählen (► Kap. 5)

Praxistipp

- Eine separate Wundversorgung mit Hydrofaser vermeidet den Kontakt der Wunde mit der Ausscheidung, wirkt wundreinigend und kann zugeschnitten werden. Durch die Fähigkeit, Wundexsudat vertikal aufzunehmen, wird der Wundrand und die Wundumgebung vor Feuchtigkeitsbelastung geschützt. Die Hydrofaser hat eine hohe Absorptionsfähigkeit und ein hohes Retentionsvermögen. Sie geliert nach der Aufnahme von Wundexsudat und ist geeignet für eine mäßige bis starke Exsudation.
- **Cave:** Bei Verwendung von Antiseptika Herstellerangaben, Einwirkzeit und Einschränkungen beachten.

8.3.5 Akute Retraktion

Die akute Retraktion ist eine eher seltene Komplikation, die meist in den ersten postoperativen Tagen auftritt (Abb. 8.28).

Aussehen

Die mukokutane Verbindung ist zum größten Teil oder komplett ausgerissen und das Stoma in die Bauchdecke abgesunken. Das Stoma ist kaum bis gar nicht mehr erkennbar.

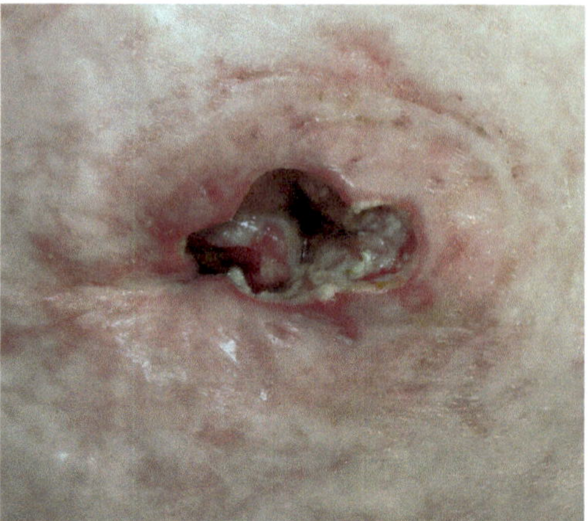

Abb. 8.28 Akute Retraktion (Bild-Quelle: G. Hofmann, S. Summa, Erlangen)

Ursache

Ein unter Spannung angelegtes Stoma kann bei Husten, Niesen, Pressen oder bei Belastung der Bauchdecke ausreißen und in die Bauchhöhle absinken (Abb. 8.29). Besonders gefährdet sind hierbei adipöse Patienten oder Patienten mit Wundheilungsstörungen.

Pflegerische Intervention

- Bei Verdacht auf akute Retraktion sofort Arzt verständigen; dieser prüft, ob das Stoma noch ausreichend in der Bauchdecke fixiert oder unter Faszienniveau abgerutscht ist (→ sofortige OP-Indikation, da es sonst zu Stuhlausscheidung in die Bauchhöhle und einer daraus resultierenden Peritonitis kommen kann); befindet sich die Stomaanlage noch über Faszienniveau, evtl. zuwarten
- Engmaschige Kontrollen durch Chirurg und Pflegepersonal
- Stomaversorgung soll den Stomabereich weich und ohne Druck umschließen (▶ Kap. 5)
- Abdichtung durch Paste und Hautschutzringe zum Schutz der parastomalen Haut
- Patienten darauf hinweisen, Bauchdeckenbelastungen möglichst zu vermeiden

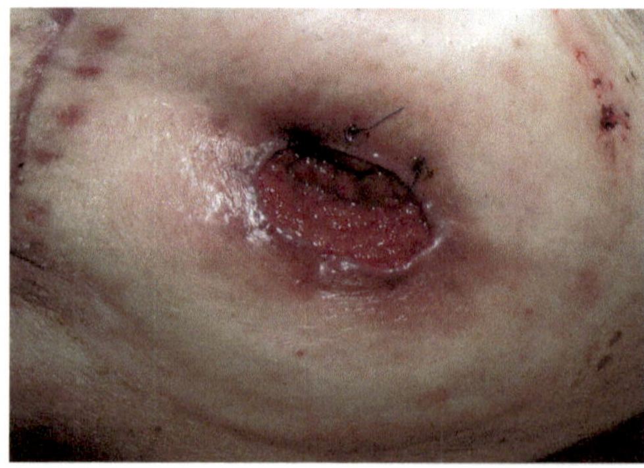

Abb. 8.29 Stomaausriss (Retraktion am Unterrand - Schleimhaut kaum mehr erkennbar und retrahiert, Gefahr des kompletten Ausrisses) (Bild-Quelle: G. Hofmann, S. Summa, Erlangen)

Praxistipp

- Bettgalgen entfernen und bauchdeckenentlastendes Aufstehen durch die Physiotherapeuten zeigen lassen (▶ Abschn. 7.3)
- **Cave:** Diese Stomaanlagen neigen im weiteren Heilungsverlauf zu Stenosen. Dies ist durch pflegerische Maßnahmen nicht zu verhindern.

8.3.6 Parastomaler Abszess

Aussehen

Oftmals ist im Anfangsstadium ein druckschmerzhaftes und verhärtetes Areal tastbar, innerhalb von wenigen Stunden ist eine diffuse und/oder umschriebene Rötung in der Stomaumgebung erkennbar, dieser Bereich ist überwärmt und angeschwollen (Abb. 8.30).

Ursache

Herabgesetzte Abwehrlage des Patienten sowie Keimverschleppung aus dem Darm begünstigen eine Abszessentstehung. Ursächlich können ebenso nicht aseptische Nahttechnik, Infektionen des Nahtmaterials oder eines Hämatoms sein. Erhöhtes Infektionsrisiko besteht bei einer Notoperation, bei der eine präoperative Darmvorbereitung nicht möglich ist.

Behandlung

Bei Verdacht auf einen Frühabszess ist umgehend der Chirurg zu informieren. Dieser entscheidet, ob Antibiose und/oder eine Inzision des Abszesses mit

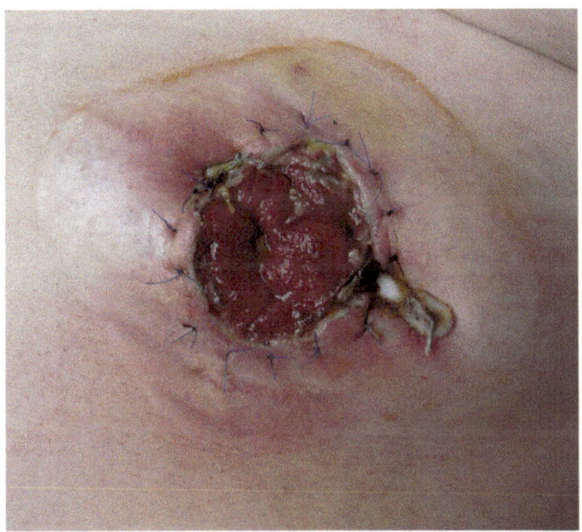

Abb. 8.30 Abszess am Stoma (Bild-Quelle: G. Hofmann, S. Summa, Erlangen)

entsprechender Wundbehandlung nötig ist oder ob abgewartet werden kann. Muss inzidiert werden, sollte dies so **stomafern** als möglich erfolgen. So kann einerseits eine sichere Stomaversorgung andererseits auch eine separate, stabile Wundversorgung erleichtert werden.

8.3.7 Erysipel

Das Erysipel ist eine akute, meist durch Streptokokken verursachte Hautinfektion, die oftmals mit Fieber und Schüttelfrost einhergeht und nach Stomaneuanlage mit Einheilungsstörungen verbunden sein kann (Esch 2005).

Aussehen

Diffuse Rötung mit Schwellung, Spannung und Bauchdeckenschmerz mit Fieber. Die gerötete Fläche ist zu markieren, um eine Beobachtung zu ermöglichen, da sich die Ausdehnung der Rötung verändern kann (Abgrenzung zur Dermatitis, z. B. durch Unterwanderung) (Abb. 8.31).

Pflegerische Intervention

- Umgehend den Chirurg informieren; er leitet die Therapie ein
- Regelmäßige Befundkontrolle, mindestens einmal täglich

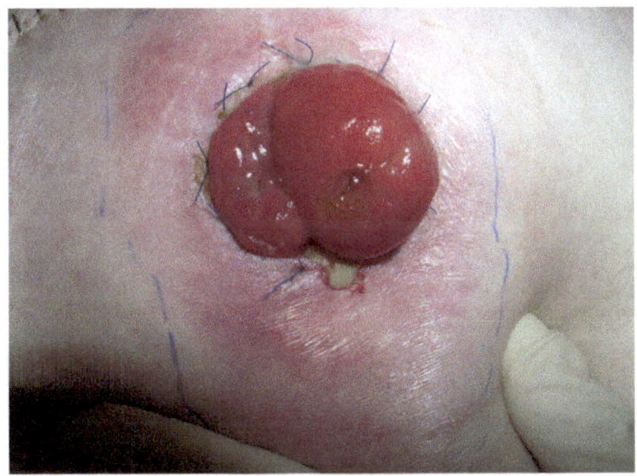

Abb. 8.31 Erysipel (Bild-Quelle: G. Hofmann, S. Summa, Erlangen)

- Stomaversorgung ggfs. auf ein einteiliges System umstellen; auf die stomaumgebende Haut darf kein Druck z. B. durch vorgefertigte Konvexität ausgeübt werden

8.4 Chirurgische Komplikationen

G. Hofmann, S. Summa

Jeder Patient muss wissen, dass er bei Schmerzen im Stomabereich, Schleimhautveränderungen, stärkeren Blutungen aus dem Stoma oder der Stomaschleimhaut, Stuhlentleerungsstörungen, Stuhlverhalt, krampfartigen Bauchschmerzen oder bei anhaltender Übelkeit und Erbrechen unverzüglich den Arzt aufsuchen muss.

Parastomale Stomakomplikationen

- Hernie
- Prolaps
- Stenose
- Retraktion
- Tumor
- Morbus Crohn und Colitis ulcerosa
- Blutungen (▶ Abschn. 8.3.3)
- Verletzungen
- Peristomale Varikosis (Caput medusa)

Tab. 8.12 Hernie

Erscheinungsbild und Symptome	Ursachen	Pflegerisches Vorgehen und ggfs. medizinische Therapie
- Vorwölbung der peri- oder parastomalen Bauchdecke, kann sich im Liegen wieder verkleinern - Stomagröße und -form kann sich durch die Hernie verändern - Schmerzen, „Beulenbildung" oder verminderte Haftung der Versorgung	- Zu groß gewählte Faszienlücke - Stomaanlage in der Inzision - Zu frühe und zu starke Belastung der Bauchdecke (Heben über 10 kg, „Bettgalgen" in der Klinik) - Disposition des Patienten (Bindegewebsschwäche, schwache Bauchmuskulatur, Adipositas) - Erhöhung des intraabdominellen Drucks, z. B. durch starke Gewichtszunahme, Tumorrezidive - COPD - Stomaanlage außerhalb des Rektusmuskels	Nach ärztlicher Entscheidung konservativ oder operativ **Konservativ:** - Tragen einer vorgefertigten (angepasst und nach Maß) oder maßgeschneiderten Stomabandage (Leibbinde nach Maß) mit individueller Aussparung für den Stomabeutel **Operativ:** - Verschluss der Bruchpforte und Netzeinlage mit Erhalt des Stomas - Verlegung des Stomas auf die andere Körperseite - Hohe Rezidivrate

8.4.1 Hernie

- Häufigste Stomakomplikation (laut WOCN 2011 bei bis zu 50 % aller Stomata im ersten Jahr nach Stomaanlage) (Tab. 8.12) (Abb. 8.32)
- Bevorzugt bei Kolostomieanlagen
- Die Ausleitung des Darms schafft eine Lücke in der Rektusmuskulatur, die sich durch wechselnde Darmvolumina zu einer Bruchpforte ausdehnen kann

Komplikationen und Probleme

- Stuhlentleerungsstörungen bis zum Ileus
- Darminkarzeration, Darmstrangulation oder -perforation
- Schmerzen
- Versorgung bzw. Selbstversorgung erschwert oder unmöglich
- Kosmetische Probleme

Eine Hernie kann je nach Ausprägung und Ausmaß eine Kontraindikation für die Irrigation sein!

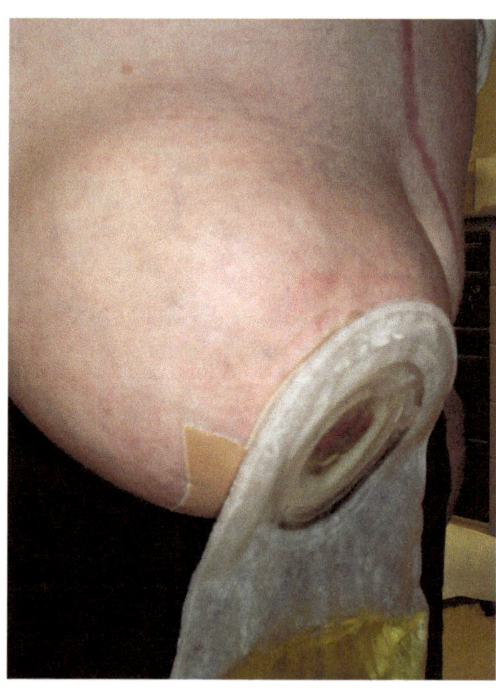

Abb. 8.32 Ausgeprägte Hernie bei Urostomie (Bild-Quelle: G. Hofmann, S. Summa, Erlangen)

- **Prävention**
  - Sorgfältige OP-Technik (evtl. mit Netzeinlage)
  - Bauchdeckenschonung: Patienten zur Bauchdeckenschonenden Mobilisation postoperativ anleiten, keinen Bettgalgen verwenden, beim Husten und Niesen den Stomabereich mit der Hand stützen, im weiteren Verlauf kein Hebnen schwerer Lasten (5- 10 kg max.) (▶ Abschn. 7.3)
  - Bei entsprechender Disposition Tragen einer Stomabandage/ (Anpassung und Beratung)
  - Auf Körpergewicht achten

- **Pflegerische Intervention**
  - Aus hygienischen Gründen sollte jeder Betroffene zwei Stomabandagen/Leibinden besitzen
  - Stomabandagen müssen vom Arzt verordnet werden. Sie sollen von einem erfahrenen Bandagisten nach Maß angepasst bzw. anfertigt werden.
  - Die Öffnung für den Beuteldurchtritt muss individuell der Stomaversorgung (Größe des Beutelkragens beim Einteiler oder des Rastrings beim Zweiteiler) angepasst werden, damit der Andruck durch das Mieder möglichst stomanah erfolgt. Ansonsten besteht die Gefahr eines Fensterödems.
  - Bandage am flach liegenden Patienten anbringen
  - Keine „starre" konvexe Versorgung diese verursacht evtl. zu großer Druck auf die Hernie.

Praxistipp

- Wenn notwendig Konvexität durch Hautschutzringe herstellen oder softkonvexe oder curvexe® Versorgungsmaterialien wählen
- Zweiteiler mit freistehendem Rastring oder Klebekopplung verwenden
- Unbedingt abklären, ob „Bauchmuskeltaining" ausgeübt wird oder werden darf

8.4.2 Prolaps

Tritt häufig beim Transversostoma oder auch bei doppelläufigen Ileostomata auf. Häufigkeit ca. 38 % (gut mobile und mesenterial gestielte Darmabschnitte sind nur ungenügend intraperitoneal zu verankern, Colwell 2004). Es besteht eine hohe Rezidivrate, besonders bei chronischer Erhöhung oder Anstieg des intraabdominellen Drucks, wie z. B. beim Husten, Niesen oder Aufsetzen (◻ Tab. 8.13). Ein echter Prolaps liegt nur dann vor, wenn der Darm nach seiner Einheilung plötzlich deutlich weiter aus der Bauchdecke heraustritt. Er kann in Kombination mit einer Hernie auftreten.

- **Komplikationen und Probleme**
  - Starke Stomaödembildung
  - Gefahr der Inkarzeration mit Nekrosenbildung
  - Vulnerable Schleimhaut am prolabierten Darm mit Neigung zur Blutung, Pseudopolypenbildung und Ulzeration

◻ Tab. 8.13 Prolaps (◻ Abb. 8.33)

Erscheinungsbild und Symptome	Ursachen	Pflegerisches Vorgehen und ggfs. medizinische Therapie
- Darm stülpt sich durch das Stoma, Ausprägung abhängig von der freien Darmlänge **Prolapsformen:** - Teleskopartiger Vorfall des endständigen Stomas - Beidseitiger Prolaps der doppelläufigen Stomaanlage - Asymmetrischer Vorfall bei doppelläufiger Stomaanlage → nur ein Schenkel prolabiert	- Mangelnde Fixation des Darmes - Steigerung des intraabdominellen Drucks durch Gewichtszunahme, starken Husten oder Tumorwachstum usw.	Nach ärztlicher Entscheidung konservativ oder operativ **Operative Therapie** (v. a. bei permanentem Stoma): - Relaparotomie und erneute Darmfixation - Chirurgische Kürzung **Konservative Therapie:** - Reposition (durch den Arzt)

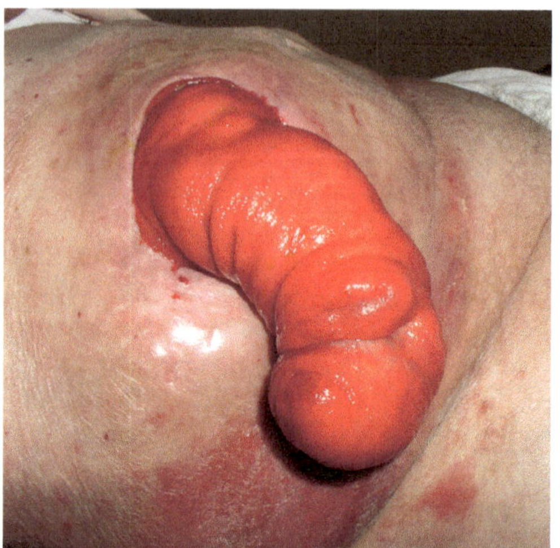

Abb. 8.33 Stomaprolaps (Bild-Quelle: G. Hofmann, S. Summa, Erlangen)

- Gefahr der Einschnürung durch die Stomaversorgung
- Versorgungsprobleme
- Erhebliches kosmetisches Problem

Prävention

- Sorgfältige OP-Technik
- Starke Gewichtszunahme vermeiden
- Kein schweres Heben

Therapie

- Reposition (durch den Arzt!) in liegender Position des Patienten
- Relative Indikation für eine Operation (Arztentscheidung):
  - Prolaps lässt sich nicht reponieren (Abb. 8.34)
  - Prolaps ist inkarzeriert
  - Nekrosen treten auf

Pflegerische Intervention

- Großvolumige Beutel verwenden
- Hautschutz etwas größer ausschneiden, aber zusätzlich abdichten
- Am Stomarand des Hautschutzes „sonnenförmig" einschneiden (Hautschutz kann so dem heraustretenden Darm „ausweichen" und schnürt nicht ein), zusätzlichen Hautschutzring verwenden

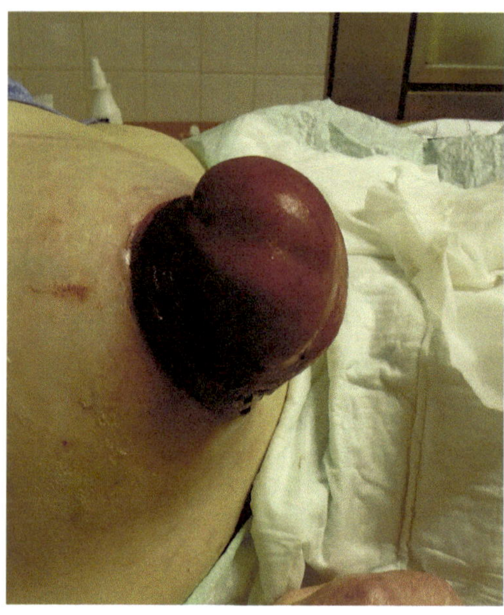

Abb. 8.34 Nicht reponierbarer Stomaprolaps mit Hernie (Bild-Quelle: G. Hofmann, S. Summa, Erlangen)

- Keine „starre" konvexe Versorgung verwenden
- Empfehlung: Schlafen in Rückenlage (wenn möglich)
- Vor Reposition:
  - Schleimhautödem mit feuchten Kompressen kühlen
  - **Cave:** Eiswürfel und Kühlpacks sind wegen der Gefahr der „Schleimhauterfrierungen" verboten
- Tragen einer Stomabandage mit Prolapskappe (über der normalen Stomaversorgung)

Praxistipp

- Die Prolappskappe muss am liegenden Patienten angelegt werden. Dies erfordert evtl. die Hilfe einer zweiten Person.
- **Cave**: Bei zweiteiligen Systemen mit Rastring besteht die Gefahr der Einklemmung oder Einengung, bzw. der mechanischen Verletzung des Darms durch den Rastring, ggfs. Klebekopplung verwenden.

Tab. 8.14 Stenose (Abb. 8.35)

Erscheinungsbild und Symptome	Ursachen	Pflegerisches Vorgehen und ggfs. medizinische Therapie
– Engstellung des Stomas durch narbige Schrumpfung im Hautniveau – Bei Stuhlentleerungsstörungen Subileussymptomatik	Spätfolge von: – Zu enge Hautexzision – Stomanekrose – Stomaausriss, mukokutane Separation – Stomaretraktion – Haut-Schleimhaut-Separation – Chronische Hautentzündungen, z. B. bei ungünstiger Stomaanlage – Pseudoepitheliale Hyperplasie – Peristomaler Abszess – Bestrahlung – Rezidiverkrankung bei Tumoren (häufig keine Anpassung möglich)	Nach ärztlicher Entscheidung konservativ oder operativ **Operativ:** – Stomaneuanlage **Konservativ:** – Stuhl dünn/breiig halten (Ernährung, Flüssigkeitszufuhr, evtl. Medikamente) – Engmaschige Kontrolle – Anpassen der Stomaversorgung

8.4.3 Stenose

Stenosen (Tab. 8.14) sind nur dann therapiebedürftig, wenn es zu Problemen bei der Stuhlentleerung kommt (Häufigkeit ca. 2–10 %). Tritt häufig als Folge einer Stomaretraktion auf.

Prävention

- Sorgfältige OP-Technik (Präparation)
- Individuelles Versorgungssystem
- Sorgfältige Stomapflege und Anpassung der Produkte

Komplikationen und Probleme

- Bauchschmerzen
- Stuhlentleerungsstörungen, wie bleistiftförmige Stühle, paradoxe Diarrhöen oder explosionsartiger Stuhlabgang auch verbunden mit vermehrtem Gasabgang

Leidet der Stomaträger unter einem oder mehreren der genannten Probleme, muss der Chirurg unter Berücksichtigung der Gesamtsituation und dem Leidensdruck des Patienten entscheiden, ob eine operative Korrektur der Stenose möglich und sinnvoll ist.

Treten Stuhlentleerungsstörungen, Bauchschmerzen und vermehrter Gasabgang in der frühen postoperativen Phase auf, das Stoma ist jedoch normal groß und unauffällig, muss an eine Stenose auf Bauchfaszienhöhe gedacht werden. Zur

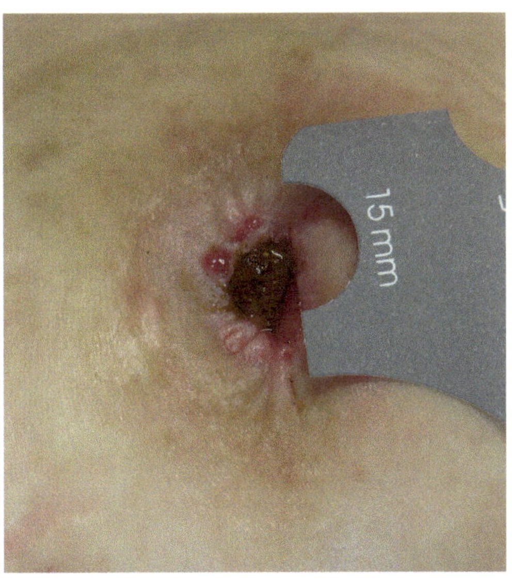

Abb. 8.35 Stenose (Bild-Quelle: G. Hofmann, S. Summa, Erlangen)

Abklärung der erfolgt die digitale Austastung durch den Chirurgen.

Pflegerische Intervention

- Pflegerisch kann eine Stenose nicht beeinflusst werden.
- Wird die Stenose durch chronische Hautreizung mit narbiger Hautschrumpfung

Tab. 8.15 Retraktion (Abb. 8.36)

Erscheinungsbild und Symptome	Ursachen	Pflegerisches Vorgehen und ggfs. medizinische Therapie
- Trichterförmige Einziehung des Stomas, dabei liegt die Schleimhaut unter Versorgungsniveau - Kraterbildung mit prominenter Stomaschleimhaut, dabei ist die mukokutane Verbindung immer intakt	- Stoma ist unter Zugspannung - Intraoperativ konnte der Darm nicht ausreichend mobilisiert werden, z. B. bei Verwachsungsbauch, kurzem Mesenterium, Adipositas - Starke Gewichtszunahme im weiteren Verlauf - Tumorrezidiv	Nach ärztlicher Entscheidung konservativ oder operativ **Operativ:** - Stomaneuanlage **Konservativ:** - Anpassen der Versorgung - Gewichtskontrolle

verursacht, kann eine individuell angepasste optimierte Stomaversorgung eine Verschlimmerung der Situation verhindern.

> **Eine Bougierung des Stomas ist nicht zu empfehlen. Die Manipulation führt zu Einrissen (Mikroläsionen) in der Haut/Darmschleimhaut mit narbiger Abheilung, dadurch kann das Stoma noch enger werden.**

8.4.4 Retraktion

Bei 10–24 % aller Stomapatienten kommt es zu einer Retraktion (Tab. 8.15) (Colwell 2004). Differenzialdiagnose: akute Retraktion (Stomaausriss).

Prävention

- Sorgfältige OP-Technik
- Starke Gewichtszunahme nach Operation vermeiden

Komplikationen und Probleme bei Trichterbildung

- Patient sieht das Stoma schlecht oder gar nicht mehr
- Selbstversorgung erschwert
- Korrekte Abdichtung erschwert
- Versorgung wird oftmals unterwandert
- In der Folge Hautentzündungen, die wiederum Stenosebildung begünstigen

> **Am liegenden Patienten ist eine Retraktion meist nicht sichtbar. Die Versorgungsprobleme treten erst mit zunehmender Mobilisation des Patienten auf. Daher die Stomaanlage auch immer am sitzenden/stehenden Patienten beurteilen.**

Pflegerische Intervention

- Postoperativ bis zur Einheilung der Stomaanlage in die Bauchdecke:
  - Softkonvexität zur Abdichtung des Trichters
  - Curvexe® Versorgungsmaterialien
  - Selbstgefertigte Softkonvexität mittels Ringen und Hautschutzstreifen
  - Eventuell zusätzliche Abdichtung mit Paste

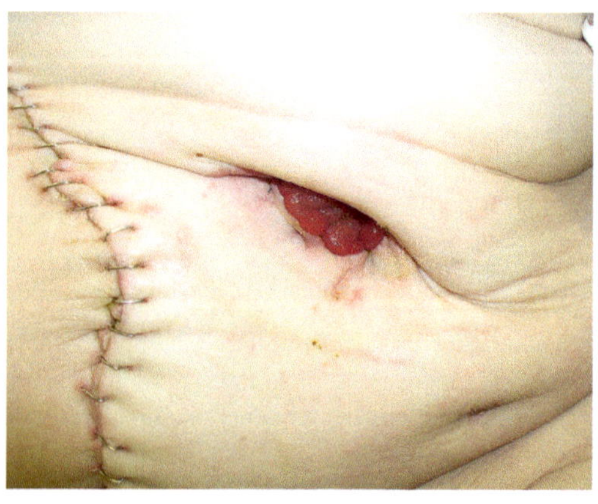

Abb. 8.36 Stomaretraktion bei Kolostomie (Bild-Quelle: G. Hofmann, S. Summa, Erlangen)

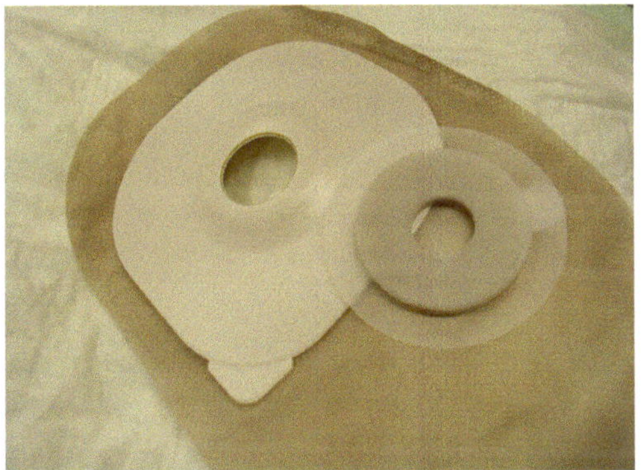

Abb. 8.37 Versorgungsvorschlag mit Konvexität plus Hautschutzring

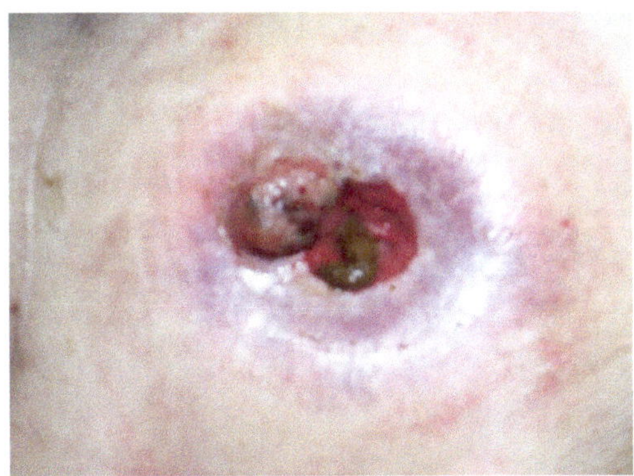

Abb. 8.38 Tumor am Stoma (Bild-Quelle: G. Hofmann, S. Summa, Erlangen)

- Nach abgeschlossener Wundheilung kann eine vorgefertigte Konvexität in verschiedener Ausprägung je nach Retraktionstiefe verwendet werden (Abb. 8.37)
- Zur Unterstützung des Andrucks der Versorgung evtl. zusätzlich einen Stomagürtel an der Versorgung anbringen

8.4.5 Tumor

Eine seltene aber schwerwiegende Komplikation ist das Auftreten einer tumorösen Veränderung am Stoma. „Bei einem Tumor am Stoma kann es sich entweder um ein Zweitkarzinom, um eine Lymphknotenmetastase oder um ein Tumorwachstum per continuitatem handeln." (Aulbeck 2008)

Stomaträger bemerken, dass ihr Versorgungssystem nicht mehr so gut haftet oder abdichtet und stellen sich wegen dieser Versorgungsprobleme beim Pflegeexperten vor. Bei Veränderungen an der Stomaschleimhaut und dem mukokutanen Übergang sowie derber, nicht druckdolenter Veränderungen parastomal muss immer auch an das Auftreten eines Tumors gedacht werden (Abb. 8.38).

Der Stomaträger muss in einem solchen Fall immer einem Arzt zur weiteren Diagnostik und Therapie vorgestellt werden.

Als **operative** Maßnahme ist eine Tumorexzision mit Stomaneuanlage denkbar. Bei **konservativer** Weiterbehandlung kann der Tumor je nach Erscheinungsbild und Lokalisation entweder in die Stomaversorgung miteingebracht bzw. nach den Regeln der palliativen Wundbehandlung versorgt werden (▶ Abschn. 10.6).

Praxistipp

Um eine eventuelle Verletzung und Tumorblutung zu vermeiden muss der Stomaträger zum schonenden und vorsichtigen Versorgungswechsel angeleitet werden.

8.4.6 Morbus Crohn und Colitis ulcerosa

Bei Patienten mit einer entzündlichen Darmerkrankung kann diese Grunderkrankung auch an der Stomaschleimhaut auftreten. Schleimhautveränderungen bei Ileostomien können durch M. Crohn bedingt sein. Bei Kolostomien können M. Crohn oder Colitis ulcerosa zu diesen Veränderungen führen (Abb. 8.39, Abb. 8.40).

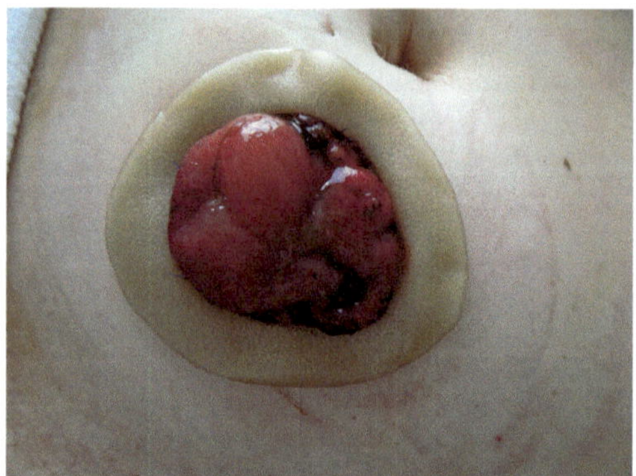

Abb. 8.39 Morbus Crohn-Befall der Stomaschleimhaut (Bild-Quelle: G. Hofmann, S. Summa, Erlangen)

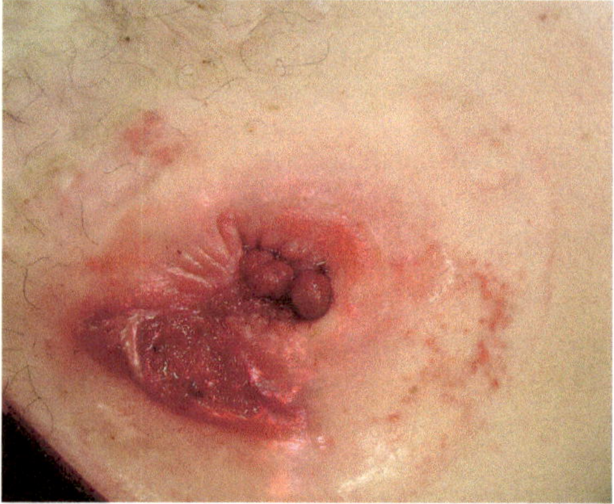

Abb. 8.40 Morbus Crohn auf der Haut in Stomanähe (Bild-Quelle: G. Hofmann, S. Summa, Erlangen)

> **Bei Schleimhautveränderungen ist der Stomaträger zur genauen Diagnostik immer dem Arzt vorzustellen.**

Die Stomaversorgung hat keinen Einfluss auf die Schleimhautveränderung. Die Behandlung muss medikamentös oder operativ erfolgen (Abb. 4.2).

8.4.7 Verletzungen des Stomas

Tab. 8.16

Pflegerische Intervention

- Bei unsachter Reinigung:
  - Anleitung zur schonenden Reinigung mit weichen Vlieskompressen
  - Schleimhaut nur mit feuchten Vlieskompressen berühren
- Bei zu engem Versorgungsausschnitt:
  - Anpassung des Versorgungsausschnittes
  - Starre Systeme durch weiche ersetzen
  - Evtl. Rastringgröße verändern oder Klebekupplung verwenden
  - Evtl. Umstellung starre Konvexität auf softkonvexe oder curvexe® Produkte
  - Patient zum schonenden Versorgungswechsel anleiten
- Bei Trauma:
  - Je nach Erscheinungsbild behandeln
  - Kühlen bei Blutung und Ödem; Cave: keine Behandlung mit Eis-/Kühlpacks

Tab. 8.16 Stomaverletzungen

Erscheinungsbild und Symptome	Ursachen	Pflegerisches Vorgehen und ggfs. medizinische Therapie
– Riss oder Schnitt in der Stomaschleimhaut, evtl. mit Blutung – Weiß-gelbe Narben auf der Schleimhaut – Veränderung der „Schleimhautstrukturen"	– Unsachte Reinigung – Zu enger Versorgungsausschnitt bei starrem Hautschutz – Trauma (Schlag, Stoß, Verletzungen durch Autogurt, Sexualpraktiken)	– Blutstillung – Abklärung und Eliminierung der Ursachen

- Aufklärung über Verletzungsrisiken und deren Vermeidung, z. B beim Autogurt Schutz des Stomas durch ein kleines Kissen, einer Gurtbrücke oder evtl. eine Schutzbandage

Aufklärung darüber, dass das Stoma nicht für sexuelle Manipulationen geeignet ist.

8.4.8 Peristomale Varikosis (Caput medusae)

Die peristomale Varikosis kann bei Patienten mit Pfortaderhochduck auftreten. Betroffen sind oftmals Patienten mit Lebererkrankungen, maligner Grunderkrankung mit Lebermetastase sowie Patienten mit chronisch entzündlicher Darmerkrankung (CED) und assoziierter sklerosierender Cholangitis. Durch die Ausleitung des Darms durch die Haut wird eine Gefäßverbindung vom Pfortadersystem zur unteren Hohlvene geschaffen. Bei Patienten mit einer portalen Hypertension bewirkt dieser Hochdruck im venösen Netzwerk der Mesenterialvenen, dass sich Kanäle zu den Venen in der Bauchdecke bilden (Tab. 8.17).

- **Pflegerische Intervention (nach Blutstillung)**
  - Versorgung mit weichen anschmiegsamen Hautschutzmaterialien verwenden, keine harte starre Versorgung und keine vorgefertigte Konvexität (FgSKW e. V. 2013)
  - Patienten zu schonendem Versorgungswechsel anleiten
  - Evtl. spezieller Pflaster- bzw. Hautschutzentferner verwenden
  - Keinen Druck auf die Varizen ausüben (z. B. durch Gürtel oder Zweiteiler ohne untergreifbarem Rastring)

Varizen im peristomalen Bereich können jederzeit vor allem aber beim Versorgungswechsel massiv bis lebensbedrohlich bluten. Deshalb muss jeder Patient darüber informiert und aufgeklärt werden, wie er sich bei einer akuten Blutung zu verhalten hat.

8.5 Enterokutane Fisteln

G. Gruber, R. Karg-Straninger

„Parastomale Fisteln, die röhrenförmige Gänge zwischen Organen und der Körperoberfläche bilden, werden auch als enterokutane Fisteln bezeichnet." (Lippert, 2006). In der Medizin werden auch nach Operationen chirurgisch hergestellte Verbindungen von Hohlorganen zur Körperoberfläche als „Fisteln" bezeichnet (z. B. Zökalfistel oder Zökostoma; Duodenalfistel oder Dudenalstoma). Abzugrenzen sind davon die „Drainagen" (z. B. Dünndarmdrainage), bei denen es sich um eine „Öffnung" handelt, die auch mit einem Katheter versehen sein kann.

Diese Differenzierung ist besonders wichtig, wenn eine Entlassung in die Häuslichkeit vorgesehen ist. Bei Entlassung ist die Verordnung entsprechend auszustellen, um eine „Kostenübernahme"

Tab. 8.17 Peristomale Varikosis (Abb. 8.41)

Erscheinungsbild und Symptome	Ursache	Pflegerisches Vorgehen und ggfs. medizinische Therapie
– Blaurote Hautverfärbung und Gefäßzeichnung rund ums Stoma – Leichte bis lebensbedrohliche Blutungen aus dem mukokutanen Übergang	– Pfortaderhochduck – Chronisch entzündliche Darmerkrankung – Sklerosierende Cholangitis	– Vorstellung beim Arzt zur Abklärung und Behandlung eines möglichen Leberschadens – Bei Blutung Blutstillung durch Andrücken einer feuchten Kompresse – Umstechung oder Elektrokoagulation (Arzt) – Operative Blutstillung (Arzt)

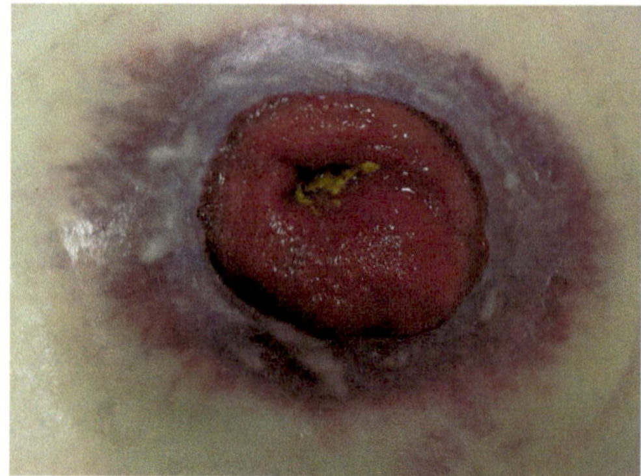

Abb. 8.41 Ausgeprägte Varikosis peristomal (Bild-Quelle: G. Hofmann, S. Summa, Erlangen)

der benötigten Produkte bei der Krankenkasse zu beantragen.

Je nach Ausscheidungsmenge werden Fisteln in 3 Kategorien unterschieden:

1. „High Output" (>500 ml/Tag)
2. „Middle Output" (200–500 ml/Tag)
3. „Low Output" (<200 ml/Tag)

8.5.1 Therapie

Fisteln verschließen sich in 30–70 % der Fälle selbst, oftmals aber erst nach Jahren (Lippert 2006). Sie erfordern eine engmaschige Kontrolle des Patienten und eine adäquate zeitaufwändige Fistelversorgung durch speziell qualifiziertes Personal. Bei der konservativen Versorgung ist immer zu berücksichtigen, wie belastend die Situation für den Betroffenen ist und wie sehr seine Lebensqualität eingeschränkt wird. Die konservative Versorgung ist personal- und kostenintensiv. Vor einer Dauerversorgung mit Fistelbeutel, ganz besonders in der Häuslichkeit, muss eine Diagnostik, ggfs. mit Sondierung, eingeleitet und eine Beteiligung anderer Organe ausgeschlossen werden.

Chirurgisch können Fisteln operativ versorgt werden, wenn die fisteltragenden Organ- oder Darmanteile reseziert werden können (Fisteln können gespalten oder exzidiert werden). Falls es zu einer sekundären Wundheilung kommt, ist die Versorgung mit Fistelbeutel und Produkten aus der Wundversorgung eine mögliche Lösung.

Wichtig ist eine Behandlung der Grunderkrankung und bei sehr hohen Ausscheidungsmengen zeitgleich eine symptomatische Therapie mit Medikamenten und unter Beachtung der metabolischen Situation eine Bilanzierung und ggfs. eine Ernährungs-, Elektrolyt- und/oder Infusions- Substitutionstherapie (Bausewein und Marcus 2012).

„Äußere Fisteln" fördern Sekret, teilweise auch vermischt mit Stuhl/Urin. Die Ausscheidung ist häufig höchst agressiv, da nicht nur Dünndarmstuhl sondern auch Verdauungssekte, wie Enzyme oder Lipase, in hoher Konzentration in der Ausscheidung vorkommen können (Colwell 2004).

8.5.2 Besonderheiten der Versorgung

- Fisteln mit kleinen Öffnungen und **geringer Sekretmenge** sind häufig gut zu versorgen, da es der Ausschiedungsmenge angepasste Beutelformen gibt. Falls die Fistel jedoch in Falten oder Narbengebieten liegt, sollte Hautschutzzubehör (Hautschutzringe, -paste oder -streifen) für den Falten-/Niveauausgleich Verwendung finden.
- Bei Fisteln mit kleiner Öffnung und **großer Sekretmenge** wird ein an die Fistelgröße angepasster Fistelbeutel kombiniert mit einer Ableitung in einen Sekretbeutel. Je nach Situation werden immobile Patienten mit einem (Sekret-) Bettbeutel und mobile Patienten bei Bedarf mit einem Beinbeutel (mit Zubehör wie z. B. Beinfixierung) versorgt. Verordnungshinweise unter (▶ Abschn. 9.7).
- **Dünnflüssiges Sekret** kann durch integrierte Rücklaufsperren von Drainagebeuteln am Zurückfließen gehindert werden, sodass es den Fistelausgang und den Hautschutz nicht ständig benetzt.
- **Dickflüssiges Sekret** kann bei Fistelbeutel mit Rücklaufsperre evtl. nicht abfließen, hier sind Produkte ohne Rücklaufsperre und mit großlumigen Ablässen zu verwenden.

8.5.3 Lage der Fisteln

- **Im parastomalen Bereich**: Fisteln möglichst getrennt von der Stomaanlage versorgen. Falls dies durch die Nähe zum Stoma nicht möglich ist, muss ggfs. nach den Kriterien der phasengerechten Wundversorgung (lt. Expertenstandard „Pflege von Menschen mit chronischen Wunden“ 2009) gearbeitet und anschließend die Stomaversorgung durchgeführt werden.
- **In sezernierenden Wunden**: Fisteln nach Möglichkeit getrennt von der Wunde versorgen. Falls dies nicht möglich ist, nach den Kriterien der sterilen, phasengerechten Wundversorgung arbeiten und die Fistel über einen Fistelbeutel ableiten.
- **In klaffenden Wunden** (z. B. Laparotomie-/Nahtdehiszen): Für diese Versorgung wird häufig viel unterschiedliches Hautschutzzubehör benötigt, um die Narben, Falten, Vertiefungen oder zerklüfteten Wundränder abzudichten (Wundrandschutz). Das Handling wird schwieriger, wenn sterile Produkte für die phasengerechte Wundversorgung benötigt werden. Fistelbeutel fangen oder leiten das Sekret sicher ab und kombiniert mit integriertem hydrocolloiden Hautschutzfächen schützen sie die umgebende Haut.

8.5.4 Hautschäden

- Die Haut ist mit einer Fläche von 1,5–2 m^2 das größte Organ des Menschen (Protz 2011). Bei Stomaanlagen wird die intakte fistelumgebende Haut benötigt, um eine sichere und dichte Versorgung zu ermöglichen.
- Der Zustand der zur Verfügung stehenden Haftflächen und der Zustand der Haut um eine Fistel beeinflusst die Haftung der Fistelversorgung. Nur bei intakter Haut kann die vom Hersteller angegebene Tragezeit erreicht werden, jeglicher Hautschaden oder nässende Defekte führen zu einer reduzierten Tragezeit oder einem vorzeitigem Ablösen der Versorgung (siehe auch ▶ Abschn. 5.3.1 und ▶ Abschn. 5.3.2)
- Oberstes Ziel ist es, im Versorgungsbereich eine intakte Hautfläche zu erhalten oder zu schaffen.
- Manche Einflüsse, wie nicht adäquate Reinigungsprodukte (austrocknend, rückfettend), können Störungen der physiologischen Funktion der Haut bedingen, die zu Mykosen oder Infektionen führen können (Kap. 8).

Ein intakter Säureschutzmantel und die physiologische Hautgesundheit unterstützen die Funktion der Haut und schützen vor dem Eindringen von Fremdkörpern und Keimen in die Haut (Vasel-Biergans und Probst 2005).

- Haut und Wundrand müssen sorgfältig gereinigt werden. Bei Bedarf können zur schmerzfreien Entfernung der gebrauchten Versorgung inklusive Klebeflächen hautschonende Pflasterentferner oder -löser zum Einsatz kommen. Die Haut wird anschließend mit Wasser oder mit pH-neutraler Waschlotion gereinigt. Bei trockener Haut können spezielle Hautpflegeprodukte verwendet werden, die eine anschließende sichere Anbringung der haftenden (hydrokolloiden) Versorgungsprodukte ermöglichen (Droste und Gruber 2010).
- Folgen „falscher“ Handhabung und Pflege: Durch Fehler bei der Reinigung oder falsche Anwendung von Versorgungsmaterialien kann es z. B. zu Haftungsproblemen mit Undichtigkeiten, Kontakt der Haut mit Ausscheidungen oder massiven Hautschäden kommen (Lyon 2010).

8.5.5 Fehler bei der Fistelversorgung

- Zu großer Ausschnitt des fistelumgebenden Hautschutzes → Schablonen verwenden, um die Versorgung lückenlos an die Fistel anzupassen.
- Mangelnde Abdichtung durch Unebenheiten, Falten o. Ä. in der Fistelumgebung → Zubehör wie Hautschutzringe/-streifen können einen Niveauausgleich herstellen, alkoholfreie Pasten bieten auch bei geschädigter Haut eine Abdichtung von kleinsten Falten, ohne die Haut durch Alkoholanteil zu reizen.

- Zu lange Tragezeit der Versorgungsprodukte und daraus folgend Unterwanderung des Hautschutzmaterials (Herstellerangaben beachten!) → Beutel- oder Versorgungsausführungen anpassen.

8.5.6 Inadäquates Zubehör oder hautbelastende Materialien

- Produkte, die die Haftung der Fistelbeuel vermindern: Fettsalben und Cremes, rückfettende Hautreinigungs- bzw. Pflegeprodukte werden nicht zum Wundrandschutz empfohlen, sondern Hautschutzfilme ohne Alkohol (Gruber 2015).
- Gerbende Lotionen, Tinkturen, Desinfektionsmittel, Hautschutzlotionen auf Alkoholbasis entfetten und verändern oft den pH-Wert der Haut; die Haftung kann beeinträchtigt werden. Die Zerstörung des physiologischen Hautmilieus kann Versorgungsprobleme bis hin zu Hautschäden verursachen.

Praxistipp

Bei Bedarf Hautpflegemittel (Lotion, Tinktur, Spray, Gel, Salbe, getränkte Tücher oder Hautschutzfilm) einsetzen: Sie dienen, je nach Zusammensetzung und **Herstellerangaben**, dem Säubern der umgebenden Haut und/oder der Vorbereitung der Haut vor dem Anbringen der Versorgung (Wundrandschutz). Diese sind je nach **Zustand der Haut** auszuwählen.

Die fistelumgebende Haut, besonders bei „Risikogruppen", benötigt speziellen Schutz in Form von geeigneten, hautschonenden weichen, widerstandsfähigen, hygroskopischen Hautschutzmaterialien und speziellen Produkten (Fistelbeutel) für die Versorgung.

8.5.7 Produktausstattungen und Anbringung

Die Informationen zu den Eigenschaften der hygroskopischen Hautschutzmaterialien und die Herstellerinformationen müssen unbedingt beachtet werden, denn jede Hautschutzmixtur interagiert mit der Ausscheidung (Schnittrand) und dem Schweiß der Haut (▶ Abschn. 5.4) (Colwell 2004). Der Anteil an Pektinen, Zellulose und absorbierenden Partikel bestimmt die Aufnahmekapazität der Hydrokolloide (Exsudatmenge bei nässenden Hautdefekten) (Protz 2011).

Je nach Inhaltsstoffen und deren Anteile in der Mixtur sowie nach Zusammensetzung der Fistelausscheidung wird die Trageeigenschaft und Tragezeit beeinflusst. So kann ein hygroskopischer Hautschutz, der über seine Tragezeit hinaus verwendet wird, bereits direkt um die Fistel durch Schweiß oder Feuchtigkeit gesättigt sein und seine Eigenschaft verlieren, die Haut vor Ausscheidung zu schützen. Mögliche Folgen sind Rötungen (Erytheme), Kontaktekzeme oder Mazerationen, wenn Feuchtigkeit bzw. Ausscheidung auf die Haut gelangt oder auf der Haut verbleibt.

Hydrokolloide nehmen Feuchtigkeit auf und bilden eine „Gel-Blase".

Normalerweise ist dieser Umbauprozess über die Vorderseite des hydrokolloiden Verbandes zu sehen. Bei Fistelbeuteln kann die Beurteilung des Hautschutzes durch den aufgebrachten Beutel eingeschränkt sein. Transparente Beutelvorderseiten und/oder „Fenster" im Beutel können hier die Beurteilung erleichtern. Spätestens bei der Durchführung des Versorgungswechsels kann durch Beurteilung des Hautschutzmaterials (Rückseite des Beutels) beurteilt werden, ob das Material bereits „verbraucht" war. Dies ist der Fall, wenn der Hautschutzrand „weißlich" aufgequollen oder bereits mit Ausscheidung unterwandert ist (▶ Abschn. 5.3 und ◘ Abb. 5.2).

Bei großflächigen Hautdefekten ist die Hautschutzfläche so groß auszuwählen, dass ca. 3 cm der Fläche auf intakter Haut haften können. Bei Unterwanderung oder wenn der Patient unter Schmerzen,

Jucken oder Brennen der Haut leidet, wird die Versorgung sofort gewechselt. Sonst können innerhalb kürzester Zeit Hautschäden entstehen, besonders bei aggressiver Ausscheidung, wie z. B. bei Gallen- oder Pankreasfisteln.

Auftretende akute oder chronische Schmerzen sind gemäß den Arztanordnungen und Expertenstandards zu behandeln und zu versorgen.

8.5.8 Dokumentation

Die Dokumentation ist ein wichtiger Bestandteil der Therapie, der Pflege und Grundlage für die Beurteilung des Verlaufs. Die wichtigsten Inhalte sind:

- Erstellen einer Fistel- bzw. und Wunddiagnose (erstes Auftreten oder Rezidiv)
- Beschreibung der Fistelsituation
- Ausscheidung: Menge, Farbe, Beimengungen, Geruch
- Fistelumgebung: Wunde, Wundgröße und -ausmaß, Wundtaschen mit Unterminierung
- Wunde: Wundgrund, -rand, -exsudat, -geruch
- Wundinfektionen
- Verwendetes Material und Zubehör

Zur Beurteilung wird häufig eine Fotodokumentation gewählt. Generell ist die Fistelversorgung immer mit dem Arzt durchzuführen. Die Pflegenden können in Delegation die Versorgung übernehmen.

8.5.9 Risikofaktoren

- Hohes Alter
- Begleiterkrankungen (z. B. Diabetes mellitus, chronisch entzündliche Darmerkrankungen)
- Ernährungsstörungen (Expertenstandard)
- Onkologische Therapie, wie z. B. radiologische Therapie, Chemotherapie
- Vorangegangene Antibiotikatherapien
- Hautkontakt mit aggressiver Ausscheidung (Urin, Dünndarminhalt, Diarrhöen) durch undichte Versorgung
- Hauterkrankungen, wie z. B. Neurodermitis
- Körperlichen Belastungen mit Auswirkungen auf die Haut, z. B. Stress, Fieber
- Stoffwechselerkrankungen
- Stomata, Wunden mit/ohne parastomale/n Fisteln im Hautniveau, falls diese nicht absolut dicht zu versorgen sind
- Wunddehiszenzen ohne/mit Darmfisteln
- Allergische Reaktionen der Haut, z. B. auf Versorgungsprodukte (Ursachen einer Kontaktallergie muss der Arzt mittels Allergie- oder Patchtest zu ermitteln (Lyon & Smith, 2010)

8.5.10 Versorgung in der Häuslichkeit

Falls Patienten mit Fistel-, Drainage- oder Wundversorgung Zuhause leben oder dorthin entlassen werden, sollte zur Erlangung der Selbstversorgung immer eine umfassende Anleitung, Beratung und Schulung für die Patienten in der Klinik stattfinden. Vielleicht ist eine alleinige Selbstversorgung bei den beschriebenen Komplikationen zeitweise nicht immer möglich, deswegen sollten Bezugspersonen oder Pflegende im ambulanten Bereich dementsprechend geschult werden (Expertenstandard „Entlassungsmanagement in der Pflege", und „... chronische Wunden", DNQP 2009). Falls medizinisch notwendig, muss eine ambulante Pflege durch den behandelnden Arzt beantragt und über den Kostenträger genehmigt werden. Fistelversorgungen können unter Umständen auch eine zusätzliche Schmerztherapie erforderlich machen.

Einschränkungen im täglichen (Er)Leben des Betroffenen beeinflussen die Situation zusätzlich. Durch die ständige Ableitung des Sekretes müssen individuelle Lösungen für mobile Patienten gefunden werden. Versorgungsprodukte werden häufig aus den verschiedensten Produktgruppen des Hilfsmittelverzeichnisses und aus dem Angebot der Verbandstoffe (Wundversorgung) kombiniert. Erfahrene qualifizierte Pflegefachkräfte können hier die Versorgungssituation wesentlich verbessern, wenn ihnen das entsprechende Material zur Verfügung steht. Betroffene und ihre Angehörigen benötigen dann zusammenfassende Informationen, Informationsblätter, Bildanleitungen und Schulungen. Der notwendige Zeitaufwand für die Anleitung ist einzuplanen (Sailer 2010).

Die Versorgung bei Komplikationen mit Produkten der modernen Wundversorgung oder auch Fistel- und Wundversorgungsbeutel sind separat zu verordnen. Oftmals muss hierzu vom qualifizierten Leistungserbringer (Sanitätsfachhandel oder Homecare-Unternehmen) ein Kostengenehmigungsverfahren über die Krankenkasse veranlasst werden.

Die Diagnose, also um welche Art von Fistel es sich handelt, ist für die Hilfsmittelversorgung aus Sicht des Kostenträgers eine wichtige Information (▶ Abschn. 9.7).

Der Patient muss wissen, dass Pflegefachkräfte in Homecare-Unternehmen/Sanitätshäusern keine „häusliche Pflege" leisten, sondern lediglich Ansprechpartner bei der Koordination der Produktauswahl, bei der Bereitstellung und Anleitung zum Gebrauch der Hilfsmittel sowie deren Anpassung und bei Problemen sind.

8.5.11 Fazit

Ist eine augenscheinliche „hochpreisliche Versorgung" nach den Prinzipien der phasengerechten Wundbehandlung überhaupt möglich? Die geschilderten Versorgungsprobleme sind für Pflegende immer eine Herausforderung, die durch spezielles pflegerisches Praxiswissen, Verwendung hochwertiger Produkte und die multiprofessionelle Zusammenarbeit gelöst werden können.

Fisteln und deren Ausscheidung sind nicht kalkulierbar, aus einer High-Output-Situation kann eine Low-Output-Fistel entstehen und umgekehrt. Das Wechselintervall und die Bedarfsermittlung der benötigten Materialien sind dann auch für erfahrene Pflegefachkräfte erschwert und eine Verlaufsprognose im Gegensatz zur Stomaversorgung fast unmöglich. Eine kontinuierliche Kontrolle auch der Ausscheidungs-/Ernährungssituation (▶ Abschn. 3.2, ▶ Abschn. 7.1.3 und ▶ Abschn. 7.1.5) und Betreuung durch die Pflegefachkraft ist unerlässlich. Das Allgemeinbefinden eines Betroffenen mit Versorgungsproblemen kann erheblich verbessert werden, wenn der Materialbedarf sowie das erforderliche Betreuungs- oder Pflegeausmaß unter ökonomischen Gesichtspunkten kontinuierlich an die Versorgungssituation angepasst werden kann. So gelingt es, den Betroffenen unter Berücksichtigung des Ausmaßes an Schwierigkeiten und der vorhandenen Ressourcen in sein Lebens- und Berufsumfeld zu integrieren.

Literatur

Literatur zu 8.1

Brooklyn, T., G. Dunnill, et al. (2006). „Diagnosis and treatment of pyoderma gangrenosum." BMJ 333(7560): 181–4.

Colwell, J., M. T. Goldberg, et al. (2004). Fecal & urinary diversions : management principles. St. Louis, Mo., Mosby.

Colwell, J. C. (2004). Stomal and Peristomal Complications. In J. C. Colwell, G. M. T, & C. J. E. (Hrsg.), *Fècal & Urinary Diversions -Management Priciples*. St. Louis, Missouri: Mosby - Elsevier.

Deutsche ILCO e. V. (2012). Urostomie ein Leitfaden. Berlin: Korrel Mirau.

Fluhr JW, Elias PM: Stratum corneum pH: formation and function on the „acid mantle". Exogen. Dermatol 2002;1:163–175

Gray M, Black JM, Baharestani MM, Bliss DZ, Colwell JC, Goldberg M, Kennedy-Evans KL, Logan S, Ratliff CR: Moisture-associated skin damage: overview and pathophysiology. J Wound Ostomy Continence Nurs 2011 May-Jun; 38(3):233–41

Hughes, A. P., J. M. Jackson, et al. (2000). „Clinical features and treatment of peristomal pyoderma gangrenosum." JAMA 284(12): 1546–8.

Husain, S. G. and T. E. Cataldo (2008). „Late stomal complications." Clin Colon Rectal Surg 21(1): 31–40.

Jackson, J. M. (Mar 23, 2010). „Pyoderma Gangrenosum „from http://emedicine.medscape.com/article/1123821-overview.

Löhrlein, M. (2010). Das Pyoderma gangränosum. Kassel.

Lyon CC, Smith AJ, Griffiths CE, Beck MH: The spectrum of skin disorders in abdominal stoma patients. Br J Dermatol. 2000 Dec; 143(6): 1248–60

Lyon, C. C., A. J. Smith, et al. (2001). „Abdominal stomas and their skin disorders an atlas of diagnosis and management." from http://www.netlibrary.com/urlapi.asp?action=summary&v=1&bookid=79625.

Lyon, C. C. (2010). *Abdominal Stomas and their Skin Disorders - An Atlas of Diagnosis and Management* (2. Ausg.). London: Informa healthcare.

Martin JA, Hughes TM, Stone NM: Peristomal allergic contact dermatitis –case report and review of the literature. Contact Dermatitis 2005 May:52(5):273–5

Nybaeck H, Bang Knudsen D, Norgaard Laursen T, Karlsmark T, Jemec GB: Skin problems in ostomy patients: a case-control study of risk factors. Acta Derm Venerol 2009 Jan; 89(1):64–7

Nybaeck H, Jemec GB: Skin problems in stoma patients. J Eur Acad Dermatol Venerol. 2010 Mar; 24(3):249–57

Omura Y, Yamabe M, Anazawa S: Peristomal skin disorders in patients with intestinal and urinary ostomies: influence of adhesive forces of various hydrocolloid wafer skin barriers. J Wound Ostomy Continence Nurs 2010 May-Jun; 37(3):289–98

Poritz, L. S., M. A. Lebo, et al. (2008). „Management of peristomal pyoderma gangrenosum." J Am Coll Surg 206(2): 311–5.

Ratliff CR: Early Peristomal Skin Complications Reported by WOC Nurses. J Wound Ostomy Continence Nurs 2010 Sep-Oct; 37(5):505–10

Ratliff CR, Scarano KA, Donovan AM, Colwell JC: Descriptive study of peristomal complications. J Wound Ostomy Continence Nurs 2005 Jan-Feb; 32(1):33–7

Sheldon, D. G., L. L. Sawchuk, et al. (2000). „Twenty cases of peristomal pyoderma gangrenosum: diagnostic implications and management." Arch Surg 135(5): 564-8; discussion 568–9.

Stamatas GN, Zerweck C, Grove G, Martin KM: Documentation of impaired epidermal barrier in mild and moderate diaper dermatitis in vivo using noninvasive methods. Pediatr Dermatol 2011 Mar-Apr; 28(2):99–107

Tremezaygues, L., R. Schmaltz, et al. „[Management of pyoderma gangrenosum. An update on clinical features, diagnosis and therapy]." Hautarzt 61(4): 345–53; quiz 354–5.

Wiesinger, G., & Stoll-Salzer, E. (2012). *Stoma- und Kontinenzberatung Grundlagen und Praxis* (2. Auflage Ausg.). Stuttgart: Georg Thieme Verlag KG.

William J, Gwillam B, Sutherland N, Matten J, Hemmingway J, Ilsey H, Somerville M, Vujnovich A, Day S, Redmond C, Cowin C, Fox K, Parker T: Evaluating skin care problems in people with stomas. Br J Nurs 2010 Sep-Oct 13; 19(17):6–15

http://www.rki.de/DE/Content/Infekt/Krankenhaushygiene/Kommission/Downloads/Empf_postopWI.pdf?__blob=publicationFile

Literatur zu 8.2. und 8.3

Aulbeck, F. N. (Lehrbuch der Palliativmedizin, ISBN 9783794523610). Schattauer Verlag, 1. Nachdruck 2008.

Caspary, J. M. (Springer 2005). *Therapie gastroenterologischer Krankheiten*.

Colwell, J. G. (2004). *Fecal and Urinary Diversions Management Principles*. Missouri: Mosby St.Louis.

Droste, W., Wessel, B., Tork, A., & Brosemann, A. M.-J. (2013). 3. Entwurf einer Handlungsempfehlung der FGSKW e.V. zum Einsatz konvex geformter Produkte zur Stomaversorgung. (F. e.V., Hrsg.)

Esch M. (2005). *Stomatherapie – Beratung Anleitung Pflege*. Stuttgart: Kohlhammer,.

FgSKW e. V. (2013). *Fachgesellschaft Stoma-Kontinenz und Wunde e. V.; 3. Entwurf, Handlungsempfehlung zum Einsatz konvexer Produkte*. Abgerufen am 03. Dezember 2014 von http://www.fgskw.org/files/entwurf_v3_handlungsempfehlung_convexe_produkte_der_fgskw.pdf

Leitlinie der Fachgesellschaft FgSKW e.V. zur Stomaversorgung. (2011).

Peters-Gawlick, M. (1998). *Praxishandbuch Stomapflege*. Wiesbaden: Ullstein Medical Verlagsgesellschaft.

Säuberli H. (1985). *Intestinale Stomata - Indikationen, Vorbereitung, operative Technik, Rehabilitation und Nachsorge*. Bern: Huber Verlag.

Stoll-Salzer E, W. G. (2005). *Stomatherapie*. Stuttgart: Thieme.

Literatur zu 8.4

Aulbert, E., & Gruber, G. (2012). Rehabilitation in der Palliativmedizin und stomapflge. In E. Aulber, F. Nauck, & L. Radbruch (Eds.), *Lehrbuch der Palliativmedizin*. Stuttgart: Schattauer

Bausewein, C., & Marcus, H. (2012). Gastrointestinale Symptome Diarrhö. In E. Aulbert, F. Nauck, & L. Radbruch (Eds.), *Lehrbuch der Palliativmedizin*. Stuttgart: Schattauer GmbH

Colwell, J. C. (2004). Stomal and Peristomal Complications. In J. C. Colwell, G. M. T, & C. J. E. (Eds.), *Fecal & Urinary Diversions -Management Priciples*. St. Louis, Missouri: Mosby - Elsevier

Droste, W., & Gruber, G. (2010). Sektorenübergreifender Leitfaden Stomatherapie für Krankenhäuser, die ambulante Homecare-Versorgung und Rehabilitationskliniken (2. Ausg.). Hannover: Schlütersche Verlagsgesellschaft mbH & Co. KG.

DNQP. (2009). *Expertenstandard Entlassungsmanagement in der Pflege*. Retrieved Mai 14., 2014, from http://www.wiso.hs-osnabrueck.de/fileadmin/users/774/upload/ExpertenstandardEntlassungsmanagement_Akt.pdf

DNQP. (2009). *Expertenstandard Pflege von Menschen mit chronischen Wunden*. Osnabrück: Deutsches Netzwerk für Qualitätsentwicklung in der Pflege

FgSKW e. V. (2013). *Fachgesellschaft Stoma-Kontinenz und Wunde e. V.; 3. Entwurf, Handlungsempfehlung zum Einsatz konvexer Produkte*. Retrieved Dezember 03, 2014, from http://www.fgskw.org/files/entwurf_v3_handlungsempfehlung_convexe_produkte_der_fgskw.pdf

GKV-SpiBu. (2014, April). *GKV-Spitzenverband Hilfsmittelverzeichnis Produktgruppe 15*. Retrieved April 18, 2014, from https://hilfsmittel.gkv-spitzenverband.de/produktgruppeAnzeigen_input.action?gruppeld=15

Gruber, G. (2015). Stomapflege bei gezielter Krebstherapie. *Die Schwester Der Pfleger* (54. Jahrgang, 06/15), 42–45

Lippert, H. (2006). *Wundatlas, Kompendium der komplexen Wundbehandlung*. Stuttgart: Thieme Verlag

Lyon, C. C. (2010). *Abdominal Stomas and their Skin Disorders - An Atlas of Diagnosis and Management* (2. ed.). London: Informa healthcare

Protz, K. (2011). *Moderne Wundversorgung* (6. ed.). München: Verlag Urban & Fischer

Sailer, M. (2010). Patientenedukation. In E.-M. Panfil, & G. Schröder (Eds.), *Pflege von Menschen mit chronischen Wunden - Lehrbuch für Pflegende und Wundexperten*. Bern: Verlag Hans Huber

Vasel-Biergans, A., Probst, W. (2005) Wundversorgung für die Pflege, Ein Praxisbuch Stuttgart: Wissenschaftliche Verlagsgesellschaft mbH

Patientenorientierte Beratung bei Stoma

A. Adamek, K. Dittmann, G. Englert, D. Fölsch, G. Gruber, M. Haß, M. Kaser-Brehmer, C. Limpert, M. Ofner, T. Ofner, U. Seifart

G. Gruber (Hrsg.), *Ganzheitliche Pflege bei Patienten mit Stoma*,
DOI 10.1007/978-3-662-48429-6_9

9.1 Seelische Belastungen und psychische Erkrankungen

M. Ofner, T. Ofner

9.1.1 Einleitung

Angesichts der körperlichen und seelischen Belastungen, die eine schwere Erkrankung mit sich bringt, haben die Diagnose und Notwendigkeit einer Stomaanlage erhebliche Auswirkungen auf die Lebensqualität von Patienten und Angehörigen. Hierbei brauchen alle Betroffenen die Unterstützung aus vielen Bereichen des Gesundheitswesens.

Hinsichtlich der psychologischen Unterstützung kann man den S3-Leitlinien (S3-Leitlinien Kolorektales Karzinom 2014) unter anderem Folgendes entnehmen: „Über den gesamten Verlauf einer Krebserkrankung treten behandlungsbedürftige psychische Belastungen und Störungen mit einer Häufigkeit von 20–35 % auf. Es überwiegen Anpassungsstörungen (F43.12), akute Belastungsreaktionen (F43.0) gefolgt von depressiven Störungen (Major Depression 8–20 %, Dysthymie 5–15 %)[712–715].“ (Leitlinienprogamm Onkologie 2014).

In der Praxis erfolgt die notwendige psychosoziale und psychologische Unterstützung einerseits durch die Fürsorge von Angehörigen, Bezugspersonen, Personen der Pflegeberufe und Selbsthilfeangebote. Andererseits stehen die professionelle Betreuung in der Stoma- und psychoonkologischen Beratung, die psychologischen Interventionsmethoden der Psychologen, therapeutische Behandlungsmethoden der Psychotherapeuten sowie die aufklärenden und behandelnden Ärzte in einem Kontinuum zur Verfügung.

Wichtig ist vor allem das Zusammenarbeiten unterschiedlichster Berufsgruppen und der Selbsthilfe in einem multiprofessionellen Team mit dem Ziel, für den Patienten das Bestmögliche zu erreichen.

Stomapatienten werden von diplomierten Pflegenden beraten, die über eine Zusatzausbildung SKW (Weiterbildung nach FgSKW e. V.), in Österreich Weiterbildung Kontinenz und Stomaberatung (kurz KSB) und in der Schweiz Weiterbildung zum(r) Stomatherapeut(in) verfügen. Alle folgenden Tipps sind unterstützende Hinweise und keine Behandlungsrichtlinien. Für diagnostische und therapeutische Anwendungen bleibt der Benutzer selbst verantwortlich. Die genannten Störungsbilder können in der Internationalen Klassifikation psychischer Störungen (kurz ICD 10 Kapitel V (F)) nachgelesen werden. Das Ziel ist, Handlungsmöglichkeiten aufzuzeigen und in der Praxis Sicherheit zu geben, um im Bedarfsfall zu erkennen, wann in der Beratung ein Psychoonkologe oder im Behandlungsfall auch ein Psychologe oder Psychotherapeut einzubeziehen ist.

9.1.2 Präoperative Phase

Bereits vor der Operation gibt es für den Patienten einige Herausforderungen zu meistern. Die psychoonkologische Beratung bietet dabei insbesondere für Krebspatienten weiterführende Unterstützung an. Wie wichtig die psychosoziale Unterstützung aus unterschiedlichsten Bereichen für die Reduzierung von späteren Störungen, insbesondere Ängsten und Depressionen, ist, haben Hoon et al. (2013) in ihrer Studie gezeigt. Zum einen wurde deutlich, dass der Krankenhausaufenthalt sich durch eine gute präoperative Beratung deutlich reduziert. Und zum anderen konnte gezeigt werden, dass die Lebensqualität durch eine zusätzliche therapeutische Unterstützung, wie z. B. mit Verhaltenstherapie und Entspannungstraining, deutlich gesteigert werden konnte. Die Möglichkeit, neben der Stomaberatung ggf. auch psychologisch unterstützt zu werden, sollte daher für die Betroffenen bereits ab diesem Zeitpunkt gegeben sein.

Praxistipps

- Beratende, beruhigende Gespräche und eine gute Aufklärungsarbeit helfen, Ängste und Sorgen zu reduzieren.
- Dem Patienten soll deutlich kommuniziert werden, dass ausreichend Zeit für ihn vorhanden ist.
- Wartezeiten vor der Operation sollten für die Stomamarkierung genutzt werden.

- Schulungen können die Wartezeit im Einzelfall verkürzen. Kontraindikation: Bei einer akuten Belastungsreaktion sollten Schulungen erst nach der Operation erfolgen.
- Dem Patienten muss Verständnis vermittelt werden, auch wenn er nicht zuhört, mürrisch oder wütend ist.

Gerade in den frühen Phasen der Behandlung zeigen sich psychische Belastungen oft als subsyndromale Störungen, sind also auffällig, erfüllen aber zugleich nicht alle Kriterien einer Störung gemäß ICD 10 Kapitel V (F). Hier kann die Psychoonkologie oder die Psychologie mit diagnostischen Maßnahmen hilfreich sein.

Psychische Störungen der präoperativen Phase

Die **akute Belastungsreaktion** (F43.0) tritt auf ein außergewöhnlich belastendes Lebensereignis hin auf, oder nach einer Lebensveränderung, die zu einer anhaltenden unangenehmen Situation führt (ICD 10 2005). Sie kann bei Stomapatienten bereits Folge auf die Diagnose der Grunderkrankung (z. B. Trauma, CED, Krebs) sein. Und auch die Information, dass die Krankheit ein Stoma nach sich zieht, kann ein außergewöhnlich belastendes Lebensereignis darstellen, also zwei massiv lebensverändernde Situationen, die einzeln oder zusammen Auslöser einer Belastungsreaktion sein können.

Für die betreuenden/behandelnden Personen zeigt sich dies dadurch, dass der Patient desorientiert, entsetzt oder unaufmerksam erscheint. Der Patient beschreibt auch oft, dass er das Gefühl hat, den Boden unter den Füßen zu verlieren. Häufig können Depressionen, Angst, Ärger oder Rückzug auftreten. Die Reaktionsweisen sind sehr vielfältig. Typischerweise zeigen sich diese Verhaltensweisen aber nur kurzzeitig und die Symptome klingen bereits nach wenigen Stunden, seltener Tagen, ab. Eine akute Belastungsreaktion lässt in vielen Fällen ganz von selbst nach, bei besonders starker Ausprägung ist jedoch eine psychologische Unterstützung hilfreich.

Praxistipp

- Pflegende sollten Ruhe vermitteln, mit dem Patienten behutsam umgehen und Stress vermeiden.
- In dieser Phase ist es wichtig, in der Betreuung mit dem Patienten nur das Nötigste zu besprechen, denn er hat eine sehr stark eingeschränkte Aufnahmefähigkeit: Weniger ist hier mehr!

Diese Phase, in welcher der Patient mit der Diagnose seiner Erkrankung konfrontiert wird, ist sehr häufig von Unsicherheit und Ungewissheit geprägt. Er weiß angesichts seiner Ausnahmesituation nicht, wie seine Zukunft aussehen wird und wie ein Leben mit Stoma sein könnte. Darum ist es wichtig, den Patienten schon präoperativ aufzuklären, wann immer es möglich ist. Hier ist es hilfreich, mit dem Betroffenen darüber zu sprechen, was ihn erwartet, und ihm möglichst klare Informationen bereitzustellen.

Praxistipp

- Die wichtigsten Informationen zum Stoma sollten kurz und prägnant, aber behutsam formuliert werden.
- Patienten sollten die Gelegenheit erhalten, Fragen zu stellen, aber auch genügend Zeit haben, ihre Fragen zu formulieren. Geduld ist jetzt ganz wichtig!

Ein weiterer Faktor, den man im Zusammenhang mit einer präoperativen Aufklärung thematisieren sollte, ist das Körpererleben des Patienten. Bullen et al. (2012) fanden in ihrer Studie (mit Hilfe der Body Image Scale) heraus, dass bei Stomapatienten das eigene Körperbild ein Prädiktor für nachfolgende Störungen ist. Betroffene, die von vornherein schon ein schlechtes Körperbild haben, sind besonders gefährdet, später Depressionen oder Ängste zu entwickeln, und haben häufig eine geringere Lebensqualität.

9.1.3 Postoperative Phase

Die Beratung von Stomapatienten durch Pflegeexperten in der Stomaberatung wird in ihrer Bedeutung noch immer unterschätzt. Die Pflege, insbesondere die Stomaberatung, ist eine nicht wegzudenkende psychologische Unterstützung für den Patienten.

Postoperativ gilt es, den Patienten mit Wertschätzung zu begegnen. Also in erster Linie, die nötige Zeit und Ruhe für den Betroffenen zu haben und Raum für Diskretion zu geben. Für den Stomapatienten kommen jetzt Emotionen wie Scham, Ekel, auch das Brechen von Tabus und damit einhergehenden Gefühlen der Erniedrigung und Demütigung zum Tragen. Mit diesen Themen sollten Ärzte und Pflegende immer besonders behutsam umgehen, in dem Bewusstsein, dass sie für den Patienten nicht alltäglich und daher sehr, sehr unangenehm sind. Patienten fühlen sich durch das offene Aussprechen von Tabus vor anderen schnell erniedrigt. Diese Gespräche sollten wenn möglich im Besprechungszimmer stattfinden.

Praxistipps

- Patienten sollten im Krankenzimmer immer bewusst begrüßt werden, damit sie sich angenommen fühlt (sie können sich gerade selbst schwer annehmen) → Blickkontakt, evtl. Berührung am Arm.
- Vor Beginn jeder Maßnahmen müssen die Patienten informiert werden, was im Folgenden geschieht.
- Nach Möglichkeit werden Mitpatienten und Zimmerkollegen gebeten, das Zimmer in der Zeit der Stomaversorgung für einen kurzen Spaziergang zu verlassen. Man kann auch das Badezimmer benutzen, wenn der Patient schon sitzen kann.
- Die erste Reaktion des Pflegenden auf das Stoma ist besonders wichtig: Sie kann Sicherheit oder Unsicherheit vermitteln. Deshalb ist eine achtsame, wohlwollende und akzeptierende Haltung enorm wichtig, dies wird der Patient später auf die Akzeptanz seines Stomas übertragen.

Bei einer Studie von Dunn et al. (2006) zeigte sich, wie dankbar die Patienten über die Unterstützung waren, die sie von Seiten der Ärzte und Pflegekräfte erhielten. Etliche Patienten betonten, dass das Pflegepersonal außerordentlich freundlich gewesen sei, behutsam und sehr ermutigend. Jedoch hätten viele Patienten auch zusätzliche Unterstützung von Spezialisten unterschiedlicher Fachbereiche in praktischen und emotionalen Belangen sehr willkommen geheißen.

Psychische Störungen der postoperativen Phasen

Anpassungsstörungen sind kürzer oder länger anhaltende psychische Reaktionen und Beeinträchtigungen, deren Auftreten durch die körperliche Erkrankung erklärt werden kann. Bei Stomapatienten kann dies durch mehrere schwere Belastungen, wie die Diagnose der Krankheit (Krebs, CED, Trauma o. Ä.), die Notwendigkeit einer Stomaanlage und zuletzt die Veränderung der körperlichen Erscheinung nach der Operation erklärt werden. Die individuelle Verletzlichkeit spielt bei dieser Störung eine große Rolle. Ein weiterer Grund für Anpassungsstörungen können frühkindliche Erfahrungen sein. So haben ältere Menschen vielleicht in ihrer Kindheit miterlebten, wie Angehörige oder Bekannte mit einem Stoma lebten. Aus dieser Erfahrung heraus lehnen sie diese Veränderung in ihrem Leben ab, sie kennen die qualitativen Errungenschaften der letzten Jahrzehnte ja nicht, sondern nur das Leid, das man früher mit einem Stoma hatte.

Viele Pflegeexperten kennen es, wenn ein Patient den Kopf zur Seite dreht, mit den Händen den Blick auf sein Stoma abschirmt und sagt, dass er damit nichts zu tun haben will: „Da soll sich jemand anderes drum kümmern!“ Die Patienten lehnen in einem solchen Fall die Zusammenarbeit größtenteils ab, verweisen auf andere Personen, die dafür die Verantwortung übernehmen sollen. Die Patienten sind mit der aktuellen Situation völlig überfordert. Möglicherweise berichten sie auch von dem Gefühl, nicht zurechtzukommen, nicht vorausplanen zu können oder im Alltag eingeschränkt zu sein. Oder sie geben an, dass sie sich vieles nicht trauen, ängstlich sind und sozial isolierter leben als vor der Operation. Hier könnte es sich um Anzeichen einer

Anpassungsstörung (F43.2) handeln. Diese sind schwierig zu diagnostizieren, daher kann es hilfreich sein, je nach Schwergrad der Störung, ggf. Unterstützung durch einen Psychologen oder Psychotherapeuten anzufordern.

In der Sprechstunde der Stomatherapie (D) oder der Stomaambulanz (A)/Stomaberatungsstelle (CH) kann der Pflegeexperte besonders viel für Patienten mit Anpassungsstörungen tun. Hier haben sie die Zeit, die Ruhe und die nötige Diskretion, um mit dem Patienten einfühlsam zu arbeiten. Die Psychoedukation, also die Schulung, und das ausführliche Gespräch mit dem Patienten sind die wichtigsten Instrumente, um ihn auch psychologisch zu unterstützen. Je mehr der Patient über sein Stoma weiß, je selbstständiger er selber seine Versorgung übernehmen kann, desto besser.

Praxistipp

- Der Patient sollte so viel wie möglich alleine übernehmen. Jeder noch so kleine Grad an Unabhängigkeit ist wichtig und dient der Maximierung der Eigenverantwortung! Dies bewirkt eine Erhöhung der Selbstwirksamkeit, der Sicherheit, der Unabhängigkeit und steigert damit die Lust an Aktivitäten und führt zu mehr Lebensfreude.
- Wertschätzung, Empathie und Kongruenz (Echtheit) erhöhen die Wirksamkeit der Schulung.
- Mehrere kleine Schulungseinheiten sind besser als eine lange.
- Die Ziele müssen gemeinsam mit dem Patienten klar definiert werden: Was wollen wir heute erreichen? Was wollen wir bis zur Entlassung erreichen?
- Ressourcen müssen aktiviert werden: Was kann der Patient gut, was macht er gerne? Was unterstützt seine Compliance, seine aktive Mitarbeit!
- Die Akzeptanz des Stomas sollte mit praktischen nützlichen Informationen unterstützt werden.
- Unter Umständen müssen Informationen häufiger wiederholt werden.

Jeder Patient ist anders: Jeder Patient muss dort abgeholt werden, wo er gerade ist.

Psychologen oder Psychotherapeuten können mit folgenden Maßnahmen noch weitere Unterstützung anbieten:

- Entspannungstraining
- Kognitive Verhaltenstherapie
- Gesprächstherapie
- Unterstützende Gruppentherapie
- Familientherapie
- Stressmanagement und die Arbeit mit der Selbstwahrnehmung und dem neuen Körperbild

Dass diese Formen der zusätzlichen Unterstützung positiv für den Patienten sind, hat eine Studie von Hoon et al. (2013) gezeigt. Piwonka und Merino (1999) haben in ihrer Studie verdeutlicht, dass einer der wichtigsten Aspekte, um das Stoma anzunehmen, eine umfangreiche Stomaschulung ist, kombiniert mit der psychologischen Unterstützung hinsichtlich des neuen Körperbildes.

9.1.4 Ambulante Phase

Sahay et al. (2000) stellten in ihrer Untersuchung fest, dass Patienten mit der Behandlung und Unterstützung im Krankenhaus sehr zufrieden waren, aber sich mehr Informationen hinsichtlich der langfristen Krankheitsbewältigung gewünscht hätten. Die Krankenhausverweildauer hat sich durch den Fortschritt der OP-Technik, der Medizin und der Pflege zunehmend verkürzt, somit auch die Zeit der klinischen Stomaversorgung. Patienten müssen daher viel früher alleine zurechtkommen und lernen, das Stoma ihrem Leben anzupassen. Oft wird jedoch das Leben nach dem Stoma ausgerichtet.

Je nach Region und Land ist ein wesentlicher Teil der verbliebenen psychosozialen Unterstützung in dieser Phase die ambulante Betreuung, also das Beratungsgespräch in der Sprechstunde der Stomatherapie oder Stomaambulanz. Die Fragen, die für Stomapatienten in der Zeit bis zur ersten Nachkontrolle auftreten, können in einer Stunde oftmals gar nicht beantwortet werden. Daher stellt der Patient im Beratungsgespräch in der Ambulanz überhaupt nur die dringlichsten Fragen. Den Rest seiner Fragen hat er oft nicht abrufbereit! Schnell kommt man hier zu dem Schluss, dass er keine weiteren Fragen mehr hat.

Praxistipp

Der Patienten sollte aufgefordert werden, mögliche Fragen, die Zuhause aufkommen, immer gleich aufzuschreiben. So können in der Ambulanzstunde alle Fragen beantwortet werden, die für ihn besonders wichtig sind, aber auch jene, die er sonst vergessen würde.

Meist sind es typische Einschränkungen im normalen Tagesablauf, die im Beratungsgespräch genannt werden, Beeinträchtigungen in ganz bestimmten Situationen. Wenn die Patienten aber ihre dringlichsten Anliegen geäußert haben, hört man bisweilen noch andere, zusätzliche Sorgen und Ängste heraus: dass der Patient sich zurückzieht, soziale Kontakte meidet, wie er seinen Körper wahrnimmt, mit seiner Attraktivität zu kämpfen hat und vieles andere mehr.

Psychische Belastungen der ambulanten Phase

Die erste Zeit nach einer Stomaanlage ist für die Patienten häufig dadurch geprägt, eine zunehmende Sicherheit im Umgang mit ihrem Stoma zu erlangen. Sie beginnen oft erst Wochen oder Monate später damit, sich mit ihrem psychischen Befinden auseinanderzusetzen. Nachdem der Eingriff und die Verletzungen des Körpers überwunden sind – das Überleben gesichert ist – geht es an die elementare Bedeutung der persönlichen Identität. Damit verbunden ist die Auseinandersetzung mit der Grunderkrankung, den Konsequenzen für das tägliche Leben, den Veränderungen im sozialen Umfeld, den gravierenden Einschnitten in das Körperbild und die Sexualität.

Zudem gibt es viele weitere, scheinbar kleine Belastungen, mit denen der Patient fertig werden muss: „Tabuthemen“ wie Scham, Ekel oder Ängste vor Schmutz und Geruch, welche die Sicherheit im sozialen Umgang mit anderen massiv stören und zu sozialer Isolation führen können. Das eigene Körpererleben und das Selbstwertgefühl treten angesichts solcher Belastungen weiter in den Hintergrund und werden oft lange nicht bearbeitet.

Wer gut hinhört, kann die neu hinzugekommenen seelischen Belastungen möglicherweise wahrnehmen. Zusätzlich zu den ganz wichtigen ambulanten Stomaberatung-Gesprächsterminen im Krankenhaus könnte jetzt eine psychoonkologische, psychologische oder auch psychotherapeutische Beratung und Behandlung hilfreich sein, z. B. bei:

- rezidivierenden Befunden und Palliativpatienten (Ängste),
- Chemotherapie (die Angst, dass der Krebs trotzdem wieder kommt),
- erheblichen Einschränkungen der Körperfunktionen und der Arbeitsfähigkeit (Selbstwert und Selbstverständnis sind oft eng mit beiden verbunden),
- äußeren sichtbaren Verstümmelungen (Körperbildveränderungen) oder bei
- sozialem Rückzug (Depressivität).

Schwierig ist dabei zu erkennen, wann der Patient diese Form der Unterstützung dringend braucht und wann nicht. Hier gilt das alte Sprichwort, viele Augen sehen mehr, ganz besonders für die interdisziplinäre Zusammenarbeit. Auch die Angebote der Selbsthilfe sollten erneut angesprochen werden (► Abschn. 9.2. und ► Abschn. 9.3).

Cotrim und Pereira (2008) zeigten in ihrer Studie zur Lebensqualität (quality of life), dass Stomapatienten, verglichen mit Krebspatienten mit Kolorektalkarzinom ohne Stoma, über niedrigere Werte bezüglich ihrer gesamten Lebensqualität, ihrem Körperbild, ihrer gesundheitsbezogenen Lebensqualität sowie über weniger soziale Aktivitäten berichteten. Die Patienten mit einem Stoma hatten dabei signifikant höhere Werte hinsichtlich Depression und Angst als jene Patienten ohne Stoma. Weiter zeigte sich auch, dass die Belastung für die Pflegenden deutlich höher war.

Praxistipp

Alle Patienten, auch die, die kein Stoma mehr haben, sollten 3 Monate und 6 Monate nach einer Operation/Rückoperation zu einem Kontrollterminen in die Sprechstunde der Stomaberatung kommen, um die psychologischen Belastungen der körperlichen Veränderungen zu erfassen und zu betreuen.

Psychologische Störungen der ambulanten Phase

Die häufigsten behandlungsbedürftigen psychologischen Störungen der ambulanten Phase, denen sich Patienten stellen müssen, sind Ängste, Depressionen und Körperbildstörungen. Dies findet sich unter anderem in den Studien von Hoon et al. (2013) und Bullen et al. (2012). Diese Störungen kommen weit häufiger vor als dies in der Praxis wahrgenommen wird.

Praxistipps

- Pflegende sollten sehr achtsam sein, um psychische Belastungen wahrnehmen zu können.
- Sie sollten sich ein Netzwerk an Kontakten innerhalb und außerhalb des Krankenhauses aufbauen, damit sie den Patienten Adressen von Psychologen, Psychotherapeuten oder Psychoonkologen sowie Selbsthilfeorganisationen für eine unterstützende Behandlung und Beratung anbieten können.

9.1.5 Pflegende und pflegende Angehörige

Die Diagnose Krebs ist eine große Lebensveränderung. Lebt der Patient in einer Partnerschaft oder Familie, so beeinflusst die Diagnose natürlich auch die familiären Beziehungen sowie das gesamte Umfeld. In vielen Fällen sind es Ehepartner oder nahe Verwandte, die nach der Entlassung aus dem Krankenhaus die Pflege des Patienten übernehmen oder zumindest daran teilhaben, in selteneren Fällen begleiten geschulte Pflegende den Patienten ambulant.

Jeder Pflegende wird hierbei natürlich auch von der Krebsthematik berührt, besonders wenn der Patient Stomaträger ist. Häufig überlasten sich die Pflegenden der Betroffenen damit, weil sie von sich selbst erwarten, den Betroffenen ermutigen oder einfach insgesamt mehr Verantwortung für die Situation übernehmen zu müssen. Nahestehende Personen sind die am schlimmsten betroffene Gruppe hinsichtlich des Risikos, eine Störung zu entwickeln, sei es eine mentale Beeinträchtigung oder eine kardiovaskuläre Krankheit (Sjovall et al. 2009). Darum muss auch die Wahrnehmung des Pflegenden beachtet und thematisiert werden, wie auch er unterstützt werden kann.

Einige Situationen sind ganz besondere Belastungsfaktoren. Ehepartner nehmen einen Behandlungsaufschub als sehr starken Stressor wahr. Häufig kann bereits ein einfaches Gespräch als Erleichterung wahrgenommen werden. In der Stomaberatung könnte etwas Zeit, die dem pflegenden Angehörigen geschenkt wird, bereits Belastungen reduzieren. Geduld und die Möglichkeit, sich den Kummer von der Seele zu sprechen, können Sorgen lindern.

Praxistipps

- Für die betreuenden Personen der Patienten sollte möglichst etwas Zeit miteingeplant werden – nicht um Tipps und Anweisungen zur Pflege zu geben – sondern Zeit für ihre Ängste und Nöte.
- Es ist besonders darauf zu achten, dass die Informationen, Ratschläge oder Anweisungen, die man gibt, konsistent sind.

Inkontinuität während des Krankenhausaufenthaltes wird als sehr belastend empfunden, allem voran von den Ehepartnern der Patienten. Diese erleben oft, dass sie von A nach B geschickt werden, fühlen sich überlastet, verwirrt und allein gelassen, haben aber das Gefühl, die Verantwortung über die Situation tragen zu müssen. Sie benötigen unbedingt Informationen, die möglichst klar, direkt und konstant sind.

Ein weiterer Belastungsfaktor für den Pflegenden kann die Art und Weise sein, wie Informationen mitgeteilt werden. Pflegepersonen fühlen sich häufig von der Informationsflut, die auf sie einströmt, regelrecht überwältigt. Sie haben häufig Angst, etwas zu vergessen.

Praxistipp

- Informationen sollten in der Stomaberatung langsam und stückchenweise vermittelt werden.
- Patient und Pflegende können gemeinsam einzelne Stichpunkte notieren, sodass alle Beteiligten gleichermaßen einbezogen werden. Durch das schriftliche Festhalten haben die Betroffenen dann „etwas in der Hand", das Sicherheit und Halt geben kann.
- Durch das offene Einbeziehen aller Beteiligten können die Pflegepersonen möglicherweise etwas von dem belastenden Verantwortungsgefühl ablegen.
- Kontrolltermine sowie die Möglichkeit, bei Fragen anzurufen, geben den Angehörigen zusätzliche Sicherheit.

Der Patient sollte so viel wie möglich alleine übernehmen, um eine Selbstwirksamkeit zu erfahren, aber auch um sein Umfeld zu entlasten. Gleichzeitig ist es wichtig, dass die Angehörigen von Beginn an mit dabei sind. Um diese Herausforderung zu meistern, ist es hilfreich, wenn die Angehörigen mit dem Patienten offen über alles sprechen können, aber so wenig wie möglich für ihn tun müssen. Dies schafft Unabhängigkeit und Entlastung für beide Seiten!

9.1.6 Ausblick

Psychologisch behandlungsbedürftige Störungen bei Stomapatienten sind eine Tatsache. Die Einbindung von Psychologen und Psychotherapeuten bei der Arbeit mit Stomapatienten ist jedoch vielerorts nicht selbstverständlich. Eine gute Arbeit in der Stomaberatung inkludiert unter anderem auch, bei behandlungsbedürftigen Störungen eine Unterstützung durch den Psychologen oder Psychotherapeuten anzufordern.

Praxistipp

Pflegende sollten routinemäßig und regelmäßig mit Psychologen und Psychotherapeuten zusammenarbeiten. Diese unterstützen die pflegerische Arbeit durch ihre klinisch psychologische Diagnostik beim Erkennen von psychischen Belastungen und Störungen des Patienten. Sie kennen die adäquaten Maßnahmen bei Anpassungs- und Körperbildstörungen, Ängsten und Depressionen bei Patienten und bieten eine zusätzliche Unterstützung durch Entspannungsübungen bei der Behandlung.

9.2 Unterstützungsbedarf und -angebote bei psychosozialen Belastungen

G. Englert, M. Haß

Die Anlage eines Stomas hat zur Folge, dass sich die betroffenen Menschen mit einer Reihe von psychosozialen Belastungen auseinandersetzen müssen. Diese entstehen wegen des Stomas, aber auch infolge der Grundkrankheit (wie Darm- oder Blasenkrebs, chronisch entzündliche Darmerkrankungen) sowie sonstiger Komplikationen im Darm- oder Blasenbereich, deren Behandlung die Anlage des Stomas erfordert.

9.2.1 Psychosoziale Belastungen

Die verschiedenen Stomaarten und Grundkrankheiten führen zu jeweils spezifischen Belastungssituationen im psychischen und sozialen Bereich (Englert 2003). Dazu gehören:

- Die Stomaanlage bedeutet den **Verlust der Kontrolle** über die Ausscheidungen. Diese müssen durch eine entsprechende Stomaversorgung so aufgefangen werden können, dass keine Flüssigkeiten und Gerüche austreten. Dazu ist es notwendig, immer passende Stomaartikel in ausreichender Zahl und zu zumindest tragbaren Kosten zur Verfügung zu haben. Der regelmäßig erforderliche Wechsel der Versorgung kann insbesondere bei den andauernden Ausscheidungen einer Ileostomie und Urostomie stressig sein. Es gibt zudem keine hundertprozentige Sicherheit, dass die Versorgung immer dicht bleibt.

- Es können **Stomakomplikationen,** wie Bauchwandbruch oder Prolaps, auftreten, die zusätzliche Behandlungsmaßnahmen erfordern und gegebenenfalls zu Problemen bei der Versorgung des Stomas führen.
- Durch das Stoma und die Stomaversorgung am Bauch wird das **Körperbild verändert** und die **körperliche Attraktivität** beeinflusst. Dies kann zu Verunsicherungen führen, mit Auswirkungen auf das Sexualleben (besonders wenn – als Operations- oder Therapiefolge – Potenzprobleme beim Mann (▶ Abschn. 9.4.4) oder Vernarbung oder Verengung der Scheide bei der Frau hinzukommen, ▶ Abschn. 9.4.3).
- Die Grundkrankheiten und eventuellen Folgen können **Angst vor dem Fortschreiten** der Erkrankung auslösen, die bis hin zu einer depressiven Entwicklung mit zunehmender Hoffnungslosigkeit und Resignation führen kann. Bei etwa 25–30 % der krebsbetroffenen Menschen liegen behandlungsbedürftige Auswirkungen vor (Mehnert et al. 2014).
- Das Stoma und die Grundkrankheiten können zu **Beeinträchtigungen im sozialen Bereich**, in Familie, Beruf und Gesellschaft führen. Belastend ist auch die Sorge um Angehörige. Möglich sind weiterhin ein Rückzug aus sozialen Kontakten und Freizeitaktivitäten sowie manchmal die Ausgrenzung durch Mitmenschen.
- Es ist möglich, dass Einbußen der **körperlichen Leistungsfähigkeit** und Belastbarkeit sowie psychische Probleme sich auf den beruflichen Bereich auswirken und bis hin zu Arbeitsverlust und finanziellen Schwierigkeiten führen.

9.2.2 Unterstützungsbedarf

Zum Umgang mit den genannten Belastungen und zu deren Bewältigung benötigen viele Stomaträger psychosoziale Unterstützung. Dazu gehören insbesondere Informationen zur Auswahl und Anwendung einer sicheren Stomaversorgung (Englert 2003). Durch eine Interessenvertretung in stomabezogenen Anliegen (z. B. gegenüber Politik, Krankenkassen, Versorgungsamt) sowie durch persönliche Gespräche mit Gleichbetroffenen, auch in Gruppen, werden weitere Hilfsangebote gegeben. Nach neueren Studien suchen Betroffene mit der Grundkrankheit Krebs (Harrison et al. 2009) – und dies gilt sicherlich auch für andere Stomagrundkrankheiten – Unterstützung vor allem in folgenden Bereichen:

- Psychische Belastungen, z. B. Angst vor dem Fortschreiten der Krankheit, Zukunftsängste, Sorge um Angehörige (▶ Abschn. 9.1)
- Fehlende Informationen, z. B. zum Krankheitsverlauf, zu Nutzen und Nebenwirkungen von Medikamenten und zu Möglichkeiten, sich selbst zu helfen
- Spezielle Informationen, z. B. zu körperlichen Beeinträchtigungen, Fragen zum Alltagsleben mit Schmerzen, Fatigue, Einschränkungen

9.2.3 Unterstützungsangebote

Eine sichere Stomaversorgung ist die Grundlage, um auftretende psychosoziale Belastungen zu bewältigen. Deshalb kommt der Anleitung und Beratung in diesem Bereich eine besondere Bedeutung zu. In den Kliniken, in denen Stomaoperationen durchgeführt werden, übernehmen Pflegeexperten für Stoma, Inkontinenz und Wunde (SKW) diese Aufgabe. Auch in spezialisierten Rehakliniken sowie im ambulanten Bereich ist dieses Angebot erreichbar. Psychosoziale Unterstützung bieten z. B. die Sozialdienste in Akut- und Rehakliniken sowie in ambulanten Beratungsstellen.

Systematische Bemühungen um die Entwicklung einer umfassenden psychosozialen Unterstützung gibt es zurzeit nur im Krebsbereich. Nach dem Nationalen Krebsplan (http://www.bmg.bund.de/themen/praevention/nationaler-krebsplan/was-haben-wir-bisher-erreicht/ziel-9-psychoonkologische-versorgung.html, Harrison et al. 2009) soll das System der psychosozialen Versorgung gestufte professionelle psychosoziale und psychotherapeutische Interventionen sowie Unterstützungsangebote der

Selbsthilfe umfassen. Initiiert und gefördert von der Deutschen Krebsgesellschaft (www.krebsgesellschaft.de) und Deutschen Krebshilfe (www.krebshilfe.de) bieten inzwischen psychosoziale (psychoonkologische) Dienste in den Krebszentren und Organ-Krebszentren an Krebs erkrankten Menschen professionelle Unterstützung an. Auch in onkologischen Rehakliniken gibt es derartige Angebote. Im ambulanten Bereich stehen in ganz Deutschland Krebsberatungsstellen zur Verfügung. Informationen zu den professionellen Unterstützungsangeboten gibt es beim Infonetz Krebs (www.infonetz-krebs.de) und beim Krebsinformationsdienst (www.krebsinformationsdienst.de).

Nicht nur an Krebs erkrankte Stomaträger wünschen sich, dass solche professionellen Unterstützungsangebote bedarfsgerecht und qualifiziert, zeit- und wohnortnah erreichbar, zudem einfach sowie unentgeltlich (oder zumindest ohne große finanzielle Belastungen) zugänglich sind. Erfahrungen von Betroffenen aus allen Bereichen der psychosozialen Versorgung (stationär, Reha, ambulant) zeigen, dass nach wie vor erhebliche Defizite bestehen. Besonders vermisst werden unzureichende oder gar fehlende Informationen, auch darüber, welche Unterstützungen möglich sind, was diese bewirken können sowie wo und wie sie zu erreichen sind. Notwendig wäre es weiterhin, die vorhandenen Angebote besser miteinander zu vernetzen. Bestehende Mängel sind insbesondere darauf zurückzuführen, dass für die Finanzierung des psychosozialen Unterstützungssystems eine gesicherte Finanzierung fehlt.

9.2.4 Unterstützungsmöglichkeiten der Selbsthilfe

Was die „**Selbsthilfe**" kann, zeigt diese Äußerung einer Stomaträgerin: „Da stand vor mir diese zierliche junge Frau in ihren Jeans, fröhlich und sportlich wirkte sie und wie ein normaler Mensch. Die sollte ein Stoma haben? Ich konnte es erst gar nicht glauben. Eine Stunde später, nachdem wir über viele Alltagsdinge gesprochen hatten, war ich überzeugt: Wenn die das geschafft hat, schaffe ich das auch!"

Dieses Zitat macht deutlich, was im Gespräch zwischen zwei Betroffenen an persönlicher Unterstützung passiert – und was **nur** zwischen Gleichbetroffenen geschehen und nicht durch noch so gute professionelle Unterstützung ersetzt werden kann. Der möglichst frühzeitige Kontakt zu einem Gleichbetroffenen kann daher den Einstieg in das „neue" Leben als Stomaträger erleichtern.

Gleichbetroffene können diese **persönliche Unterstützung** gleich nach der Diagnose durch ein Gespräch im Krankenhaus anbieten. Sie sind das lebende Beispiel, dass sich die Krankheit, mögliche Krankheitsfolgen sowie die auftretenden psychosozialen Belastungen verarbeiten lassen. So können sie Zuversicht vermitteln und damit helfen, Ängste zu überwinden und wieder ein selbstbestimmtes Leben zu führen. Zuversicht ist Voraussetzung für eine positive Einstellung zu den notwendigen Therapien und für eine aktive Mitwirkung am Behandlungsprozess. Damit wird die Arbeit aller an der Behandlung Beteiligten wirksam unterstützt.

Die Begegnung mit Gleichbetroffenen in Selbsthilfegruppen ermöglicht den **Austausch von Erfahrungen zum Alltagsleben** mit dem Stoma sowie der Grundkrankheit, den Therapien und möglichen Therapiefolgen. Diese Erfahrungen können dabei helfen, das Leben mit dem Stoma besser zu bewältigen. Auch für Angehörige ist dieser Austausch wichtig.

Als **Unterstützung für alle Betroffenen** sammeln Selbsthilfegruppen und Selbsthilfeorganisationen Erfahrungen und Informationen, besonders zum Alltagsleben, aber auch zur medizinischen und psychosozialen Versorgung. Diese Erfahrungen werden gebündelt schriftlich zur Verfügung gestellt. Sie werden auch genutzt, um festzustellen, wo die Versorgung Lücken aufweist und wo durch Veränderungen im Gesundheits- und Sozialsystem neue Lücken entstehen könnten. Mit Verbesserungskonzepten, Stellungnahmen sowie durch strukturierte Beteiligung an Entscheidungsprozessen wird Einfluss auf die Versorgung genommen.

9.2.5 Unterstützungsangebote der Deutsche ILCO e. V.

Als die Deutsche ILCO 1972 gegründet wurde, steckte die Selbsthilfebewegung in Deutschland noch in den Kinderschuhen und wurde eher misstrauisch von der Fachwelt beäugt. Insofern war die Gründung der ILCO zu dieser Zeit noch etwas Besonderes.

Das Wort ILCO steht für die Anfangsbuchstaben der lateinischen Bezeichnungen für Dünndarm und Dickdarm: Ileum und Colon – also die Darmteile, die bei Kolostomie, Ileostomie und Urostomie betroffen sind.

Es gab damals zwar bereits Klebebeutel, aber auch die Pelotte war noch üblich. Hautschutz war ebenso ein Fremdwort wie Stomatherapie. Auch die Auswahl an Versorgungsartikeln war beschränkt. Neu betroffene Stomaträger mussten sich in der Regel selbst „durchwursteln" und irgendwie eine halbwegs haftende und möglichst geruchsdichte Versorgung finden. Fast jeder Stomaträger entwickelte so notgedrungen Bastelkenntnisse.

Zu vermitteln, dass man als Stomaträger nicht alleine ist, die erworbenen Kenntnisse und Alltagstipps zur Stomaversorgung und zum Leben mit dem Stoma weiterzugeben und austauschen zu können, waren wesentlicher Antrieb der ersten ILCO-Aktiven. Dass es die Deutsche ILCO bis heute gibt, zeigt, dass Betroffene weiterhin Bedarf an unabhängiger, sachgerechter Information, Austausch und Interessenvertretung haben.

Die Deutsche ILCO e. V. ist heute mit ihren nahezu 8.000 Mitgliedern und fast 300 Gruppen die einzige von der Pharma- und Hilfsmittelindustrie unabhängige bundesweit tätige Selbsthilfeorganisation von Stomaträgern (alle Stomaarten und Ursachen) und von Menschen mit Darmkrebs (mit und ohne Stoma) sowie deren Angehörigen. Im Folgenden werden ihre Unterstützungsangebote näher erläutert.

Information und Erfahrungsaustausch

In den **ILCO-Gruppen** finden regelmäßige Veranstaltungen statt, die auch dem Erfahrungsaustausch und dem Miteinander dienen. Die Treffen stehen auch Stomaträgern offen, die nicht Mitglied der ILCO sind und erst einmal einen Eindruck gewinnen wollen. Besonders geschulte Betroffene besuchen Neubetroffene auf ihren Wunsch hin schon im Krankenhaus (**Besucherdienst**) und stehen für Einzelgespräche zur Verfügung. Die schon seit über 40 Jahren praktizierte Zusammenarbeit mit Kliniken vor Ort wurde seit 2006 durch Kooperationsvereinbarungen mit fast allen zertifizierten Darmkrebszentren in Deutschland institutionalisiert.

Auf regionaler, Landes- oder Bundesebene organisierte **Veranstaltungen und Informationsstände** bieten aktuelle, verständliche Informationen. Durch diesen Schritt in die Öffentlichkeit versuchen Stomaträger, tabuisierten Themen wie „Stoma" oder „Darmkrebs" die Sprachlosigkeit zu nehmen.

Persönlichen Rat und Sachinformationen erhalten Anfragende in der Bundesgeschäftsstelle auf telefonischem und schriftlichem Weg (Mail: ilco@ilco.de) und bei den Aktiven der ILCO-Gruppen. Diese informieren auch über Spezialsprechstunden von Fachärzten oder Pflegepersonal, bei denen Betroffene Hilfe bei medizinischen Problemen erfahren können. Etwa 800 ausnahmslos ehrenamtliche, selbst betroffene ILCO-Mitglieder sowie die in der Bundesgeschäftsstelle tätigen hauptamtlichen Mitarbeiter unterstützen mehr als 20.000 Betroffene im Jahr mit vielfältigen Angeboten. Die ehrenamtlich Aktiven nehmen dafür an speziellen Schulungen teil.

Die **Mitgliederzeitschrift ILCO-PRAXIS** mit informativen Beiträgen aus allen Gebieten, die mit der Stomaoperation oder der Darmkrebserkrankung sowie den jeweiligen Folgen zusammenhängen, wird ergänzt durch eine kostenfreie eigene **Broschürenreihe**. Darin werden wichtige Informationen zum täglichen Leben mit dem Stoma, zu den Ursachen oder zu sozialrechtlichen Fragen vermittelt.

Die **Internetseite des Bundesverbandes** der Deutsche ILCO (www.ilco.de) bietet Wissenswertes über die ILCO selbst und ermöglicht das leichte Auffinden von Ansprechpartnern in der Nähe. Das Angebot im Netz umfasst auch eine **Facebookseite** (www.facebook.com/DeutscheILCO.de) und eine Facebookgruppe der Jungen ILCO. Als Online-Selbsthilfemöglichkeit steht ein Internet-Forum zur Verfügung (www.ilco.de//forum). Diese virtuellen Angebote ergänzen die etablierten Konzepte. Betroffene suchen zwar zunehmend im Internet nach passenden Unterstützungsmöglichkeiten, aber der Wunsch nach persönlichem Kontakt mit Gleichbetroffenen besteht auch bei vielen Nutzern sozialer Netzwerke.

Interessenvertretung

Die Prinzipien der Selbsthilfe, des Ehrenamtes sowie der finanziellen Unabhängigkeit von Spendern und Sponsoren aus der Pharma- und Herstellerindustrie bestimmen die Arbeit der Deutsche ILCO. So ist sie in der Lage, auch inhaltlich unabhängig zu arbeiten

– allein an den Interessen der Stomaträger und der Menschen mit Darmkrebs orientiert. Dass z. B. die präoperative Markierung der Stomaposition, die prominente Ileostomaanlage sowie erhabene Kolostomaanlage in die S3-Leitlinie zur Behandlung des kolorektalen Karzinoms aufgenommen wurden (http://www.awmf.org/uploads/tx_szleitlinien/021-007OLI_S3_KRK_2014-08.pdf), ist der Mitwirkung der ILCO in der Leitliniengruppe zu verdanken. Solche Erfolge stärken sowohl das Gemeinschaftsgefühl innerhalb der ILCO als auch die Gewissheit, tatsächlich Verbesserungen für alle – nicht nur die Mitglieder – erreichen zu können.

Die Deutsche ILCO kann Wissen und Erfahrungen glaubwürdig und damit erfolgreich an die zuständigen Stellen im Gesundheits- und Sozialsystem herantragen, um die Versorgung insgesamt zu verbessern. Als anerkannte Patientenvertreterin setzt sie sich für eine hochwertige professionelle Versorgung der betroffenen Menschen ein und arbeitet mit Fachleuten aus Medizin, Pflege und psychosozialer Unterstützung zusammen, mit Behörden, Krankenkassen, Herstellern, Leistungserbringern und der Politik.

Organisation

Die Deutsche ILCO hat eine durchgängige Struktur mit Bundesvorstand, Bundesgeschäftsstelle, 8 eingetragenen und weiteren nicht eingetragenen Landesverbänden sowie 87 ILCO-Regionen und fast 300 Gruppen. Sie kann Betroffenen so nicht nur ein praktisch flächendeckendes Unterstützungsangebot machen, ihre ehrenamtlich Aktiven können auch einheitliches und bewährtes Material, aufbereitete Informationen sowie Schulungsangebote, Fortbildungen und Austauschtreffen nutzen.

Eine inhaltliche Zusammenarbeit gibt es mit den Selbsthilfeorganisationen Deutsche Morbus Crohn/Colitis ulcerosa Vereinigung DCCV e. V. (Angebot der Doppelmitgliedschaft für Stomaträger mit CED) und dem Selbsthilfebund Blasenkrebs e. V. (ShB), der ebenfalls Stomaträger als Mitglieder hat. Die Deutsche ILCO ist zudem Mitglied der Europäischen Stomavereinigung EOA (European Ostomy Association, www.ostomyeurope.org) und der Internationalen Stomavereinigung IOA (International Ostomy Association, www.ostomyinternational.org). Auch auf internationaler Ebene finden Informations- und Austauschtreffen statt, es werden Projekte geplant (z. B. Welt-Stoma-Tag) und Aktionen, die dazu dienen, die Situation von Stomaträgern in allen Ländern zu verbessern (https://www.ilco.de/stoma/stomatraeger-weltweit.html).

Charta der Rechte von Stomaträgern

Die „Charta der Rechte von Stomaträgern" zeigt den besonderen Bedarf dieser speziellen Gruppe und die sich daraus ergebenden Anforderungen an ihre benötigte Versorgung auf. Stomaträger müssen die Informationen und die Versorgung erhalten, welche sie dazu befähigen, ein selbstbestimmtes und selbstständiges Leben zu führen und an allen Entscheidungsprozessen mitzuwirken. Es ist das erklärte Ziel der Internationalen Stomavereinigung IOA, dass diese CHARTA in allen Ländern der Welt verwirklicht wird.

Es ist das Recht von Stomaträgern:

- vor der Operation beraten zu werden, damit gesichert sein kann, dass sie sich der Vorteile der Operation voll bewusst sind und die wesentlichen Fakten über das Leben mit einem Stoma kennen,
- ein gut angelegtes, richtig platziertes Stoma zu erhalten, unter voller und angemessener Berücksichtigung des Wohlergehens des Patienten,
- erfahrene und professionelle medizinische, pflegerische und psychosoziale Unterstützung vor und nach der Operation zu erhalten, sowohl im Krankenhaus als auch in ihrer Stadt oder Gemeinde,
- die Unterstützung und Informationen zu erhalten, die der Familie, Betreuern sowie Freunden helfen, mehr Verständnis für die Verfassung des Stomaträgers zu entwickeln und für seine Leistung bei der Anpassung an die neue Situation, die nötig ist, um ein zufriedenstellendes Leben mit dem Stoma erreichen zu können,
- vollständig und unparteiisch informiert zu werden über alle erforderlichen Stomaversorgungsartikel, die in ihrem Land verfügbar sind,
- freien Zugang zu erhalten zu einer Vielfalt erschwinglicher Stomaversorgungsartikel,
- informiert zu werden über ihre nationale Stomavereinigung und deren Angebote und Hilfestellungen,
- geschützt zu werden gegen alle Formen von Diskriminierung,
- sicher sein zu können, dass persönliche Daten hinsichtlich der Stomaoperation diskret und vertraulich behandelt werden, um die Privatsphäre zu schützen,
- sicher sein zu können, dass solche Informationen von niemandem, weder an Personen oder Unternehmen, weitergegeben werden, die in der Herstellung, im Verkauf oder der Abgabe von Stomaversorgungsartikeln oder ähnlichen Produkten tätig sind, noch an Personen oder Unternehmen, die wegen ihrer Verbindung zum kommerziellen Stomaartikelmarkt direkt oder indirekt von diesen Informationen profitieren können.

Herausgegeben vom Vorstand der Internationalen Stomavereinigung IOA im Juni 1993, 2007 überarbeitet vom IOA World Council

9.3 Inklusion –Selbsthilfe 2.0

C. Limpert

9.3.1 Welche Bedeutung hat Inklusion für den Stomaträger?

Der Begriff Inklusion (Leitmedien.de) begegnet uns in der öffentlichen Diskussion immer wieder, vor allem im Bildungsbereich. Dort wird er häufig auf die Frage reduziert, ob Kinder mit und ohne Behinderung gemeinsam den Unterricht besuchen sollen. Inklusion ist aber viel mehr als das und betrifft alle Lebensbereiche.

Menschen neigen dazu, sich von Personen abzugrenzen, die „anders" sind. Anders wegen ihrer Herkunft, wegen ihres Aussehens, ihrer Lebensweise oder wegen einer Behinderung. Behinderungen gehören jedoch ganz natürlich zum Leben dazu. Manche sind angeboren, andere kommen mit dem Alter oder werden durch einen Unfall oder eine Erkrankung „erworben".

Der Umgang mit behinderten Menschen hat sich vom Altertum bis in unsere heutige Zeit immer wieder verändert. Über Jahrhunderte wurden Menschen mit Behinderung an den Rand der Gesellschaft gedrängt. Noch bis in das späte Mittelalter galten Behinderungen in vielen Teilen Mitteleuropas als Strafe Gottes. Erst in der Neuzeit wurden sie mehr und mehr als medizinisches Problem wahrgenommen und in der Folge der Industrialisierung entstanden in Deutschland die Sozialversicherungen und -gesetzgebungen, die auch behinderte Menschen absichern. Aber es entstanden auch Heime, Schulen und Werkstätten, die nur wenig dazu beitragen, dass sich Menschen mit und ohne Behinderung im Alltag ganz selbstverständlich begegnen (Online-Handbuch Inklusion).

War der Umgang mit behinderten Menschen lange Zeit von Ausgrenzung, also von **Exklusion** geprägt, stand die **Integration** in den vergangenen Jahrzehnten im Vordergrund. **Inklusion** geht noch einen Schritt weiter. Während Integration davon ausgeht, dass Menschen aufgrund eines medizinischen Problems Unterstützung benötigen, um ihren Platz in der Gesellschaft zu finden, gehören behinderte Menschen in einer inklusiven Gesellschaft ganz selbstverständlich mit dazu. Behinderungen werden als Ausdruck der Vielfalt menschlichen Lebens verstanden. Und medizinische und therapeutische Unterstützung steht behinderten Menschen ganz selbstverständlich zu, denn sie versetzen einen behinderten Menschen erst in die Lage, sein Leben selbstbestimmt zu gestalten, so wie jeder andere auch (Online-Handbuch Inklusion).

Mit der Ratifizierung des Übereinkommens über die Rechte von Menschen mit Behinderung (UN-Behindertenrechtskonvention, UN-BRK) im Jahr 2009 hat sich Deutschland verpflichtet, den Weg hin zu einer inklusiven Gesellschaft zu gehen, und hat Inklusion als eines der zentralen Menschenrechte anerkannt. Damit hat der Begriff Inklusion mehrere Bedeutungen:

- Inklusion ist ein Ziel.
- Inklusion ist eine gesellschaftliche Einstellung dazu, wie alle gemeinsam mit behinderten Menschen umgehen.
- Inklusion ist ein Prozess, denn Einstellungen ändern sich nicht auf Knopfdruck.
- Und das wichtigste: Inklusion ist ein Menschenrecht! (Online-Handbuch Inklusion)

Die UN-Behindertenrechtskonvention ist dabei die Rechtsgrundlage, die schrittweise in nationales Recht umzusetzen ist. Der Anspruch auf eine individuelle Hilfsmittelversorgung wird damit selbstverständlich und steht jedem zu, unabhängig davon, wie aufwändig die Hilfsmittelversorgung tatsächlich ist.

▪ Inklusion und die „Behinderung Stoma"

Auch ein Stoma ist eine Behinderung. Stomaträger werden in Deutschland als schwerbehindert eingestuft, mit einem Grad der Behinderung von mindestens 50 (Verordnung zur Durchführung des § 1 Abs. 1 und 3). Fragt man Stomaträger, ob sie sich durch den Beutel am Bauch tatsächlich „behindert" fühlen, ergibt sich allerdings ein sehr gemischtes Bild. Viele Betroffene sind nach der Stomaanlage im alltäglichen Leben mehr oder wenige schwer beeinträchtigt. Ebenso viele fühlen sich durch ihr Stoma überhaupt nicht eingeschränkt. „Ich geh ja jetzt nur anders aufs Klo" ist dabei eine typische Aussage.

Also ist für einen Teil der Stomaträger Inklusion bereits Realität? Trotz ihrer Behinderung können sie ihr Leben nach ihren Vorstellungen und Möglichkeiten gestalten und empfinden subjektiv keine Einschränkungen. Für andere sind die Beeinträchtigungen im Alltag so gravierend, das von Inklusion keine Rede sein kann. Tatsächlich ist

Inklusion in Deutschland noch für keinen Stomaträger erreicht. Dazu drei Beispiele um die Situation zu verdeutlichen:

1. Die Bedeutung der Hilfsmittelversorgung
Stomaträger sind abhängig von einer Hilfsmittelversorgung, die ihre Körperbehinderung ausgleicht. Dass die Stomaanlage heute eine Therapieoption ist, geht mit einer guten Hilfsmittelversorgung einher. Ist die individuelle Hilfsmittelversorgung so zuverlässig, dass das Stoma und die Stomaversorgung im Alltag zur Nebensache werden, bestehen subjektiv kaum Einschränkungen. Die „Behinderung Stoma" wird leichter akzeptiert, sowohl vom Betroffenen selbst als auch von seiner Umwelt. Voraussetzung für die Inklusion von Stomaträgern ist also eine qualitativ gute Hilfsmittelversorgung und eine Vielfalt von Hilfsmitteln, die alle auftretenden Versorgungssituationen abdeckt. Ebenso wichtig sind die Anleitung in der Selbstversorgung und die Betreuung durch qualifizierte Pflegeexperten SKW/Stomatherapeuten. Treten bei der Stomaversorgung Probleme auf, sind qualifiziere Pflegefachkräfte die wichtigsten Ansprechpartner für Stomaträger. Sie unterstützen bei der Auswahl und Anpassung der Hilfsmittelversorgung, helfen beim Umgang mit auftretenden Komplikationen und stehen bei vielen weiteren Themen den Betroffenen und ihren Angehörigen zur Seite.

2. Die Bedeutung der Stomaanlage
Voraussetzung für eine gute Hilfsmittelversorgung ist aber auch das Können des Chirurgen. Es zeichnet sich vor allem dadurch aus, dass er die Situation nach der Stomaanlage im Blick behält. Gute Beispiele sind die Aufnahme des Anzeichnens der Stomaposition im Rahmen der Zertifizierung der Darmkrebszentren (Erhebungsbogen für Darmkrebszentren) und in der S3-Leitlinie Kolorektales Karzinom.

3. Die Bedeutung von Tabus und Vorurteilen
Fällt der Begriff „künstlicher Darmausgang", haben die meisten Menschen kaum eine Vorstellung davon, was das eigentlich ist und wie man mit einem Stoma lebt. Aber sie verbinden damit häufig Dinge wie Stuhlgang und Fäkalgeruch. Und vielleicht auch Situationen, von denen sie im eigenen Umfeld gehört oder die sie vor drei Jahrzehnten selbst erlebt haben und an die sie sich nur ungern erinnern.

Auch wenn die heutigen Stomaversorgungen mit der Situation von vor vielen Jahren nicht mehr vergleichbar sind, wird die „Behinderung Stoma" in der Öffentlichkeit kaum wahr genommen. Sie ist nicht offensichtlich, so wie z. B. eine Gehbehinderung, denn die Stomaversorgung wird unter der Kleidung unsichtbar. Das ist auf den ersten Blick gut, denn so fühlen sich Stomaträger von negativen Reaktionen geschützt, die sie gegenüber Menschen mit offensichtlicher Behinderung erleben. Auf den zweiten Blick entpuppt sich dies zugleich als Nachteil: Viele Stomaträger meiden Situationen, in denen sie sich vielleicht erklären oder ihre Behinderung bzw. die Hilfsmittelversorgung offen zeigen müssen, aus Angst vor negativen Reaktionen. Damit bewegen sie sich in einem Teufelskreis. Sie können ihre Behinderung vor anderen verstecken, wodurch sie in der Öffentlichkeit nur selten wahrgenommen wird. In der Folge halten sich längst überholte Vorurteile und Tabus, die wiederum das Bedürfnis stärken, die Behinderung zu verstecken.

Eine weitere Voraussetzung für die Inklusion von Stomaträgern ist damit auch die öffentliche Aufklärung. Da sich niemand gerne freiwillig mit Krankheit oder Behinderung auseinandersetzt, lässt sich dies nicht erzwingen, sondern muss auch von den Stomaträgern selbst kommen. Nicht indem sie ihre Behinderung anderen aufdrängen, aber indem sie selbstbewusst damit umgehen und sich bei passender Gelegenheit offen dafür zeigen, ihr Umfeld zu sensibilisieren.

Gerade bei jüngeren Stomaträgern erleben wir bereits heute einen offeneren Umgang mit ihrer Erkrankung. Hier hat die Kommunikation im Internet über Internet-Foren und soziale Netzwerke eine Veränderung bewirkt, Tabugrenzen verschieben sich. Was in manchen Fällen bedenklich stimmt, wirkt sich auf die öffentliche Wahrnehmung des Lebens mit einem Stoma eher positiv aus (Online-Blog der Aktion Mensch).

Wer Stomaträger fragt, wie sie sich ihr Leben mit dem „Beutel am Bauch" vorstellen, wird schnell eine recht simple Antwort erhalten: Stomaträger möchten ein ganz normales Leben führen, so wie alle anderen auch. Inklusion bedeutet für Stomaträger vor allem Lebensqualität.

9.3.2 Selbsthilfe 2.0 – Online-Selbsthilfe für Stomaträger

Die Selbsthilfe hat sich in mehr als 40 Jahren zu einer wichtigen Säule in der Gesundheitsversorgung entwickelt. Menschen mit gleicher Erkrankung oder Behinderung unterstützen sich gegenseitig mit Information und im Erfahrungsaustausch und setzen sich gemeinsam für ihre Interessen ein. Selbsthilfegruppen gibt es heute überall im Land und zu einer Vielzahl von chronischen Erkrankungen und Behinderungen, auch für Stomaträger.

Seit den frühen 2000er Jahren ist die Selbsthilfe um ein Tätigkeitsfeld reicher geworden. Mit dem Einzug des Internets in unseren Alltag haben die neuen Medien enorm an Bedeutung gewonnen. Heute ist es ganz einfach, im Netz nach Therapien, Medikamenten, Hilfsmittel usw. zu recherchieren. Um sich über Gesundheitsthemen zu informieren, ist das Internet mittlerweile zu einer wichtigen Quelle geworden (facebook.de, Stoma-Welt). Auch das, was zuvor den Selbsthilfegruppen vorbehalten war, finden wir im Internet wieder: der persönliche Kontakt und Austausch auf Augenhöhe. In Internet-Foren und in sozialen Netzwerken finden Betroffene zusammen und helfen und unterstützen sich gegenseitig. Und das von überall und jederzeit, ob am PC, Tablet, Smartphone oder dem Smart-TV Zuhause im Wohnzimmer.

Für Stomaträger ist es vor allem die Stoma-Welt, die sich seit mehr als 15 Jahren in der Online-Selbsthilfe engagiert und für Betroffene einsetzt. Die Seite www.stoma-welt.de ist die derzeit größte unabhängige Informationsquelle für Betroffene im deutschsprachigen Raum. Das Stoma-Forum (www.stoma-forum.de) hat sich nicht nur zu einem Treffpunkt für Stomaträger entwickelt, hier findet sich auch ganz viel dokumentiertes Erfahrungswissen, in dem Betroffene alleine schon durch das Nachlesen häufig Antworten auf ihre Fragen finden.

Auch in den sozialen Netzwerken ist die Stoma-Welt aktiv und bietet vor allem auf facebook Informationen (facebook.de, Gruppe Stoma-Träger-Stoma-Welt), aber auch den Erfahrungsaustausch in einer geschlossenen Gruppe an (Selbsthilfe Stoma-Welt e. V., Internet-Selbsthilfe). Im Mittelpunkt steht dabei immer das Leben mit dem Beutel am Bauch.

Online-Selbsthilfe ist die jüngste Form der Selbsthilfe, aber durchaus nicht nur etwas für junge Menschen. Der Altersdurchschnitt der Mitglieder des Stoma-Forums lag im Jahr 2015 bei 56 Jahren, steigt aber stetig an. Vor allem der deutliche Zuwachs von Internetnutzern in der Generation 70+ sorgt dafür, dass immer mehr Menschen im typischen „Stomaalter“ auch Online-Selbsthilfe nutzen.

■ Die Stoma-Welt: mehr als nur Online-Selbsthilfe

Mit „Stoma-Welt“ ist eigentlich die Selbsthilfe Stoma-Welt e. V. gemeint, ein bundesweit tätiger gemeinnütziger Selbsthilfeverein. Konzentrierte sich die Arbeit des Vereins in den ersten Jahren noch ausschließlich auf das Internet, umfasst sie heute eine ganze Reihe von Selbsthilfe-Angeboten:

- Kostenfrei erhältliche Broschüren und Informationsblätter für neu-betroffene Stomaträger
- Beratungs-Hotline für Betroffene und Angehörige unter der kostenfreien Nummer 0800 200 320 105
- Beratung per Email an mailto:fragen@stoma-welt.de
- Sozialrechtliche Beratung
- Information vor Ort als Ansprechpartner und Referenten auf Veranstaltungen
- Stoma-Treff Selbsthilfegruppen

Die Angebote von Selbsthilfegruppen (SHG) werden auch von jüngeren Stomaträgern gerne genutzt. 22 % der Mitglieder des Stoma-Forums besuchen parallel auch eine SHG (Selbsthilfe Stoma-Welt e. V., Internet-Selbsthilfe die wirkt). Allerdings denken wir dabei schon lange nicht mehr an Stuhlkreise und die Aufarbeitung von Krankengeschichten. Vielmehr geht es um das Zusammensein mit Menschen, die das Gleiche durchleben wie man selbst. Die gemeinsamen Gespräche und Unternehmungen mit Gleich-Betroffenen motivieren und fördern das Selbstvertrauen und die Akzeptanz einer Situation, die nicht nur das Körperbild verändert, sondern auch den Alltag und die Lebensqualität beeinflusst.

„Wir leben mit einem Stoma“ lautet der Titel einer Broschüre der Stoma-Welt. In elf Erfahrungsberichten erzählen Stomaträger und die Eltern des kleinen Simon aus ihrem Leben mit der Behinderung. Menschen unterschiedlichen Alters, mit unterschiedlichen Lebensläufen und Erkrankungen. Sie berichten davon, wie sie ihre Diagnose erlebten, die

Zeit im Krankenhaus, die ersten Monate mit dem Stoma und wie sie heute leben. Sie sprechen offen über Schwierigkeiten und wie sie Herausforderungen meistern konnten. Geschichten, die Mut machen. Ergänzt um hilfreiches Basis-Wissen für neu-betroffene Stomaträger (Selbsthilfe Stoma-Welt e. V., Wir leben mit einem Stoma).

Die Förderung der Lebensqualität von Menschen mit einem künstlichen Darmausgang oder einer künstlichen Harnableitung steht im Mittelpunkt der Stoma-Welt. Stomaträger erhalten Unterstützung durch Information und Aufklärung, Erfahrungsaustausch, Beratung und Hilfe zur Selbsthilfe.

9.4 Stoma, Sexualität und Partnerschaft

K. Dittmann

Mit dem Begriff Sexualität verbinden sich gewisse Erwartungen, Normen, Moralvorstellungen, Hoffnungen und Gefühle. Jeder Mensch erlebt und lebt seine eigene Sexualität. In der Art, wie wir sexuell empfinden, spiegeln sich unsere Lebensgeschichte und unsere individuellen Erfahrungen wider. Beeinflusst wird der Mensch im Denken und Handeln, von den gesellschaftlichen Umständen, in denen er aufgewachsen ist und bisher gelebt hat. Die Vorstellung von sexueller Attraktivität in der heutigen Zeit ist von Jugendlichkeit, Schönheit und körperlicher Unversehrtheit geprägt.

Doch was passiert, wenn es zu gesundheitlichen Beeinträchtigungen kommt? Dann gerät unser Gleichgewicht aus den Fugen. Eine schwere Erkrankung zieht nicht nur einen Leidensweg nach sich, sondern bringt auch körperliche Veränderungen mit sich, welche bis zum Verlust von Körper- und Organfunktionen führen können. Ein Mensch kann durch seine Krankheit oder die Therapiefolgen eingeschränkt sein, den Koitus zu vollziehen, sowie in seiner Orgasmusfähigkeit beeinträchtigt sein. Das bedeutet aber nicht, dass er über keine Sexualität mehr verfügt. Besteht in einer Paarbeziehung eine Störung des sexuellen Erlebens, so kann diese sich durch eine Krebserkrankung und Behandlung weiter verstärken und sehr an Raum gewinnen. Doch auch in einer erfüllten und vertrauensvollen Partnerschaft können sich ebenfalls Veränderungen in der Beziehung einstellen. Verunsicherung und Hilflosigkeit durch fehlende Informationen über Therapiefolgen mit Auswirkungen auf die Körperlichkeit und/oder Sexualität führen im partnerschaftlichen Umgang oft zu Verständigungsproblemen und emotionalem Rückzug (Ecker und Scheidt 1998, Zettl und Hartlaap 1996).

9.4.1 Körperbild – Selbstbild – Kontrollverlust

Die frühkindliche Erziehung prägt unsere Vorstellung zu Reinlichkeit und Sauberkeit. Eine Stomaanlage mit der einhergehenden Darmverlegung bedeutet, nach diesem Eingriff nicht mehr kontinent zu sein. Dies ist für sehr viele Betroffene oft unvorstellbar. Der Verlust einer bis dahin gelebten Normalität wird nun deutlich sichtbar und spürbar.

„Sie haben Darmkrebs und wir müssen bei Ihnen vorübergehend, also nur für kurze Zeit, einen künstlichen Darmausgang anlegen … " Wie radikal dieser Satz klingt, kann man sich als nicht-Betroffener nur schwer vorstellen. Alles verändert sich. Zu Beginn steht die **existenzielle Bedrohung** durch die Krebserkrankung im Vordergrund: „Werde ich die Krankheit überleben. Habe ich schon Metastasen. Ich habe doch immer gesund gelebt … "

Die Gedanken und Gefühle konzentrieren sich auf die weitere Therapie und um das Überleben. Das Thema Sexualität tritt bei den meisten Menschen in dieser Situation in den Hintergrund. Die Angst vor dem Ungewissen, Verlustangst bezüglich körperlicher Integrität und Autonomie, das veränderte Körperbild, die Abhängigkeit von anfänglich pflegerischer Unterstützung, die Furcht vor sozialer Ausgrenzung, die mögliche Ablehnung des Partners, die Einschränkungen, die noch nicht erfassbar sind, Schamgefühle und auch Ekel vor sich selbst, können sich einstellen. Oft fühlen sich Betroffene durch eine Stomaanlage oder andere Art der Ableitung von Ausscheidungen stigmatisiert und ziehen sich zurück. Dies hat weitreichende Auswirkungen auf Körper, Seele und das Selbstbild. „Ich war früher eine attraktive Frau, doch jetzt habe ich dieses Stoma und sehe es als großen Makel. Ich muss jetzt damit leben und klar kommen. Ich bin nicht mehr schön, ich bin verstümmelt."

Wichtig ist, dass Betroffene lernen, mit der Versorgung umzugehen, sich zu arrangieren und mit der Zeit zu akzeptieren, dass diese veränderte Ausscheidungssituation erforderlich ist. Pflegende leisten hier durch empathische und qualifizierte Beratung einen Beitrag zur Akzeptanz und Übernahme der Selbstversorgung.

Der Patient nimmt oft die Position des Beobachters ein. Er nimmt Behandelnde war, wie sie mit der Stomaversorgung und auch dem Versorgungswechsel umgehen (Wiesinger und Stoll-Salzer 2005).

Patienten werten und deuten jede mimische Bewegung und jedes gesagte Wort. Werden Ekel und Abscheu wahrgenommen, kann sich das auf den Patienten übertragen. Die Akzeptanz der Stomaanlage und des veränderten Körperbildes fällt dann umso schwerer.

9.4.2 Rolle der Pflegenden im Behandlungsverlauf

In der präoperativen Phase führt der Arzt mehrere Gespräche mit dem Patienten. Er muss vor der durchzuführenden Operation auch über eventuell eintretende sexuelle Funktionseinschränkungen ausführlich informieren. Die Aufklärung über die möglichen Folgen einer Therapie für das weitere Leben des Patienten (also auch über Auswirkungen auf das Sexualleben) gehört zu den Aufklärungspflichten des behandelnden Arztes. Dies sollte unabhängig vom Alter und Geschlecht des Patienten geschehen. Die Gespräche sollten so erfolgen, dass die vermittelten Inhalte verstanden und Fachtermini vermieden werden.

Vor der geplanten Operation und nach dem Arztgespräch werden Pflegeexperten Stoma Kontinenz Wunde (FgSKW) zum Beratungsgespräch und zur Stomamarkierung hinzugezogen (▶ Abschn. 6.1).

Die klinische Erfahrung zeigt, dass im **ersten Beratungsgespräch** Patienten nur begrenzt Informationen aufnehmen können. Der Pflegeexperte sollte eruieren, was der Patient aus dem Arztgespräch an Inhalt wiedergeben kann. Er berät, informiert und bei signalisiertem Interesse des Patienten können auch in dieser frühen Phase Hilfsmittel zur diskreten Stomaversorgung vorgestellt werden, was schon zu diesem Zeitpunkt die Akzeptanz einer notwendigen Stomaanlage verbessern kann.

Dabei ist emphatisches Spiegeln und aktives Zuhören wichtig. Wie viel Informationen diesbezüglich erfolgen, ist individuell sehr unterschiedlich. Der zu Beratende entscheidet durch gezieltes Fragen über die Menge und den Inhalt der Informationen. In der **postoperativen Phase** steht zu Beginn die individuelle Stomaversorgung und Anleitung (▶ Kap. 6). In dieser Zeit setzt sich der Patient intensiver mit seinem Aussehen als sichtbares Zeichen seiner Erkrankung, dem Verlust seiner Kontinenz und eventuell mit den fehlenden Empfindungen und Einschränkungen in seiner Körperlichkeit auseinander.

Ein männlicher Patient im Alter von 56 Jahren, bei dem aufgrund eines Harnblasenkarzinoms eine radikale Zystektomie mit der Anlage eines Ileum-Conduits erfolgte, erklärte: „Ein Freund der Familie sagte mir, nach deiner Operation kannst du eh nicht mehr. Da wird sich deine Frau bestimmt einen anderen Mann suchen." Aus dieser Formulierung erkennen wir die Auswirkungen und den hohen Leidensdruck, der hinter dieser Aussage steckt. Hier bedarf es eines individuellen und sensiblen Vorgehens, einem Ansprechen oder Verbalisieren, verbunden mit einer fachlichen, spezialisierten Beratung durch den Arzt. Eine psychologische/psychoonkologische Mitbehandlung sollte den Patienten mitangeboten werden (AWMF 2014, AWMF 2016). Die weitergebildete Pflegefachkraft sollte in dieser Situation in der Lage sein, entsprechende Signale des Patienten wahrzunehmen, anzusprechen und ihm Hilfsangebote unterbreiten.

Die Praxis zeigt, dass das Thema befürchteter sexueller Störungen oftmals ausschließlich gegenüber dem spezialisierten Pflegepersonal geäußert bzw. durch dieses bemerkt wird. Begründet ist es durch das besondere Vertrauensverhältnis und den engen und intensiven Patientenkontakt. In diesem Rahmen besteht die Möglichkeit, über individuelle und diskrete Versorgungssysteme zu informieren, und zum anderen können später Fragen zur veränderten Körperlichkeit, verbunden mit Veränderungen in der sexuellen Wahrnehmung auftreten.

Wichtig ist, sogenannte **Phrasen**, die beruhigen, beschönigen, beschwichtigen, besänftigen oder bagatellisieren, zu **vermeiden**. Nur so fühlt sich der Betroffene in seinen Empfindungen angenommen. Sätze wie: „Es wird schon wieder. Es ist doch nicht so schlimm. Nun haben Sie sich mal nicht so. Seien Sie froh, jetzt können Sie alles besser einsehen … " dürfen nicht fallen.

> **Kommt es zum Gespräch, ist es wichtig, dass dieses in einer vertraulichen Atmosphäre ohne Mitpatienten stattfindet!**

Praxistipp

Einen guten Einstieg in die Thematik gelingt mit Begriffen wie „Nähe", „Körperlichkeit" und „Partnerschaft". Das Wort „Sexualität" sollte nicht unbedingt zum Gesprächseinstieg verwendet werden. So können z. B. Fragen wie: „Wie ist die körperliche Beziehung zu Ihrem Partner? Wie kommen Sie mit den Veränderungen zurecht? Hat die Stomaanlage einen Einfluss auf Ihre Partnerschaft?" den Dialog eröffnen.

Der Betroffene fühlt sich so in seinen Empfindungen angenommen und es können konkrete Hilfeleistungen gegeben werden. Er entscheidet und signalisiert mit der Beantwortung der Fragen, ob und wie das Beratungsgespräch weiter fortgeführt wird. Ihm wird das Gefühl vermittelt, dass er trotz seiner Einschränkung als vollwertiger Mensch akzeptiert wird. Pflegende nehmen in ihrer Funktion eine tragende Rolle ein. Zum einen baut sich durch den professionellen Umgang mit den Betroffenen ein Vertrauensverhältnis auf und zum anderen sind sie Helfende und Berater.

Über sexuelle Themen mit Patienten zu sprechen, ist sehr schwierig. Es macht durchaus sprachlos, löst Schamgefühle aus und verunsichert. Eigene Erfahrungen im Umgang mit Sexualität und eigene Ansichten prägen unsere persönliche Sichtweise. Sind mögliche Vorurteile oder eine gehemmte, ängstliche Haltung gegenüber der eigenen Sexualität vorhanden, wirkt sich das möglicherweise störend auf das Gespräch mit dem Patienten aus (Zettl 2004).

Nicht jede Pflegekraft muss mit Betroffenen über Sexualität sprechen. Klar zu machen, dass es für einen selbst ungewohnt ist, über das Thema zu sprechen, ist durchaus legitim. Die Möglichkeit besteht, das Gespräch an eine spezialisierte Kollegin/Kollegen zu vermitteln oder auf eine professionelle Beratung (z. B. Sexualberatung) zu verweisen.

> **Falls ein Pflegender das Thema nicht weiter besprechen möchte oder kann, sollte er deutlich machen, wer als Ansprechpartner zur Verfügung stehen kann.**

Die Abschlusskonsultation bietet Raum für die Beantwortung noch offener Fragen. Die weitere ambulante Betreuung erfolgt in speziellen Nachsorge- und Stomasprechstunden. Selbsthilfegruppen sind fester Ansprechpartner für die Betroffenen und deren Angehörige.

Tipps für die diskrete Stomaversorgung

- Stomabeutel tragen, die die Ausscheidung nicht sichtbar werden lassen, beidseitiges Vlies
- Stomabeutel (z. B. Ausstreifbeutel, Urostomiebeutel) aufrollen und mit Pflaster fixieren, reduziert optisch die Größe der Versorgung und ggfs. das Beutelknistern
- Kolo- oder Ileostoma: Minibeutel als Alternative anbieten:
  - Uro-Minikappe → absorbierende Einlage kann Flüssigkeit aufnehmen, empfohlene Tragedauer ca. 30–60 Minuten, unbedingt diesen Hinweis an die Betroffenen geben, er entschiedet, ob die „Zeit" reicht
  - Stomakappe oder Minibeutel → temporär nur bei Kolostomieanlagen, nimmt sehr wenig oder geringe Ausscheidungsmengen auf
  - Kolostomieverschluss → nach Irrigation und auch temporär bei endständigen Kolostomien, die sehr regelmäßig und zu „kalkulierbaren" Zeiten ausscheiden, anwendbar
- Nur bei endständiger Kolostomaanlage kann die Irrigation empfohlen werden (► Abschn. 7.2)

- Bandagen, Tücher, Dessous und Mieder (Korsetts) können die Versorgung kaschieren:
  - Bandagen und Beutelbezüge sind in verschiedenen Farben und Materialien für Männer und Frauen erhältlich
  - Männer können Unterhemden aus elastischem Material tragen, diese sorgen für besseres Anliegen des Stomabeutels
- Auf die Ernährung achten → blähende Lebensmittel verursachen Darmgase
- Ausscheidungszeiten können berücksichtigt werden
- Geruchsvermeidung durch Verwendung von speziellen Deodoranzien (können in den Stomabeutel eingebracht werden). Oder eine geringe Tropfenmenge Duftöl, wie z. B. Zitronen-, Minze- oder Orangenöl, die auch in der Aromapflege Anwendung finden (▶ Abschn. 11.2)
- Duftmischungen zur Wohnraumaromatisierung können dezent eingesetzt werden (▶ Abschn. 11.2)
- Geruchsbinder in den Beutel einlegen, z. B. sind spezielle Superabsorber im Handel erhältlich, weiter besteht die Möglichkeit, vier Süßstofftabletten, die den Geruch binden, einzulegen (Berns 2005, Zettl und Hartlaap 1996)

Dessous, Mieder/Korsetts, speziell auch für Stomaträger, oder auch Sportmoden können empfohlen werden. Es ist hierbei immer darauf hinzuweisen, was ist Kassenleistung und welche Produkte muss der Betroffene selber bezahlen (▶ Kap. 6).

9.4.3 Stomaanlagen und sexuelles Erleben bei der Frau

Die Radikalität der durchzuführen Operation kann abhängig von der Tumorausdehnung, dem Alter und dem Allgemeinzustand des Patienten und der zu erwartenden Prognose sein. Nach dem Eingriff können z. B. Schmerzen, Nervenverletzungen sowie Harn- und Stuhlinkontinenz auftreten. Wird der Eingriff aufgrund des Tumorbefundes organübergreifend ausgedehnt, können Schmerzen beim Koitus auftreten, besonders, wenn das Narbengewebe nach Entfernung des Rektums und des Schließmuskels bis in den Scheideneingang verläuft. Schmerzen können auch durch die entstandene Wundhöhle oder den fehlenden polsternden Darm ausgelöst werden. Verwachsungen und Narbenstränge können später noch Beschwerden verursachen. Die Vagina nimmt nun durch den „Polsterverlust" eine horizontale Lage ein und ist damit freier beweglich. Das löst beim Verkehr schmerzhafte Zerrungen an den Bändern aus, an denen die Vagina und der Uterus im Becken befestigt sind. Durch die Lageveränderung der inneren Organe im Becken kann es zu Funktionseinschränkungen des Blasenschließmuskels kommen (▶ Abschn. 7.3). Folgen können unwillkürlicher Harnverlust oder Restharnbildung in der Blase sein.

Die Stomaanlage nach entzündlichen Darmerkrankungen (Morbus Crohn, Colitis ulcerosa) betrifft oft die jüngere Altersgruppe. Sie sind teilweise sehr gut informiert und nutzen neue Medien zur Informationsgewinnung und Kommunikation. Bei der Erhaltung des analen Schließmuskels und der Bildung eines ileo-analen Pouches ist die Ileostomaanlage nur vorübergehend angedacht. Einige Wochen oder auch Monate nach der Operation sind die Betroffenen später oft frei von Schmerzen und haben dadurch sehr an Lebensqualität gewonnen.

Die klinische Erfahrung zeigt, dass Frauen häufig zwar den Koitus ausführen können, aber die Orgasmusfähigkeit beeinträchtigt sein kann und möglicherweise auch Empfindungsstörungen im Genitalbereich auftreten. Bei Frauen, die in den Wechseljahren sind oder auch schon die Menopause erreicht haben, stellt sich durch den Östrogenverlust eine gewisse Trockenheit in der Vagina und der Blase ein. Erfolgt vor oder nach der Stomaanlage eine Radio-/Chemotherapie, verstärkt sich diese Problematik. Eine Behandlung mit Chemotherapeutika und/oder Bestrahlung beinträchtigt u. a. die Funktionen der Schleimhäute. Diese Patienten sind besonders Infektionen durch Bakterien, Viren und Pilze ausgesetzt (Berns 2005, Zettl und Hartlaap 1996).

Harnblasenkarzinome erfordern mitunter die komplette Entfernung des Organs (Zystektomie). Eine Möglichkeit der Urinableitung ist die Anlage eines Ileum-Conduits. Handelt es sich um ein fortgeschrittenes Stadium, wird radikal operiert. Befundabhängig werden die Adnexen, die Tuben, der Uterus mit Portio und die vordere Vaginalwand sowie die

Urethra entfernt (Zettl und Hartlaap 1996). Nach diesem Eingriff ist ohne Wiederherstellungschirurgie der Verkehr nur eingeschränkt oder gar nicht mehr möglich. Schon während der Operation kann die hintere Vaginalwand vom Rektum abgelöst werden. Sie wird nach vorn geklappt und zur Tasche vernäht. Dadurch verengt und verkürzt sich die Vagina. Diese radikale Operation, die mit Nervenschädigungen einhergehen kann, hat massive Auswirkungen auf das sexuelle Erleben!

- **Spezielle Maßnahmen bei der Frau**
- Gespräche, auch mit dem Partner, über Zärtlichkeit, Partnerschaft, Liebe und „Neuanfang"
- Innere Ruhe finden, sich Zeit lassen, entspannt denken, Autogenes Training, Meditation, Leistungsdruck herausnehmen
- Sorgsamer und liebevoller Umgang mit dem eigenen Körper
- Selbsterfahrung mit der neuen Situation sammeln
- Hilfreich können Auflagevibratoren sein
- Bei Scheidentrockenheit → freiverkäufliche Gleitgele auf wasserlöslicher Basis, homöopathische Präparate verwenden, Hormonpräparat (Östrogen-Gestagen-Therapie) nach ärztlicher Empfehlung
- Medikamente berücksichtigen, die die Lubrikation beeinflussen können (Diuretika, Anticholinergika)
- Vaginalmykosen als Behandlungsfolge therapieren
- Vermeidung von Druck auf den Bauchraum:
  - Stellungswechsel, z. B. Frau sitzt oben, kann Penetration gezielter steuern
  - „Löffelchenstellung" (seitliches Liegen)
- Bei Zustand nach radikaler Zystektomie mit verkürzter Vagina können beim Verkehr die Beine leicht geschlossen gehalten werden, dies verlängert den Weg für den Penis, Gleitmittel können hilfreich sein
- Bei verengter Vagina können schmale Scheidendilatatoren zur sanften Dehnung eingeführt werden
- Beckenbodentraining zur Förderung der Harn- und Stuhlkontinenz, Stärkung der Beckenbodenmuskulatur
- Beratungen mit Fachexperten aufsuchen (z. B. Gynäkologen, Psychologen, Eheberatung, Paartherapie, Sexualberatung/-therapie) (Wiesinger und Stoll-Salzer 2005, Boelker et al. 2006, Zettl und Hartlaap 1996)

9.4.4 Stomaanlagen und sexuelles Erleben beim Mann

Bei der abdomino-perinealen Rektumresektion kann es zur Beschädigung der Nervenbahnen kommen, die für die sexuelle Funktion zuständig sind. Nach Monaten können sich in einigen Fällen verletzte Nervenbahnen regenerieren und neue Gefäße bilden, die für die Durchblutung der Schwellkörper zuständig sind. Dann kann mit einer vollständigen Erektionsfähigkeit, besonders bei jüngeren Männern, gerechnet werden.

Als Folge einer Ileostomie- oder Kolostomieanlage, die ohne Nervenschädigungen einhergehen, sind keine Erektionsstörungen bekannt. Kommt es zur radikalen Zystektomie mit Ileum-Conduitanlage, ist diese mit Einschränkungen in der Sexualität verbunden. Bei der Entfernung der Blase, der Prostata, der Samenblasen und des oberen Urethraanteils führt dieser Eingriff zum vollständigen Erektionsverlust, wenn nicht Bündel erhaltend operiert wird oder operiert werden kann.

Die großflächige Bestrahlung im Abdomen kann eine Fibrosierung des Gliedes zur Folge haben. Durch die Vernarbung der Arterienwände mit dem einhergehenden Elastizitätsverlust, können sich die Schwellkörper nicht mehr ausreichend mit Blut füllen und eine ausreichende Erektion ist nicht mehr möglich. Diese Bestrahlungsfolge kann sich auch erst bis zu zwei Jahren später bemerkbar machen (Zettel und Hartlaap 1996).

- **Spezielle Maßnahmen bei dem Mann**
- Phosphodiesterase PDE-5-Hemmer in Tablettenform (Sildenafil, Tadalafil, Vardenafil)
- Alprostabil = synthetisches Prostaglandin E1 (Muse → Medikament mit dem Wirkstoff wird in die Harnröhre appliziert)
- Caverjet → Schwellkörper-Autoinjektionstherapie (Skat)

- Technische Potenzhilfen: Vakuumpumpe, hydraulische Penisprothese, biegsames Penisimplantat, Penisringe, Staubänder
- Beckenbodentraining zur Förderung der Harn- und Stuhlkontinenz, Stärkung der Beckenbodenmuskulatur
- Beratungen mit Fachexperten aufsuchen (z. B. Urologen, Psychologen, Eheberatung, Paartherapie, Sexualberatung/-therapie) (Raaflaub 2007, Zettl und Hartlaap 1996)

Praxistipp

Oft müssen auch in Kombination verschiedene Möglichkeiten ausprobiert werden, um das gewünschte Ergebnis einer Erektion mit dem anschließenden Koitus zu erreichen. Besonders bei der Injektion in den Schwellkörper oder der Behandlung mit Muse ist die Dosis sehr individuell und muss mitunter lange ausgetestet werden.

Über therapeutische Nebenwirkungen und die entsprechende Anwendung informiert der behandelnde Arzt. Einige Versuche können mit Schmerzen durch operativ entstandenes Narbengewebe oder einer über Stunden anhaltenden Erektion einhergehen. Bei der Anwendung der Vakuumpumpe wird das Blut durch Stauung mittels Ring im Schwellkörper gehalten. Der Penis verfärbt sich livide und fühlt sich kühl an. Die Größe des Stauungsringes ist auszutesten.

Die Unterbrechung der Durchblutung darf die Dauer von 30 Minuten nicht überschreiten! Eine ausführliche Beratung und Anleitung ist bei allen Maßnahmen absolut notwendig (Raaflaub 2007).

9.4.5 Fazit

Sexualität ist in jeder Altersgruppe ein Thema mit unterschiedlicher Gewichtung. Es braucht Zeit, Einfühlungsvermögen und Geduld mit sich selbst und vom Partner, bis sich die erfüllende Sexualität wieder einstellt.

> Das Gespenst hat immer denselben Namen: nicht-mehr-miteinander-reden. Es ist Schuld, dass wir in unseren Gefühlen so unsicher geworden sind. Wie soll einer des anderen Last tragen, wie es so schön heißt, wenn wir nicht mehr imstande sind, einander zu sagen, welcher Art diese Last sei und wo sie drückt? (Raaflaub 2007)

9.5 Sport, Bewegung und Reisen

G. Gruber

Menschen mit Stoma stellen während der Beratung häufig die Frage, ob sie Sport treiben und ob und wann sie wieder reisen dürfen. Für viele Betroffene sind Bewegung und Reisen mit angenehmen Eindrücken verbunden. Schon während des Klinikaufenthaltes zweifeln Patienten jedoch oft, mit einem Stoma wieder „aktiv" werden zu können. Diese Zweifel können größtenteils zerstreut werden, wenn auch der Zeitpunkt nicht präzise benannt werden kann. Besonders wichtig ist in der Beratung, zwischen normaler Bewegung und tatsächlichem Sport zu unterschieden. Moderate Bewegung kann relativ schnell nach einer Operation wieder aufgenommen werden.

9.5.1 Sport und Bewegung

Bewegung und moderate Sportarten, wie z. B. Walking, ausdauernde Spaziergänge und Schwimmen, sind Bewegungsabläufe, die die Muskulatur stärken, die Ausdauerleistung erhöhen und die Kondition fördern. Dadurch wird die bisherige Muskelkraft erhalten, selbst wenn die körperliche Schonung über Wochen andauert, und auch die Lebensqualität positiv beeinflusst. Um dem Teufelskreis aus einem Verlust der Ausdauerleistung und Körperkraft und der veränderten Lebensqualität zu entkommen, sollte der Stomaträger ermutigt werden, moderate Bewegung auszuführen (► Abschn. 7.3) Sport auszuüben und gut vorbereit zu reisen.

Praxistipp

Die positiven Einflüsse des Sports sind besonders bei Patienten mit einer onkologischen Erkrankung erwünscht. In Studien wurde untersucht und belegt, dass Sport krebsvorbeugend wirken kann, bei Erkrankten den Therapieverlauf positiv unterstützt und Nebenwirkungen geringer auftreten lässt (Krebsgesellschaft 2016).

Ab wann ist Sport beim Stomaträger erlaubt?

Die Frage, welcher Sport zu welcher Zeit in welchem Umfang und in welcher Intensität begonnen werden darf, muss der Betroffene mit seinem behandelnden Arzt individuell besprechen. Voraussetzung für den Start ist die Einschätzung der eignen Körperlichkeit. Auch die Intensität der eventuellen Nebenwirkungen ist zu berücksichtigen und je nach Verlauf die Bewegungsintensität und Sport anzupassen.

Schon in den ersten Tagen nach der Operation kann unter Anleitung der Physiotherapie begonnen werden, „Bauchdecken und Stoma schützende" Bewegungsabläufe zu trainieren. Bei sportlich ambitionierten Betroffenen wird das Training individuell gestaltet und kann bereits schnell „sportliche" Elemente beinhalten. Nach der Operation sind unmittelbare Hinweise zur Mobilisation und zum „richtigen" Aufstehen aus dem Bett wichtig (▶ Abschn. 7.3.1). Das Entlassungsgespräch sollte immer Hinweise zu Bewegung, Sport und Reisen an den Stomaträger beinhalten.

Solche Hinweise sind in dieser Phase besonders wichtig, da es durch die stomabedingte Bauchdeckenöffnung bei entsprechender Disposition und falsch ausgeübter Bauchdeckenbelastung zur Ausbildung einer parastomalen Hernie oder auch zu einem Stomaprolaps kommen kann.

Optimal ist eine an die Akutbehandlung anschließende stationäre Rehabilitationsmaßnahme oder Anschlussheilbehandlung, in der der Fokus besonders auf die Belastbarkeit und die Kondition gerichtet wird (▶ Abschn. 6.6). Falls eine stationäre Rehabilitation nicht möglich ist, kann der Stomaträger auch Zuhause bei spezialisierten Physiotherapeuten „Rat und Anleitung" einholen (▶ Abschn. 7.3).

> Zwischen der Menge an Sport und der Anti-Krebs-Wirkung gibt es einen direkten Zusammenhang: Je mehr Bewegung, umso größer der Effekt. Krankengymnastik allein reicht also nicht aus. Als besonders vorteilhaft hat sich bisher ein kombiniertes Kraft- und Ausdauertraining erwiesen, mit zusätzlichen Elementen zur Schulung von Flexibilität und Koordination. (Krebsgesellschaft 2016)

Wann sollte kein Sport ausgeübt werden?

Der Betroffene muss wissen, dass er, wenn er sich zum Sport nicht in der Lage fühlt, jederzeit sein persönliches Bewegungs-Trainingsprogramm wieder reduzieren oder auch unterbrechen kann. Bei akuten Infektionen, insbesondere bei Stomaträgern mit Diarrhöen oder sonstigen Nebenwirkungen einer onkologischen Therapie kann eine „Sportpause" sinnvoll sein.

Sport und Bewegung im Alltag

Nach einer Operation oder Krebserkrankung können Sport und eine Ressourcen-orientierte Bewegungstherapie mehrere Funktionen erfüllen:

- Sie stärken die allgemeine Gesundheit.
- Sie vermitteln Patienten wieder Gefühl und Zutrauen zum eigenen Körper.
- Sie lehren, mit einer eventuellen Minderung der Leistungsfähigkeit zurechtzukommen oder gegen sie anzuarbeiten.
- Sie helfen dabei,
  - Vorsichtsmaßnahmen und Einschränkungen spielerisch in die normalen Bewegungsabläufe zu integrieren (Krebsinformationsdienst 2014),
  - die Teilhabe am gesellschaftlichen und beruflichen Leben zu erhalten oder wiederherzustellen und
  - Einschränkungen der Erwerbsfähigkeit oder auch Pflegebedürftigkeit zu vermeiden oder
  - Verschlimmerungen der Erkrankungen zu verhüten.

9.5.2 Reisen mit einem Stoma

Falls der Betroffene gerne verreist, gibt es wenige Einschränkungen in Bezug auf Reiseländer. Tipps und Tricks gibt es viele, die Stomabetroffene in „fremden Ländern" einsetzen können; sie finden sich auf den Internetplattformen von ILCO e. V., Stoma-Welt.de und vielen anderen Ratgebern sowie in Broschüren der Hersteller:

- Der Stomaträger sollte bei Reisen und auch beim Sport im Urlaub unbedingt mit der Durchführung seiner Stomaversorgung vertraut sein und diese Tätigkeiten sicher durchführen können.
- Reisen ist eine Möglichkeit, die gewünschte Lebensqualität wiederzuerlangen. Es bietet jedoch genauso die Chance, seine Grenzen zu überwinden und weitere Herausforderungen zu meistern (Deutsche Krebsgesellschaft e. V. 2011).
- Die Angst vor dem Ungewissen bleibt, wie bei jedem anderen auch, der auf Reisen geht.
- Eine gute Beratung und detaillierte Reisevorbereitung helfen dem Stomaträger, eine selbstständige Reise als Stomabetroffener zu planen und zu unternehmen.

Auch Reisen zu Angehörigen in die nächste Stadt können schon für Stomaträger einen riesigen Schritt in die Selbstständigkeit darstellen.

- Vor der Planung oder Durchführung einer Reise oder zum Start der gewünschten sportlichen Aktivität sollten Beratungsgespräche stattfinden, in denen Handlungsstrategien, Bewegungsabläufe oder auch spezielle Versorgungsaspekte besprochen werden. Gegebenenfalls können auch noch Schulungen oder Anleitungen zur Versorgung auf Reisen, z. B. in fremden Toiletten, erfolgen.
- Betroffene haben in solchen Gesprächen die Möglichkeit, ihre Wünsche, Vorstellungen, Zweifel und Ängste zu äußern.

9.5.3 Tipps und Tricks

- Vor dem Start in die Bewegung oder auf Reisen empfiehlt sich immer eine Kontrolle der Versorgungssituation durch einen Pflegeexperten. Er kann nötigenfalls eine bedarfsgerechte Anpassung der Hilfsmittel mit Anleitung vornehmen (► Kap. 6).

Praxistipp

Bei Reisen sollte an Ausstreifbeutel für Kolostomieträger gedacht werden. Eine Kombination des Urostomiebeutels mit Beinbeutel kann den Betroffenen bei Reisen unabhängiger von Toilettenbesuchen machen.

- Mit dem Arzt werden die Medikamente besprochen und evtl. benötigte Impfungen vorgenommen.
- Bei längeren Urlaubsreisen ist mit der Krankenkasse zu klären, ob eine Kostenerstattung der im Urlaubsland bezogenen Hilfsmittel möglich ist. Eventuell sollte eine Reisezusatzversicherung abgeschlossen werden. Ein frühzeitiger Anruf bei der Krankenkasse kann viele Unsicherheiten klären und vielleicht auch Kosten sparen.
- An den Urlaubsort sind ausreichende Materialien mitzunehmen. Durch stärkeres Schwitzen oder auch mehr Bewegung bzw. Durchfälle wird der Hautschutz mehr strapaziert und es kann vorkommen, dass er häufiger gewechselt werden muss.

Praxistipp

Menschen mit einem Darmstoma können infolge einer Nahrungsmittelunverträglichkeit plötzliche Diarrhöen bekommen. Ein Ausstreifbeutel zur Versorgung bei breiigen oder dünnflüssigen Ausscheidungen ist für diesen Fall im Reisegepäck mitzuführen. Generell sollten Stomaträger „Notfallmedikamente", abgesprochen mit dem behandelnden Arzt, mitführen. Urostomieträger sollten bei auftretenden Diarrhöen oder/und Harnwegsinfekten ihre Flüssigkeitsaufnahme anpassen und einen Arzt aufsuchen.

- Für sportliche Aktivitäten sollte der Stomaträger immer eine Reserveausrüstung an Stomaversorgungsmaterialien bei sich tragen, um im Notfall unterwegs einen Versorgungswechsel durchführen zu können.
- Für den Wassersport gibt es spezielle Bademoden oder auch Neoprengürtel, die die Stomaversorgung beim längeren Kontakt mit Wasser schützen und stabilisieren. Bei Sportmoden muss geklärt werden, was Kassenleistung ist und welche Produkte der Betroffene selber zahlen muss.
- Vor einer Reise sollte geklärt werden, ob es eine spezielle pflegerische oder medizinische Beratung am Urlaubsort gibt. Adressen von Beratungsstellen erhalten die Betroffenen bei Selbsthilfeorganisationen, Fachgesellschaften oder auch produktbezogen bei Herstellern von Hilfsmitteln.
- Hilfreich ist der „Behinderten-WC-Toilettenschlüssel" (CBF Darmstadt e. V.), er ermöglicht den Zugang zu behindertengerechten Toiletten in Deutschland sowie u. a. in Österreich und der Schweiz.
- Generell kann man nicht immer davon ausgehen, dass am Urlaubsort die gewohnten Produkte erhältlich sind. Eine Klärung vor dem Urlaub erleichtert im Notfall die Beschaffung. Ebenso sind sogenannte Stomapässe (auch in mehreren Sprachen) eine Hilfe, um Details der Stomaversorgung (z. B. Artikelbezeichnungen oder -nummern) immer zur Hand zu haben.
- Vor Antritt der Autoreise kann eine „Gurtbrücke" zum Schutz der Stomaanlage auf kurzen Strecken im Auto getestet werden (Selbstzahler).
- Bei Autoreisen kann die Anfahrt individuell mit Aufenthalten oder auch mehreren Übernachtungen geplant werden. Es ist darauf zu achten, dass die Stomaversorgung nicht zu großen Temperaturschwankungen ausgesetzt wird. Kühltaschen ohne Kühlakkus können verwendet werden.
- Bei Flugreisen ist immer ein Teil der Versorgung im Handgepäck zu verstauen, um bei Verlust des Koffers nicht plötzlich ohne „Beutel" dazustehen. Die Stomaversorgung für die An- oder dann auch Abreise sollte schon vor Reiseantritt zugeschnitten werden, da Scheren nicht mit ins Flugzeug genommen werden dürfen. Achtung: Gewichtbeschränkungen beachten. Eine Kontaktaufnahme bei der Fluggesellschaft hilft zu klären, ob mit einer ärztlichen Bestätigung auch „Übergepäck" mitgeführt werden kann. Einige Fluggesellschaften bieten auch für Menschen mit Behinderung oder chronischer Krankheit einen speziellen Dienst an, der auch auf der Reise eine Unterstützung bietet.
- Eine medizinische Bescheinigung des behandelnden Arztes (in der Sprache des Reiselandes) dient dazu, die Situation mit dem Stoma und auch die Menge an Versorgungsmaterial beim Grenzübertritt vor dem Zollpersonal zu erklären und zu rechtfertigen.
- Falls eine regelmäßige Irrigation durchgeführt wird, muss die Wasserqualität am Urlaubsort berücksichtigt und ggfs. die Irrigation mit gekauftem stillem Mineralwasser durchgeführt werden (► Abschn. 7.2).
- Wenn möglich sollten bereits bei Buchung oder Planung der Reise die Möglichkeiten und Ausstattungen der Toiletten in Zug oder Flugzeug oder die Räumlichkeiten vor Ort (Pension, Hotel) geprüft werden, um Sicherheit zu haben, wenn die Versorgung bei An- oder Abreise gewechselt werden muss. Es gibt heute elektronische Informationen,

z. B. Apps zu Toilettenführern von Städten, Regionen, auch im Ausland. Für die diskrete Entsorgung benötigt man im Urlaubsland eventuell blickdichte Abfallbeutel.
- Zur Sicherheit und eine unbeschwerte Nachtruhe kann auch eine Bettschutzeinlage (Einmalmaterial oder waschbar) in den Urlaub mitgenommen werden (keine Kassenleistung!).

9.5.4 Fazit

Bewegungstraining und Reisen sind keine Tabus für Stomaträger. Es stehen Beratung und Leistungen wie Physiotherapie, sportliche Therapieformen zu Bauchraum und Beckenboden schützenden Sportarten über die gesetzlichen Krankenkassen zur Verfügung. Voraussetzung ist die Indikationsstellung und Verordnung durch den Arzt. Eine Teilnahme an Programmen, die die Folgen einer Krebserkrankung mildern oder beseitigen, sind ebenfalls Angebote der gesetzlichen Krankenversicherung. Entsprechende Auskünfte erteilen die jeweiligen Kostenträger (Krankenkassen), aber auch die Deutsche Krebsgesellschaft oder Selbsthilfeorganisationen.

9.6 Finanzielle Folgen einer Krebserkrankung

U. Seifart

Bei steigender Inzidenz und gleichzeitig deutlich verbesserter Prognose nimmt die Zahl der Langzeit-„Survivor" von Krebserkrankungen, insbesondere bei Patienten mit einem kolorektalen Karzinom stetig zu (Robert-Koch-Institut 2013). Von den in Deutschland aktuell etwa 1,4 Millionen Menschen mit Krebserkrankungen sind etwas mehr als die Hälfte im erwerbsfähigen Alter. Laut Datenerhebung kehrt von ihnen wiederum nur etwa die Hälfte nach der Krebstherapie in das Berufsleben zurück (Mehnert 2011). Damit stehen jedes Jahr geschätzte 100.000 Tumorpatienten vor der Frage, ob und wie die Rückkehr in den Beruf gelingen kann. Dies ist auch ein gesellschaftliches Problem, denn die Kosten der Arbeitsunfähigkeit infolge einer Tumorerkrankung belaufen sich europaweit auf fast zehn Milliarden Euro (Luengo-Fernandez et al. 2013).

Nicht arbeiten zu können, bedeutet für die Betroffenen aber auch eine Einschränkung ihrer Lebensqualität. Einer Umfrage unter 149 Patienten mit fortgeschrittenen Tumoren zufolge waren Finanzsorgen unabhängig vom Einkommen eine signifikant größere Belastung als mögliche körperliche oder psychische Beeinträchtigungen durch die Erkrankung (Delgado-Guay et al. 2014). Dies gilt sicher nicht für alle Patienten, weist jedoch darauf hin, dass die ökonomischen Folgen einer Tumorerkrankung ein relevantes Problem sein können.

Darüber hinaus könnte ein aufgrund des verminderten Einkommens reduzierter sozialer Status mit einer schlechteren Tumorprognose vergesellschaftet werden. So korrelierte in einer US-amerikanischen Studie ein niedriger sozioökonomischer Status mit einem schlechteren 5-Jahres-Gesamtüberleben (Albano et al. 2005). Dies galt sowohl für die 1990er Jahre als auch für den Zeitraum bis 2005. In einer Subgruppe von 2835 Teilnehmerinnen der Nurses' Health Study, die im Verlauf dieser Längsschnittstudie an Brustkrebs erkrankt waren, hatten sozial schlecht integrierte Frauen eine um 66 % erhöhte Gesamtmortalität und eine zweifach erhöhte Brustkrebsmortalität (Kroenke et al. 2006). Auch in Untersuchungen aus Schweden bei Patienten mit hämatologischen Malignomen zeigte sich, dass Patienten in gehobenen beruflichen Positionen („white collar patients") eine signifikant geringere Mortalität hatten als Patienten aus anderen sozialen Gruppen (Keegan et al. 2009, Kristinsson et al. 2009). Erst kürzlich wurde eine Metanalyse US-amerikanischer Daten publiziert, wonach an Leukämie erkrankte Kinder aus einkommensschwachen Familien eine ungünstigere Prognose haben als Kinder aus wohlhabenderen Familien (Petridou et al. 2015). Für Deutschland zeigte eine Auswertung von zehn Krebsregistern, die insgesamt 200 Einzugsbereiche abdeckten, dass Tumorkranke aus einkommensstarken Regionen bessere 5-Jahres-Überlebensraten erreichten als Krebspatienten aus sozial schwächeren Gegenden (Jansen et al. 2014).

Arbeitsunfähigkeit führt zu finanzieller Not

Die aus der verminderten Leistungsfähigkeit resultierende Arbeitsunfähigkeit kann für die Betroffenen zu einer großen finanziellen Belastung werden, die allein durch die sozialen Sicherungssysteme, wie Lohnfortzahlung und Krankengeld, häufig nicht aufgefangen werden kann.

Eine Zäsur bedeutet insbesondere die Aussteuerung aus der Krankenkasse nach etwa 1,5 Jahren anhaltender Arbeitsunfähigkeit. Zu diesem Zeitpunkt wird die Zahlung des Krankengeldes in der Regel ohne entsprechende Ankündigung eingestellt. Trifft dies den Patienten unvorbereitet, muss die sich auftuende finanzielle Lücke kurzfristig durch andere soziale Leistungen überbrückt werden, was aufgrund längerer Bearbeitungszeiten bei der Antragsprüfung zum Problem werden kann. Wer nicht direkt Altersrente bezieht, läuft Gefahr, mit der Aussteuerung aus der Krankenkasse in die Arbeitslosigkeit zu geraten.

Eine Metaanalyse aus 36 Studien zeigt, dass Langzeit-Krebsüberlebende häufiger arbeitslos sind als gleichaltrige Personen in Kontrollgruppen (de Boer et al. 2009, Dowling et al. 2013). Dies war auch das Ergebnis einer systematischen Literaturdurchsicht von insgesamt 64 Studien (Mehnert 2011). Demnach kehrten etwa 64 % der Survivor in das Erwerbsleben zurück. Die mittlere Zeit der Arbeitsunfähigkeit betrug 151 Tage. Bis zur Hälfte der Patienten verlor zunächst ihren Arbeitsplatz. Die Mehrzahl von ihnen fand später einen neuen Arbeitsplatz, allerdings häufig in Form einer Teilzeittätigkeit. Auch aus den Daten der Deutschen Rentenversicherung zur Erwerbstätigkeit von Patienten nach onkologischer Rehabilitation geht hervor, dass lediglich die Hälfte von ihnen zum Zeitpunkt der Rehabilitation laufende Beitragszahler sind.

Patienten, die nach Bezug von Lohnfortzahlung und Krankengeld arbeitslos werden, sind Bezieher von Arbeitslosengeld 1, das derzeit für Durchschnittsverdiener 840 Euro pro Monat beträgt. Dies ist mit einem erhöhten Risiko für Verarmung und soziale Isolation verbunden (Shankaran et al. 2012). Wer alternativ eine Erwerbsminderungsrente bezieht, ist damit eher noch schlechter gestellt und häufig auf zusätzliche Leistungen, wie Wohngeld, angewiesen, wenn der „Haupt-Ernährer" der Familie betroffen ist (weitere Information: http://www.swr.de/report/armut-durch-krebs-krebskranke-fallen-haeufig-durchs-soziale-raster/-/id=233454/did=15702586/nid=233454/1a2jin6/index.html).

In dem bereits zitierten Literaturreview wurde auch der Frage nachgegangen, ob es Prognosefaktoren für die weitere Erwerbsfähigkeit von Patienten mit Tumorerkrankungen gibt (Mehnert 2011). In Bezug auf die Tumorentität waren Leber- und Lungenkrebs, fortgeschrittene Blut- und Lymphdrüsenkrebserkrankungen, Hirntumore, Pankreaskarzinome sowie Kopf-Hals-Tumore mit einem deutlich höheren Risiko für Langzeitarbeitslosigkeit verknüpft. Dagegen hatten Patienten mit Tumoren des Urogenitaltraktes, Hodgkin-Lymphomen und Brustkrebs bessere Aussichten auf eine erfolgreiche berufliche Wiedereingliederung. Keine statistisch signifikanten Unterschiede fanden sich bei Patienten mit Hodentumoren und malignen Melanomen im Vergleich zu Nicht-Tumorpatienten. Das Risiko für Arbeitslosigkeit stieg darüber hinaus mit der Intensität der Chemotherapie und weiteren tumorassoziierten Faktoren. In einer früheren Studie unter Einbeziehung von 235 Krebspatienten war bereits das Fatigue-Syndrom als weitere wesentliche Ursache für eine Arbeitsunfähigkeit identifiziert worden (Spelten et al. 2003).

In der von Mehnert vorgenommenen Metaanalyse fand sich aber auch eine Reihe von Faktoren, die sich prognostisch günstig auf die berufliche Wiedereingliederung auswirkten. Der aus den Studien eruierte günstige Prognosefaktor der professionellen Hilfe bei Wiederaufnahme der beruflichen Tätigkeit lässt sich am besten im Rahmen einer Rehabilitation generieren. Das Hinarbeiten auf den Erhalt des Arbeitsplatzes gehört zu den essenziellen Aufgaben der Rehabilitation. Die Möglichkeiten, auf den Erhalt der Arbeitsfähigkeit hinzuwirken, sind in Rahmen einer Rehabilitation deutlich größer als im Gespräch mit dem Fach- oder Hausarzt. In einer Auswertung von über 1000 onkologischen Patienten, die vor Beginn der Rehabilitation erwerbsunfähig waren, zeigte sich der Erfolg der Reha-Maßnahme in Bezug auf die berufliche Zukunft: 75% aller Patienten, die arbeitsunfähig die Rehabilitation antraten, arbeiteten nach einem Jahr wieder. Hierbei gibt es offensichtlich Unterschiede in der Tätigkeit. So konnten 97 % der Angestellten nach erfolgreichem Abschluss der Rehabilitation wieder eine Berufstätigkeit aufnehmen (Mehnert 2013), während dies bei den Arbeitern nur zu 56 % gelang (▶ Abschn. 6.6).

9.7 Hilfsmittelversorgung aus Sicht des Kostenträgers

M. Kaser-Brehmer

Im Jahr 2014 haben die gesetzlichen Krankenkassen für die Versorgung mit Hilfsmitteln rund 4,9 Milliarden Euro aufgewendet. Versicherte haben einen gesetzlichen Anspruch auf eine angemessene Versorgung mit Hilfsmitteln und Arzneimitteln/Verbandstoffen. Die Versorgung muss **ausreichend, zweckmäßig und wirtschaftlich** sein. Aufgrund der gesetzlich geänderten Rahmenbedingungen durch das GKV-WSG im Jahr 2007 gibt es in der Hilfsmittelversorgung gerade im Bereich Stoma und Inkontinenz unterschiedliche Vertragsmodelle der einzelnen Krankenkassen.

Für jede Krankenkasse gelten zwar die gleichen Rahmenbedingungen für den Abschluss von Verträgen, inhaltlich unterscheiden sich diese allerdings in Abhängigkeit der von den einzelnen Krankenkassen festgelegten Prioritäten.

Dabei ist insbesondere maßgebend, ob die jeweilige Krankenkasse Verträge über Ausschreibungen exklusiv schließt oder über Verhandlungen allen geeigneten Leistungserbringern zugänglich macht.

Aus diesem Grund muss sich der Versicherte umfassender als je zuvor bei seiner Krankenkasse über die jeweiligen Rahmenbedingungen, die vereinbarten Leistungen und die zur Versorgung berechtigten Vertragspartner informieren.

Generelle Aussagen können an dieser Stelle nicht getroffen werden. Vielmehr soll hier lediglich ein Einstieg in eine Thematik geschaffen werden, die häufigen Modifikationen unterliegt.

9.7.1 Hilfsmittel und Hilfsmittelverzeichnis

Überblick über den Anspruch des Versicherten im Hilfsmittelbereich (§ 33 SGB V)

Der Anspruch umfasst generell die **medizinisch notwendige, zweckmäßige und wirtschaftliche Versorgung** mit Hilfsmitteln sowie die **notwendige** Änderung, Instandsetzung und Ersatzbeschaffung von Hilfsmitteln, die Ausbildung in ihrem Gebrauch und – soweit zum Schutz der Versicherten vor unvertretbaren gesundheitlichen Risiken erforderlich – die nach dem Stand der Technik zur Erhaltung der Funktionsfähigkeit und der technischen Sicherheit notwendigen Wartungen und technischen Kontrollen.

Wählen Versicherte Hilfsmittel oder zusätzliche Leistungen, die über das Maß des Notwendigen hinausgehen, haben sie die Mehrkosten und dadurch bedingte höhere Folgekosten selbst zu tragen.

Der Anspruch des Versicherten umfasst:
- Hörhilfen
- Körperersatzstücke
- Orthopädische und andere Hilfsmittel

Voraussetzung:
- Sicherung des Erfolges einer Krankenbehandlung
- Vorbeugung einer drohenden Behinderung
- Ausgleich einer bereits bestehenden Behinderung

Keine Leistung sind Hilfsmittel, die als Gebrauchsgegenstände des täglichen Lebens gelten (Hygienevorlagen, wie z. B. Tena Lady mini bei leichter Blasenschwäche) oder durch eine Rechtsverordnung ausgeschlossen wurden.

Hilfsmittelverzeichnis (§ 139 SGB V)

Im Hilfsmittelverzeichnis der GKV werden die von der Leistungspflicht umfassten **Hilfsmittel** und Pflegehilfsmittel unterteilt in **40 Produktgruppen** eingetragen. Derzeit sind fast 40.000 Einzelprodukte gelistet.

Das Hilfsmittelverzeichnis ist keine Positivliste. Nicht im Hilfsmittelmittelverzeichnis gelistete Produkte können ebenfalls von der Leistungspflicht umfasst sein, müssen aber mindestens die Vorgaben des Medizinproduktegesetzes (MPG) und der Richtlinie 93/42/EWG (CE-Kennzeichnung) sowie die im Hilfsmittelverzeichnis festgeschriebenen Qualitätsstandards erfüllen.

Ärztliche Verordnung für Hilfsmittel

Grundlage für einen Leistungsantrag für ein Hilfsmittel ist in der Regel eine vertragsärztliche Verordnung. Eine ärztliche Verordnung ist für die Beantragung von Leistungen nur erforderlich, soweit eine erstmalige oder erneute ärztliche Diagnose oder Therapieentscheidung medizinisch geboten ist. Abweichend davon können die Krankenkassen eine vertragsärztliche Verordnung als Voraussetzung für die Kostenübernahme verlangen, soweit sie auf die Genehmigung der beantragten Hilfsmittelversorgung verzichtet haben.

Die vertragsärztliche Verordnung eines bestimmten Hilfsmittels stellt sich im Ergebnis rechtlich lediglich als ärztliche Empfehlung dar, sie bindet die Krankenkasse im Verhältnis zum Versicherten nicht und begründet keinen Anspruch auf die Versorgung. Hilfsmittel werden auf einer vertragsärztlichen Verordnung verordnet.

In der Verordnung ist das Hilfsmittel so eindeutig wie möglich zu bezeichnen, ferner sind alle für die individuelle Versorgung oder Therapie erforderlichen Einzelangaben zu machen. Der Vertragsarzt muss deshalb unter Nennung der Diagnose und des Datums insbesondere:

- die Bezeichnung des Hilfsmittels nach Maßgabe des Hilfsmittelverzeichnisses (soweit dort aufgeführt),
- die Anzahl und
- ggf. Hinweise (z. B. über Zweckbestimmung, Art der Herstellung, Material, Abmessungen), die eine funktionsgerechte Anfertigung, Zurichtung oder Abänderung durch den Lieferanten gewährleisten, angeben (ggf. sind die notwendigen Angaben der Verordnung gesondert beizufügen).

Hilfsmittel dürfen nicht gemeinsam mit einem Arzneimittel oder Verbandsmittel (z. B. Produkte zur Wundversorgung) auf dem gleichen Rezept verordnet werden, um nicht versehentlich in das Arznei-, Verband- und Heilmittelbudget hinein gerechnet zu werden.

> **Hilfsmittel sind derzeit nicht budgetiert. Das Wirtschaftlichkeitsgebot gilt jedoch auch für die Versorgung mit Hilfsmitteln.**

9.7.2 Hilfsmittel im Krankenhaus und nach Entlassung

§ 39 SGB V Krankenhausbehandlung – Entlassungsmanagement in der Fassung 01.12.2015

» (1) (...) Die Krankenhausbehandlung umfasst im Rahmen des Versorgungsauftrags des Krankenhauses alle Leistungen, die im Einzelfall nach Art und Schwere der Krankheit für die medizinische Versorgung der Versicherten im Krankenhaus notwendig sind, insbesondere ärztliche Behandlung (§ 28 Abs. 1), Krankenpflege, Versorgung mit Arznei-, Heil- und Hilfsmitteln, Unterkunft und Verpflegung; die akutstationäre Behandlung umfasst auch die im Einzelfall erforderlichen und zum frühestmöglichen Zeitpunkt einsetzenden Leistungen zur Frührehabilitation.
(1a) Die Krankenhausbehandlung umfasst ein Entlassmanagement zur Unterstützung einer sektorenübergreifenden Versorgung der Versicherten beim Übergang in die Versorgung nach Krankenhausbehandlung. § 11 Absatz 4 Satz 4 gilt. Das Krankenhaus kann mit Leistungserbringern nach § 95 Absatz 1 Satz 1 vereinbaren, dass diese Aufgaben des Entlassmanagements wahrnehmen. § 11 des Apothekengesetzes bleibt unberührt. Der Versicherte hat gegenüber der Krankenkasse einen Anspruch auf Unterstützung des Entlassmanagements nach Satz 1; soweit Hilfen durch die Pflegeversicherung in Betracht kommen, kooperieren Kranken- und Pflegekassen miteinander. Soweit dies für die Versorgung des Versicherten unmittelbar nach der Entlassung erforderlich ist, können

die Krankenhäuser die in § 92 Absatz 1 Satz 2 Nummer 6 genannten Leistungen verordnen und die Arbeitsunfähigkeit feststellen; hierfür gelten die Bestimmungen über die vertragsärztliche Versorgung. Bei der Verordnung von Arzneimitteln können Krankenhäuser eine Packung mit dem kleinsten Packungsgrößenkennzeichen gemäß der Packungsgrößenverordnung verordnen; im Übrigen können die in § 92 Absatz 1 Satz 2 Nummer 6 genannten Leistungen für die Versorgung in einem Zeitraum von bis zu sieben Tagen verordnet und die Arbeitsunfähigkeit festgestellt werden (§ 92 Absatz 1 Satz 2 Nummer 7).

Die Umsetzung der Neuregelung des § 39 SGB V 1a unterliegt in der Praxis noch diversen Abklärungen auf institutioneller, organisatorischer und juristischer Seite. Auf Änderungen diesbezüglich muss geachtet und Informationen darüber tagesaktuell eingeholt werden.

Versorgung mit Pflegehilfsmitteln (§ 40 Abs. 1–3 SGB XI)

Für Pflegehilfsmittel wird keine ärztliche Verordnung vorausgesetzt. Es ist jedoch in der Regel erforderlich, dass eine Pflegefachkraft oder der Medizinische Dienst der Krankenkassen (MDK) die Notwendigkeit des Pflegehilfsmittels feststellt. Pflegebedürftige haben Anspruch auf die Versorgung mit Pflegehilfsmitteln, die zur Erleichterung der Pflege oder zur Linderung seiner Beschwerden beitragen oder ihm eine selbstständigere Lebensführung ermöglichen, soweit die Hilfsmittel nicht wegen Krankheit oder Behinderung von der Krankenversicherung oder anderen zuständigen Leistungsträgern zu leisten sind.

Pflegehilfsmittel sind sächliche Mittel oder technische Produkte, die individuell gefertigt oder als serienmäßig hergestellte Ware in unverändertem Zustand oder als Basisprodukt mit entsprechender handwerklicher Zurichtung, Ergänzung bzw. Abänderung von den Leistungserbringern abgegeben werden. Pflegehilfsmittel werden unterschieden in zum Verbrauch bestimmte (keine Zuzahlungspflicht, z. B. Einmalhandschuhe) und technische Produkte (ab 18 J.), Zuzahlung mind. 10 %, höchstens 25 Euro je Pflegehilfsmittel (z. B. Pflegebetten).

9.7.3 Verordnung im Bereich Arzneimittel und Verbandstoffe (§ 31 Abs. 1 SGB V)

Gesetzlich Versicherte haben einen Anspruch auf die Versorgung mit Verbandmitteln. Auch hier gelten das Wirtschaftlichkeitsgebot und die Beachtung des aktuellen Stands der medizinischen Erkenntnisse/Wissenschaft. Im Bereich der parastomalen Wundbehandlung (Abszesse, Fisteln, Ulzerationen) oder auch bei primären Fistelversorgungen mit Hilfsmitteln der Produktgruppe 29 „Stomaartikel" und gleichzeitiger Versorgung, z. B. mit Wundtherapeutika, ist eine zusätzliche Verordnung von Verbandstoffen möglich. Bei einer Mischversorgung (Hilfsmittel und Wundversorgung) ist ggf. ein gesonderter Antrag mit einer erklärenden Dokumentation erforderlich.

9.7.4 Zuzahlung (§ 33 Abs. 8 i.V.m. § 61 SGB V)

Bei zum Verbrauch bestimmten Hilfsmitteln (z. B. Inkontinenzhilfen) zahlen Versicherte immer 10 % der vertraglich vereinbarten Preise, höchstens jedoch 10 Euro für den Monatsbedarf, unabhängig von ihrem Bestellrhythmus. Die 10-Euro-Grenze gilt für alle in einem Monat bezogenen, zum Verbrauch bestimmten Hilfsmitteln, unabhängig davon, ob sie aufgrund einer oder mehrerer Indikationen benötigt werden, bzw. ob sie verschiedenen Produktgruppen (PG) zuzuordnen sind (z. B. Inkontinenzhilfen PG 15 und Hilfsmittel zur Stomaversorgung PG 29). Der Vergütungsanspruch des Leistungserbringers verringert sich um die gesetzliche Zuzahlung. Leistet ein Versicherter die Zuzahlung nicht, geht die Einzugsverpflichtung nicht auf die Krankenkasse über.

Um Versicherte vor unbilligen Härten zu schützen, können diese bei Erreichen von bestimmten Belastungsgrenzen von der Zuzahlung befreit werden (§ 62 SGB V). Diese Befreiung von der gesetzlichen Zuzahlung (bei Überschreitung von mind. 2 % des Jahresbruttoeinkommens eines Versicherten, bei chronisch Kranken 1 %) gilt nicht für Mehrkosten, die für eine sogenannte Wunschversorgung oder auch ein bestimmtes Wunschprodukt vom Leistungserbringer erhoben werden darf.

9.7.5 Wirtschaftlichkeitsgebot (§ 12 SGB V)

» (1) Die Leistungen müssen ausreichend, zweckmäßig und wirtschaftlich sein; sie dürfen das Maß des Notwendigen nicht überschreiten. Leistungen, die nicht notwendig oder unwirtschaftlich sind, können Versicherte nicht beanspruchen, dürfen die Leistungserbringer nicht bewirken und die Krankenkassen nicht bewilligen.
(2) Ist für eine Leistung ein Festbetrag festgesetzt, erfüllt die Krankenkasse ihre Leistungspflicht mit dem Festbetrag.

Das Vorliegen einer Krankheit verpflichtet die Krankenkasse, die notwendige Behandlung sicherzustellen, aber nicht dazu, jede vom Versicherten gewünschte, von ihm für optimal gehaltene Maßnahme zur Heilung oder Linderung des krankhaften Zustands zu gewähren (§ 27 Abs. 1 Satz 1, § 12 SGB V).

Im Jahr 2007 endete mit dem GKV-WSG im Hilfsmittelbereich das „Zulassungswesen" und wurde durch das sogenannte Vertragsregime abgelöst. Das „Gesetz zur Stärkung des Wettbewerbes in der Gesetzlichen Krankenversicherung" (GKV-WSG), seit 01.04.2007, und das „Gesetz zur Weiterentwicklung der Organisationsstrukturen in der gesetzlichen Krankenversicherung (GKV-OrgWG), seit 01.01.2009, brachten im Hilfsmittelbereich umfangreiche Änderungen, insbesondere beim Vertragsrecht).

Mit Inkrafttreten des GKV-WSG (2007) wurden verschiedene Möglichkeiten zum Abschluss von Verträgen geschaffen.

Die vertragsrechtlichen Beziehungen zwischen Leistungserbringern und Krankenkassen sind im SGB V in § 126 „Versorgung durch Vertragspartner" und im Besonderen in § 127 „Verträge" fixiert. Folgende Möglichkeiten kommen dabei in Betracht:

- § 127 Abs. 1 SGB V – Ausschreibungsvertrag
- § 127 Abs. 2 SGB V – Verhandlungs-/Beitrittsvertrag
- § 127 Abs. 3 SGB V – Vertrag für den Einzelfall

Für den Versicherten, seine pflegenden Angehörigen und die Leistungserbringer ergeben sich durch diese gesetzlichen Rahmenbedingungen einschneidende Veränderungen. Bei Ausschreibungen nach § 127 Abs. 1 SGB V wird die Hilfsmittelversorgung durch die jeweilige Krankenkasse nach vergaberechtlichen Kriterien exklusiv an einzelne Leistungserbringer vergeben. Bei einer Ausschreibung werden i.d.R. Gebietslose gebildet. Der Ausschreibungsgewinner versorgt dann alle Versicherten dieser Krankenkasse alleine in dem jeweiligen Gebiet. Eine freie Wahl unter den Leistungserbringern ist dann für die Versicherten nicht mehr möglich. Die Krankenkassen können, insbesondere wenn Ausschreibungen nicht zweckmäßig sind, Verträge auf Basis des § 127 Abs. 2 SGB V schließen. Diesen Verträgen können alle nach § 126 SGB V geeigneten Leistungserbringer zu gleichen Bedingungen beitreten.

In den Verträgen können die Krankenkassen entsprechende Anforderungen stellen, wie z. B. spezielles pflegerisches Fachpersonal. Die Anforderungen dürfen aber nicht dazu führen, dass grundsätzlich geeignete Leistungserbringer von der Versorgung ausgeschlossen werden. Gerade im Bereich der Stomaversorgung gibt es deshalb in den Verträgen aktuell unterschiedlichste Qualitätsanforderungen mit dadurch differierenden Vergütungen, meist auf Basis monatlicher Pauschalen. Beispiele:

- Bei der Versorgung mit ableitenden Inkontinenzhilfen und Hilfsmitteln zur analen Irrigation (PG 15 und PG 03) werden von den meisten Kostenträgern unter Berücksichtigung der Richtmengen des BVMed (Bundesverband Medizintechnologie) und der Herstellervorgaben Stückpreise (evtl. mit Abschlägen) vergütet. Dazu ist auf der Verordnung neben der Angabe des Hilfsmittels auch die Menge anzugeben.
- Die aufsaugende Inkontinenzversorgung wird von den Krankenkassen fast ausschließlich mittels einer Monatspauschale vergütet. Bedingt durch die uneinheitlichen Qualitätsanforderungen der Krankenkassen und in Abhängigkeit der Vertragsabschlüssen (Ausschreibung oder Beitrittsverträge) bewegen sich die Vergütungen in einem sehr großen Bereich (zwischen knapp 11 bis 33 Euro je Monatspauschale).

Für den Versicherten ergibt sich folgende Situation: Soweit die Krankenkasse ihre Verträge nach § 127 Abs. 2 SGB V geschlossen hat, haben die Versicherten die Wahl unter den Vertragspartnern. Hat die Krankenkasse Verträge ausgeschrieben, wird der Versicherte ausschließlich vom Ausschreibungsgewinner versorgt. Neben diesem Umstand führt es für die Betroffenen insbesondere dann zu Problemen, wenn sie Produkte aus unterschiedlichen Produktarten benötigen und hierfür nur unterschiedlichen Vertragspartner der Krankenkassen versorgungsberechtigt sind.

Der Kostenträger ist zur Information der Versicherten über die Inhalte der Verträge auf Nachfrage verpflichtet. § 128 beschreibt, wann die Zusammenarbeit zwischen Leistungserbringern und Vertragsärzten unzulässig ist (sog. Depotverbot).

9.7.6 Häusliche Krankenpflege im Bereich der Stomaversorgung (§ 37 SGB V)

Innerhalb der Stomaversorgung ist eine behandlungsbedürftige Wundversorgung Voraussetzung. Die Verordnung kann nur bei akuten entzündlichen Veränderungen mit Läsionen der Haut und nur im Rahmen der Behandlungspflege erfolgen; sie ist keine grundpflegerische Leistung (Stand 2016, neue gesetzliche Grundlagen in 2017).

Praxistipp

Bei Unstimmigkeiten innerhalb der Hilfsmittelversorgung zwischen Versicherten und ihren Hilfsmittellieferanten sollte im ersten Schritt das Gespräch zwischen diesen beiden Parteien stattfinden. Findet man keine gemeinsame Lösung, soll in jedem Fall die Krankenkasse informiert werden. Diese hat die Möglichkeit, die Versorgung durch den Medizinischen Dienst oder ggf. ihr eigenes Fachpersonal überprüfen zu lassen. Dazu sollen umfassende Dokumentationen und evtl. auch ärztlichen Berichten vorgelegt werden.

9.8 Menschen mit geistiger Behinderung

A. Adamek

9.8.1 Einleitung

> Nicht Ziele halten Menschen zusammen, sondern Wege. (Reinhard K. Sprenger)

Jede Pflegefachkraft sollte über die Versorgung von Stomaanlagen bei Menschen mit geistiger Behinderung informiert sein. Menschen mit geistiger Behinderung können aufgrund von Darm- und Blasenerkrankungen unterschiedlichster Diagnose eine Stomaanlage bekommen. Die Anleitung zur Versorgung des Stomas liegt in der Verantwortung eines Pflegeexperten, der Betreuer und Angehörigen des Menschen mit geistiger Behinderung. Die Anforderungen an die betreuenden Pflegeexperten und Betreuer bzw. Angehörigen des behinderten Menschen sind anders, aber nicht komplizierter.

„Nicht sehen, was der behinderte Mensch nicht kann, sondern was er kann!" Diese Aussage dient als Grundlage der Erarbeitung von Zielen und Versorgungstrategien der anvertrauten Menschen mit einer Behinderung. Die Weltgesundheitsorganisation (WHO) definierte eine geistige Behinderung als verringerte Fähigkeit, neue und komplexe Informationen zu verstehen und neue Fähigkeiten zu erlernen und anzuwenden.

Schöner und passender ist die Stellungnahme der Lebenshilfe Herrenberg:

> Geistige Behinderung ist keine Krankheit. Sie bedeutet vor allem eine Beeinträchtigung der geistigen Fähigkeiten eines Menschen, nicht aber seiner sonstigen Wesenszüge, wie zum Beispiel der Fähigkeit, Freude zu empfinden oder sich wohl zu fühlen. Geistig behinderte Menschen benötigen oft viel Hilfe und Unterstützung. Durch spezielle Förderung und Begleitung können viele geistig behinderte Menschen lernen, ein Leben zu führen, das ihren Bedürfnissen gerecht wird und das dem von Menschen ohne Behinderung weitgehend gleicht. Das Recht auf Leben darf

behinderten Menschen von niemandem und mit keiner Begründung abgesprochen werden. (Lebenshilfe Herrenberg e. V.)

9.8.2 Lernvorgänge

Für Menschen mit einer geistigen Behinderung ist es sehr schwer, neue Fähigkeiten zu erlernen und anzuwenden. Deshalb ist es wichtig, dass sie lebenspraktische Tätigkeiten in kleinen Schritten erlernen. Eine Stomaanlage, ein liegender Katheter oder ein Pouch bei einem Menschen mit geistiger Behinderung sind bedeutsame Herausforderungen für alle Beteiligten. Bei der Förderung der betroffenen Menschen können unterstützend Lerntheorien zu Hilfe genommen werden. Nachfolgend sollen zwei Lernvorgänge kurz vorgestellt werden.

▪ Instrumentelles Konditionieren

Das instrumentelle Konditionieren beinhaltet das Lernen an Konsequenzen. Hier wird zwischen der belohnenden Konsequenz, auch **positiver Verstärker**, und der bestrafenden Konsequenz, auch **negativer Verstärker**, unterschieden. Das Einsetzen von Verstärkern ist als eine Reaktion auf eine bestimmte Handlung zu sehen.

Auf eine selbstständig ausgeführte Tätigkeit folgt ein Lob oder eine materielle Anerkennung. Dies kann z. B. in Form von Süßigkeiten, Lieblingsspeisen oder geliebten Dingen geschehen. Das motiviert den zu Betreuenden, fördert das Selbstvertrauen und verstärkt den Willen die Tätigkeit zu wiederholen. Bei falschen Verhaltensweisen kann ein negativer Verstärker eingesetzt werden. Wenn z. B. der Stomabeutel ohne Erlaubnis entfernt wurde, wird dies im Gespräch erwähnt, es folgt ein Tadel und die Belohnung fällt aus.

▪ Lernen am Modell

Lernen am Modell bedeutet, dass die Verhaltensaneignung über Beobachten und gedankliches Aneignen geschieht, das beobachtete Verhalten wird imitiert bzw. selber ausgeführt. Man spricht daher auch von Beobachtung und Imitation oder Nachahmen.

Zum festen Bestandteil des Nachahmens gehört die Wahrnehmung. Bei Menschen mit einer geistigen Behinderung kann die Wahrnehmungsfähigkeit je nach Behinderungsgrad leicht bis schwer eingeschränkt sein. Daher können sie zwar einzelne Handlungen ausführen, sie aber gedanklich nicht in Einklang bringen. Deshalb benötigt es beim Erlernen von Tätigkeiten eine ständige Wiederholung und Einbindung der zu Betreuenden.

Praxistipp

Zur Akzeptanz der Versorgung kann es hilfreich sein, die zu betreuende Person vor einem Spiegel zu versorgen, um so die Vorgänge gut sichtbar und nachvollziehbar zu machen.

Im Laufe des Lebens lernt man mehr oder weniger immer und durch unterschiedliche Lernvorgänge, wie z. B. Erfahrung, Imitation oder durch Wiederholungsmuster. In der Förderung von Menschen mit geistiger Behinderung kann dieses Wissen gezielt eingesetzt werden.

9.8.3 Besondere Anforderung an Pflegeexperten

Eine besondere Herausforderung ist auch bei Menschen mit geistiger Behinderung die Bewältigung der Körperbildstörung durch eine Stomaanlage, einen liegenden Katheter oder nach einer Pouch-OP. Oft können sie sich nicht verbal dazu äußern, und nur durch Gestik oder Mimik ist erkennbar, dass sie sich in einer Gefühlskrise befinden. Sie akzeptieren den Stomabeutel oder Katheter nicht und versuchen, ihn zu entfernen. Hier brauchen sie vertraute Personen, die zwischen Ärzten und Klinikpersonal vermitteln und „dolmetschen". Die Person mit geistiger Behinderung muss nicht nur mit dem veränderten Körperbild und eventuell auftretenden Schmerzen fertig werden, sondern auch mit einer nicht bekannten Umgebung, nicht vertrauten Personen und einem Tagesablauf, der nicht ihrem täglichen Ritual entspricht.

Mit viel Einfühlungsvermögen und Toleranz, Kreativität und Geduld bei Rückschlägen kann es aber gelingen, den Menschen mit einer geistigen Behinderung Schritt für Schritt wieder in die Normalität zu führen. Hier hilft eine lückenlose

Dokumentation, eine engmaschige Kommunikation über die ganzheitliche Situation zwischen den betreuenden Fachkräften, Betreuern und Angehörigen.

Um eine ganztägige Stomaversorgung in der gewohnten Umgebung zu gewährleisten, sind einige Voraussetzungen erforderlich. Zur gewohnten Umgebung kann das häusliche Umfeld, das Betreute Wohnen, die Wohngruppe sowie eine Tagesfördereinrichtung oder Behindertenwerkstatt gehören. Hier sollten alle Beteiligten im Umgang mit der Stoma-oder Katheterversorgung geschult und in die Handhabung eingewiesen sein.

Bei der Materialbestellung muss besonders beachtet werden, dass an jedem Aufenthaltsort genügend Material vorhanden ist, so z. B. tagsüber in der Werkstatt und abends in der Wohngruppe eines Wohnheimes. Wichtig ist hier ein reger Informationsaustausch, vor allem über abweichende Ereignisse. Nach dem Besuch des Hausarztes oder des Pflegeexperten müssen Veränderungen in der Versorgung umgehend den entsprechenden Fachkräften, z. B. in einer Tageseinrichtung, kommuniziert werden.

9.8.4 Erste Schritte für den Versorgungswechsel

Begleitung von Anfang an

Eine bzw. mehrmalige Schulungen durch einen Pflegeexperten sind unbedingt anzuraten, ebenso engmaschige Besuchstermine zu Beginn der Betreuung. Zu empfehlen sind Besuche und Schulungen in allen Einrichtungen. So lernt die betreuende Pflegekraft die Örtlichkeiten kennen und hat ein umfassendes Bild der Lebensumstände bei auftretenden Problemen. Dies stärkt zudem die Beziehung. Mit diesem Wissen kann der Pflegeexperte die Betreuer, Pfleger und Angehörigen bei der Erarbeitung von Zielformulierungen in der Stomaversorgung besser unterstützen.

Schulung und Aufklärung der Betreuer

Bei der Schulung sind mehrere Teilgebiete wichtig:

- Theoretische Informationen zur Diagnose
- Einblicke in die Anatomie und Physiologie des Verdauungs- und Harntraktes
- Erklärungen zur OP-Technik
- Vermittlung von grundlegendem Wissen zu Stomaarten und Stomaformen
- Kurze Materiallehre, erläutern der Herstellungsarten der Systeme zur Stomaversorgung und ihrem korrekten Einsatz → dadurch können Fehlerquellen in der Handhabung vermieden werden (am besten mit „Trockenübungen“)
- Vorstellen und Erklären eines verantwortungsvollen Einsatzes von Zubehör, z. B. Pflasterentferner, Reinigungslotion, Hautschutzringe oder Gürtel (▶ Kap. 6)
- Stomakomplikationen (am besten an Beispielbildern) erklären und ihre Vermeidung erläutern; verstehen Betreuer bzw. Angehörige die Notwendigkeit der Stomapflege und die Wechselintervalle der Stomaversorgung nicht, können schwerwiegende Hautkomplikationen entstehen (▶ Kap. 8)

Praxistipp

Die Betreuer bzw. Angehörige können sich selber eine Stomaversorgung auf die Hand oder den Bauch haften, um ein Gefühl für das Stomamaterial zu bekommen.

Ernährung

Grundsätzlich ist eine vollwertige und abwechslungsreiche Kost zu empfehlen. Mahlzeiten sollten zu festen Zeiten und regelmäßig eingenommen werden. Ein besonderes Augenmerk sollte darauf liegen, dass die Nahrung gut gekaut wird. Ist dies aus unterschiedlichsten Gründen nicht möglich, sollte sie vorgeschnitten werden. Dies muss besonders mit den Betreuern des Menschen mit geistiger Behinderung besprochen werden. Wichtig ist eine ausreichende Flüssigkeitszufuhr von mindestens 2 Litern täglich. Um eine bessere Kontrolle über Ein- und Ausfuhr der Flüssigkeiten zu erlangen, ist es empfehlenswert, in der Anfangszeit ein Trink- und Miktionsprotokoll zuführen, z. B. individuell angelehnt an den Expertenstandard „Förderung der Harninkontinenz in der Pflege“ (DNQP 2014). Abgeleitet davon kann die Trinkmenge bei Bedarf angepasst werden (▶ Abschn. 7.1).

9.8.5 Mehrfachbehinderungen

Bei Mehrfachbehinderungen leiden die Betroffenen sowohl unter einer geistigen, als auch körperlichen Behinderung. Dadurch kann es zu Versorgungsschwierigkeiten und ausgeprägten Einschränkungen kommen. Eine körperliche Behinderung beinhaltet eine anatomische Veränderung des Stütz- und Bewegungsapparates oder eine Funktionsbeeinträchtigung der oberen Extremitäten. Dies kann dazu führen, dass das Stoma abgedrückt wird, die Stomaversorgung eine schwer zugängliche Position für den Wechsel hat oder durch Fehlen der Feinmotorik in den Händen eine Hilfe beim Wechseln stark eingeschränkt ist. Befindet sich die Stomaanlage zudem in einer Hautfalte oder Narbe, gestaltet sich die Versorgung schwieriger, da eine Undichtigkeit ausgeschlossen werden muss.

Bei Rollstuhlbenutzung kann es zu Schwierigkeiten beim Halten der Köpersymmetrie kommen, hier ist eine gut angepasste, weiche Stomaversorgung nötig oder die ausgewählte Stomaversorgung muss umgestellt werden. Darüber hinaus sollte dafür gesorgt werden, dass sich die Körperhaltung verbessert; dies kann durch Physiotherapie und Sitzhilfsmitteln erfolgen.

Bei Menschen mit geistiger Behinderung, die an Übergewicht leiden, kann es nicht nur zu einer motorischen Einschränkung kommen. Unter Umständen können sie den Ort der Stomaversorgung gar nicht sehen, was das Erlernen der Versorgungstätigkeiten zusätzlich erschwert. Tipps zur Ernährung sind ratsam, da Menschen mit geistiger Behinderung oft gerne und einseitig essen, wenn sie nicht behutsam an eine abwechslungsreiche und für sie bekömmliche Kost herangeführt werden. Oft zeigt sich im Gespräch, dass die Trinkmenge erhöht werden sollte.

9.8.6 Dokumentation

Je nach verbalen Verständigungsmöglichkeiten sind individuelle Beratungsgespräche bei Menschen mit geistiger Behinderung gemeinsam mit den Angehörigen oder den gesetzlichen Betreuern eine unumgängliche Voraussetzung, um konkrete Teilziele zu formulieren. Hier dient eine fundierte Dokumentation durch Informationssammlung als Grundlage, um auf den jeweiligen Menschen zugeschnittene Ziele zu erarbeiten. Wichtig ist ein detaillierter Verlaufsbericht. Er beinhaltet die Ausgangssituation, ermittelte Stärken und Schwächen. Er enthält darüber hinaus Informationen darüber, welche Lernprozesse im Leben des Betroffenen zum Erlernen von Tätigkeiten geführt haben und welche Fördermaßnahmen erfolgreich eingesetzt worden sind. Mit diesen Daten kann gearbeitet werden, denn sie dienen dem Erstellen eines Förderungsplans. Der Verlaufsbericht gibt zusätzlich noch Hinweise auf den Gesundheitszustand, das seelische Befinden und erklärt Reaktionen auf bestimmte Ereignisse. Er ist Grundlage für die Arbeit im multiprofessionellen Team und für die Fördervisiten.

Darauf aufbauend werden dann Teilziele, Ziele und Fördermaßnahmen formuliert. Alle Beteiligten sollten auf dieselbe Weise agieren, umso leichter sind Vorwarnungen zu erkennen. Oft ist eine unspezifische Reaktion des Menschen mit geistiger Behinderung ein Warnsignal für Erkrankung oder Unwohlsein, z. B. durch Autoaggression, vor allem wenn sie nicht kommunizieren können.

9.8.7 Zeitmanagement

Ein gutes Zeitmanagement ist wichtig, denn es muss abgestimmt werden, zu welcher Tageszeit Termine sinnvoll sind, damit für alle Beteiligten genügend Zeit eingeplant werden kann. Wenn Zeitdruck besteht, fühlen das Menschen mit geistiger Behinderung auch und die Unruhe überträgt sich auf sie. Sie können verstört oder ungehalten reagieren. Das Einplanen von ausreichend Zeit ist gerade im Pflegealltag sehr schwierig, aber hier von großer Bedeutung.

Besonders bei der Versorgung von Menschen mit geistiger Behinderung kann es spontan zu Problemen und unerwarteten Reaktionen kommen. Diese müssen dann mit Ruhe und Sorgfalt erörtert und geschlichtet werden. Wenn Hektik und Eile entsteht, können die Betroffenen ihre Mitarbeit beim Versorgungswechsel verweigern oder sie lassen Betreuer oder Angehörige keine Handlung durchführen. Es muss dann unbedingt eine Pause eingelegt werden. Danach sollte der Versorgungswechsel nochmals durchgeführt werden. Nach erfolgreichem Handeln kann der positive Verstärker zum Einsatz kommen.

9.8.8 Teilziele und daraus resultierende Handlungsstrategien

▪ Regelmäßigkeit und Gleichmäßigkeit

Egal welche Zielsetzung verfolgt wird, zwei Kriterien sind grundlegend: **Regelmäßigkeit** und **Gleichartigkeit** des Ablaufs. Regelmäßigkeit durch feste Zeiten, z. B. nach dem Frühstück und vor dem Zubettgehen, aber mit Berücksichtigung der individuellen Unterschiede der Menschen. Die Regelmäßigkeit erleichtert die Bedürfnisbefriedigung des Einzelnen und eine Orientierung an den vorbefindlichen Gewohnheiten durch das Führen eines Protokolls.

Gleichmäßigkeit gelingt durch den immer gleichen Sanitärraum, in einer guten Atmosphäre, ohne scharfe Gerüche oder zu grelle Beleuchtung, durch Abdämmung von hallenden Geräuschen, Wahrung der Intimsphäre, höhere Raumtemperaturen und nach Möglichkeit die gleichen Betreuer. Empfehlenswert ist es, einen Standard (▶ Abschn. 9.8.11) für alle ersichtlich im Sanitärraum auszuhängen, der gerade zu Beginn, wenn der Wechsel der Stomaversorgung erlernt wird, als Hilfe dienen kann.

Bei der Formulierung der Ziele sollten alle Beteiligten mitarbeiten. Aus den Erfahrungen mit dem Menschen mit geistiger Behinderung können so Teilziele und Ziele erarbeitet werden, z. B. das Abgewöhnen von unerwünschten Verhalten oder das Manipulieren oder Entfernen zu einer nicht gewünschten Zeit der Versorgung. Hier kann das Tolerieren der Versorgung bis zum geplanten Wechsel ein sehr wichtiges Ziel darstellen. Dieses Ziel sollte aber langfristig geplant werden. Der Erfolg ist oft nur über einen langen Zeitraum und mit viel Geduld und Verhandlungsgeschick möglich.

> **Aus der Pädagogik ist bekannt, dass man zum Abgewöhnen eines Verhaltens oder einer Gewohnheit meist länger braucht als zum Erlernen einer neuen Fähigkeit, wie z. B. lesen oder schreiben.**

▪ Zielsetzung

Ziele beschreiben, welches Resultat angestrebt wird, bzw. welches vermieden werden soll. Dabei kann man zwischen Zielen und Teilzielen unterscheiden, um auch ganz kleine Fortschritte aufzuzeigen. Manchmal handelt es sich lediglich um Erhaltungsziele, wenn der jetzige Stand erhalten und einer Verschlechterung vorgebeugt werden soll. Es ist sinnvoll, die erarbeiteten Ziele in einen Zeitplan zu integrieren, um so langfristige Erfolge zu erarbeiten. Hat man ein festes Gerüst von Teilzielen und Zielen, gilt es, „einen langen Atem zu haben."

> **Ziele sollten immer positiv formuliert werden. So legt man einen Schwerpunkt darauf, dass was man erzielen möchte, und weniger darauf, was man nicht erreichen will.**

Beispiel

„Herr K. soll sich mehr in die Gruppendynamik einbringen", anstatt: „Herr K. soll weniger alleine auf seinem Zimmer sein." Teilziele:

- Herr K. macht sich bemerkbar, wenn sich die Stomaversorgung gefüllt hat, eventuell durch ein bestimmtes Zeichen.
- Er sucht selbstständig den Sanitärraum auf (Tür durch ein bekanntes Bild, Piktogramm oder eine besondere Farbe kennzeichnen!).
- Er entfernt selbstständig seine Kleidung (praktischerweise sollte auf bequeme, nicht zu enge Kleidung geachtet werden).
- Er legt selbstständig die benötigten Materialien bereit (diese sollten übersichtlich an einem Ort aufbewahrt werden).

Empfehlenswert ist es, den Part des Stomaversorgungswechsels als festen Bestandteil in das Ritual der Körperpflege miteinzubinden. Um den Menschen mit geistiger Behinderung zur Mitarbeit beim Versorgungswechsel zu animieren, muss er sich zuerst mit dem Versorgungsmaterial auf seinem Körper vertraut machen. Nur wenn er davor keine Angst hat und es nicht als unangenehm empfindet, wird er es tolerieren können.

9.8.9 Materialauswahl

In der Stomaversorgung gibt es viele Möglichkeiten, das passende Material zu finden. Durch die Art der Stomaanlage (Kolostomie, Ileostomie, Urostomie) und die Lage des Stomas wird festgelegt, ob es sich um eine einteilige oder zweiteilige Stomaversorgung handelt, welche Stomabeutel verwendet werden, ob Pflegehilfsmittel zum Einsatz kommen oder welche Wechselintervalle nötig sind. Diese Einschätzung und das Vorschlagen des passenden Materials liegen in den Händen des Pflegeexperten (▶ Kap. 6).

Das Material muss geräuscharm und hautverträglich sein. Schmerzen beim Ablösen der Stomaversorgung verunsichern den behinderten Menschen und macht Angst vor dem nächsten Versorgungswechsel, dies kann zu Aggressionen gegenüber den Betreuern und sich selbst führen (jede Auffälligkeit dokumentieren!).

Auch bei guter und optimaler Stomaversorgung kann es zu Irritationen der Umgebungs- oder Schleimhaut kommen → sofort Pflegeexperten informieren, so dass er zeitnah darauf reagieren kann (▶ Kap. 8).

9.8.10 Fallbeispiele

Beispiel

Schulung der Betreuenden und Routinisierung: Eine jungen Frau, Frau D. mit frühkindlicher Hirnschädigung, erhielt aufgrund eines Blasentumors ein Pouch. Sie lebt in einem Wohnheim für Menschen mit geistiger Behinderung und arbeitet tagsüber in einer Förderwerkstatt für Behinderte. Als die Pflegeexpertin gerufen wurde, waren die Betreuer der Wohnstätte am Verzweifeln, denn die Katheterisierung des Pouchs war für alle problematisch: Oft kamen sie mit dem Katheter nicht in den Pouch und es floss sehr wenig Urin, der stark viskös war und streng roch. Nach der Entlassung aus der Klinik wurde keine fachgerechte Einweisung und Schulung durchgeführt, sondern nur die Anordnung gegeben, alle 3–4 Stunden zu katheterisieren. Die Betreuer hatten versucht, sich in Apotheken und in der Literatur kundig zu machen. Schließlich konsultierten sie eine Stomatherapeutin. Nachdem diese den Betreuern gezeigt hatte, wie ein Pouch katheterisiert wird, formulierten sie gemeinsam Ziele zur optimalen Versorgung. Die Pflegeexpertin schulte die Betreuer in einer fachgerechten Katheterisierung, in der Anwendung der richtigen Katheter und im Spülen des Pouchs. Gemeinsam erarbeiteten sie ein Trink- und Ausfuhrprotokoll. Frau D. trank am Tag nur zwei Gläser Cola und so musste die Trinkmenge sensibel für sie erhöht werden. Hier kam der positive Verstärker zum Einsatz (▶ Abschn. 9.8.2): Nach zwei ausgetrunkenen Gläsern Tee oder Wasser durfte Frau D. ein Glas Cola trinken. Über mehrere Wochen konnte so die Trinkmenge kontinuierlich erhöht werden.

In diesem Fall wäre es von Vorteil gewesen, wenn die Pflegeexpertin von Anfang an hinzugezogen worden wäre. Beispielsweise durch eine Überleitung vom stationären in den ambulanten Bereich. Die Problematik der zu geringen Flüssigkeitsaufnahme von Frau D. konnte durch Routinisierung und das Anwenden von Lernvorgängen bewältigt werden.

Beispiel

Erarbeiten einer Vertrauensbasis: Bei dem 15-jährigen Jungen B. wurde aufgrund einer Darmerkrankung eine Kolostomie angelegt. B. war Autist und sehr in sich verschlossen. Gemeinsam mit der Mutter wurde ein Standard für den Versorgungswechsel der Kolostomie erarbeitet. B. lehnte am Anfang jegliche Eigeninitiative ab. Aber durch die Möglichkeit, den Zeitpunkt selbst zu bestimmen, wann etwas an seinem Bauch getan werden durfte, konnte erstes Vertrauen aufgebaut werden. Man brauchte sehr viel Geduld und Zeit, um den Beutel wechseln zu können. B. war zudem sehr schmerzempfindlich und alleine das Entfernen des Beutels nahm viel Zeit und Kreativität in Anspruch. Die Lösung war, die Haftplatte des Beutels mit einer Sprühflasche mit warmem Wasser abzulösen. Hier half er nach einiger Zeit mit und übernahm diese Tätigkeit schließlich selbst. Auch das Ziehen der Fäden um das Stoma herum stellte eine besondere Herausforderung dar, da diese sich nicht selbst auflösten und ihm immer mehr Schwierigkeiten bereiteten. Jeder einzelne Faden wurde von B. mit Hilfe eines Spiegels ausgesucht und er gab das OK, wann er gezogen werden durfte. Mit sehr viel Zeit, der Freiheit, selbst bestimmen zu können, und gutem Zuspruch wurde auch diese Hürde genommen. Mit Ungeduld und Eile wäre dieses Unterfangen zum Scheitern verurteilt gewesen. Es hat schon im Vorfeld viele Stunden gebraucht, um mit dem Jungen B. ein Vertrauensverhältnis aufzubauen.

In diesem Fall war das richtige Zeitmanagement eine gut überlegte Zielsetzung, angepasste

Handlungsstrategien und die Motivation durch selbstbestimmtes Handeln der Schlüssel.

Beispiel

Zusammenarbeit im Team: Der 50-jährigen Frau U. mit geistiger Behinderung wurde aufgrund eines Darmverschlusses eine Kolostomieanlage operiert. Frau U. wohnt in einer Wohngruppe für Menschen mit geistiger Behinderung. Die Hausmutter der Wohngruppe hatte Frau U. oft in der Klinik besucht, unterstützte die Schwestern im Stationsablauf und konnte von Anfang an in die Stomaversorgung durch die Pflegeexpertin vor Ort eingewiesen werden. Da diese Frau U. auch ambulant weiter betreute, war eine gute Überleitung für Zuhause gegeben. In der kommenden Zeit wurde die Pflegeexpertin fast zu einem festen Bestandteil der Wohngemeinschaft. Der Termin zur Kontrolle der Kolostomie und zum Beratungsgespräch mit den Mitarbeitern war meist zur Mittagsruhe der Bewohner angesetzt, da dies die günstigste Zeit war, um ohne Störung auftretende Fragen zu erörtern. Frau U. lag oft schon auf dem Bett und wenn die Pflegeexpertin zur Tür herein kam, entfernte sie Decke und Kleidung und zeigte auf den Beutel. Das große Ziel bei Frau U. war es, dass sie den Beutel vollständig akzeptieren und nachts nicht selbstständig entfernen sollte, weil dann oft die Kleidung und das Bett verschmutzt waren. Hier wurde mit positiven Verstärker gearbeitet: Frau U. durfte nach einer Nacht, in der der Beutel nicht abgezogen wurde, etwas von ihrer geliebten Schokolade essen. Auf diese musste sie nämlich meist wegen einer Verstopfungsproblematik verzichten. Bei Frau U. traten wiederholte Passagenlähmungen des Darms auf und sie litt immer wieder unter einer Ileussymptomatik. Um weitere Krankenhausaufenthalte zu ersparen, wurden die Betreuer der Wohngruppe im Einsatz von Darmspülungen fachgerecht geschult. Mit Hilfe einer Ernährungsberaterin wurde ein Ernährungsprogramm erarbeitet und ein Trinkprotokoll eingeführt, vom Hausarzt Medikamente zur Unterstützung der Darmmobilität verordnet. Da Frau U. sehr „bewegungsscheu" war, wurde sie unter Anleitung einer Physiotherapeutin sportlich gefördert. Nun gehörten Sportstunden in den festen Wochenplan der Wohngruppe, einmal im Jahr wurde ein Sportfest veranstaltet.

9.8.11 Standard beim Stomaversorgungswechsel

1. **Bereitlegen der Materialien:**
   - Neue Stomaversorgung
   - Handschuhe für die Fachkraft
   - Schablone, Schere, Einmalrasierer, Pflegehilfsmittel
   - Entsorgungsbeutel und Klammern, um diesen an der Hose zu befestigen
   - 4 mit warmen Wasser befeuchtete Kompressen, 3 trockene Kompressen (vorsichtshalber die Packung mit Kompressen griffbereit)
2. **Entfernen der alten Stomaversorgung:**
   - Entsorgungsbeutel mit zwei Klammern an der Hose befestigen; mit einer Klammer wird die Oberkleidung befestigt, damit sie nicht herunterfällt
   - Neuen Stomabeutel, wenn nötig, verschließen und Basisplatte nach Schablone passgenau vorschneiden
   - Alte Versorgung mit Hilfe der Kompressen mit warmem Wasser von der Haut lösen und im Abfallbeutel entsorgen
   - Die Haut um das Stoma mit der nassen Kompresse halbkreisförmig reinigen, bei Bedarf rasieren
   - Mit der trockenen Kompresse die Haut vollständig trocknen
3. **Anbringen der neuen Stomaversorgung:**
   1. **Zweiteilige Versorgung:**
   - Basisplatte, wenn nötig, mit Stomapaste oder Hautschutzring direkt um die Öffnung abdichten
   - Platte so anbringen, dass das Stoma genau mittig in die vorgeschnittene Öffnung passt
   - Platte muss die Haut um das Stoma komplett schützen, sorgfältig überall andrücken, besonders direkt um das Stoma
   - Beutel aufklicken oder aufkleben
   - Kontrolle, ob alles dicht ist
   2. **Einteilige Versorgung:**
   - Möglichst vorgestanzte Öffnung wählen, Stoma mit einer Schieblehre vorher ausmessen
   - Einteiler so aufbringen, dass das Stoma genau mittig in die Öffnung passt
   - Sorgfältig überall andrücken

4. **Abfallbeutel verknoten und im Hausmüll entsorgen.**

Praxistipp

Es ist ratsam, die neue Versorgung mit der Hand auf Körpertemperatur zu erwärmen. Wärme ist für die Stomaversorgung und die Seele gut. Die Versorgung haftete dadurch besser und während der Zeit des Warmhaltens kommt die Person zur Ruhe.

Der Standard zur Stomaversorgung wird individuell für jeden Stomapatienten erstellt, vorrangig in kurzen Stichpunkten und nur mit den Versorgungsschritten, die tatsächlich ausgeführt werden. Er sollte so angebracht werden, dass alle Betreuer ihn einsehen können, z. B. im Bad oder in der Nasszelle. Ebenso kann bei der ableitenden Inkontinenzversorgung und der Katheterisierung des Pouchs ein individueller Standard erarbeitet werden.

9.8.12 Fazit

Ob Stomaanlage, liegender Katheter oder Pouch, für Menschen mit geistiger Behinderung ist dies eine Belastung, die sie oft nicht konkretisieren können. Durch fürsorgliche Förderung und Geduld lernen sie, dies als Normalität ihres täglichen Lebens anzunehmen. Unumgänglich ist hier eine Arbeit im multiprofessionellen Team, zusammengesetzt aus Betreuern, Angehörigen, Ärzten, Ernährungsberatern, Physio- und Ergotherapeuten. Gemeinsam und unter Berücksichtigung der individuellen Interessen des zu Betreuenden werden Ziele formuliert.

Um Ziele zu erreichen, gehen Fachkräfte, Betreuer und Angehörige durch das Fördern und Leben mit Menschen mit geistiger Behinderung oft ein langes Stück Weg miteinander. Diese Wege sind nicht immer gerade und bequem, doch es profitieren beide Seiten voneinander. Menschen mit geistiger Behinderung werden in ihrem Leben unterstützt und Betreuer und Pflegexperten SKW lernen wertvolle Vorgehensweisen durch das Miteinander. Menschen mit geistiger Behinderung haben eine andere Einstellung zum Leben und vermitteln durch ihre Natürlichkeit Freude und Lebensdemut.

9.9 Ethische Aspekte der Pflege und Beratung

D. Fölsch

Die Betreuung und Beratung von Menschen in der Stomapflege ist vielseitig und fordert unterschiedliche Fähigkeiten des Beraters. Viele der Tätigkeiten und Themen rund um die Betreuung des Menschen mit Stoma beinhalten nicht nur fachliche, sondern insbesondere auch ethische Aspekte. Es geht um das Wohl des zu betreuenden Menschen, seine Wünsche und die Gestaltung seines Lebens mit dem Stoma. Der Pflegeexperte als Beratender übernimmt in seiner Rolle bei der Betreuung des Patienten eine besondere Stellung als Ansprechpartner für Patienten und ihre Familien und als Verbindungsglied im multidisziplinären Betreuungsteam. Dies erfordert außer dem notwendigen Fachwissen, kommunikativen und organisatorischen Fertigkeiten auch die Fähigkeit, ethische Aspekte erkennen und beurteilen zu können.

Eine Stomaoperation bringt tiefgreifende Veränderung im Leben eines Patienten. Diese Veränderungen haben Auswirkungen auf die Qualität und Gestaltung des Lebens, auf die Wahrnehmung des eigenen Körpers, auf Beziehungen, Arbeitsplatz, das soziale Umfeld und viele Bereiche des täglichen Lebens. Wie Patienten diese Veränderungen wahrnehmen und Strategien finden können, diese Veränderungen in ihr Leben zu integrieren, ist wesentlich für das psychische und physische Wohlbefinden des Patienten. Es geht nicht nur um eine medizinische und pflegerische Behandlung, sondern auch um ein gutes und gelingendes Leben mit dem Stoma. Als Grundlage der ethischen Aspekte in der Betreuung und Beratung von Menschen mit Stoma können die vier Prinzipien von Beauchamp und Childress dienen (Beauchamp und Childress 2012):

- Respekt der Autonomie
- Fürsorge
- Nichtschaden
- Gerechtigkeit

Diese Prinzipien dienen der Analyse und Reflexion ethischen Handelns und Entscheidens und können Orientierung geben, wie in einer Situation gehandelt und auf welche ethischen Aspekte geachtet werden sollten. Ethik heißt hier auch das Bemühen um ein

Verstehen der ethischen Dimension im Anwenden und Abwiegen der Prinzipien auf eine konkrete Situation.

9.9.1 Prinzipienethik und ihre Bedeutung in der Stomaberatung

Das Prinzip des Respekts der Autonomie

Dieses Prinzip fordert die Achtung vor dem Recht des Patienten, dass dieser, gemäß seiner Wertvorstellungen, Ziele und Wünsche, für sich Entscheidungen trifft, und wendet sich gegen die wohlwollende Bevormundung durch Mitglieder des Behandlungsteams (Beauchamp und Childress 2012). Dies bedeutet in der Stoma- und Inkontinenzberatung die Notwendigkeit und Pflicht, dass Patienten über ihre Erkrankung und Behandlung aufgeklärt werden und nur medizinische und pflegerische Handlungen durchgeführt werden dürfen, denen sie zugestimmt haben. Dabei müssen Informationen vollständig und verständlich vermittelt werden. Der Patient bestimmt, welcher Behandlung er zustimmt oder welche er ablehnt, im Sinne seines eigenen Wohls.

Dies kann in der Praxis auch heißen, dass Patienten ausreichend Zeit für Entscheidungen oder wiederholte Informationsgabe benötigen. Das Fachwissen der beratenden Person ist grundlegend für den Patienten, um für sich wählen zu können. Der Pflegeexperte SKW trägt durch seine Art der Informationsvermittlung, Kommunikation und seine Haltung gegenüber dem Patienten wesentlich dazu bei, ob und wie der Patient Informationen, Raum und Fähigkeiten erlangt, gemeinsam im Sinne des „**shared decision making**" (gemeinsame Entscheidung des Behandlungsteams mit dem Patienten) gute Entscheidungen treffen zu können. Gerade in der Stoma- und Inkontinenzbetreuung steht ein breites Spektrum an Versorgungshilfsmitteln zur Verfügung. Die Wahl zwischen Alternativen ermöglicht es dem Patienten, zwischen unterschiedlichen Hilfsmitteln zu wählen, die für seine individuelle Lebenssituation am angemessensten sind.

Ein Bestandteil des Respekts vor der Autonomie des Patienten liegt auch darin, andere Kulturen und Religionen in gleicher Weise zu achten. So spielt z. B. die Sauberkeit im Kontext der islamischen Tradition beim Gebet eine wesentliche Rolle, wie auch das Essverhalten während des Ramadans das Leben des Stomaträgers oder des Menschen mit einer Kontinenzstörung beeinflusst. Diese wichtigen Lebensbestandteile des Patienten sollten in der Betreuung des Menschen ohne Bewertung durch den Berater geachtet werden. In der Stoma- und Inkontinenzberatung wird die Wiedererlangung der Selbstkontrolle über die neue Lebenssituation bzw. Selbstständigkeit als grundlegender Wert beschrieben. Dies steigert die Lebensqualität vieler Patienten und fördert die Anpassung an die neue Lebenssituation (Metcalf 1999). Selbstkontrolle und Wiedererlangung der Selbstständigkeit sind jedoch nicht gleichzusetzen mit Autonomie als Forderung, Wünsche und Ziele des Patienten zu respektieren. So kann es Ziel des Patienten auch sein, vorrangig vom Partner versorgt zu werden.

Das Prinzip der Fürsorge

Das Prinzip der Fürsorge fordert ein Handeln zum Wohle des Patienten sowie Schaden zu verhindern und zu beseitigen. Beauchamp und Childress (2012) sehen darin auch die Pflicht, sich für die Rechte des Patienten einzusetzen und diese zu schützen. Um zum Wohle des Patienten handeln zu können, bedarf es medizinischen und pflegerischen Fachwissens (auf dem Stand der aktuellen Wissenschaft). Hierbei kann es zu unterschiedlichen Einschätzungen zwischen Berater und Patient kommen. Zum Wohle des Patienten zu handeln, heißt jedoch auch, das Recht auf Autonomie und Selbstbestimmung des Eigenwohls des Patienten zu achten (Fölsch 2012).

Der Pflegeexperte SKW ist Drehpunkt in der Koordination verschiedener Disziplinen und Sektorten. Die Art und Weise, bzw. die Gestaltung der Zusammenarbeit und Koordination kann durch das Verhalten des Beraters wesentlich beeinflusst werden. Die Pflicht, zum Wohle des Patienten zu handeln, fordert somit den Berater auf, die Zusammenarbeit zwischen den Schnittstellen konstruktiv und wertschätzend zu gestalten, um eine Basis der bestmöglichen Versorgung für den Patienten zu schaffen. Die enge Zusammenarbeit des Beraters mit dem Chirurgen ist zum Wohle des Patienten von Bedeutung. Auch arbeitsorganisatorische, fachliche, versorgungstechnische und personelle Rahmenbedingungen beeinflussen das Wohl des Patienten, wie z. B. die Organisation von Hilfsmittel, kontinuierlich ausreichend ausgebildete Ansprechpartner oder Möglichkeiten, Informationen zu erhalten.

Das Prinzip des Nichtschadens

Das Prinzip des Nichtschadens verpflichtet dazu, dem Patienten keinen Schaden zuzufügen. Der Begriff des Schadens kann weitreichend sein. Unter anderem verstehen Beauchamp und Childress (2012) darunter, Patienten nicht zu töten, ihnen kein Leid oder Schmerzen zuzufügen, sie nicht zu entwürdigen oder abzuwerten oder an einem guten Leben zu hindern.

In der Stoma- und Inkontinenzberatung können Patienten durch mangelnde Sorgfalt von Pflegemaßnahmen, Fahrlässigkeit, Unerfahrenheit, Sorglosigkeit, Missachtung der Privatheit oder Nichteinhaltung von Hygienerichtlinien zu Schaden kommen. Eine Nichtachtung dieses Prinzips kann in der Stomabehandlung durch unbedachtes Verhalten von Betreuungspersonen z. B. zu einer schlechten Positionierung des Stomas führen. Nachlässig angelegte Stomata schränken die zukünftige Lebensqualität des Patienten ein und führen zu weitreichenden Komplikationen für den Patienten (Vujnovich 2008). Patienten nehmen, wenn bei Pflegehandlungen am Stoma über die Ausscheidungen selbst und das Stoma gesprochen wird, die Art der Kommunikation, Tonlage und Körpersprache der Pflegekräfte sehr sensibel wahr. Hierbei kann es durch unbedachtes und unsensibles Verhalten von Pflegekräften zu tiefgreifenden Kränkungen kommen (Williams 2005).

Das Prinzip der Gerechtigkeit

Gerechtigkeit bedeutet die Gleichbehandlung aller Patienten unabhängig von sozialem Status, Alter, Religion, Rasse oder Nationalität, sowie die gerechte Verteilung der zur Verfügung stehenden Ressourcen. Die Gleichbehandlung aller Patienten erfordert die Fähigkeit des Beraters, eigene Vorurteile und Vorbehalte zu erkennen und zu reflektieren. In der Stoma- und Inkontinenzversorgung spielt Gerechtigkeit eine Rolle im Zusammenhang mit dem Zugang und der Wahlfreiheit bei der Auswahl von qualitativen Hilfsmitteln.

9.9.2 Konkrete ethische Aspekte der Stomaberatung

Jeder Patient hat Sorgen und Ängste, die nur sein Leben und nur sein Erleben der Krankheit und der Behandlung und Heilung betreffen. Diese wahrzunehmen, durch aktives Zuhören und Empathie ist Aufgabe des Beraters, um den Patienten angemessen auf seinem persönlichen Weg begleiten zu können (Sirota 2006). Hierbei durchläuft jeder Patient verschiedene Phasen in der Akzeptanz des Stomas von Schock, Rückzug, Anerkennung und Neubewertung. Jede Phase in der Stomabehandlung (präoperativ bis zur Rehabilitation) erfordert die Beachtung besonderer Aspekte und Bedürfnisse des Patienten und somit auch besondere Beachtung der Prinzipien. Besonders in Phasen der Verunsicherung kann es sein, dass der Patient mehr Fürsorge benötigt und im Laufe des Heilungsprozesses und der Anpassung an die neue Situation wieder an Fähigkeit gewinnt, für sich Entscheidungen zu treffen.

Von der Aufnahme bis zur Rehabilitation

Da die präoperative Betreuung Auswirkung auf die Anpassung des Patienten nach Anlage des Stomas hat, ist eine kompetente Beratung, möglicherweise unter Einbezug des Lebenspartners, von großer Relevanz. Postoperativ liegt der Schwerpunkt darin, die Selbstsorge und das Vertrauen in die Fähigkeiten, mit der neuen und jeweils individuell unterschiedlichen Lebenssituation zurechtzukommen, zu fördern und zu unterstützen (▶ Kap. 6).

Zusammenarbeit mit Hilfsmittelanbietern und Forschung

Pflegeexperten SKW sind in der Zusammenarbeit mit Hilfsmittelanbieter gefordert, ihr Handeln kritisch zu reflektieren. Die Kooperation mit Anbietern ist wichtig und notwendig, um neue Produkte zu entwickeln und auf ihre Wirksamkeit hin zu überprüfen. Hierbei können jedoch persönliche Vorteile, wie z. B. Provisionen oder Beziehungen, zu einem Interessenskonflikt gegenüber dem Patienten führen. Die Pflegeexperten SKW sollten sich im Rahmen der Forschung an ethische Standards halten (Deklaration von Helsinki) und Interessenskonflikte zwischen Wissenschaft, persönlichen Interessen und Patientenversorgung wahrnehmen und reflektieren.

Weitere besondere ethische Herausforderungen sind unter anderem schwierige Familienkonstellationen, die sich negativ auf das Wohlergehen des Patienten auswirken, Patienten, die sich durch das Gefühl der Ohnmacht und des Ausgeliefertseins aggressiv gegen die Stoma- und Inkontinenzberatung wenden, wie auch Patienten, die sich durch ihre Handlungen offensichtlich selbst körperlich schaden oder eine Genesung verhindern.

9.9.3 Fazit

Zu der Fähigkeit, moralisch relevante Situationen erkennen, analysieren und angemessen handeln zu können, bedarf es wie in jeder beratenden Tätigkeit eines großen Maßes an Selbstreflexion. Pflegeexperten SKW sollten ihr eigenes Handeln reflektieren und Motive hinterfragen. Die ehrliche Haltung der Beratenden bestimmt maßgeblich, wie sich die Beziehung mit dem Patienten gestalten kann, welche Kommunikationsräume geöffnet werden und welches Vertrauen zwischen beratender Person und dem Patienten aufgebaut werden kann.

Literatur

Literatur zu 9.1

Bullen, T. L., Louise-Sharpe, L., Lawsin, C., Patel, D.C., Clarke, S. & Bokey, L. (2012). Body image as a predictor of psychopathology in surgical patients with colorectal disease. *Journal of Psychosomatic Research, 73*, 459–463.

Cotrim, H., & Pereira, G. (2008) Impact of colorectal cancer on patient and family : Implications for care. *European Journal of Oncology Nursing, 12*, 217–226.

Dilling, H., Mombour, W., Schmidt, M.H. (2005). Internationale Klassifikation psychischer Störungen. *ICD-10 Kapitel V (F)*: (5. Aufl.) Hans Huber Verlag, Bern, 2004/2005.

Dunn, J., Lynch, B., Rinaldis, M., Pakenham, K., McPherson, L., Owen, N., Leggett, B., Newman, B. & Aitken, J. (2006). Dimensions of quality of life and psychosocial variables most salient to colorectal cancer patients. *Psychooncology, 15*, 20–30.

Hoon, L. S., Sally, C. W. C. & Hong-Gu, H. (2013). Effect of psychosocial interventions on outcomes of patients with colorectal cancer: A review of the literature. *European Journal of Oncology Nursing, 17*, 883–891.

Leitlinienprogramm Onkologie (Deutsche Krebsgesellschaft, Deutsche Krebshilfe, AWMF): S3 - Leitlinie Kolorektales Karzinom, Langversion 1.1 (2014), AWMF Registrierungsnummer: 021-007OL, http://leitlinienprogramm - onkologie.de/Leitlinien.7.0.html [Stand:25.07.2015]

Piwonka, M. A. & Merino, J. M. (1999). A multidimensional modelling of predictors influencing the adjustment to a colostomy. *Journal of Wound, Ostomy and Continence Nursing 26* (6), 298–305.

Sahay, T. B., Gray, R. E. & Fitch, M. (2000). A qualitative study of patient perspectives on colorectal cancer. *Cancer Practise, 8* (1), 38–44.

Sjovall, K., Attner, B., Lithman, T., Noreen, D., Gunnars, B. & Thome, B. (2009). Influence on the health of the partner affected by tumour disease in the wife or husband: A population based register study of cancer in Sweden. *Journal of Clinical Oncology, 27* (28), 4781–4786.

Literatur zu 9.2

Englert, G. (2003): Belastungen, Unterstützungs- und Informationsbedarf von Stomaträgern. Download: www.ilco.de/fileadmin/ilco/InhaltsDokumente/pdf/Studien_Stomatraeger_03.pdf

Harrison et al. (2009). What are the unmet supportive care needs of people with cancer? A systematic review. Supportive Care in Cancer 17, 1117–1128

Mehnert et al. (2014). Four-Week Prevalence of Mental Disorders in Patients With Cancer Across Major Tumor Entities. J Clin Oncol 32, 3540–3546.

www.bmg.bund.de/themen/praevention/nationaler-krebsplan/der-nationale-krebsplan-stellt-sich-vor.html)

www.awmf.org/uploads/tx_szleitlinien/021-007OLl_S3_KRK_2014-08.pdf

www.ilco.de/stoma/stomatraeger-weltweit.html

Literatur zu 9.3

Leitmedien.de, Inklusion – Was heißt das? http://leidmedien.de/sprache-kultur-und-politik/inklusion-was-heisst-das/, zuletzt abgerufen am 8.4.2016

Online-Handbuch Inklusion als Menschenrecht, Zeitleiste, http://www.inklusion-als-menschenrecht.de, zuletzt abgerufen am 8.4.2016

Online-Handbuch Inklusion als Menschenrecht, Was ist „Inklusion", http://www.inklusion-als-menschenrecht.de, zuletzt abgerufen am 8.4.2016

Verordnung zur Durchführung des § 1 Abs. 1 und 3, des § 30 Abs. 1 und des § 35 Abs. 1 des Bundesversorgungsgesetzes (Versorgungsmedizin-Verordnung - VersMedV), Kapitel 10.2 Magen und Darmkrankheiten, Stichwort „künstlicher After"

Erhebungsbogen für Darmkrebszentren der DKG vom 28.08.2014, Stichwort „Präoperative Anzeichnung"

S3-Leitlinie Kolorektales Karzinom, Version 1.1, 7.42. Empfehlung zur präoperativen Anzeichnung der Stomaposition

Stoma – gehört einfach zu mir, Online-Blog der Aktion Mensch (https://www.aktion-mensch.de/blog/beitraege/stoma--gehoert-einfach-zu-mir.html), zuletzt abgerufen am 8.4.2016

Statista.de, Statistiken über bevorzugte Informationsquellen bei Gesundheitsthemen in Deutschland, zuletzt abgerufen am 8.4.2016

facebook.de, Stoma-Welt.de, https://de-de.facebook.com/StomaWelt.de

facebook.de, Gruppe Stoma-Träger-Stoma-Welt, https://de-de.facebook.com/groups/StomaWelt/

Selbsthilfe Stoma-Welt e.V., Internet-Selbsthilfe die wirkt – Ergebnisse der Mitgliederbefragung im Stoma-Forum (http://www.selbsthilfe-stoma-welt.de/2014/08/23/internet-selbsthilfe-die-wirkt-ergebnisse-der-mitgliederbefragung-im-stoma-forum/), zuletzt abgerufen am 8.4.2016

Selbsthilfe Stoma-Welt e.V., Wir leben mit einem Stoma – eine Informations- und Aufklärungs-Kampagne (http://www.selbsthilfe-stoma-welt.de/beratung/wir-leben-mit-einem-stoma/), zuletzt abgerufen am 8.4.2016

Literatur zu 9.4

AWMF. (2014). Arbeitsgemeinschaft der Wissenschaftlichen Medizinischen Fachgesellschaften e.V.; S3-Leitlinie Kolorektales Karzinom. (A. d. V., Hrsg.) Abgerufen am 21. Februar 2015 von http://www.awmf.org/uploads/tx_szleitlinien/021-007OLl_S3_KRK_2014-08

AWMF. (2016). Arbeitsgemeinschaft der Wissenschaftlichen Medizinischen Fachgesellschaften e.V.; S3-Leitlinie Früherkennung, Diagnose, Therapie und Nachsorge des Harnblasenkarzinoms. Abgerufen am 29. März 2016 von http://leitlinienprogramm-onkologie.de: http://leitlinienprogramm-onkologie.de/uploads/tx_sbdownloader/LL_BlasenCa_Langversion_Konsultationsfassung.pdf

Boelker, Thomas; Hegeholz, Dietmar; Webelhuth, Wolfgang (2006): Außer Kontrolle, Pflege bei Harn- und Stuhlinkontinenz; 1.Auflage; Verlag Tabea Noreiks; Leipzig

Bruni Berns (2005): Liebe und Sexualität nach dem Stoma; Broschüre Hollister Incorporated

Ecker, Diana; Scheidt, Brigitte (1998): Sexualität und Krankheit: Die Last mit der Lust; Verlag Dr. Kovac; Hamburg

Raaflaub, Walter (2007): Tote Hose, Worüber Männer schweigen; 2.Auflage; Wörterseh Verlag; Gockhausen

Wiesinger, Gerlinde; Stoll-Salzer, Elisabeth (2005): Stoma- und Kontinenzberatung; Grundlagen für die Praxis; 2.Auflage; Georg Thieme Verlag; Stuttgart New York

Zettl, Stefan; Hartlapp, Joachim (1996): Krebs und Sexualität; Ein Ratgeber für Krebspatienten und ihre Partner; Weingärtner Verlag, St. Augustin

Zettl, Stefan (2004): Über Sexualität sprechen: Ein heißes Eisen?- Praktische Tipps für den Umgang mit einem schwierigen Thema im Klinikalltag; unveröffentlichtes Vortragsmanuskript

Literatur zu 9.5

Aulbert, E. & Gruber, G. (2012). Rehabilitation in der Palliativmedizin und stomapflge. In: E. Aulber, F. Nauck & L. Radbruch, Hrsg. *Lehrbuch der Palliativmedizin*. Stuttgart: Schattauer.

Colwell, J. C. (2004). Stomal and Peristomal Complications. In: J. C. Colwell, G. M. T & C. J. E., Hrsg. *Fecal & Urinary Diversions -Management Priciples*. St. Louis, Missouri: Mosby - Elsevier.

Deutsche Krebsgesellschaft e. V. (2011). http://www.krebsgesellschaft.de/download/patientenratgeber_darmkrebs_1205.pdf. [Online] Available at: http://www.krebsgesellschaft.de [Zugriff am 21. März 2014].

Deutsche Krebsgesellschaft e. V. (2016). *Onkolnternetportal - Sport bei Krebs: So wichtig wie ein Medikament.* [Online] Available at: http://www.krebsgesellschaft.de/onko-internetportal/basis-informationen-krebs/basis-informationen-krebs-allgemeine-informationen/sport-bei-krebs-so-wichtig-wie-.html [Zugriff am 02. April 2016].

Droste, W. & Gruber, G. (2010). *Sektorenübergreifender Leitfaden Stomatherapie für Krankenhäuser, die ambulante Homecare-Versorgung und Rehabilitationskliniken*. 2. Hrsg. Hannover: Schlütersche Verlagsgesellschaft mbH & Co. KG.

Krebsinformationsdienst (2014) http://www.krebsinformationsdienst.de/leben/alltag/sport-nach-krebs.php

Rick, O. & Rainer, S. (2011). *Klinikleitfaden Medizinische Rehabilitation*. München: Elsevier GmbH, Urban & Fischer.

Literatur zu 9.6

Albano JD, Ward E, Jemal A, Anderson R, Cokkinides VE, Murray T, Henley J, Liff J, Thun MJ. (2007) http://www.ncbi.nlm.nih.gov/pubmed/17848670 J Natl Cancer Inst;99(18):1384-1394.

de Boer AG, Taskila T, Ojajärvi A, van Dijk FJ, Verbeek JH. (2009) Cancer survivors and unemployment: a meta-analysis and meta-regression. JAMA.;301(7):753–762.

Delgado-Guay MO, Ferrer J, Rieber AG, Rhondali W, Ochoa J, Cantu H, Chisholm GB, Williams JL, Frisbee-Hume S, Bruera E. (2014) Frequency, intensity, and correlates of financial distress (FD) among advanced cancer patients (AdCa). J Clin Oncol; 32:5s (suppl; abstr 9635).

Dowling EC, Chawla N, Forsythe LP, de Moor J, McNeel T, Rozjabek HM, Ekwueme DU, Yabroff KR. (2013) Lost productivity and burden of illness in cancer survivors with and without other chronic conditions. Cancer; 119(18):3393–3401.

Jansen, L., Eberle, A., Emrich, K., Gondos, A., Holleczek, B., Kajüter, H., Maier, W., Nennecke, A., Pritzkuleit, R., Brenner, H. and for the GEKID Cancer Survival Working Group(2014). Socioeconomic deprivation and cancer survival in Germany: An ecological analysis in 200 districts in Germany. Int J Cancer;134: 2951–2960.

Keegan TH, McClure LA, Foran JM, Clarke CA. Improvements in survival after follicular lymphoma by race/ethnicity and socioeconomic status: a population-based study. J Clin Oncol 2009; 27(18):3044–3051.

Kristinsson SY, Derolf AR, Edgren G, Dickman PW, Björkholm M. (2009) Socioeconomic differences in patient survival are increasing for acute myeloid leukemia and multiple myeloma in sweden. J Clin Oncol; 27(12):2073–2080.

Kroenke CH, Kubzansky LD, Schernhammer ES, Holmes MD, Kawachi I. (2006) Social networks, social support, and survival after breast cancer diagnosis. J Clin Oncol;24(7):1105–1111.

Luengo-Fernandez R, Leal J, Gray A, Sullivan R. Economic burden of cancer across the European Union: a population-based cost analysis. Lancet Oncol 2013; 14(12):1165–1174.

Mehnert A. (2011) Employment and work-related issues in cancer survivors. Crit Rev Oncol Hematol; 77(2):109–130.

Mehnert A, Koch U. (2013) Predictors of employment among cancer survivors after medical rehabilitation--a prospective study. Scand J Work Environ Health; 39(1):76–87.

Petridou ET, Sergentanis TN, Perlepe C, Papathoma P, Tsilimidos G, Kontogeorgi E, Kourti M, Baka M, Moschovi M, Polychronopoulou S, Sidi V, Hatzipantelis E, Stiakaki E, Iliadou AN, La Vecchia C, Skalkidou A, Adami HO. (2015). Socioeconomic disparities in survival from childhood leukemia in the United States and globally: a meta-analysis. Ann Oncol; 26(3):589–597.

Robert Koch-Institut (Hrsg.) (2009/2010) Beiträge zur Gesundheitsberichterstattung des Bundes. Krebs in Deutschland. 9. Ausgabe, 2013.

Shankaran V, Jolly S, Blough D, Ramsey SD. (2012) Risk factors for financial hardship in patients receiving adjuvant chemotherapy for colon cancer: a population-based exploratory analysis. J Clin Oncol; 30(14):1608–1614.

Spelten ER, Verbeek JH, Uitterhoeve AL, Ansink AC, van der Lelie J, de Reijke TM, Kammeijer M, de Haes JC, Sprangers MA. (2003) Cancer, fatigue and the return of patients to work-a prospective cohort study. Eur J Cancer; 39(11):1562–1567.

Literatur zu 9.7

AOK.de GKV Spitzenverband Sozialgesetzbuch-sgb.de, BVMed.de Juli 2015

AOK-Gesundheitspartner.de Thomas Sterba, AOK Bayern KVH Journal 2/2014

Literatur zu 9.9

Beauchamp TL., Childress JF. (2012): Principles of Biomedical Ethics. 7. Aufl., New York/Oxford: Oxford University Press

Fölsch D. (2012): Ethik in der Pflegepraxis. Anwendung moralischer Prinzipien im Pflegealltag. 2. Aufl, Wien: Facultas

Metcalf C. (1999): Stoma care: empowering patients through teaching practical skills. In: British Journal of Nursing 8(9),593–600

Lorraine GS. (2006): Young Adults With Permanent Ileostomies. Experiences During the First 4 Years After Surgery. In: Journal of Wound Ostomy Continence Nursing 36(3), 306–316.

Persson E., Severinsson E., Hellström AL. (2004):Spouses' perceptions of and reactions to living with a partner who has undergone surgery for rectal cancer resulting in a stoma. In: Cancer Nursing. 27(1),85–90.

Sirota T (2006): Meeting the psychosocial needs of ostomy patients through therapeutic interaction. Part II: effective use of nurses' professional competencies. In: World Council Enterostomal Therapists Journal 26(2),5–15

Vujnovich A. (2008): Pre and post-operative assessment of patients with a stoma. In: Nursing Standard. 22(19),50–56

Williams J. (2005): Psychological issues in stoma care. In: Porrett T., McGrath A.: Stoma Care. Oxford: Blackwell Publishing, 157–168.

Stomatherapeutisches Wissen zur onkologischen Therapie

G. Gruber, R. Karg-Straninger, B. Sayer, H. Schulze-Bergkamen, M. Wieczorek, B. Will

G. Gruber (Hrsg.), *Ganzheitliche Pflege bei Patienten mit Stoma,*
DOI 10.1007/978-3-662-48429-6_10

10.1 Einleitung

G. Gruber

Erhalten Menschen „ihre" Krebsdiagnose, kann für sie eine Welt zusammenbrechen. Oft ist es eine der ersten ernst zu nehmenden Erkrankungen und diese Konfrontation mit einer vielleicht „unheilbaren" Krankheit ist oftmals ein Schock für die Betroffenen und deren Lebenspartner, Familien und Nahestehenden. Menschen mit einer Krebserkrankung begegnen den Pflegenden während ihres Krankheitsverlaufes und ihrer Krankengeschichte mit „Höhen und Tiefen", mit Fragen, Ängsten, Unsicherheit, Zurückhaltung oder auch mit ihrer Sprachlosigkeit. Patienten suchen sich im Verlauf von Behandlungen und Therapien mit Medikamenten, Operationen, pflegerischen und supportiven Angeboten – mit all den damit einhergehenden Erfolgen und Nebenwirkungen – immer wieder Experten zu ihren Fragen. Pflegende müssen nicht nur über Wissen speziell zu den Hintergründen der Erkrankung, der Therapie, den möglichen Problemen einer Stomaversorgung oder dem Leben mit einem Stoma verfügen, sondern auch auf Fragen zur Ernährung, zur Selbsthilfe oder zu den psychoonkologische Aspekten eingehen können.

An bösartigen Neubildungen des Rektums oder des Anus erkrankten 2012 etwa 477.950 Menschen (RKI 2015). Vor und nach Operationen bei Darm- oder Blasenkarzinomen, die ein Darmstoma oder eine Harnableitung nötig machen, werden unterschiedliche Therapiemodalitäten, z. B. Chemotherapie oder Bestrahlung, einzeln oder kombiniert durchgeführt (AWMF 2013, AWMF 2016). Darüber hinaus werden zielgerichtete Therapien (Targeted Therapies) eingesetzt (▶ Abschn. 10.2). Die auftretenden Neben- oder Wechselwirkungen, wie Übelkeit, Diarrhöen und Hauterscheinungen im parastomalen Bereich, beeinflussen die Patienten in ihrem Alltag und in der Versorgung der Stomata.

Betroffene und ihre Angehörigen müssen adäquat aufgeklärt, informiert und beraten werden (Gruber 2015). Beratungen werden in der Klinik meist interdisziplinär im multiprofessionellen Team und bei Bedarf speziell im Rahmen der onkologischen Pflegevisite und des onkologischen Pflegekonzepts abgestimmt (DKG 2015). Eine Überleitung zur weiteren Anleitung mit den Stomaprodukten oder bei auftretenden Fragen ist mit den nachversorgenden Ansprechpartnern aus dem Homecare-Bereich oder bei Bedarf mit der ambulanten Pflege abzustimmen (▶ Abschn. 6.4) (Droste und Gruber 2010).

Eine geregelte Überleitung (DNQP 2009), wie auch seit 2015 als Entlassmanagement im § 39, Abs. 1a SGB V gefordert wird, ist umso wichtiger, da die Versorgungsstrukturen in der Onkologie in den vergangenen 20 Jahren verändert wurden. Heute werden fast 90 % der Tumorbehandlungen ambulant im niedergelassenen Bereich (onkologische Praxen) oder in Tageskliniken (z. B. MVZ) therapiert (Dengler 2016). Stationäre Aufenthalte finden nur zu einem geringen Anteil bei hochdosierten Therapien, bzw. wenn für ältere Patienten keine adäquate häusliche Versorgung möglich ist, stationär in der Akutklinik oder in Rehabilitationskliniken statt. Im nicht-stationären Bereich gibt es heute zur Betreuung die allgemeine ambulante Palliativversorgung (AAPV), spezialisierte ambulante Palliativversorgung (SAPV), onkologische Fachpflegekräfte und bei Bedarf die Zusammenarbeit mit Palliativ Care oder dem Hospiz (▶ Abschn. 10.5 und 10.6).

Wenn auch noch eine mangelnde Studienlage dem tatsächlichen Nutzen und den positiven Erfahrungen der Anwender und Patienten gegenübersteht, etablieren sich immer mehr positive Erfahrungen in der komplementären Pflege (Millich 2016). Besonders die Nachfrage der Patienten nach komplementären Therapie- und Pflegemethoden hat das Angebot, nicht nur in der Palliativversorgung sondern auch in Kliniken und der ambulanten Pflege, mancherorts etabliert (▶ Kap. 11).

10.2 Moderne zielgerichtete Therapien in der Onkologie

H. Schulze-Bergkamen

10.2.1 Einleitung

Zur Behandlung onkologischer Patienten stehen verschiedene Therapiemodalitäten zur Verfügung. Dazu gehören u. a. Chemotherapie, Bestrahlung (Radiatio) und operative Verfahren. An onkologischen Zentren wird die Krankheitssituation von Tumorpatienten in interdisziplinären Teams im Rahmen von Tumorkonferenzen unter Berücksichtigung von S3-Leitlinien diskutiert, um die beste Therapiestrategie für jeden Patienten zu identifizieren. Bei vielen Patienten werden im Behandlungsverlauf verschiedene Therapiemodalitäten kombiniert.

Die onkologischen Therapiemöglichkeiten wurden in den letzten Jahren durch die Einführung sog. zielgerichteter, systemisch angewandter Therapien („Targeted Therapies") wesentlich erweitert. Zielgerichtete Therapien machen die Behandlung dabei zunehmend komplexer. Unter anderem kommt es durch deren Anwendung zu Nebenwirkungen, die Pflegekräfte und Ärzte vor neue Herausforderungen stellen. Das gilt auch für Patienten nach Enterostomaanlage. Das neue Feld der Immuntherapien wird die Komplexität der Behandlung weiter erhöhen. Im Folgenden wird ein Überblick über die Tumorentitäten gegeben, die besonders häufig zur Anlage eines Stomas führen, d. h. Darm- und Blasenkrebs.

10.2.2 Was sind zielgerichtete Therapien?

Zielgerichtete Therapien beeinflussen gezielt Signalwege, die das Wachstum und die Ausbreitung von Tumorzellen fördern. Sie werden in der Onkologie bereits seit vielen Jahren angewendet. Zu den ältesten, nach wie vor bewährten, zielgerichteten Therapien gehören:

- Die Einnahme des Kinaseinhibitors Imatinib (Glivec®) in Tablettenform, z. B. bei chronisch myeloischer Leukämie
- Die intravenöse Applikation des Antikörpers Trastuzumab (Herceptin®), z. B. beim HER2-positiven Mammakarzinom
- Die intravenöse Applikation des Antikörpers Rituximab (MabThera®), z. B. beim niedrig-malignen Non-Hodgkin-Lymphom

Inzwischen sind zahlreiche neue Medikamente hinzugekommen. Die im Rahmen zielgerichteter Therapien eingesetzten Wirkstoffe führen über die Blockade von Signalwegen zur Hemmung zentraler Tumoreigenschaften. Tumoreigenschaften entwickeln sich durch das Aktivieren oder Ausschalten von Signalwegen. Zielgerichtete Therapien sollen durch Beeinflussung dieser Signalwege Tumoreigenschaften hemmen.

Zielgerichtete Therapien richten sich gezielt gegen Eigenschaften von Tumorzellen, die deren Wachstum und die Ausbreitung fördern.

Viele Medikamente im Rahmen zielgerichteter Therapien wirken über die Blockade von Rezeptoren, die sich auf der Oberfläche von Tumorzellen befinden und die nach Bindung von Botenstoffen (Liganden) die Tumor-fördernden Signalübertragungsketten in Gang setzen. Zu diesen Rezeptoren gehört u. a. die Familie der Wachstumsfaktorrezeptoren (Abb. 10.1). So sind z. B. die Wachstumsfaktorrezeptoren EGF-Rezeptor 1 (HER1) und 2 (HER2) das Ziel zahlreicher, auch neuer Wirkstoffe. Zielgerichtete Therapien mit Antikörpern oder Kinaseinhibitoren sind häufig gegen Wachstumsfaktorrezeptoren auf Tumorzellen gerichtet. Antikörper binden spezifisch an der externen Domäne, während Tyrosinkinaseinhibitoren an der internen Domäne der Rezeptoren binden.

Zielgerichtete Therapien werden in der Onkologie allein oder in Kombination mit Chemo- und/oder Strahlentherapie eingesetzt.

10.2.3 Wirkstoffklassen bei zielgerichteter Therapie

Zur Hemmung der Signalwege kommen im Wesentlichen zwei Wirkstoffklassen zum Einsatz:

- Antikörper (Wirkstoffname endet auf „-mab")
- Kinaseinhibitoren (Wirkstoffname endet auf „-mib" oder „nib")

Im weiteren Sinne werden auch andere Hemmstoffe, wie z. B. Proteasomen-Inhibitoren, Methylierungshemmer und antihormonelle Substanzen, zu zielgerichteten Therapien gerechnet. Auch die neu zugelassenen Antikörper zur Immuntherapie (sog. Checkpoint-Inhibitoren) wirken gezielt gegen eine zentrale Tumoreigenschaft, nämlich gegen die Abwehr der Immunantwort durch Tumorzellen. Das Feld der Immuntherapie hat aktuell erheblich an Bedeutung zugenommen und zu einer deutlichen Verbesserung der Therapiemöglichkeiten, z. B. beim malignen Melanom, Lungen- und Blasenkrebs, geführt.

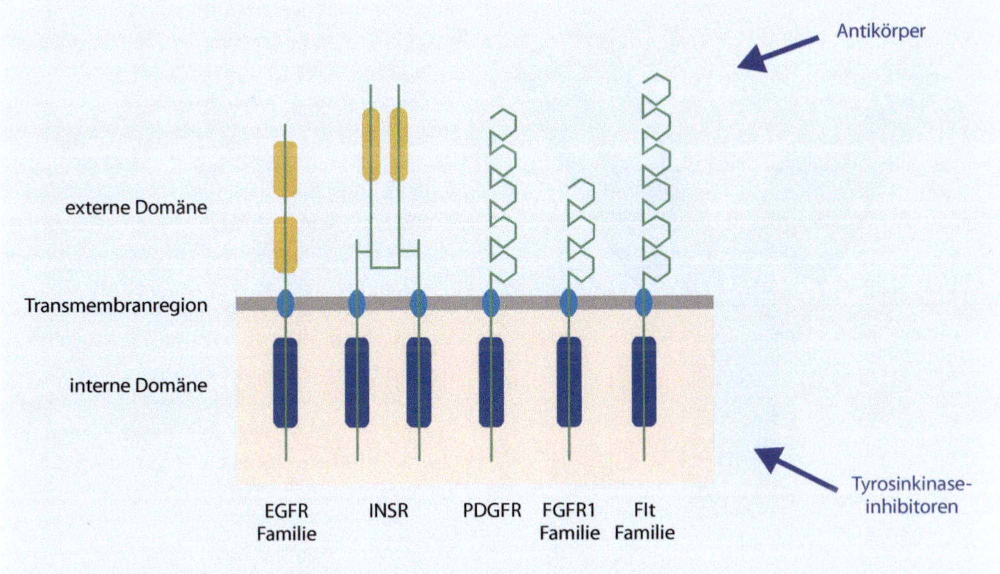

Abb. 10.1 Wachstumsfaktorrezeptoren (Schulze-Bergkamen 2014) (EGFR-Familie = epidermale Wachstumsfaktor-Rezeptor-Familie, auch als HER-Familie bezeichnet; FGFR = „Fibroblast Growth Factor"-Rezeptor; INSR = Insulinrezeptor; PDGFR = „Platelet Derived Growth Factor"-Rezeptor; Flt-Familie = „fms-like tyrosine kinase"-Rezeptorfamilie)

In naher Zukunft wird eine Reihe neuer Immuntherapien zur Verfügung stehen. Als Therapeutika werden dafür v. a. Antikörper eingesetzt. Andere Ansätze, wie z. B. die Infusion genetisch veränderter Immunabwehrzellen, werden noch hinzukommen.

Antikörper

Antikörper sind natürlich vorkommende Proteine, die im Rahmen von Immunantworten von B-Lymphzyten und spezifisch gegen Oberflächenstrukturen (Antigene), z. B. Antigene von Krankheitserregern, gebildet werden (Abb. 10.2). Antikörper sind Y-förmig aufgebaut und binden spezifisch an bestimmte Oberflächenstrukturen, z. B. Tumorzellen. Antikörper werden nicht nur von menschlichen Körperzellen zur Abwehr, z. B. von Viren oder Bakterien, gebildet, sondern können auch pharmazeutisch hergestellt und als Medikamente eingesetzt werden.

Die Eigenschaften von Antikörpern macht man sich auch für die onkologische Therapie zunutze: Sogenannte monoklonale Antikörper, die z. B. spezifisch an einen Wachstumsrezeptor oder an dessen Liganden binden, werden pharmazeutisch hergestellt und schließlich als zielgerichtete Therapien eingesetzt. Antikörper werden i. d. R. intravenös appliziert.

Praxistipp

Inzwischen gibt es einige für die subkutane Injektion zugelassene Antikörperpräparate, so z. B. spezielle Formulierungen mit dem Wirkstoff Trastuzumab und Rituximab. Dies hat Vorteile in der Handhabung.

Kinaseinhibitoren

Kinasen sind Enzyme, die für eine Signaltransduktion in Tumorzellen sorgen und somit verschiedene Tumoreigenschaften fördern. Auch viele Wachstumsfaktorrezeptoren tragen im Zellinneren einen Kinaseabschnitt (so z. B. die Tyrosinkinase des EGF-Rezeptors). Durch ihre zentrale Stellung bei der Signaltransduktion sind Kinasen ein wichtiges Ziel („Target") für die onkologische Therapie.

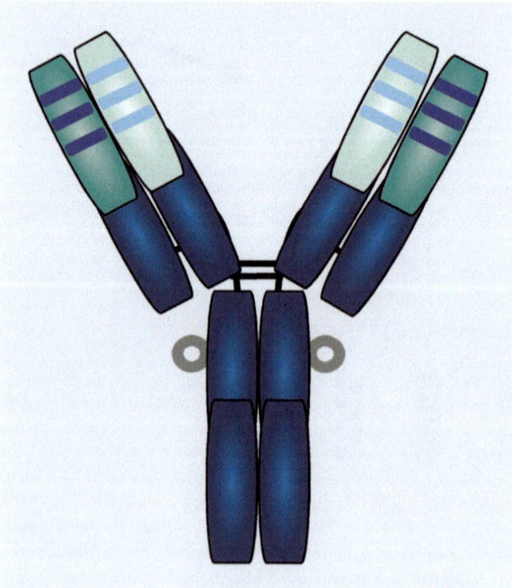

Abb. 10.2 Schematische Darstellung eines Antikörpers

Zahlreiche (Tyrosin-)Kinaseinhibitoren wurden entsprechend in den letzten Jahren für die Therapie von Krebserkrankungen zugelassen. Die meisten Wirkstoffe blockieren mehrere Kinasen gleichzeitig und werden entsprechend als „Multi-Kinaseinhibitoren" bezeichnet. Die meisten Kinaseinhibitoren werden oral verabreicht.

10.2.4 Anwendungsbeispiele zielgerichteter Therapien

Für zahlreiche Targets auf bzw. in Tumorzellen wurden Antikörper und Kinaseinhibitoren entwickelt und bereits zugelassen. Dazu gehören u. a. EGF-Rezeptoren und VEGF-Rezeptoren, die bei vielen Patienten, z. B. mit Darmkrebs (Kolon- oder Rektumkarzinom) im Rahmen medikamentöser Therapien blockiert werden.

Hemmung von EGF-Rezeptoren

EGF-Rezeptoren bilden eine Familie innerhalb der Wachstumsfaktorrezeptoren. Sie fördern nicht nur das Wachstum von Tumorzellen, sondern auch andere Tumoreigenschaften, wie z. B. Metastasierung und Resistenz gegenüber Zelltod. Verschiedene Antikörper und Kinaseinhibitoren sind zur Blockade von EGF-Rezeptoren im Einsatz und können z. T. erhebliche Verbesserungen der Überlebensraten von Patienten mit fortgeschrittenen bzw. metastasierten Krebserkrankungen erzielen, so etwa beim Lungenkrebs. Einige Medikamente blockieren vorwiegend den sog. EGF-Rezeptor 1, z. B. Cetuximab, Panitumumab und Erlotinib, andere vorwiegend den EGF-Rezeptor 2 (entspricht HER2-Rezeptor), z. B. Trastuzumab, Pertzumumab oder Trastuzumab-Emtansin.

Hemmung des VEGF-Signalweges

Vascular Endothelial Growth Factor (VEGF) spielt eine zentrale Rolle für die Gefäßneubildung (Angiogenese) in soliden Tumoren (sowohl im Primärtumor als auch in Metastasen). Für die onkologische Therapie stehen zahlreiche Hemmstoffe für VEGF zur Verfügung. Dabei wird unterschieden zwischen:

a. Hemmer von VEGF selbst (z. B. Bevacizumab),
b. Hemmer von VEGF-Rezeptoren (z. B. Ramucirumab) und
c. Hemmer der Kinase des VEGF-Rezeptors (z. B. Sunitinib, Sorafenib und viele andere).

Hemmung von Checkpoint-Rezeptoren im Rahmen von Immuntherapien

Das Immunsystem ist in der Lage, Tumorzellen abzuwehren und verhindert auf diese Weise in unserem Organismus die Entstehung von Krebserkrankungen. Tumoren können nur entstehen, wenn körpereigene Immunzellen in ihrer Aktivität blockiert werden. Moderne Immuntherapien zielen darauf ab, die Immunzellen, v. a. sog. T-Zellen, im Kampf gegen Tumorzellen zu aktivieren. Dazu gehören u. a. Antikörper, die gezielt aktivitätsbremsende Rezeptoren auf T-Zellen blockieren. Am vielversprechendsten sind dabei aktuell Antikörper gegen den PD1-Rezeptor, aber auch solche gegen den natürlichen Liganden des PD1-Rezeptors (PD-Ligand 1).

Praxistipp

Ipilimumab, Nivolumab und Pembrolizumab sind die ersten zugelassenen Antikörper aus der Klasse der „Checkpoint-Inhibitoren", mit erstaunlichen Therapieerfolgen bei Patienten z. B. mit malignem Melanom, Blasen- und Lungenkarzinom. Weitere Medikamente werden folgen.

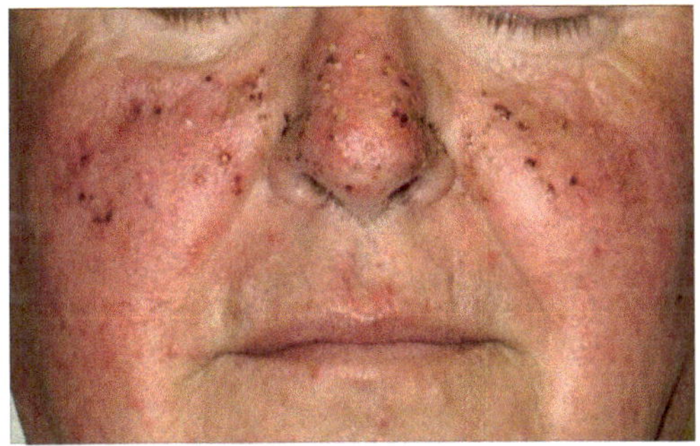

■ **Abb. 10.3** Exanthem unter EGF-Rezeptor blockierenden Therapien (Schulze-Bergkamen 2014)

10.2.5 Nebenwirkungen zielgerichteter Therapien

Zielgerichtete Therapien führen i. d. R. zu einer geringeren Rate an schwerwiegenden Toxizitäten verglichen mit Chemotherapien. In einigen Fällen jedoch führen Nebenwirkungen auch zum Abbruch der Therapie, wenn die Lebensqualität zu stark eingeschränkt ist oder bestimmte Organfunktionen erheblich beeinträchtigt sind. Nebenwirkungen zielgerichteter Therapien zu erkennen und adäquat zu behandeln, ist eine Herausforderung in der onkologischen Therapie. Es treten durch neue Medikamente neue Nebenwirkungsmuster auf, die im klinischen Alltag besonderer Aufmerksamkeit und Schulung bedürfen.

Die am häufigsten vorkommenden Nebenwirkungen beim Einsatz von EGF-Rezeptor-Blockern (sowohl Antikörper als auch Kinaseinhibitoren) betreffen die Haut, da EGF-Rezeptoren u. a. auch dort exprimiert sind und für die Hautregeneration wichtig sind. Dies hat auch eine entsprechende Relevanz für Patienten mit einem Enterostoma. Die häufigste kutane Nebenwirkung ist ein Akne-ähnliches Exanthem, das typischerweise nach wenigen Behandlungswochen auftritt (■ Abb. 10.3). Im Verlauf wird die Haut zunehmend trockener und es kommt zu Rhagaden-Bildungen an Fingern und Zehen mit der Gefahr von Superinfektionen. Prophylaktische Maßnahmen, wie Vermeidung von UV-Exposition, sorgfältige Hautpflege sowie Antibiotika- und lokale Vitamin-K-Präparate, können die Schwere der Hautveränderungen abmildern.

Die Blockade des VEGF-Signalweges durch Antikörper oder Kinaseinhibitoren hat wiederum andere Nebenwirkungsmuster, die aber nur in wenigen Fällen zum Abbruch der Therapie zwingen.

Praxistipp

Medikamente, die den VEGF-Signalweg blockieren, führen häufig zu erhöhtem Blutdruck (im Falle von Antikörpern oft schon während der Infusion). Weitere Nebenwirkungen sind Störung der Wundheilung (deshalb Pause vor und nach operativen Eingriffen!) und ein leicht erhöhtes Risiko für thromboembolische Ereignisse (deshalb keine Anwendung z. B. bei frischer Beinvenenthrombose).

Durch die Aktivierung des Immunsystems im Rahmen von Immuntherapien kann es auch zur Schädigung von gesundem Gewebe durch Immunzellen kommen. Weitere Nebenwirkungen sind Diarrhöen, Leberentzündungen und hormonelle Dysfunktionen und andere, die in der Regel aber gut beherrschbar sind. Gründe zum Abbruch einer zielgerichteten Therapie sind neben einer unzureichenden Wirksamkeit gravierende Nebenwirkungen, wie allergische Reaktionen auf Antikörper oder z. B. starke Übelkeit oder ausgeprägte Diarrhöen.

10.2.6 Zielgerichtete Therapien bei Darm- und Blasenkrebs

Nicht für jede Tumorentität und für jeden Patienten stehen wirksame zielgerichtete Therapien zur Verfügung. Kann ein Darmkrebs komplett operativ entfernt werden (mit oder ohne Stomaanlage, ggf. nach einer neoadjuvanten Radio- und/oder Chemotherapie), so wird bei einigen Patienten eine adjuvante Chemotherapie i. d. R. ohne Antikörper oder Kinaseinhibitoren durchgeführt. Zielgerichtete Therapien kommen nach aktuellem Zulassungsstatus nur im fortgeschrittenen bzw. metastasierten Krankheitsstadium zum Einsatz. Zur Verfügung stehen Antikörper, die gegen den VEGF-Signalweg, und solche, die gegen den EGF-Rezeptor 1 gerichtet sind. Zudem ist beim Darmkrebs ein Multi-Tyrosinkinase-Inhibitor, der u. a. auch den VEGF-Signalweg blockiert, zugelassen. Die Anwendung der EGF-Rezeptor-Antikörper Panitumumab und Cetuximab beim Darmkrebs erfolgt in Abhängigkeit von der Tumorbiologie.

Nur bei einem sog. RAS-Wildtyp-Status im Tumorgewebe (liegt bei etwa 50 % der Patienten mit Darmkrebs vor) dürfen die Antikörper gegeben werden. Bei allen anderen Patienten sind die Antikörper unwirksam.

Beim Blasenkrebs (Urothelkarzinom der Harnblase) spielen zielgerichtete systemische Therapien bisher nur eine untergeordnete Rolle. Ist die Erkrankung fortgeschritten oder metastasiert, ohne dass eine Heilung möglich ist, kommen als Medikamente der ersten Wahl Chemotherapeutika zum Einsatz. Informationen hierzu und zur Versorgung bei Harnableitung sind in der S3-Leitlinie Früherkennung, Diagnose, Therapie und Nachsorge des Harnblasenkarzinoms nachzulesen (AWMF 2016). Sehr vielversprechend ist basierend auf aktuellen Studiendaten der Einsatz von Checkpoint-Inhibitoren gegen den PD1-Signalweg im Rahmen einer Immuntherapie bei ausgewählten Patienten.

Abzugrenzen ist der Blasenkrebs vom Nierenzellkrebs bzw. -karzinom. Letztere Erkrankung ist im fortgeschrittenen bzw. metastasierten Stadium eine Domäne für den Einsatz zielgerichteter Therapien (insbesondere für den Einsatz von Kinaseinhibitoren), sofern eine komplette operative Entfernung nicht mehr möglich ist. Auch beim Nierenzellkrebs zeigen zudem Antikörper gegen den PD1-Signalweg sehr gute Ergebnisse.

Arzneimittel beim Darmkrebs

Chemotherapeutika:
- 5-Fluorouracil
- Irinotecan
- Oxaliplatin
- Capecitabin
- TAS-102 (Trifluridin/Piperacil)

Blocker des VEGF-Signalweges:
- Bevacizumab (Avastin®)
- Aflibercept (Zaltrap®)
- Regorafenib (Stivarga®)
- Ramucirumab (Cyramza®)

Blocker des EGF-Signalweges:
- Cetuximab (Erbitux®)
- Panitumumab (Vectibix®)

Aufgeführt sind die bisher für die Therapie des Darmkrebses zugelassenen Arzneimittel. Die auf -mab endenden Wirkstoffe sind Antikörper und werden intravenös appliziert. Aflibercept ist ein sog. Fusionsprotein aus Antikörperfragmenten und wird ebenfalls infusional appliziert. Regorafenib ist ein oral einzunehmender Kinaseinhibitor.

10.2.7 Ausblick

Kaum ein Feld hat die Onkologie in den letzten Jahren so verändert wie der Einsatz neuer zielgerichteter Therapien. Ein neues Kapitel in der Therapie wird aktuell durch die Zulassung neuer Antikörper im Rahmen von Immuntherapien aufgeschlagen. Auch wenn neue zielgerichtete Therapien in der Onkologie verfügbar sind, so bleibt der Stellenwert der Chemotherapie und Bestrahlung, und selbstverständlich auch der Chirurgie, bestehen. Vielmehr sind die neuen Therapieformen eine Ergänzung zu schon vorhandenen therapeutischen Möglichkeiten. Bei der Behandlung von Krebspatienten kommt es darauf an, die Therapieformen sinnvoll zu kombinieren und möglichst effizient unter weitgehendem Erhalt der Lebensqualität einzusetzen.

10.3 Stomatherapie unter Radio- und Chemotherapie

G. Gruber, R. Karg-Straninger

Vor und nach Anlage einer Uro- oder Enterostomie, bzw. Harnableitung treten viele Fragen für Betroffene auf, die einer professionellen medizinischen und pflegerischen Unterstützung bedürfen (Deutsche ILCO 2007), sei es zur onkologischen Therapie und Versorgung, Beobachtung und Pflege der Stomaanlage oder zur Verwendung und Handhabung der Stomaprodukte (Droste und Gruber 2010). Wie in den S3-Leitlinien „Kolorektales Karzinom" (AWMF 2013) und „Harnblasenkarzinom" (AWMF 2016) beschrieben, ist die Zusammenarbeit zwischen Ärzten und Pflegeexperten Stoma, Kontinenz, Wunde (SKW) nötig, um die Patienten hinsichtlich eines selbstbestimmten Umgangs mit dem Stoma und dessen Versorgung aufzuklären und zu informieren. In der Klinik sind onkologsiche Visiten eine Möglichkeit der Beratung, diese werden auch in Darmkrebszentren gefordert (DKG 2015). So kann bereits von der Klinik aus das Netzwerk des behandelnden multiprofessionellen Teams des Patienten organisiert werden.

Aufgrund der verkürzten Verweilzeiten im Akutkrankenhaus ist dies besonders für Patienten mit Stoma wichtig, da onkologische Therapien häufig im ambulanten Setting durchgeführt werden. Eine patientenbegleitende, sektorenübergreifende Zusammenarbeit im multiprofessionellen Team fördert und sichert den Behandlungserfolg und somit die Lebensqualität (Gruber 2010). Sie trägt dazu bei, die möglichen Nebenwirkungen und Versorgungsprobleme frühzeitig zu erkennen. Zur Prävention weiterer Komplikationen sollte eine möglichst umfassende Information und Anleitung angeboten werden (Gruber 2014).

Häufige klinische und pflegerische Probleme sind für Stomaträger neben der Fatigue besonders Übelkeit, Erbrechen, Diarrhö, Obstipation, Haut- und Schleimveränderungen, Schluckbeschwerden, Schmerz und Neurotoxizität (Margulies et al. 2011).

Praxistipp

Generell ist dem Betroffenen Ruhe, Gleichförmigkeit und ein ihm und seiner Lebensführung angepasster Rhythmus in seinen privaten sowie beruflichen Aktivität bei gesunder Ernährung anzuraten.

Bei rascher Ermüdbarkeit, die besonders bei Krebspatienten in allen Phasen der Erkrankung auftreten kann, sollte an eine CRF (cancer relateted fatigue) gedacht werden (Margulies et al. 2011) (AWMF 2016).

10.3.1 Besondere Aspekte bei Stoma oder Harnableitung

- **Diarrhö, Übelkeit (Nausea) und Erbrechen (Emesis)**, besonders bei Ileostomieträgern, kann zu Resorptionsstörungen, Elektrolytverlusten (z. B. Magnesium), Vitamin- und Ernährungsmangel (durch nutritive Einschränkung), Dehydration und metabolischen Störungen führen, im schlimmsten Fall auch zu Nierenfunktionsstörungen oder akutem Nierenversagen (▶ Abschn. 3.2); pflegerische Hinweise: Beratung zur Ernährung (▶ Abschn. 7.1), Medikamenteneinnahme (Resorption) (▶ Abschn. 7.1.5); Verhalten im Alltag mit dem (onkologischen/radiologischen) Team und dem Patienten abstimmen; medikamentöse Therapieoptionen abklären, Flüssigkeitsverlust vorbeugen

Praxistipp

- Bei Ileostoma stellt nur die Verwendung eines größeren Ausstreifbeutels oder eines High-Output-Beutels keine adäquate Versorgung bei einer Diarrhö dar! Die Symptome sind immer ärztlich abzuklären und zu behandeln.
- Stomaträger mit einer Kolostomie und Diarrhöen benötigen ebenfalls Beratung. Sie sollten einen Ausstreifbeutel erhalten.

- **Urinausscheidung/Harnableitungen aus dem Darm**: Gefahr der Rückresorption harnpflichtiger Substanzen oder von Medikamenten; je nach Harnableitung kann es zu Störungen des Harnflusses, Harnwegsinfekten (Neutropenie bedingt) bzw. einer verringerten Kreatininclearance kommen; bei Harnabflussstörungen Verwendung von Harnleiterschienen bei Conduits, intermittierender Selbstkatheterismus (ISK) oder nötige Dauerkatheterableitungen bei Pouch und Neoblasen während der onkologischen Therapie abklären; bei „Kontinenzstörungen" des Pouch („Nippel Valve Störung") oder Harnabflussstörungen bei Neoblasen → erneuter Schulungsbedarf der Versorgung durch ISK oder Dauerableitung (AWMF 2016)

10.3.2 Allgemeine Ernährungstipps

- Eiweiß-, vitamin- und kalorienreiche Ernährung
- Ausreichend Flüssigkeit
- Mehrere kleine, leichte Mahlzeiten
- Vor der Behandlung kleine Portion essen
- Sehr süße, fette, stark gesalzene oder gebratene Mahlzeiten vermeiden → leicht verdauliche Mahlzeiten nach Wunsch zusammenstellen
- Vermeiden von Nahrungsmitteln oder scharfen Speisen, wenn diese bereits vor der Chemotherapie zu Verdauungsstörungen führten
- Weniger säurehaltiges Obst und blähendes Gemüse
- Abführende Wirkung von Nahrungsmitteln (z. B. Zitrusfrüchte, scharfe Gewürze) oder Medikamenten besprechen (► Abschn. 7.1)
- Beratung vor, während und nach der Therapie, insbesondere zu Medikamentennebenwirkungen (Opiate)
- Kühle Nahrungsmittel oder Getränke besser als warme oder heiße (Margulies et al. 2011), Schluckstörungen erfragen, Beratung und Therapie anbieten
- Zuhause Mineraldrinks oder Elektrolytlösungen vorrätig haben, um bei einer Erhöhung der Ausscheidungsmenge sofort reagieren zu können
- In der Handtasche „Notfallmittel" mitführen, denn Anstrengung und Schwitzen (bei schwülem Wetter, Bewegung und Sport) führen relativ schnell zu Problemen

10.3.3 Haut- und Schleimhautveränderungen

- **Hautveränderungen**: Hautpflege und Hygiene im parastomalen Bereich überprüfen und mit dem Betroffenen besprechen, um zusätzliche Infektionen zu verhindern; einige Therapien führen zu Hautkomplikationen (► Kap. 8), Hauterscheinungen, Fissuren und Rhagaden (► Abschn. 10.2.5)
- **Schleimhautveränderungen**: können am Stoma zu Mikroblutungen führen, treten oft im Zusammenhang mit einer Reinigung durch „grobe" Baumwollkompressen oder durch Scheuern der Beutelfolie an der Schleimhaut auf → Vlieskompressen benutzen. Patienten darüber informieren, bei stärkeren Blutungen sofort den Arzt aufzusuchen!

Praxistipp

Bei auftretender Mukositis kann es hilfreich sein, kleine Portionen gefrorenes, püriertes Obst (z. B. Ananas) zu lutschen.

Praxistipp

Falls die Versorgung im Bestrahlungsgebiet liegt, kann sie auch während der Radiatio getragen werden (Rücksprache mit Radiologen!) → nicht zu eng um das Stoma anpassen (Hautschutz oder auch Rastring), um „Scheuern" an der Schleimhaut (Blutungen) zu vermeiden

10.3.4 Hautpflege- und -reinigung

- Parastomale Haut- und Bauchdeckenverhältnisse kontrollieren, da es unter onkologischer Therapie zur Gewichtsabnahme kommen kann, Anpassen von Größe und Tragezeit der Versorgung (Intervall)
- Versorgungswechsel und Reinigung ca. 2–3 Stunden vor oder nach Bestrahlung (Abstimmung mit dem radiologischem Team!), da die Haut nicht unmittelbar vor der Bestrahlung mit Wasser in Kontakt kommen soll
- Um den Hydrolipidmantel der Haut zu schützen oder wieder aufzubauen, keine austrocknenden Substanzen (z. B. alkoholhaltige Pflegeprodukte) oder den Säureschutzmantel der Haut zerstörende Inhaltsstoffe zur Reinigung und Hautpflege verwenden

Praxistipp

- Haut nach sanftem Ablösen der Versorgung kurz mit lauwarmem Wasser reinigen und trockentupfen, bei Bedarf mit speziellen Lotionen pflegen
- Hautfreundliche Waschlotionen und Hautpflegeprodukte, nur wenn nötig verwenden
- Aromapflege mit naturreinen, pflanzlichen Wirkstoffen kann eine Ergänzung zur Pflege darstellen und auf Wunsch angeboten werden (▶ Abschn. 11.2)

- Durch Störungen im Gleichgewicht der Haut und durch Nebenwirkungen der Medikamente (AWMF 2016) können parastomale Hautentzündungen oder Candida-Erkrankungen schneller auftreten → Stomahygiene besonders bei Soor mit dem Betroffenen besprechen, zur Reinigung Einwegprodukte benutzen (▶ Abschn. 10.3.5)
- Bei einer Mykose der parastomalen Haut Abstrich veranlassen, auf durchgehenden hydrokolloiden Hautschutz und einteilige Versorgung umstellen (Applikation des Medikaments), wässrige Lösung als Medikament einsetzen; bei Candida-Befall der Schleimhaut/Darm (kleine weiße „Stippchen" auf der Darmschleimhaut) Abstrich, Stuhlprobe und systemische Therapie. Hautschutzbarrierefilme, als Spray oder Schaumstoffdispenser (Lollies), sind nur begrenzt einsetzbar (▶ Kap. 8).

Praxistipp

- Hautpflege unbedingt mit den Betroffenen besprechen, da durch falsche und häufige Anwendung von Pflegemitteln eine „Okklusionsschicht" auf der Haut entstehen kann (siehe Gebrauchsanweisung der Hersteller), welche die Trageeigenschaft einer Stoma- oder Wundversorgung negativ beeinflussen kann (▶ Abschn. 8.1)
- Zusätzliche thermische Belastung (Wärme, Sonne), mechanische (Kleidung, Gürtel) und chemische (Parfüm, synthetische Duftstoffe) Reize vermeiden!

- Versorgungen mit durchgehenden hydrokolloiden Hautschutz-/Haftflächen und Beutel mit Vliesausstattung bevorzugen; Produkte mit „scharfkantigen" Bestandteilen oder Schweißnähten vermeiden
- Zusammenfassende Informationen zur Stomaversorgung, Informationsblätter (Krebsinformationsdienst 2014), Bildanleitungen (▶ Abschn. 6.7) und Schulungen zur Verfügung stellen
- Gegebenenfalls mit dem behandelnden Arzt ambulante Pflege über den Kostenträger beantragen und organisieren (Gruber 2014)

10.3.5 Akneiformes Exanthem

Bei der onkologischen Behandlung durch zielgerichtete Therapien („Targeted Therapies" ▶ Abschn. 10.2) treten in 50–90 % der Fälle polyzyklische Hautveränderungen auf, da die Medikamente in die Wirkweise zentraler Prozesse im Hautorgan eingreifen (Gutzmer et al. 2012, Lichtenberger et al. 2013). Der epidermale Wachstumsfaktorrezeptor (EGFR-Hemmer) ist ein Angriffspunkt für die zielgerichteten Therapien, deren Nebenwirkung unter anderem das „akneiforme Exanthem" ist („Rush", Lyon 2010).

Bei einem Auftreten des akneiformen Exanthems im Bereich des Körperrumpfes (Lyon 2010) wird auch die Stomaversorgung beeinflusst. Hierzu ist es wichtig, den Verlauf der verschiedenen Grade des akneiformen Exanthems (Gutzmer et al. 2012) und die medizinischen Therapieoptionen zu kennen, um eine optimale Versorgungssituation für die Betroffenen zu gewährleisten (Gruber 2014). Die Nebenwirkungen erfordern ein aufmerksames Management, um einen Therapieabbruch zu verhindern (Schulze-Bergkamen 2014). Sie treten typischerweise nach 2–3 Behandlungswochen auf. Im Verlauf wird die Haut zunehmend trockener, es kann zu Fissuren-,

Rhagadenbildungen oder Paronychien an Fingern und Zehen, mit der Gefahr von Superinfektionen, kommen.

Ab der 2. Woche werden in 50–90 % polyzyklische (Potthoff et al. 2013) follikuläre Entzündungen (akneiformes Exanthem oftmals mit Borkenbildung, Serokrusten) der seborrhoischen Zonen, besonders im Gesicht, auf der Kopfhaut, am Dekolleté und am oberen Rücken (Gutzmer et al. 2012) sowie in 30 % der Fälle auch über den Rumpf verteilt beschrieben (Lyon 2010). Später treten fettarme, trockene, spröde Hautveränderungen (Desquamationen) auf.

Zur Einteilung des Schweregrades des Exanthems wird die vom amerikanischen National Cancer Institute (NCI) im Katalog der Common Toxicity Criteria (CTC) aufgeführte Einteilung und zur Verlaufsbeurteilung ein präziserer dermatologischer Schweregrad-Score verwendet. Je nach Ausprägung der Hautreaktionen, Lokalisation, Juckreiz sowie dem Leidensdruck der Betroffenen wird eine dermatologische Behandlung (Stufenschema) notwendig. Eine schon mit der onkologischen Therapie beginnende spezielle, prophylaktische Hautpflege, ergänzend mit topischen Vitamin-K1-Präperaten (0,1 %) und Urea (2 %) und einem „Stufen-Therapie-Schema" werden zurzeit in Studien untersucht (Potthoff et al. 2013).

Die Hautveränderungen treten meist im Gesicht auf, wobei die Ausprägung mit dem Ansprechen der Therapie korreliert. Bei einem parastomalen Befall treten keine Serokrusten auf, weil die hydrokolloiden Haftflächen an der Stomaversorgung keine Borkenbildung entstehen lassen (Protz 2009).

Dies kann zu Fehlinterpretationen führen, weil die Nebenwirkungen sich während der therapiefreien Zeiten oder nach Beendigung der Therapie relativ schnell wieder zurückbilden, aber mit dem nächsten Therapiezyklus wieder auftreten können.

Anamnese und Diagnosestellung

Besonders bei der Betreuung in der Häuslichkeit ist eine genaue Anamnese wichtig, wenn die Nebenwirkungen der onkologischen Therapie nicht sofort in einen Zusammenhang gebracht werden. An der parastomalen Haut kann sich eine diffuse bis starke Rötung zeigen, es kommt eventuell sogar zur Ablösung der Epidermis mit nässenden Arealen. Die Hautreaktionen können über den Rand der benutzten Stomaversorgung (hydrokolloide Fläche) hinausragen. Durch die nässenden Hautablösungen kann die Situation falsch eingeschätzt und ein toxisches oder allergisches Kontaktekzem vermutet werden. Andere Ursachen, die in Erwägung gezogen werden könnten, sind Leckagen durch eine unzureichende, undichte Versorgung, Bauchdeckenveränderungen (Gewichtsschwankungen), Hautreaktionen aufgrund von Lebensmittelunverträglichkeiten.

Die Tragezeit der bisherigen Versorgung sowie Trageverhalten, Wechselintervall und Hautreinigung können sich verändern. Durch frühzeitiges Ablösen der Versorgung werden die Betroffenen verunsichert. Es kann zu einem erhöhten Versorgungsaufwand (Materialverbrauch), verbunden mit dem Bedarf der Versorgungsumstellung, kommen.

Nebenwirkungen

- Schleimhautveränderungen (Mukositis, Diarrhöen, Mikro-Kontaktblutungen an der Stomaschleimhaut) → mit dem Arzt abklären
- Schmerzhafte Fissuren und Rhagaden an den Händen (ab der 3.–5. Woche)
- Paronychien (zwischen der 3.–7. Woche) können die Handhabung beim Versorgungswechsel oder Verschließen des Rastrings oder der Klammer beeinträchtigen → gestörte Selbstversorgung → erneute Anleitung und Anpassung der Produkte

Behandlung und Pflege

- Ein Dermatologe, Onkologe oder Radiologe muss die Diagnose stellen, ob es sich um das akneiforme Exanthem handelt, und eine Behandlung der parastomalen Haut veranlassen. Fetthaltige Präparate sollten dabei nicht eingesetzt werden, da sie die Haftung der Stomaprodukte (noch mehr) reduzieren (Droste und Gruber 2010). Wirkstoffe/Arzneien sind als wässrige Lösung zu verwenden.
- Je nach Ausprägung von Hautreaktionen, Lokalisation, Juckreiz sowie Leidensdruck des Betroffenen ist eine dermatologische Behandlung mit topischen Vitamin-K1- und Urea-Präparaten, oralen Antibiotika bis hin

zur systemischen Therapie mit Glukokortikosteroiden notwendig (Gutzmer et al. 2012) (Potthoff et al. 2013).

- Der Haut, speziell im Gesicht, auf Händen und Füßen, sollte anfangs genügend Feuchtigkeit zugeführt werden, da sie mit Trockenheit reagiert. Im weiteren Verlauf kann bei Bedarf auf eher „fettende" Produkte umgestellt werden. Hierzu steht eine Vielzahl von Produkten und dermatologischen Präparaten zur Verfügung. Die Pflege der Hände ist wichtig, um Fissuren/Rhagaden vorzubeugen, da diese bei der Handhabung der Stomaversorgung Schmerzen verursachen und die Selbstversorgung einschränken.
- Falls Medikamente im parastomalen Bereich benötigt werden, kann eine wässrige Darreichungsform der erforderlichen Wirkstoffe (Urea- und Dexpanthenolpräparate) erwogen werden, damit die Versorgung sicher haftet.
- Je nach Ausprägung des akneiformen Exanthems reicht die hydrokolloide Fläche oder Aufnahmekapazität der bisherigen ein- oder zweiteiligen Stomaversorgung unter Umständen nicht mehr aus, es können zusätzliche Versorgungen mit hygroskopischen Stoma-Hautschutzplatten (15 mal 15 cm oder größer) oder hydrokolloide Produkte aus der Wundversorgung benötigt werden, um das Exsudat ausreichend zu binden, die Regeneration (Granulation) der Haut zu fördern (Protz 2009) und eine angemessene Tragezeit zu erreichen. Die Produkte der Wundversorgung und die Exsudation bestimmen dann das Wechselintervall, unabhängig davon, welche Stomaversorgung getragen wird.
- Das Stadium der Wunde ist maßgeblich für die Auswahl und Verordnung der Wundversorgung (▶ Abschn. 9.7) und für die Verordnung der Stomaprodukte.
- Für den Einsatz von Produkten mit integrierter konvexer Ausstattung sind die Empfehlungen der Handlungsempfehlung der FgSKW e. V. (2013) zu beachten und eine engmaschige Kontrolle durchzuführen. Alternativen sind gewölbte oder softkonvexe Produkte (▶ Kap. 5 und ▶ Kap. 8)
- Bei trockener Haut oder der Gefahr von Hautirritationen durch die Therapie können Stomaprodukte mit Ceramiden (Lipide der Hautbarriere), Aloe Vera (feuchtigkeitsspendend) oder Manukahonig (Hautregeneration/antibakteriell) in Erwägung gezogen werden (Herstellerangaben beachten!)

Praxistipp

- Keine hautreizende Pflege oder Kosmetik benutzen.
- Sonnenschutz verwenden!
- Für Hauterscheinungen im Gesicht werden spezielle Kosmetikanwendungen und Schminkkurse angeboten. Hier können die Betroffenen lernen, wie sie ihre Haut reinigen, pflegen und schützen können, um Infektionen und Hautirritationen zu vermeiden, und wie sie Hautveränderungen im Gesicht kaschieren können

Die bestehende Stomaversorgung muss der Therapie, dem Ausmaß der Nebenwirkungen und den Symptomen angepasst werden.

10.3.6 Fazit

Bezüglich der Nebenwirkungen onkologischer Therapien speziell im parastomalen Bereich liegen noch keine Untersuchungen vor, hier sind dringend pflegerische Studien gefordert (Gruber 2014). Pflegeexperten können im multiprofessionellen Team, besonders im Rahmen der onkologischen Pflegevisite (DKG 2015), eine wichtige Rolle übernehmen und für eine rasche Diagnosestellung sorgen. Durch adäquate Pflegemaßnahmen können onkologische Therapien auch bei Nebenwirkungen fortgeführt werden. Für den pflegerischen Bereich müssen Guidelines und geeignete Assessment- und Dokumentationsinstrumente entwickelt und spezifische, individuelle Handouts für den Betroffenen auch Zuhause zur Verfügung gestellt werden.

10.4 Zytoreduktive Chirurgie und hypertherme intraperitoneale Chemotherapie

M. Wieczorek

10.4.1 Peritonealkarzinose

Die Peritonealkarzinose stellt in der onkologischen Therapie eine besondere Herausforderung dar. Der maligne Befall des Peritoneums ist oftmals nachweislich die Folge eines Tumorrezidivs oder eines Karzinoms mit Primarius im Gastrointestinaltrakt. Des Weiteren können das diffuse maligne peritoneale Mesotheliom (DMPM) oder das Pseudomyxoma peritonei (PMP) Ursache für die flächige Ansiedlung von Metastasen am Bauchfell sein. Beim selten auftretenden PMP verteilt sich aufgrund einer Gewebsruptur, meistens vom Appendix oder den Ovarien ausgehend, eine muzinöse Schleimmasse intraabdominell (Siewert und Rothmund 2010).

10.4.2 Palliative Chirurgie bei Peritonealkarzinose

Die medizinische Versorgung beim fortgeschrittenen peritonealen Tumorbefall erfolgt oftmals unter Einsatz einer systemischen Chemotherapie. Zudem erfolgt eine operative Intervention häufig in palliativer Absicht mit der Zielsetzung, bei betroffenen Patienten die Lebensqualität zu erhalten. Je nach Tumorentität und in Abhängigkeit der vorliegenden Symptomatik stehen hier unterschiedliche limitierte chirurgische Therapieverfahren zur Verfügung. Zu den allgemeinen palliativen Eingriffen zählen unter anderem die Anlage von Ernährungskathetern, verschiedene Stentimplantationen sowie unterschiedliche Drainageanlagen. In Bezug auf das kolorektale Karzinom (KRK) beschränken sich tumorspezifische Eingriffe auf palliative Resektionen, Umgehungsanastomosen wie auch Stomaanlagen (Glockzin und Piso 2007). Die Gesamtprognose eines palliativen Behandlungskonzepts, kombiniert aus systemischer Chemotherapie und Chirurgie, weist eine mediane Überlebensrate von weniger als sechs Monaten auf (Cao und Yan 2009).

10.4.3 Multimodales Therapiekonzept bei peritonealer Metastasierung

Beim Auftreten einer Peritonealkarzinose stellt ein kombiniertes Behandlungsverfahren einen kurativen Ansatz für selektierte Patienten dar. Dieses setzt sich aus **zytoreduktiver Chirurgie** (cytoreductive surgery, CRS) und anschließender **hyperthermer intraperitonealer Chemotherapie** (hyperthermic intraperitoneal chemotherapy, HIPEC) zusammen. Das Ziel der CRS liegt in der kompletten Entfernung aller makroskopisch sichtbaren Tumorformationen. Das Resektionsausmaß hängt vom Tumorbefall ab. Eine oftmals notwendige Multiviszeralresektion mit viszeraler und parietaler Peritonektomie stellt die Voraussetzung für eine folgende HIPEC dar (Siewert und Rothmund 2010). Nach der CRS gewährleisten mehrere intraperitoneal platzierte Drainagen, wobei meistens eine den Zulauf und weitere den Ablauf regulieren, die HIPEC bei geschlossenen Abdomen (▪ Abb. 10.4).

Im Gegensatz dazu kann eine HIPEC auch bei offenem Abdomen durchgeführt werden. Die

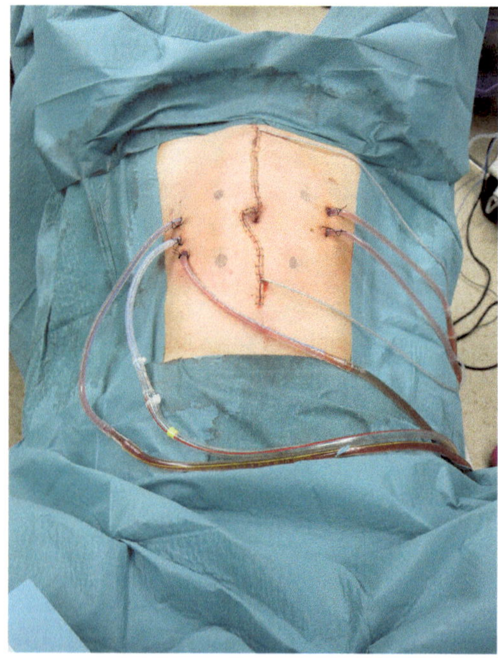

▪ **Abb. 10.4** Geschlossenes Abdomen mit positionierten Drainagen und Temperaturmesssonden (Quelle: M. Wieczorek, Regensburg)

Applikationsdauer der intraperitonealen Chemotherapie beläuft sich auf 30–120 Minuten unter Einsatz einer Perfusionsmaschine bei einer angestrebten Zieltemperatur von 42 °C. Eine kontinuierliche Überwachung mittels Kontrollsonden ist erforderlich, um mögliche Komplikationen, wie beispielsweise Gewebsnekrosen, bei einem Temperaturanstieg über 44 °C zu vermeiden (Dahlke et al. 2007). Im Anschluss werden die eingebrachten Drainagen mit speziellen, geschlossenen impermeablen Auffangbeuteln ohne Sog versehen. Um eine Bilanzierung der einzelnen Drainagen zu ermöglichen, erfolgt eine Nummerierung der Drainagen.

Eine Beobachtungsstudie zeigt ein medianes Gesamtüberleben von 28 und 60 Monaten nach CRS und HIPEC bei Patienten mit metastasiertem Befall des Peritoneums beim kolorektalen Karzinom (Schierl und Böhlandt 2011).

10.4.4 Wirkmechanismus des intraperitonealen Hyperthermieverfahrens

Einen wichtigen Bestandteil im multimodalen Therapieverfahren stellt die Hyperthermie dar. Die verstärkte zytotoxische Wirkung der HIPEC hat das Ziel, mikroskopische Tumorreste zu beseitigen. Durch die intraperitoneale Applikationsform des Chemotherapeutikums kann eine höhere Dosiskonzentration als intravenös verabreicht werden. Eine kontrollierte Temperaturerhöhung ermöglicht die Zerstörung von Tumorzellen bis zu einer Tiefe von drei Millimetern. Tiefsitzendes tumortragendes Gewebe hat weniger Potenzial auf das Ansprechen der HIPEC (Dahlke et al. 2007).

10.4.5 Behandlungsoption bei selektierten Patienten

Die aktuelle S3-Leitlinie für kolorektale Karzinome führt bei einer Peritonealkarzinose die CRS und HIPEC als Therapieoption auf (AWMF 2013). Des Weiteren kann das multimodale Behandlungsverfahren bei Tumorentitäten im gastrointestinalen Trakt, wie auch bei gynäkologischen und primären peritonealen Neoplasien angewendet werden (Siewert und Rothmund 2010). Die Indikation für ein kombiniertes Behandlungsverfahren ist neben einer kritischen Patientenselektion unter folgenden relevanten Parametern gegeben:

- Keine Existenz von extraperitonealen Metastasen
- Vorliegender Peritonealkarzinose-Index (peritoneal cancer index, PCI) < 20
- Komplette makroskopische Tumorentfernung als Voraussetzung

Darüber hinaus wird eine Behandlung in einem zertifizierten Zentrum empfohlen (AWMF 2013). Eine Übersicht der zertifizierten Zentren für die Chirurgie am Peritoneum bietet die Deutsche Gesellschaft für Allgemein- und Viszeralchirurgie (DGAV). Zur Qualitätssicherung können hier in einer bestehenden nationalen Datenbank, im Zuge eines HIPEC-Registers, Patienten mit Peritonealkarzinose erfasst werden.

Der PCI nach Sugarbaker beschreibt die exakte intraabdominelle Tumorausdehnung (Harmon und Sugarbaker 2005). Mit dessen Hilfe kann prä- und intraoperativ die Quantifizierung des Tumorbefalls im Peritoneum beschrieben werden. Vor der Operation kann diese unter Einsatz der bildgebenden Computertomografie (CT) sowie dem PET-CT (Positronen-Emissions-Tomografie-CT) bestimmt werden. Ebenso dient eine mögliche operative Staging-Laparoskopie der Einschätzung des peritonealen Tumorbefalls. Beim PCI erfolgt eine Einteilung des Abdomens in 13 Regionen, 9 abdominelle und 4 Dünndarmregionen. Die Einteilung findet numerisch im Uhrzeigersinn statt. In jeder Region wird eine Punktzahl von 0–3 für den größten Tumorknoten vergeben. Die Operabilität wird durch das Ausmaß des PCI in Abhängigkeit zur Tumorentität bestimmt (Piso und Arnold 2011). In der interdisziplinären Tumorkonferenz wird einzelfallspezifisch ein Therapieplan erstellt (Pelz und Germer 2013).

10.4.6 Präoperative Phase

Neben der notwendigen präoperativen Diagnostik und Aufklärungsgesprächen seitens des Stations- und Narkosearztes sind folgende pflegerische präoperative Maßnahmen durchzuführen:

- Präoperatives Gespräch mit Markierung der Stomaanlage vom Arzt und/oder Pflegefachkraft nach Delegation (► Abschn. 10.4.7)
- Bereitstellung von Transfusionen nach ärztlicher Anordnung
- Rasur des Operationsgebietes von Mamillen bis zur Symphyse sowie im Leistenareal am Operationstag
- Bereitstellung und Verabreichung der Prämedikation nach ärztlicher Verordnung
- Karenzzeit ab Mitternacht
- Vollständige Darmreinigung je nach Klinik sowie ärztlicher Verordnung (Paetz 2013).

Als mögliche Arzneimittel zur kompletten Darmentleerung eignen sich ein oral einzunehmendes Laxans und/oder eine zwei Liter PEG-(Polyethylenglykol)-Elektrolyt-Lösung. Nach Einleitung des präoperativen Abführregimes wird dem Patienten die Einnahme von reichlich klarer, kohlensäurefreier Flüssigkeit, wie z. B. Wasser, zur effektiveren Reinigung des Darmes empfohlen. Auf feste Nahrungsmittel ist zu verzichten (Kupferschmidt 2015).

10.4.7 Präoperative Stomamarkierung

Eine Peritonealkarzinose kann eine mögliche Ursache für eine intestinale Obstruktion darstellen. Im Rahmen eines operativen Eingriffes kann hier eine Stomaanlage von großer Notwendigkeit sein. Unter vorgegebenen gastrointestinalen Bedingungen kann ein Stoma in den oberen Quadranten, z. B. ein Jejunostoma oder Transversostoma, positioniert werden (Kreis und Straßburg 2015, Kupferschmidt 2015). Mögliche Stomalokalisationsstellen bieten sich in allen vier Quadranten des Abdomens, unter der Berücksichtigung der Ausleitung über den Muskulus rectus abdominis, an (Maercker et al. 2008). Aus diesem Grund kann nach ärztlicher Rücksprache eine präoperative Stomamarkierung, unter Berücksichtigung der relevanten Kriterien, an allen möglichen Stomaaustrittstellen erfolgen (Novotná 2012). Hinsichtlich möglicher Komplikationen nach der hyperthermen Chemoperfusion erläutern Pelz/Germer:

> » Eine erhöhte Rate an Anastomoseninsuffizienzen durch die HIPEC ist zwar nicht belegt, allerdings sollten protektive Stomata großzügiger angelegt werden. Dies trifft vor allem für Anastomosen im Rektumbereich zu. (Pelz und Germer 2013).

10.4.8 Sicherheitsvorkehrungen zum Schutz des Personals

Im Rahmen der intraperitonealen Chemotherapie kommen viele Zytostatika, die zu den **CMR-Arzneimitteln** (carcinogen, mutagen, reproduktionstoxisch) zählen, zum Einsatz. Diese können bei einer Kontamination zu einer Schädigung führen. Aufgrund dessen sind bei der Applikation der HIPEC strenge Sicherheitsvorkehrungen im Operationssaal seitens des Personals einzuhalten (Pelz und Germer 2013). Um eine dermale und/oder inhalative Kontamination zu minimieren, müssen folgende Maßnahmen zum Schutz des beteiligten Personals nach Empfehlung der BGW (Berufsgenossenschaft für Gesundheitsdienst und Wohlfahrtspflege) hinsichtlich der Anwendung der HIPEC getroffen werden:

- Ungepuderte Latexhandschuhe mit einer Materialdicke von 0,25–0,30 mm sind erforderlich und werden in einem Rhythmus von 30 Minuten gewechselt (vom Chirurgen und Perfusionisten ist ein zweites Paar Handschuhe bei der Anwendung der HIPEC zu tragen)
- Tragen spezieller Schutzkleidung in Form eines wasserundurchlässigen Kittels
- Schutzbrille mit Seitenschutz oder eine Operationsschutzmaske mit Gesichtsschirm
- Mundschutz (Schierl und Böhlandt 2011)

Vor der Durchführung der HIPEC werden vor dem Operationssaal Warnschilder mit dem Hinweis auf Zytostatika angebracht. Das verbleibende, notwendige OP-Personal wird vom Perfusionisten über den Beginn der Therapie informiert.

Zudem ist ein spezieller Abwurfbehälter mit der Kennzeichnung für Zytostatika bereitzustellen. In diesen sind sämtliche Zytostatikaabfälle, wie Wunddrainagen oder durch Blut oder andere Körperflüssigkeiten verunreinigte Abfälle, zu entsorgen. Diesen Schutzmaßnahmen ist für einen 48-stündigen postoperativen Zeitraum vom gesamten Personal, das in Kontakt mit dem Patienten kommt, nachzugehen.

Sämtliche Exkremente des Patienten gelten als kontaminiert, darüber hinaus können verbleibende Zytostatikareste über die Drainagen abfließen. Hier ist besondere Vorsicht beim Wechsel der Auffangbeutel geboten. Auf der Intensiv- wie Allgemeinstation sind die strengen Schutzmaßnahmen in diesem Zeitrahmen weiterführend einzuhalten und in der Krankenakte zu dokumentieren. Für Zwischenfälle bei austretenden Zytostatika sind in allen beteiligten Abteilungen entsprechende Notfallsets zur Beseitigung von Verunreinigungen bereitzustellen.

Das am Behandlungsprozess beteiligte Personal sollte sich regelmäßig einer **Schulung** bezüglich der notwendigen Sicherheitsvorkehrungen unterziehen. Diese anwendungsbezogenen Vorgehensweisen haben das Ziel, das Risiko einer Zytostatikaexposition für das Personal zu minimieren (Schierl und Böhlandt 2011). In einer Studie wurden, unter Anwendung der vorgegebenen Schutzmaßnahmen, intraoperative Wischproben am HIPEC-Gerät und Boden sowie Handschuhen, Luftproben als auch Urinproben auf freiwilliger Basis auf ein mögliches Kontaminationsrisiko durch platinhaltige Zytostatika analysiert. Die Untersuchungen ergaben einen nur geringen Nachweis der Platin-Zytostatika (Novotná 2012).

10.4.9 Operatives Management

Das kombinierte Behandlungskonzept umfasst spezielle Anforderungen an das gesamte Personal im Operationsdienst bei der Betreuung des Patienten. Neben der langen Operationsphase im Zuge der CRS und der darauffolgenden Applikation der HIPEC kann sich die Narkoseführung auf mehrere Stunden belaufen und umfasst ein präzises Anästhesiemanagement. Darüber hinaus kann die Hyperthermie pathophysiologischen Einfluss in Form einer möglichen Beeinträchtigung des system-vaskulären Widerstands mit darauffolgender Hypotonie aufgrund einer Vasodilatation haben. Folgende Parameter rücken ebenso in den Überwachungsfokus:

- Erhöhter Stoffwechsel und Sauerstoffverbrauch
- Leber-, Nierenschädigung
- Neuropathien
- Koagulopathie
- Arrhythmien (Webb et al. 2013)

Eine schnelle Aufnahme der HIPEC im Gewebe kann mögliche Nebenwirkungen, wie eine Hypoglykämie, Hyponatriämie und metabolische Azidose, mit erforderlicher medizinischer Intervention nach sich ziehen. Die Zytostatika können weitere unerwünschte Begleiterscheinungen, z. B. Herzrhythmusstörungen, Erkrankungen des Myokards, Knochenmarksdepression und anaphylaktische Reaktionen, auslösen (Webb et al. 2013).

10.4.10 Pflegerische Aspekte in der postoperativen Phase

Die Länge der intensivmedizinischen Überwachung beträgt mindestens einen Tag und hängt vom Resektionsausmaß und dem Allgemeinzustand des Patienten ab. Die postoperativen Überwachungskriterien unterscheiden sich, abgesehen von den speziellen Sicherheitsvorkehrungen, kaum von der üblichen pflegerischen Versorgung in der postoperativen Phase (Siewert und Rothmund 2010). Im Allgemeinen werden klinische Vitalparameter und die Körpertemperatur überwacht (Paetz 2013).

▪ Harnausscheidung

Hervorzuheben ist die regelmäßige Kontrolle einer ausreichenden Harnausscheidung. Das Auftreten einer Oligurie oder Anurie kann, neben dem Anstieg der laborchemischen Retentionsparameter wie auch möglichen Elektrolytstörungen, Hinweis für eine mögliche akute Tubulusnekrose mit nachfolgendem Nierenversagen sein. Eine zytostatikainduzierte Nephrotoxizität könnte möglicherweise Indikation für die Durchführung einer Dialyse darstellen (Segerer et al. 2014).

▪ Schmerztherapie

Mit einem Peridualkatheter (PDK) bietet sich eine perioperative Analgesie an. Je nach Schmerzausmaß und -charakter des Patienten bei unzureichender Analgesie kann nach Entfernung des PDK eine patientenkontrollierte Analgesie (Patient Controlled Analgesia, PCA), mittels einer tragbaren Pumpe, in Erwägung gezogen werden (Paetz 2013). Das Stufenschema der Weltgesundheitsorganisation (World Health Organization, WHO) bietet sich alternativ als Schmerzregime an. Postoperativ beginnt die

Schmerztherapie mit einem starken Opioid, kombiniert mit einem Nichtopioid-Analgetikum. Ausgerichtet am Bedarf des Patienten kann die Schmerzmedikation angepasst werden (WHO 2013). Die Schmerzerfassung kann z. B. zweimal täglich mit Hilfe einer Schmerzintensitätsskala erfolgen. Dazu können eine verbale oder numerische Rating-Skala genutzt werden. Zur Nachvollziehbarkeit wird die Einschätzung des Patienten in der Krankenakte dokumentiert (Pipam und Bernatzky 2009).

Wundmanagement

Neben einem regelmäßigen atraumatischen Verbandwechsel nach Klinikstandard sind folgende Wundbeobachtung- und Überwachungskriterien nach CRS und HIPEC von Relevanz:

- Kontrolle des Verbandes auf mögliche Nachblutung
- Inspektion der Wundnaht unter Berücksichtigung der Infektionsparameter
- Observation der intraabdominellen Wunddrainagen (Cave: 48- stündige Schutzvorkehrungen!):
  - Sachgerechte Fixierung
  - Positionierung unter Körperniveau
  - Drainageeinstichstelle unter Berücksichtigung der Infektionsparameter
  - Bilanzierung der einzelnen Wunddrainagen
  - Farbbeurteilung des Sekretes
  - Geruch und Beimengungen (Trierweiler-Hauke 2015)

Physikalische Maßnahmen

Unter Berücksichtigung der Schmerzsymptomatik werden erste Mobilisationsmaßnahmen bereits auf der Intensivstation durchgeführt und auf der Allgemeinstation fortgesetzt. Patienten werden über die notwendigen Prophylaxen und entsprechenden Mobilisationstechniken, wie dem kinästhetischen Aufstehen nach einer Laparotomie, informiert und beraten (Trierweiler-Hauke 2014).

Kostaufbau

In Abhängigkeit des Resektionsausmaßes und einer möglichen postoperativen Darmatonie kann eine Magensonde für mehrere Tage belassen werden. Unter gegebenen Umständen erfolgt eine intravenöse Flüssigkeitssubstitution. In den ersten drei postoperativen Tagen steht die Zufuhr von ausreichend Flüssigkeit und Elektrolyten im Vordergrund. Ist ein oraler Kostaufbau nicht geplant, wird eine patientenadaptierte parenterale Ernährung über einen zentralvenösen Katheter oder implantierte Kathetersysteme eingeleitet. Nach Entfernung der nasogastralen Sonde kann der Kostaufbau unter Berücksichtigung der klinischen Symptomatik begonnen und die parenterale Kalorienzufuhr entsprechend reduziert werden (Paetz 2013). Je nach zytorektuktivem Ausmaß empfiehlt sich der Miteinbezug eines Ernährungsberaters, der im Dialog mit dem Patienten hinsichtlich physikalischer Vorgänge und der Ernährungssituation beratend zur Seite steht.

Stomatherapie

In der postoperativen Phase stellen die Beobachtung der Stomaanlage wie auch der parastomalen Haut und Ausscheidung wichtige Kriterien dar. Beim direkten Auftreten von Frühkomplikationen ist der Einbezug des Arztes unumgänglich (Gruber und Droste 2010). Eine Stomaanlage ist ein kritisches Lebensereignis für den betroffenen Patienten und kann Gefühle von Ohnmacht, Hilflosigkeit bis hin zum Verlust der Handlungsfähigkeit auslösen (Filipp und Aymanns 2010). Der Pflegeexperte für Stomatherapie begleitet den betroffenen Patienten mit seiner Erkrankung und leistet professionelle Hilfestellung bei einer sensiblen Hinführung an die Stomaanlage.

Die Anleitung, Schulung und Beratung des Patienten lehnt sich an seinem Allgemeinzustand an und kann auf Wunsch auch unter Hinzuziehung von Unterstützungsquellen, wie Partner oder Eltern, erfolgen. Grundsätzlich liegt der Fokus der Patientenedukation in einer bedarfsgerechten Heranführung zur Selbstversorgung des Patienten (Gruber und Droste 2010).

Psychoonkologische Hilfestellung

Eine Krebserkrankung mit der möglichen Folge einer Stomaanlage ist für den betroffenen Patienten ein unkontrollierbares Ereignis und außerordentlich belastend. Dies geht mit einer existenziellen Bedrohung und Gefährdung der körperlichen Unversehrtheit einher, ist also potenziell traumatisch. Eine akute

Belastungsreaktion entwickelt sich häufig als direkte Reaktion auf ein traumatisches Ereignis, wie eine Stomaanlage oder Krebsdiagnose. Besteht dieser Schockzustand mehrere Tage an, kann diese akute Belastungsstörung zu einer möglichen posttraumatischen Belastungsstörung übergehen (Filipp und Aymanns 2010). Eine Studie belegt, dass 23 % lebensbedrohlich erkrankter Menschen eine posttraumatische Belastungsstörung entwickeln (Maercker et al. 2008). Das Hinzuziehen von Psychoonkologen und/oder onkologischem Fachpersonal bietet sich an, um Patienten in den Krankheitsphasen optimal begleiten zu können. Die Experten betreuen die Patienten durch engagiertes unterstützendes Handeln z. B. mittels professioneller Gesprächsführung (Siewert und Rothmund 2010).

10.4.11 Fazit

Zunehmend etabliert sich der Stellenwert von hyperthermen onkologischen Therapiekonzepten. Dies fordert Multiprofessionalität in der Patientenversorgung. Mit der Erstellung von zielgerichteten Handlungsanweisungen/Leitfäden bei klinischen kombinierten Therapieverfahren können strukturierte Vorgehensweisen von qualitativer Bedeutung sein.

10.5 Palliative ambulante und stationäre Versorgung

B. Will

Jährlich erkranken in Deutschland ca. 480.000 Menschen neu an einer Krebserkrankung. Jeder zweite Mann (51 %) und 43 % der Frauen müssen im Laufe ihres Lebens damit rechnen, an Krebs zu erkranken. Jeder vierte Mann und jede fünfte Frau verstirbt deutschlandweit an einer Krebserkrankung (Robert-Koch-Institut 2010).

Bei Menschen mit einer nicht heilbaren Krebserkrankung oder einer fortgeschrittenen chronisch-entzündlichen Darmerkrankung treten im Krankheitsverlauf nicht selten neben ausgeprägten körperlichen Beschwerden auch psychische, spirituelle und soziale Probleme auf. Gerade bei Vorhandensein eines Stomas können Komplikationen wie Ulzerationen durch Tumorwachstum mit starker Geruchsbelästigung, Blutungen, Infektionen infolge gestörter Immunabwehr oder Schmerzen im Bereich des Stomas vorkommen, die eine spezielle Behandlung erfordern. Aber auch psychische Belastungen, wie beispielsweise Minderwertigkeitsgefühle, Scham, Partnerschaftskonflikte und sexuelle Probleme durch Veränderung des Körperbildes sowie soziale Isolation, spielen eine Rolle und führen zur Einschränkung der Lebensqualität. Für diese Patienten und deren Angehörige steht neben der hauptbehandelnden Fachrichtung die Palliativmedizin als zusätzliches Behandlungsangebot zur Verfügung.

10.5.1 Historie

Der Begriff Palliativmedizin leitet sich vom lateinischen Wort „pallium" ab, was so viel bedeutet wie „umhüllen, mit einem Mantel schützen". In der Öffentlichkeit und in Fachkreisen gilt die Palliativmedizin als ein sehr junges Fachgebiet. Der Begriff „Palliative Care" kommt aus dem Englischen und wurde erstmals 1975 durch den kanadischen Arzt Balfour Mount geprägt. Eine passende Übersetzung in die deutsche Sprache gibt es nicht. Im Deutschen wird der Begriff gleichbedeutend mit „Palliativmedizin" angewandt.

Die heute in Deutschland vorhandenen stationären palliativmedizinischen Einrichtungen gehen auf die Hospizbewegung zurück, die in den 1960er Jahren durch Cicely Saunders mit Gründung des St. Christopher´s Hospice 1967 in London begann. Aber bereits viel früher, nämlich schon 1543 wurde der Begriff „palliativ" im englischen Werk „Chirurgia" durch Giovanni da Vigo erstmals schriftlich erwähnt (Stolberg 2011). Die erste Palliativstation in Deutschland wurde 1983 in der Chirurgischen Klinik des Universitätsklinikums Köln eingerichtet. Seitdem haben sich deutschlandweit flächendeckend Palliativstationen etabliert. Mit der Gründung der Deutschen Gesellschaft für Palliativmedizin (DGP) 1994 entstand die erste medizinische Fachgesellschaft, die als Mitglieder auch nichtmedizinische Berufsgruppen, wie z. B. Sozialarbeiter und Seelsorger, zulässt.

10.5.2 Definition „Palliativmedizin"

Die Weltgesundheitsorganisation (WHO) definierte 2002 Palliativmedizin folgendermaßen:

> Palliative Care ist ein Ansatz, mit dem die Lebensqualität der Patienten und ihrer Familien verbessert werden soll, wenn sie mit einer lebensbedrohlichen Krankheit und den damit verbundenen Problemen konfrontiert sind. Dies soll durch Vorsorge und Linderung von Leiden, durch frühzeitiges Erkennen und fehlerlose Erfassung und Behandlung von Schmerzen und anderen physischen, psychosozialen und spirituellen Problemen erfolgen.

Ähnlich wird Palliativmedizin von der European Association for Palliative Care (EAPC) definiert:

> Palliativmedizin ist die aktive und umfassende Betreuung von Patienten, deren Erkrankung nicht auf kurative Behandlung anspricht. Kontrolle von Schmerzen und anderen Symptomen sowie von sozialen, psychologischen und spirituellen Problemen hat Vorrang. Palliativmedizin ist interdisziplinär und umfasst den Patienten, die Familie und die Gesellschaft in ihrem Ansatz. In gewissem Sinn stellt Palliativmedizin die grundlegendste Form der Versorgung dar, indem sie die Bedürfnisse der Patienten versorgt ohne Berücksichtigung des Ortes, sowohl zu Hause wie im Krankenhaus. Palliativmedizin bejaht das Leben und akzeptiert das Sterben als normalen Prozess, sie will den Tod weder beschleunigen noch hinauszögern. Ziel ist der Erhalt der bestmöglichen Lebensqualität bis zum Tod. (Aulbert et al. 2012)

10.5.3 Wann beginnt Palliativmedizin?

Betrachtet man die beiden oben genannten Definitionen, so wird deutlich, dass Palliativmedizin nicht erst in den letzten Lebenswochen beginnt und sich auch nicht nur auf die Versorgung tumorkranker Patienten bezieht. Palliativmedizin ist ein Therapieansatz, der sich schon früh in das Gesamtbehandlungskonzept bei unheilbarer Krankheit integrieren lässt. So ist es möglich, bei Auftreten spezifischer Symptome eine Linderung zu erreichen und Kriseninterventionen bei Bedarf durchzuführen. Neben den körperlichen Beschwerden können psychische, soziale und spirituelle Aspekte eine entscheidende Rolle im Krankheitsverlauf spielen. Durch die Multiprofessionalität des Behandlungsteams können diese wahrgenommen und Hilfestellungen für Patienten und Angehörige angeboten werden. So wird versucht, auf die individuellen Bedürfnisse jedes einzelnen Patienten einzugehen und ein auf den Kranken und sein soziales Umfeld abgestimmtes Therapiekonzept zu entwickeln. Ziel ist es, trotz Erkrankung die bestmögliche Lebensqualität zu erhalten oder wiederherzustellen.

10.5.4 Organisationsformen

Stationäre Versorgungsformen

Palliativmedizinische Angebote finden sich in Deutschland sowohl im stationären als auch im ambulanten Bereich. Sie sind durch einen multiprofessionellen und interdisziplinären Ansatz gekennzeichnet. Neben ärztlichem und pflegerischem Personal sind Physiotherapeuten, Psychologen, Ergotherapeuten, Sozialarbeiter, Ehrenamtliche und Seelsorger im Behandlungsteam integriert. Durch ein Zusammenwirken dieser verschiedenen Berufsgruppen ist es möglich, auf die Bedürfnisse der Patienten und deren Angehörige individuell einzugehen.

Wenn Betroffene mit einer Enterostomie oder einer Harnableitung einer palliativen Behandlung oder Betreuung bedürfen, sollten Pflegeexperten SKW für die Beratung und Betreuung von Stomaträgern einbezogen werden.

- **Allgemeine stationäre Palliativversorgung**

Die aktive, ganzheitliche Behandlung zur Symptomkontrolle und psychosozialen Stabilisierung von Patienten mit einer fortgeschrittenen (progredienten) Erkrankung und begrenzter Lebenserwartung findet unter Einbeziehung ihrer Angehörigen und unter Leitung eines Facharztes mit der

Zusatzweiterbildung Palliativmedizin statt. Es wird ein standardisiertes palliativmedizinisches Basisassessment zu Beginn der Behandlung durchgeführt und ein individueller Behandlungsplan erstellt. Weiterhin erfolgt eine wöchentliche multidisziplinäre Teambesprechung. Die aktivierend- oder begleitend-therapeutische Pflege wird von besonders in diesem Bereich geschultem Pflegepersonal durchgeführt. Außerdem werden mindestens zwei der folgenden Therapiebereiche eingesetzt: Sozialarbeit/Sozialpädagogik, Psychologie, Physiotherapie, künstlerische Therapie (Kunst- und Musiktherapie), Entspannungstherapie (OPS 2015). Diese stationäre Versorgungsform erfordert keine eigenständige Palliativeinheit, sondern kann in jeder Fachabteilung unter o. g. Voraussetzungen durchgeführt werden.

■ Spezialisierte stationäre Palliativversorgung

Im Unterschied zur allgemeinen stationären Palliativversorgung umfasst die spezialisierte Betreuungsform eine kontinuierliche 24-stündige Behandlung des Patienten auf einer eigenständigen Palliativeinheit (mindestens 5 Betten) durch ein multidisziplinäres und multiprofessionelles, auf die besonders aufwendige und komplexe Palliativbehandlung spezialisiertes Team. Die fachliche Behandlungsleitung erfolgt durch einen Facharzt mit Zusatzweiterbildung Palliativmedizin und mindestens 6-monatiger Erfahrung in der Behandlung von Palliativpatienten auf einer Palliativstation oder in einer anderen Einrichtung der spezialisierten Palliativversorgung. Die 24-stündige fachliche Behandlungsleitung wird durch Rufbereitschaft gewährleistet. Tagsüber ist bis auf das Wochenende eine mindestens 7-stündige ärztliche Anwesenheit auf der Palliativeinheit vorgeschrieben. Die pflegerische Leitung muss eine anerkannte curriculare palliativpflegerische Zusatzqualifikation von mindestens 160 Stunden sowie mindestens 6-monatige Erfahrung in einer Einrichtung der spezialisierten Palliativversorgung aufweisen. Die Begleitung des Patienten erfolgt durch einen fallbezogenen Koordinator.

Es kommen spezialisierte apparative palliativmedizinische Behandlungsverfahren, z. B. Schmerzpumpen und andere kontinuierliche parenterale Therapien, zur Symptomkontrolle bedarfsgerecht zum Einsatz. Die Vermittlung und Überleitung zu nachfolgenden Betreuungsformen der allgemeinen und spezialisierten Palliativversorgung unter besonderer Berücksichtigung von Notfallvorausplanung, strukturierter Anleitung von Angehörigen, sozialrechtlicher Beratung und bedarfsgerechter Zuweisung sind ebenfalls Aufgaben der spezialisierten stationären Palliativversorgung. Ein weiteres Merkmal ist die bedarfsgerechte Vermittlung zu qualifizierten und kontinuierlichen Unterstützungsangeboten für Angehörige (auch über den Tod des Patienten hinaus) (OPS 2015).

■ Stationäres Hospiz

Baulich, organisatorisch und wirtschaftlich eigenständige Einrichtung mit separatem Personal und Konzept. Die Bettenzahl ist auf 8 bis höchstens 16 Betten begrenzt. Eine ganzheitliche Pflege und Versorgung wird durch haupt- und ehrenamtliche Mitarbeiter des Hospizes in Zusammenarbeit mit palliativmedizinisch erfahrenen (Haus-)Ärzten gewährleistet. Voraussetzung für die Aufnahme ist, dass eine progrediente, nicht heilbare Erkrankung vorliegt. Weiterhin muss eine komplexe Symptomatik bestehen, die eine palliativmedizinische und palliativpflegerische Versorgung im stationären Hospiz notwendig macht. Die Kosten werden für Erwachsene zu 95 % von der jeweiligen Kranken- und Pflegekasse übernommen, 5 % der Kosten werden durch das stationäre Hospiz bzw. den Träger selbst erbracht. Patienten sind seit der Gesetzesänderung im Jahr 2009 (§ 39a Abs. 1 SGB V) von einem Eigenanteil befreit.

■ Tageshospiz oder teilstationäres Hospiz

Diese in Deutschland relativ seltene Einrichtung versteht sich als Ergänzung zur ambulanten Betreuung von Palliativpatienten. Sie wird von stationären oder ambulanten Hospizen angeboten. Palliativpatienten, die Zuhause leben, haben die Möglichkeit, tagsüber in Kontakt mit Menschen zu kommen. Die Inanspruchnahme kann tageweise oder stundenweise erfolgen. Im Vordergrund stehen die medizinische, pflegerische und soziale Betreuung der Patienten und die Entlastung der Angehörigen. Dafür muss der Arzt eine Verordnung ausstellen, die von der zuständigen Krankenkasse geprüft wird. Die Inanspruchnahme ist nach Genehmigung für die Patienten meist kostenfrei (palliativ.net 2008).

Ambulante Versorgungsformen

- **Allgemeine ambulante Palliativversorgung (AAPV)**

Die kontinuierliche Versorgung wird durch Haus- und Fachärzte sowie Pflegedienste in Zusammenarbeit mit anderen Berufsgruppen und den ambulanten Hospizdiensten gewährt. Die überwiegende Anzahl der Patienten mit einer unheilbaren Krankheit wird in Deutschland in dieser Konstellation betreut.

- **Spezialisierte ambulante Palliativversorgung (SAPV)**

Diese Leistung der gesetzlichen Krankenkassen wurde durch die Gesundheitsreform 2007 mit zwei eigenständigen Paragraphen (§§ 37b, 132d) neu in das Sozialgesetzbuch V (SGB V) eingeführt. SAPV hat zum Ziel, die Lebensqualität und die Selbstbestimmung möglichst lange zu erhalten und ein menschenwürdiges Leben bis zum Tod in vertrauter häuslicher oder familiärer Umgebung zu ermöglichen. Demnach hat jeder Patient, der im Rahmen einer fortgeschrittenen, unheilbaren, lebensbegrenzenden Erkrankung einer besonders aufwendigen Versorgung bedarf, Anspruch auf diese Versorgungsform. Es müssen komplexe Symptome vorliegen, die durch die allgemeine ambulante Palliativversorgung nicht ausreichend kontrolliert werden können. Dazu gehören ausgeprägte Schmerzen, neurologische/psychische, respiratorische, kardiale, urogenitale und gastrointestinale Beschwerden. Aber auch ulzerierende Wunden sind Gründe für die SAPV-Verordnung. Diese Versorgungsform kann im Haushalt des schwerstkranken Menschen oder seiner Familie, in stationären Pflegeeinrichtungen, in Einrichtungen der Eingliederungshilfe für behinderte Menschen und, wenn erforderlich, in stationären Hospizen erbracht werden. Die Verordnung erfolgt auf einem speziellen Vordruck (Muster 63) durch Krankenhausärzte (Erstverordnung begrenzt auf 7 Tage) oder niedergelassene Vertragsärzte.

Diese Leistung wird ausschließlich von Leistungserbringern nach § 132d SGB V erbracht, die in einer interdisziplinären Versorgungsstruktur organisiert sind, und zwar bestehend aus in Palliativmedizin qualifizierten Ärzten und Pflegefachkräften unter Beteiligung der ambulanten Hospizdienste und ggf. der stationären Hospize. SAPV wird an den jeweiligen aktuellen Versorgungsbedarf angepasst und kann als Beratungsleistung, Koordination der Versorgung, additiv unterstützende Teilversorgung oder vollständige Versorgung erbracht werden. Ein SAPV-Team muss bestimmte Voraussetzungen erfüllen. Die mitarbeitenden Ärzte müssen über die Zusatzweiterbildung Palliativmedizin verfügen und die Pflegekräfte eine curriculare Weiterbildung zu Palliative Care absolviert haben.

Inhalte der SAPV:

- Koordination der spezialisierten palliativmedizinischen und palliativpflegerischen Versorgung
- Beratung der betreuenden Leistungserbringer der Primärversorgung
- Symptomlinderung auch unter Anwendung apparativer Behandlungsmaßnahmen (z. B. Medikamentenpumpen)
- Ruf-, Notfall- und Kriseninterventionsbereitschaft rund um die Uhr
- Psychosoziale Unterstützung der Patienten und Angehörigen im Umgang mit schweren Erkrankungen, Sterben und Tod

- **Ambulanter Hospizdienst**

Wesentliches Merkmal ist der Dienst ehrenamtlicher Mitarbeiter, die durch hauptamtliche Koordinatoren unterstützt werden. Im Mittelpunkt der Arbeit steht der schwerstkranke und sterbende Mensch mit seinen Wünschen und Bedürfnissen sowie seine An- und Zugehörigen. Die Begleitung endet nicht mit dem Tod – sie kann auf Wunsch in der Zeit der Trauer weitergeführt werden. Oft werden durch die ambulanten Hospizdienste auch Angebote zur Trauerberatung oder Trauergruppen angeboten. Unter bestimmten Voraussetzungen erhalten ambulante Hospizdienste für die hauptamtlichen Koordinierungskräfte eine Förderung durch die Gesetzliche Krankenversicherung. Die weiteren Kosten erbringt der Träger durch Spenden. Für Betroffene sind die Leistungen kostenfrei.

10.5.5 Fazit

Die Angebote der Hospiz- und Palliativversorgung in Deutschland sind derzeit regional noch sehr unterschiedlich verfügbar. Zukünftig ist ein weiterer

Ausbau dieser Netzwerke von Seiten der Politik vorgesehen. Unabhängig davon ist es wichtig, dass jeder in der Medizin Tätige Grundkenntnisse im Fachgebiet Palliativmedizin erwirbt. Dies kann langfristig nur durch die Integration der Lerninhalte in die ärztliche und krankenpflegerische Grundausbildung erreicht werden.

10.6 Palliativpflege

B. Sayer

Da im Rahmen palliativer Versorgung schwerstkranke und sterbende Menschen mit einer unheilbaren Erkrankung betreut werden, erfordert dies ein Umdenken und eine andere Sichtweise bezüglich der Ziele, Bedeutung und Durchführung von Pflegemaßnahmen. Durch die Begrenzung oder gar fehlende Lebensperspektive erhalten ärztliche und pflegerische Maßnahmen einen anderen Stellenwert, denn sie dienen nicht mehr der Wiederherstellung von Gesundheit. Die Bereitschaft, eventuelle Begleitsymptome, wie z. B. Schmerzen zu tolerieren, sinkt. Neben der Linderung körperlicher Beschwerden sind es besonders psycho-soziale aber auch spirituelle Bedürfnisse, die in den Vordergrund treten und die Lebensqualität des Betroffenen beeinflussen. Die persönliche Haltung der Pflegenden gegenüber Krankheit, Leid und Tod ist von großer Bedeutung im Umgang mit existenziellen Fragen, die teils unvermittelt im Gespräch, aber auch während der Versorgung auftreten können. Palliativpflege setzt die Bereitschaft voraus, sich auf die individuelle Situation und Lebensgeschichte der Betroffenen einzulassen. Ebenso wichtig ist die Betreuung und Integration der Angehörigen – vor allem, wenn die Versorgung im häuslichen Bereich erfolgen soll.

Um eine individuelle, an den Ressourcen und Bedürfnissen des Betroffenen und seiner Angehörigen orientierte Pflege gewährleisten zu können, bedarf es neben fachlicher und kommunikativer Kompetenz ebenso Flexibilität, Kreativität und Einfühlungsvermögen.

10.6.1 Palliative Aspekte in der Stomaversorgung

Bei Patienten mit einem kurativen Behandlungsansatz wird die Lage des Stomas präoperativ getestet (► Abschn. 6.1.1), in einer palliativen Situation ist dies nicht immer möglich bzw. die Lage des Stoma wird häufig durch die Tumorausbreitung bestimmt, was später zu Problemen führen kann:

- Der Patient ist nicht in der Lage, das Stoma einzusehen und damit sich selber zu versorgen.
- Das Stoma befindet sich im Bereich von Narben oder Hautfalten und neigt zu Undichtigkeit.
- Das Stoma befindet sich kleidungstechnisch an einer ungünstigen Stelle (Taille).

Hinzu kommt, dass dieser in einem fortgeschrittenen Krankheitsstadium körperlich belastende Eingriff nur der Symptomlinderung (z. B. Ileussymptomatik) dient und neben dem Funktionsverlust (Ausscheidungskontrolle) zusätzlich zu psycho-sozialen Problemen bei Patient und Angehörigen führen kann. Um eine bestmögliche Versorgung des Patienten sicherzustellen, ist die Einbeziehung eines Stomatherapeuten in die Behandlung und Pflege unbedingt erforderlich.

10.6.2 Veränderung des Körperbildes

Es gibt viele Gründe, die zu einer Veränderung des Körperbildes und der Körperwahrnehmung bei (Palliativ-)Patienten führen können, z. B. entstellende Wunden, ausgeprägte Lymphödeme/Kachexie oder auch die Anlage eines Stomas. Für viele Patienten bedeutet dies einen Eingriff in die körperliche Unversehrtheit und ruft Gefühle wie Angst, Scham, Ekel, Abneigung und Wut dem eigenen Körper gegenüber hervor. Besonders betroffen sind immobile Patienten, die auf Hilfe bei der Stomaversorgung angewiesen sind und dies zusätzlich als Eingriff in ihre Intimsphäre erleben. Aus Angst vor unkontrollierbaren Geräuschen (Flatulenz), Geruchsbildung oder Undichtigkeit des Stomamaterials ziehen sich viele Patienten zurück und erleben eine deutliche Einschränkung in ihrem Alltagsleben (soziale Isolation) und einen Verlust an Autonomie.

Das veränderte Selbstbild ruft oft Minderwertigkeitsgefühle hervor, als Frau oder Mann nicht mehr attraktiv zu sein, und führt zu Berührungsängsten und Problemen in der Partnerschaft (► Abschn. 9.4). Dies gilt nicht nur für Patienten in einer palliativen Situation, aber gerade für diese sind der Kontakt zu anderen, das Gefühl von Nähe und die Unterstützung durch Familie und medizinisches Personal besonders wichtig.

Folgende Verhaltensweisen haben sich als hilfreich im Umgang mit diesen Patienten erwiesen:

- Gefühle des Betroffenen ernst nehmen
- Vermitteln, dass die Ängste verständlich sind und es anderen Patienten ebenso geht
- Offene Kommunikation ermöglichen (Patient, Angehörige und medizinisches Personal)
- Betonen, wie wichtig es ist, bestehende Empfindungen auszudrücken
- Umfassende Beratung und Information über Versorgungsmöglichkeiten, um Sicherheit zu geben
- Behutsamer, respektvoller und wertschätzender Körperkontakt, um Vertrauen aufzubauen
- Integration der Angehörigen; möglichst auch in die Stomaversorgung, um Berührungsängste abzubauen
- Wahrhaftig und authentisch sein bzgl. eigener Ängste und Gefühle (► Abschn. 9.1)

Praxistipp

Patientinnen ermutigen, sich zu schminken und hübsch anzuziehen, um das Selbstwertgefühl zu stärken.

10.6.3 Exulzerierende Tumorwunden

Exulzerationen sind maligne Läsionen der Haut bedingt durch:

- primäre Hauttumore,
- Hautmetastasen oder
- den Durchbruch eines Tumors aus unterliegenden Gewebeschichten einhergehend mit einer Infiltration der Haut und der versorgenden Blut- und Lymphgefäße durch Tumorzellen (► Abschn. 8.4.5).

Dies führt meist zu einer massiven Gewebszerstörung (Nekrosen). Bei etwa 5–10 % aller Patienten mit einer weit fortgeschrittenen Tumorerkrankung kommt es zu solchen malignen Läsionen, die überall am Körper auftreten können – auch parastomal oder direkt aus dem oder am Stoma. Das Erscheinungsbild kann sehr unterschiedlich sein und reicht von kleinen, begrenzten, verkrusteten und trockenen Hautbezirken bis hin zu großflächigen, stark sezernierenden und übelriechenden Wunden.

Neben der äußeren Entstellung (► Abschn. 9.4.1) leiden die Patienten besonders unter der teils starken Geruchsbildung und Schmerzen. Für Pflegende stellen die oft starke Sekretbildung, Blutungsneigung, Wundinfektion und versorgungstechnisch ungünstige Lokalisation oder Wundgröße mitunter eine große Herausforderung dar. Besonders schwierig gestaltet sich die Versorgung, wenn die Exulzeration im Bereich der Hautschutzplatte der Stomaversorgung liegt. Da diese Wunden täglich mindestens einmal versorgt werden müssen – je nach Geruchsentwicklung und Sekretbildung – muss meist auch die Basisplatte oder die einteilige Versorgung entsprechend oft gewechselt werden, was wiederum belastend für den Patienten und die Umgebungshaut ist. Hinzu kommt, dass die Stomaversorgung unter Umständen durch den Verband über der Exulzeration nur schwer anzubringen ist. In solchen Fällen ist die Zusammenarbeit von Pflegenden, Wundpflegeexperten und Pflegeexperten SKW notwendig, um eine patientengerechte Versorgung anzupassen und zu ermöglichen. Weiterhin muss bedacht werden, dass exulzerierende Wunden in einem fortgeschrittenen Krankheitsstadium nicht heilbar sind und deshalb die Gesamtsituation des Patienten bei der Planung und Umsetzung der Versorgung zu berücksichtigen ist. Dazu gehört auch – wenn erforderlich – die vorherige Gabe eines Schmerzmittels oder das Arbeiten mit zwei Pflegekräften, um die Zeit der Wund- und Stomaversorgung so kurz wie möglich zu halten.

10.6.4 Geruchsbeseitigung/-linderung

Der Wundgeruch entsteht durch Gewebszerfall, bakterielle Besiedlung oder Sekretansammlung. Eine Beseitigung oder Reduktion des Wundgeruchs ist in Abstimmung und **nach Anordnung des Arztes** durch

Wundreinigung, Infektionsbehandlung, Sekretmanagement und allgemeine geruchsreduzierende Maßnahmen möglich.

- **Wundreinigung:**
  - Natrium-Chlorid(NaCl)-Lösung 0,9 %, Ringerlösung (bei großen Wunden anwärmen)
  - Hydrogele 3–5 mm dick auf Wunde auftragen (Herstellerangaben beachten!)
  - Wundantiseptikum als Lösung oder Gel (bei Infektionen)

Bei der Reinigen mit Kompressen nicht reiben oder wischen, nur abtupfen oder spülen wegen starker Blutungsneigung.

- **Mögliche Infektionsbehandlung:**
  - Metronidazol lokal oder systemisch
  - Lokal Infusionslösung pur auf die Wunde sprühen
  - Lokal 1–2 %iges Metronidazolgel (Apothekenanfertigung) auftragen
  - Metronidazoltablette in den Stomabeutel geben, bei Läsionen am Stomarand
  - Silberhaltige Wundauflagen (Gaze, Alginat, PU-Schaum)
- **Sekretmanagement:**
  - Aktivkohlekompressen
  - Hydrofaserkompressen
  - Saugkompressen
  - Kombinationspräparate nutzen, z. B. Vliwaktiv Ag Saugkompressen
- **Allgemeine geruchsreduzierende Maßnahmen:**
  - Chlorophylllösung 2,5 % wässrig auf die Wundauflage (desodorierende Wirkung)
  - Chlorophyllpulver direkt auf die Wunde (cave: Grünfärbung der Wunde)
  - Nilador als Raumspray oder 2–3 Tropfen auf den Verband/Stomabeutel
  - Ätherische Öle, z. B. Zitrusdüfte 1–2 Tropfen auf den Verband oder in einer Duftlampe
  - Duftkissen auflegen (▶ Abschn. 11.2)
  - Wunde nach außen abdichten mittels Wundfolie

Nicht nur im Zusammenhang mit Exulzerationen spielt die Geruchsvermeidung eine Rolle. So sind:

- eine gute Reinigung des Stomas,
- die Auswahl des richtigen Stomamaterials (z. B. Beutel mit Kohlefilter),
- die sachgerechte Handhabung des Materials bzgl. Abdichtung und Wechselintervall oder
- der Einsatz von Duftstoffen und/oder Geruchsbannern bei der Stomaversorgung unerlässlich.

10.6.5 Blutungen

Exulzerierende Wunden neigen stark zu Blutungen, aber auch sonst kann es aufgrund vorgeschädigter, strapazierter Haut oder mechanischer Läsionen (häufiger Stomaversorgungswechsel) zu Blutungen kommen.

Prophylaxe:

- Verklebungen bei Exulzerationen vermeiden (nach Möglichkeit keine „trockenen Wundverbände")
- Wundabdeckung zum Lösen anfeuchten (z. B. wirkt Salbeitee adstringierend)
- Wundgaze/-gele benutzen
- Stomaversorgung (Hautschutzplatte und Pflaster) vorsichtig (evtl. mit Pflasterlöser) entfernen

Bei Blutungen nach Arztanordnung:

- Hämostyptika, z. B. Gelaspon®
- Adrenalin 0,1 % (1 Amp./10 ml NaCl 0,9 %); Beträufeln der Wunde mit einer Spritze
- Kühlpacks (Eiswürfel immer nur kurz auf die Blutung halten!)

Der Einsatz von Adrenalin muss ärztlicherseits verordnet werden.

10.6.6 Hautpflege/-schutz

Die Haut von Tumorpatienten ist aufgrund vorangegangener Chemotherapien, Operationen oder Bestrahlung oftmals geschädigt und bedarf einer guten Pflege. Dazu eignen sich rückfettende Lotionen oder Körperöle mit einem für den Patienten angenehmen Duft. Der Einsatz ätherischer Ölmischungen dient nicht nur der allgemeinen Pflege, sondern kann auch im prophylaktischen und therapeutischen Bereich eingesetzt werden (z. B. Dekubitusprophylaxe oder Behandlung von Pilzinfektionen). Hinzu kommt, dass ätherische Öle nicht nur körperlich sondern auch psychisch wirksam sind und so auf das emotionale Befinden des Patienten Einfluss nehmen können. In der Stomaversorgung dürfen keine fettenden Produkte angewandt werden, da sonst das Stomamaterial nicht haftet. Der Einsatz einer Hydrolatmischung ist aber möglich, da diese nicht rückfettend ist.

Mischung (nach M. Werner, R. v Braunschweig):

- 5 Tr.Lavendel fein
- 5 Tr. Pfefferminze
- 4 Tr. Niaouli
- 3 Tr. Rosengeranie
- 5 Tr. Benzoe
- In 60 ml Rosenhydrolat/40 ml Ringer-Laktat-Lösung oder 100 ml Rosenhydrolat

Die Mischung in eine Sprühflasche geben und vor Gebrauch gut schütteln. Anschließend aufsprühen und antrocknen lassen. Dies stellt für viele (palliative) Patienten eine angenehme Alternative zu herkömmlichen Präparaten dar (▶ Kap. 11). Ansonsten stehen von verschiedenen Herstellern spezielle Hautschutz- und Pflegepräparate Kombination mit der Stoma- und Wundversorgung zur Verfügung:

Zum Schutz der Haut sollte ein zu häufiger oder zu seltener Wechsel des Stomamaterials oder der Kontakt mit Stuhl vermieden werden (bei Komplikationen ▶ Kap. 8).

Literatur

Literatur zu 10.1, 10.2 und 10.3

AWMF (2016). Arbeitsgemeinschaft der Wissenschaftlichen Medizinischen Fachgesellschaften e.V.; S3-Leitlinie Früherkennung, Diagnose, Therapie und Nachsorge des Harnblasenkarzinoms. Abgerufen am 29.02.2016. März 2016 von http://leitlinienprogramm-onkologie.de: http://leitlinienprogramm-onkologie.de/uploads/tx_sbdownloader/LL_BlasenCa_Langversion_Konsultationsfassung.pdf

AWMF (2013). Arbeitsgemeinschaft der Wissenschaftlichen Medizinischen Fachgesellschaften e.V.; S3-Leitlinie Kolorektales Karzinom. (A. d. V., Hrsg.) Abgerufen am 21. März 2014 von http://www.awmf.org/uploads/tx_szleitlinien/021_007OLl_S3_KRK_14062013.pdf: http://www.awmf.org/leitlinien/detail/ll/021-007OL.html

BMG (2016). „Arzt-Patienten-Gespräch ist entscheidend für eine erfolgreiche Behandlung" Nationaler Krebsplan: Kommunikative Kompetenz in ärztlicher Ausbildung stärken. Bundesministerium für Gesundheit, Prssemitteilung (29. Februar 2016)

Dengler, R. (2016). Ambulante Versorgung von hämatoonkologischen Pateinten in Schwerpunktpraxen. Onkologische Pflege (März 2016), 15–21

DKG (2015). Erhebungsbogen für Darmkrebszentren der Deutschen Krebsgesellschaft. Abgerufen am 01.. März 2016 von http://www.krebsgesellschaft.de/deutsche-krebsgesellschaft-wtrl/deutsche-krebsgesellschaft/zertifizierung/erhebungsboegen/organkrebszentren.html

DNQP (2009). Expertenstandard Entlassungsmanagement in der Pflege. Abgerufen am 14.. Mai 2014 von http://www.wiso.hs-osnabrueck.de/fileadmin/users/774/upload/ExpertenstandardEntlassungsmanagement_Akt.pdf

Droste, W., & Gruber, G. (2010). Sektorenübergreifender Leitfaden Stomatherapie für Krankenhäuser, die ambulante Homecare-Versorgung und Rehabilitationskliniken (2. Ausg.). Hannover: Schlütersche Verlagsgesellschaft mbH & Co. KG

FgSKW e. V. (2013). Fachgesellschaft Stoma-Kontinenz und Wunde e. V.; Handlungsempfehlung zum Einsatz convexer Produkte. Abgerufen am 03. Dezember 2014 von http://www.fgskw.org/files/entwurf_v3_handlungsempfehlung_convexe_produkte_der_fgskw.pdf

GBE-Bund (2013). Gesundheitsberichterstattung des Bundes; Fallzahlen und durchschnittliche Verweildauer; Diagnose Daten der Krankenhäuser lt. ICD10-C19-C21; Bösartige Neubildungen des Rektum und des Anus. Abgerufen am 10.. November 2013 von http://www.gbe-bund.de/wa921install/servlet/oowa/aw92/WS0100/_XWD_FORMPROC?TARGET=&PA-GE=_XWD_2&OPINDEX=1&HANDLER=XS_ROTATE_ADVANCED&DATACUBE=_XWD_30&D.000=ACROSS&D.001=PAGE

Gruber, G. (2010). Erstes Handeln bei Komplikationen. Die Schwester, Der Pfleger, Jahrg. 49 (02–10), 140–145

Gruber, G. (2014). Parastomale Hautveränderungen unter zielgerichteter Antikörpertherapie in der Onkologie. Eine neue Ursache für parastomale Komplikationen und deren pflegerischen Versorgungsschwierigkeiten? (unveröffentlichte akadem. Abschlussarbeit)

Gruber, G. (2015). Stomapflege bei gezielter Krebstherapie. Die Schwester Der Pfleger (54. Jahrgang, 06/15), 42–45

Gutzmer, R., Wollenberg, A., Ugurel, S., Homey, B., Ganser, A., & Kapp, A. (Dtsch Arztebl Int 2012; 109(8): 133-40; DOI: 10.3238/arztebl.2012.0133 2012). Kutane Nebenwirkungen von neuen medikamentösen Tumortherapien: Klinik und Management. Abgerufen am 26.. März 2014 von http://www.aerzteblatt.de/archiv/123454/Kutane-Nebenwirkungen

Lichtenberger, B. et al. (2013). Epidermal EGFR Controls Cutaneous Host Defense and Prevents Inflammation. Abgerufen am 04.. November 2013 von http://www.uni-duesseldorf.de/home/startseite/news-detailansicht/article/uniklinik-duesseldorf-entschluesselt-ursachen-fuer-hautnebenwirkungen-zielgerichteter-tumormedikamen.html?cHash=3ba0f569fc7552f4e0893ce6b21f190e

Lyon, C. C. (2010). Abdominal Stomas and their Skin Disorders - An Atlas of Diagnosis and Management (2. Ausg.). London: Informa healthcare

Margulies, A. (2011). Haut- und Nagelveränderungen. In A. Margulies, T. Kroner, A. Gaisser, & I. Bachmann-Mettler (Hrsg.), Onkologische Krankenpflege. Berlin Heidelberg: Springer Medizin

Margulies, A., Bachmann-Mettler, I., Gaisser, A., & Kroner, T. (2011). Onkologische Krankenpflege. Berlin: Springer-Verlag

Millich, N. (2016). Die Kraft der Natur nutzen. Die Schwester Der Pfleger, 5 Jahrg. (04/16), 12–16

Panfil, E.-M., & Schröder, G. (2010). Pflege von Menschen mit chronischen Wunden - Lehrbuch für Pflegende und Wundexperten (2. Ausg.). Bern: Verlag Hans Huber

Potthoff, Karin et al. (2013). Stufenschema zur Behandlung des akneiformen Exanthems, Update 2013. Dresden: Arzneimitteltherapie 2010;28:191-8, mündlicher Bericht

Protz, K. (2009). Moderne Wundversorgung (5. Ausg.). München: Verlag Urban & Fischer

RKI (2015). Krebs in Deutschland 2011 /2012. Abgerufen am 03.. Februar 2016 von http://www.krebsdaten.de/Krebs/DE/Content/Publikationen/Krebs_in_Deutschland/kid_2015/krebs_in_deutschland_2015.pdf?__blob=publicationFile

Sailer, M. (2010). Patientenedukation. In E.-M. Panfil, & G. Schröder (Hrsg.), Pflege von Menschen mit chronischen Wunden - Lehrbuch für Pflegende und Wundexperten. Bern: Verlag Hans Huber

Schulze-Bergkamen, H. (April 2014). Moderne zielgerichtete Therapien in der Onkologie. MagSi Fachzeitschrift für Pflege, Fortbildung und Berufspolitik, S. o.A.

http://www.krebsinformationsdienst.de/wegweiser/iblatt/iblatt-hautprobleme-zielgerichtete-therapien.pdf, 23. März 2014

Literatur zu 10.4

AWMF (2013): S-3 Leitlinie Kolorektales Karzinom, Chirurgische Therapie der Peritonealkarzinose

Cao C, Yan TD, Black Detal (2009): Asystematic review and meta-analysis of cytoreductive surgery with perioperative intraperitoneal chemotherapy for peritoneal carcinomatosis of colorectal origin. Ann Surg Oncol 16:2152–2165

Dahlke MH, Schlitt HJ, Piso P (2007): Continuous peritoneal perfusion: techniques, methods and applications. Caner Treatment and Research 134:265–273

Filipp, S.-H., Aymanns, P. (2010): Kritische Lebensereignisse und Lebenskrisen Vom Umgang mit den Schattenseiten des Lebens. Verlag W. Kohlhammer, 1. Auflage, Stuttgart, S. 14–82

Glockzin G, Piso P (2007): Palliative Viszeralchirurgie. In: Der Onkologe,13:625–631

Gruber, G., Droste, W. (2010): Sektorenübergreifender Leitfaden Stomatherapie für Krankenhäuser, die ambulante Homecare Versorgung und Rehabilitationskliniken anhand der Abläufe im Akutkrankenhaus in der ambulanten Nachsorge am Beispiel eines Homecare- Unternehmens in Rehabilitationskliniken/Kliniken für Anschlussheilbehandlung. Schluetersche Verlagsgesellschaft, 2., überarbeitete Ausgabe, (Hollister Incorporated, Hrsg.), Hannover 2010. S. 50–54

Harmon RL, Sugarbaker PH (2005): Prognostic indicators in peritoneal carcinomatosis from gastrointestinal cancer. Int Semin Surg Oncol 2(1):3

Hirche, Z., Willis, S. (2014): Intestinale Stomata. Allgemein-und Viszeralchirurgie up2date, 8(05),299–314

Holzer,K., Gog, C., & Trojan, J. (2011): Onkologische Patienten mit einem Ileus. Der Onkologe, 17(10), 964

Jähne, J., Piso, P. (1996): [Intraoperative (hyperthermic) intraperitoneal chemotherapy--considerations and aspects of safe intra-and postoperative treatment with cytostatic drugs]. Langenbecks Archiv fur Chirurgie, 382(1),8–14

Kreis, M. E., & Straßburg, J. (Eds.). (2015): Moderne Chirurgie des Rektumkarzinoms. Springer-Verlag. Berlin Heidelberg.S. 166

Kupferschmidt F. (2015): Bowel cleansing for colonoscopy effficacy and tolerability of different preparation regimes. Doctoral dissertation, Freie Universität Berlin

Maercker, A., Forstmeier, S., Wagner, B., Glaesmer, H., & Brähler, E. (2008): Posttraumatische Belastungsstörungen in Deutschland. Der Nervenarzt, 79(5),577–586

Novotná, J. (2012): Exposition von OP-Personal gegenüber Cis/Oxaliplatin bei Operationen nach dem HIPEC-Verfahren. Doctoral dissertation, lmu

Paetz, B. (2013): Chirurgie für Pflegeberufe. Georg Thieme Verlag.S.140–151

Pelz, J. O. W., Germer, C. T. (2013): Morbidität und Letalität der hyperthermen intraperitonealen Chemoperfusion. Der Chirurg, 84(11),957–961

Pelz, J. O. W., & Germer, C. T. (2013): Tumor-Debulking und HIPEC bei Peritonealkarzinose. In Forum (Vol. 28, No. 6, pp. 428–430). Springer Berlin Heidelberg

Pipam, W., Bernatzky, G. (2009): Schmerzmessung und Dokumentation (pp. 39–40). Springer Vienna

Piso P, Arnold D (2011): Multimodale Therapiekonzepte der Peritonealkarzinose bei kolorektalen Karzinomen. Dtsch Arztebl Int 108:802–808

Schierl R., Böhlandt A. (2011): Umgebungs- und Biomonitoring von Platin-Zytostatika während Operationen mit dem HIPEC-Verfahren, Berufsgenossenschaft für Gesundheitsdienst und Wohlfahrtspflege – BGW, Abschlussbericht Pilotstudie, 6–31

Segerer, Katja, and Christoph Wanner. (2014): „Akutes Nierenversagen (ANV)". Niere und Ableitende Harnwege. Springer Berlin Heidelberg. S. 33–39

Siewert, JR., Rothmund M. (2010): Praxis der Viszeralchirurgie-Onkologische Chirurgie. Springer- Verlag GmbH, 3. Auflage, Heidelberg 2010. S. 392, 904–911

WHO (2013)-Stufentherapie. Therapiepläne Tumorschmerztherapie, S. 71–81
Trierweiler-Hauke, B. (2015): Prävention postoperativer Wundinfektion. ProCare, 20(3),36–39
Trierweiler-Hauke, B. (2014): Ziel ist die Selbstständigkeit. ProCare, 19(1–2), 22–27.
Webb, C. A., Weyker, P. D., Moitra, V. K., & Raker, R. K. (2013): Anästhesiologisches Vorgehen bei HIPEC. Journal Club AINS, 2(03),156–157
Wiesinger, G./ Stoll-Salzer E. (2012): Stoma- und Kontinenzberatung Grundlagen und Praxis. Georg Thieme Verlag, 2., aktualisierte und erweiterte Ausgabe, Stuttgart New York. S. 68

Literatur zu 10.5

Aulbert, Nauck, Radbruch(2012)., Lehrbuch der Palliativmedizin, 3. Auflage, Schattauer, Stuttgart
Gemeinsamer Bundesausschuss. Beschluss des Gemeinsamen Bundesausschusses über die Erst- fassung der Richtlinie zur Verordnung von spezialisierter ambulanter Palliativversorgung. 20.12.2007.
Leitlinienprogramm Onkologie, S3-Leitlinie Palliativmedizin, 2015.
OPS (2015) Systematisches Verzeichnis, Deutscher Ärzte-Verlag, Köln, 2015.
Robert-Koch-Institut (2010), Zentrum für Krebsregisterdaten, Krebs in Deutschland, Stand
Stolberg, M. (2011).Die Geschichte der Palliativmedizin, Mabuse, Frankfurt am Main
www.palliativ.net (2008), 0, de-1060, Version 1
www.dhpv.de Deutschen Hospiz- und PalliativVerbandes e.V. (DHPV):
www.dgpalliativmedizin.de Deutsche Gesellschaft für Palliativmedizin (DGP):
www.wegweiser-hospiz-palliativmedizin.de

Literatur zu 10.6

Aulbert, Zech (1997) Lehrbuch der Palliativmedizin, 2. Auflage, Schattauer, Stuttgart
Bausewein, Roller, Voltz (2004) Leitfaden Palliativmedizin, 2. Auflage, Urban & Fischer, München
Feichtner A. (2007) Exulzerierende Tumorwunden, in Knipping C. Hrsg. Lehrbuch Palliative Care, 2. Auflage Hans Huber Verlag, Bern
Montag T. et al. (2007) Besonderheiten der Pflege, Zeitschrift f. Palliativmed.:8: 101–115
Pleschberger S., Österreichische Pflegezeitschrift 12/02
Student, Napiwotzky (2007), Palliative Care, Thieme
Uebach B., Kern M. (2010) Palliative Wundbehandlung exulzerierender Tumorwunden, PalliaMed Verlag, Bonn
Werner M., von Braunschweig R. (2012) Praxis Aromatherapie, 3. Auflage, Haug, Stuttgart

Komplementäre Medizin und Pflege

D. Jaenichen, M. Kaser-Brehmer, C. Mögel, C. Worms

G. Gruber (Hrsg.), *Ganzheitliche Pflege bei Patienten mit Stoma,*
DOI 10.1007/978-3-662-48429-6_11

11.1 Integrative Onkologie

D. Jaenichen

Die Integrative Onkologie ist eine Fachrichtung, die evidenzbasierte Naturheilkunde in die Behandlung von Krebspatienten mit den hauptsächlichen Zielen einbezieht, die physische und psychische Lebensqualität der Patienten zu verbessern und mögliche Nebenwirkungen abzumildern.

In Deutschland wünschen sich mehr als 80 % aller Betroffenen eine komplementär naturheilkundliche Begleittherapie zur Behandlung ihrer Krebserkrankung. Naturheilkundliche Behandlungsmethoden sind weitverbreitet, mehr als drei Viertel aller Patienten mit Krebserkrankungen wenden komplementäre Verfahren an, oft ohne das Wissen der behandelnden Ärzte. Hier wäre eine offene Kommunikation jedoch dringend erforderlich, denn manche Behandlungen können mit den schulmedizinischen Therapien interagieren und teils deren Wirkung aufheben. Mehr als 60 % nutzen auch bei kleineren gesundheitlichen Beschwerden eher eine naturheilkundliche Behandlung. Damit wird oft eine sanftere Wirkung mit wenigen oder fehlenden Nebenwirkungen assoziiert. Dem ist jedoch nicht so: Schon Paracelsus formulierte: „Sola dosis facit venenum – Die Dosis allein macht das Gift."

Nach einer aktuellen Untersuchung von Prof. Weis aus dem Jahr 2015 wünschen sich Patienten von ihren behandelnden Onkologen auch eine Aufklärung über komplementäre Therapien. Hier ist ein Umdenken unter den Ärzten erforderlich: Obwohl die Integrative Onkologie aufgrund fehlender Evidenz immer wieder kritisiert wird, gibt es bei 40 % aller nicht-integrativen Therapieentscheidungen lediglich Evidenzgrad IIb als Grundlage onkologischen Empfehlungen (Horneber et al. 2011). Die evidenzbasierte Medizin (EBM) stützt sich definitionsgemäß auf drei Säulen:

1. Individuelle klinische Erfahrung des Behandelnden
2. Werte und Wünsche des Patienten
3. Aktueller Stand der klinischen Forschung

In unserer Auseinandersetzung liegt das Hauptaugenmerk oft nur auf dem dritten Punkt. Dabei wird Punkt zwei häufig übersehen. Der Patientenwille und seine Einstellung zur Therapie leisten einen sehr großen Beitrag im Genesungsprozess. Dabei hat eine Experten-Konsensuskonferenz zum Thema Patientenwille nachweisen können, welch wichtigen Einfluss auf die Krankheit und den gesamten Genesungsverlauf die innere Überzeugung des Patienten hinsichtlich seiner Therapieentscheidung spielt. Über Selbstregulation, Selbstheilung als Teil der Medizin schrieb Prof. Tobias Esch 2014 im Deutschen Ärzteblatt: „Wir können die Mind-Body-Medizin als angewandten Placeboeffekt verstehen, die Selbstheilung als eine Art Placebo-Medizin." (Esch 2014) So führt Meditation über Aufmerksamkeitskontrolle, Emotionsregulation und Selbstwahrnehmung zu Selbstregulation, dies ist z. B. an einem Dickenwachstum des Kortex im für die Emotionskontrolle zuständigen Bereich MRT-morphologisch nachweisbar.

Als David Eisenberg in den 1990er Jahren mit seinen Untersuchungen 1993 und 1998 zur Nutzung Integrativer Onkologie besonders beim Prostatakarzinom erste Ergebnisse veröffentlichte, wurden an verschiedenen Standorten der USA Zentren für Integrative Onkologie zur Therapie, aber auch zu Forschungszwecken eröffnet (Eisenberg 1998). Die amerikanische Regierung stellt jährlich ca. 250 Millionen US-Dollar für die Forschung zur Verfügung. In Deutschland gibt es keine öffentlichen Gelder für diese Fachrichtung. Die Einrichtungen wurden v. a. von Stiftungen finanziert und auch die Studien wurden v. a. aus Stiftungsgeldern gefördert. Patienten nehmen oft weite Wege in Kauf, um sich an den wenigen deutschen Zentren integrativ onkologisch behandeln zu lassen. Unsere Abteilung für Integrative Onkologie im Universitätsklinikum Jena war zur Eröffnung im Jahr 2003 die erste Abteilung für Naturheilkunde in Deutschland innerhalb einer onkologischen Universitätsklinik. Weitere integrative Einrichtungen gibt es in Essen im Knappschaftskrankenhaus Essen Mitte unter Leitung von Prof. Dobos, in der Berliner Klinik Havelhöhe, im Tumorzentrum Freiburg, im van Haunerschen Kinderspital in der Münchener Kinderonkologie unter Sigrid Kruse sowie in Hamburg Eppenheim und Hannover.

Integrative Onkologie fasst unterstützende therapeutische und edukative Therapien und Verfahren zusammen, die die physische und psychische Lebensqualität der Patienten unterstützen sollen. Dazu ist ein individuelles Vorgehen notwendig.

Es kann keine allgemeingültigen Empfehlungen für Patienten mit gleicher Diagnose geben, da damit individuelle Besonderheiten keine Berücksichtigung finden würden.

Zunächst ist ein ausführliches Gespräch notwendig, in dem der Patient sein Hauptanliegen, seine Beschwerden und seine Therapiewünsche äußert. Weitere Inhalte der Fragen sind z. B.:

- Ernährungs- und Bewegungsgewohnheiten
- Positive Ressourcen
- Individuell auftretende Schwierigkeiten
- Psychische Probleme

Nach eingehender Beratung und Untersuchung können sich Empfehlungen zur Umstellung des Lebensstils und zu spezifischen naturheilkundlichen Therapien ergeben, die dem Patienten angeboten und erläutert werden.

Naturheilkundliche Therapien können einen positiven Einfluss auf den Krankheitsverlauf nehmen und zu jedem Zeitpunkt mit der konventionellen Therapie kombiniert werden. Eine mögliche Therapieform der Integrativen Onkologie ist das klassische Naturheilverfahren nach Sebastian Kneipp mit den fünf Säulen:

- Ordnungstherapie
- Bewegungstherapie,
- Ernährungstherapie,
- Phytotherapie und
- Hydrotherapie.

Ordnungstherapie

Innerhalb der Ordnungstherapie unterscheidet man psychoonkologische und psychoedukative Verfahren. Zunächst stehen stützende und entlastende Gespräche im Fokus. Wenn sich Patienten mehr einlassen möchten, können verschiedene Meditationsverfahren, Visualisierungstechniken, Mind-Body-Medizin nach John Kabat-Zinn und die achtsamkeitsbasierte Stressreduktion erlernt und trainiert werden. In wissenschaftlichen Studien konnten bei diesen Therapieformen positive Effekte, wie bessere Verträglichkeit der Chemotherapie oder gesteigerte Lebensqualität, nachgewiesen werden. Je regelmäßiger die Techniken angewendet wurden, desto besser waren die Resultate. Oft führen die Krankheit und die krankheitsbedingten Einschränkungen zu einem inneren Haltungswechsel. Prioritäten werden neu gesetzt, Krankheit kann im Einzelfall sogar reflexive Bedeutung gewinnen und dazu führen, das Leben achtsamer und wertschätzender zu gestalten.

Beispiel

Ein Patient mit einem seltenen Tumor nutzte insbesondere Visualisierungsübungen und Selbsthypnose, die er mit Hilfe der behandelnden Psychoonkologin genau an seine jeweilige Krankheitssituation anpasste. Er litt an multiplen Metastasen und nutzte verschiedene sowohl schulmedizinische als auch naturheilkundliche Therapieverfahren. In Zeiten, in denen er konsequent täglich visualisierte, sanken die Tumormarker und in den Kontrolluntersuchungen waren regrediente Befunde zu sehen. Manchmal fehlte jedoch die Motivation für das tägliche Üben, und immer dann stiegen die Marker und kam es zum erneuten Progress. Er hatte zusätzlich seine Ernährung komplett umgestellt und trieb regelmäßig Sport. Somit konnte er seine bei Diagnosestellung prognostizierte Überlebenszeit von vier auf elf Jahre verlängern.

Bewegungstherapie

Die Bewegungstherapie spielt seit den 1990er Jahren eine immer größere Rolle in der Behandlung von Tumorpatienten. Dabei sollte eine der allgemeinen Situation angepasste Mischung aus Kraft- und Ausdauertraining individuell auf den Patienten abgestimmt werden. Von Überforderung jedoch ist dringend abzuraten, sie ist eher schädlich für den Krankheitsverlauf. Mit Yi-Quan-Kursen beispielsweise, einer chinesischen Bewegungsform, kann die körperliche Leistungsfähigkeit von Patienten mit einfachen Übungen gesteigert und dabei das Konzentrationsvermögen trainiert werden, was einer sehr häufig bestehenden inneren Anspannung entgegenwirkt.

Ernährungstherapie

Die Ernährungstherapie stellt Patienten vor große Herausforderungen. Informationen zu diesem Thema widersprechen sich und meist kommen die Empfehlungen ohne erhebliche Einschränkungen oder Umstellungen der Ernährungsweise nicht aus. In einer Metaanalyse aus dem Jahr 2014 (Hübner et al. 2014) konnte kein vorteilhafter Effekt für eine bestimmte Krebsdiät gefunden werden. Doch schon Untersuchungen aus den 1980er Jahren zufolge ist die Ernährung zu 80 % für die Entstehung von Krebserkrankungen verantwortlich. Eine Kombination von Ernährungsumstellung und sportlicher Aktivität kann das Rezidivrisiko teils um bis zu 50 % senken. Ebenfalls sinnvoll ist die Bestimmung verschiedener Laborparameter, z. B. Vitamin D, Selen oder Vitamin B12, da auch hier eine Substitution bis zum Erreichen des Normwertes für die betroffenen Patienten Symptome lindern, das Immunsystem unterstützen und die Lebensqualität verbessern kann.

Phytotherapie

In der Phytotherapie kommen gezielt Pflanzenextrakte zum Einsatz. Calendula als Salbenanwendung kann Untersuchungen zufolge eine Strahlendermatitis vermindern bzw. verhindern. Das am weitesten verbreitete Phytotherapeutikum in Deutschland ist die Mistel. Ihre immunmodulierenden Eigenschaften werden schon seit knapp 100 Jahren in der Krebstherapie genutzt. Die Misteltherapie ist das am besten geprüfte komplementäre Therapieverfahren, sie kann die Nebenwirkung der Chemotherapie vermindern, die körperliche und psychische Lebensqualität steigern, den Appetit verbessern und Schmerz sowie Schlafstörungen mildern. In einzelnen Studien konnte auch das Rezidivrisiko durch Anwendung der Misteltherapie reduziert werden.

Nahezu für alle Beschwerden „ist ein Kraut gewachsen", z. B.:

- Ginseng bei Fatigue
- Mariendistel bei Lebererkrankungen
- Traubensilberkerze bei hormonellen Dysbalancen

Hydrotherapie

Die Hydrotherapie ist die Lehre von der Anwendung verschiedener Wasserreize. In der Tumortherapie werden gerne warme Auflagen oder Wickel angewandt. Über kutiviszerale Reflexe haben diese einfach anzuwendenden Maßnahmen vielfältige Wirkungen im Körper, sie können relaxierend, schlafanstoßend, schmerzlindernd und entkrampfend wirken. Besonders wohltuend hat sich die Ingwerauflage bewährt.

Praxistipp

Für eine Ingwerauflage lässt man frischen Ingwer circa 10 min im Wasser köcheln und legt das damit getränkte Wickeltuch so heiß es vom Patienten toleriert wird auf seine Nierenregion. Darüber kommen ein trockenes Tuch, ein großes Wickeltuch und die vorbereitete Wärmflasche. Die Nachruhzeit sollte unbedingt genauso lange wie die Wickelzeit dauern.

Diese Auflage wird von den Patienten als leistungssteigernd wahrgenommen, sie kann auf Station angewandt werden und eignet sich ebenso gut für die häusliche Anwendung. Bei Bauchschmerz oder Leberfunktionsstörung sind sowohl die Magen- als auch die Leberauflage empfehlenswerte hydrotherapeutische Anwendungen.

Im Zentrum aller Verfahren steht eine Stabilisierung des Patienten auf physischer und psychischer Ebene. Das Ineinandergreifen von Körper und Psyche mit seinem Einfluss auf psychoneuroimmunologische Prozesse wird mit den einzelnen Therapieverfahren positiv unterstützt. Dabei kommt der Patient in die Eigenverantwortung, trägt aktiv zum Heilungsverlauf bei und führt die zugrunde liegende oft nötige Änderung seines Lebensstils selbst durch.

Der Eigenkompetenz des Patienten kommt dabei eine neue und große Rolle zu.

„Je weniger Zeit sich das Gesundheitssystem für den Patienten nimmt, desto mehr wird er alternative Verfahren nachfragen." Diese Erkenntnis von Bröker aus dem Jahr 2003 beschreibt eine noch immer aktuelle Situation (Bröker 2003). Wenn das von der Deutschen Krebshilfe geförderte KOKON-Projekt vollständig umgesetzt ist, wird es eine Datenbank zur Information für alle Ärzte und Behandelnden sowie eine flächendeckende Beratungskompetenz zum Thema Integrative Onkologie für alle interessierten Patienten geben.

11.2 Ätherische Öle für Gesundheit und Wohlbefinden

C. Mögel, M. Kaser-Brehmer

In der Medizin kommen pflanzliche Stoffe seit Jahrtausenden zum Einsatz. Heilige Zeremonien mit Räucherungen, Aufgüssen und Salbungen sollten Gesunde stärken, Kranke heilen und Tote schützen. Die in der Wachstumsphase der Pflanze in den Öldrüsen gebildeten Duftstoffe locken Insekten zur Bestäubung an, wehren Krankheitserreger, wie Bakterien, Pilze und Viren, ab und schützen die Pflanze vor Schädlingen.

Der Überlieferung nach hat der persische Arzt und Philosoph Avicenna bereits im Mittelalter wohlriechende Düfte mittels Wasserdampfdestillation aus Pflanzenteilen wie Blüten, Blättern, Samen, Wurzeln, Harzen, Rinden und Hölzern gewonnen. Heute belegen mikrobiologische Untersuchungen, wissenschaftliche Studien und Erfahrungsberichte aus der ganzen Welt, dass ätherische Öle von Lavendel, Teebaum, Rose oder Pfefferminze beim Menschen eine ähnliche Wirkung wie in der Pflanzenwelt entfalten können. Sie können einerseits olfaktorisch über das Einatmen des Duftes und andererseits biochemisch über Haut und Schleimhäute aufgenommen werden.

Den neuzeitlichen Begriff „Aromatherapie" prägte allerdings erst der französische Chemiker René-Maurice Gattefossé, der sich bei einer heftigen Explosion 1910 in seinem Labor Hände und Kopfhaut verbrannte. Die Wunden behandelte er mit **Lavendelöl** und war erstaunt über die schmerzlindernde Wirkung und die schnelle, narbenfreie Abheilung. Durch die natürliche Synergie von bis zu 500 chemischen Inhaltsstoffen wirken die Öle ganzheitlich, also auf Körper, Geist und Seele. Sie lindern unterschiedliche Beschwerden auf sanfte Weise, stärken das Immunsystem und unterstützen die Selbstheilungskräfte.

11.2.1 Ätherische Öle und fette Pflanzenöle von bester Qualität

Zur Anwendung kommen neben den 100 % naturreinen ätherischen Ölen auch die aus Ölfrüchten und -saaten kalt gepressten fetten Pflanzenöle, wie beispielsweise Sonnenblumenöl, Mandelöl, Olivenöl oder Jojobaöl. Sie eignen sich als hautpflegender Trägerstoff, in dem sich die fettlöslichen, hoch konzentrierten ätherischen Öle gut mischen lassen und so in verdünnter Form auf die Haut aufgetragen werden können. Um Allergien und unerwünschte Nebenwirkungen zu vermeiden, sollten ausschließlich naturreine Öle aus kontrolliertem Anbau verwendet werden. Wichtige Aspekte sind neben Anbau, Ernte und Gewinnung auch eine zertifizierte Qualitätskontrolle, bei der exakte Untersuchungen zur Messung von Wirkstoffen und Wirkmengen mittels Gaschromatografie und Massenspektrometrie durchgeführt werden.

> **Synthetische Aromaöle, Öle aus petrochemischer Herstellung sowie naturidentische Verbindungen isolierter Einzelstoffe sind für die Aromatherapie/-pflege nicht geeignet.**

Bei der Wasserdampfdestillation bildet sich als Nebenprodukt ein aromatisches Pflanzenwasser (Hydrolat), das wasserlösliche Pflanzenstoffe und Spuren von ätherischem Öl enthält. Es kann als Hautspray, zur Herstellung von Mundwasser und als Grundlage für Raumsprays verwendet werden.

11.2.2 Aromatherapie, Aromapflege und Aromakultur

▪ Aromatherapie

Aromatherapie ist ein Bereich der Pflanzenheilkunde (Phytotherapie) und kann von Ärzten oder Heilpraktikern zur innerlichen oder äußerlichen Verabreichung verordnet werden. Phytotherapie ist keine alternative Methode, sondern Teil der heutigen, naturwissenschaftlich orientierten Medizin. Nach genauer Diagnosestellung erfolgt meist ergänzend zu anderen medizinischen, physikalischen oder psychologischen Anwendungen eine gezielte

Behandlung mit ätherischen Ölen, fetten Pflanzenölen und Hydrolaten sowie daraus hergestellten Produkten.

Anwendungsformen:
- Inhalation (z. B. bei Atemwegsinfekten oder psychischen Erkrankungen)
- Innerliche Einnahme (in Form von Kapseln oder Zäpfchen)
- Über die Haut oder Schleimhaut (zur Schmerzlinderung oder in der Wundbehandlung)

Aufgrund ihrer geringen Molekülgröße werden die Wirkstoffe über Haut oder Schleimhäute in den Blutkreislauf und das Lymphsystem transportiert und können so Einfluss auf den gesamten Organismus nehmen. Im Wesentlichen unterscheidet sich die Aromatherapie von der Aromapflege durch die stärkere Konzentration ätherischer Öle in einem Trägerstoff (5 % und höher) und durch die Anwendungsformen. Im persönlich-familiären Bereich dürfen die frei verkäuflichen Öle von Aromakundigen natürlich auch ohne Verordnung eingesetzt werden.

Aromapflege

Aromapflege ist in Deutschland seit mehr als zwanzig Jahren in zahlreichen ambulanten und stationären Gesundheitseinrichtungen implementiert und orientiert sich als komplementäre Pflegemethode an den individuellen Pflegeproblemen und Bedürfnissen des Patienten. Naturreine ätherische Öle, fette Pflanzenöle, Hydrolate sowie daraus hergestellte Pflegeprodukte werden als prophylaktische oder pflegerische Maßnahme auf die Haut aufgetragen. In entsprechend verträglicher Dosierung sind Waschungen, Einreibungen, Streichungen, Hautpflege sowie Auflagen und Wickel eine Möglichkeit, das größte Organ mit seinen vielfältigen Funktionen zu unterstützen. Auch Raumbeduftungen durch Duftlampen oder Trockeninhalationen können auf vielfältige Körperfunktionen und geistig-seelische Prozesse Einfluss nehmen. Über Nerven und Blutkreislauf setzen die Duftmoleküle Reize im Gehirn und wirken dort im limbischen System. Sie beeinflussen Stimmung, Motivation, Kreativität und Erinnerungen (Hinweise zur Anwendung und zum Einsatz der Aromapflege beachten, ► Abschn. 11.3.2).

Aromakultur

Aromakultur bedeutet bewusstes Wahrnehmen von wohlriechenden Pflanzen- und Naturdüften und die Integration dieser Sinneseindrücke in eine ästhetische und kulturbewusste Lebensgestaltung. Aromakultur dient der Förderung der Gesundheit, Steigerung der Lebensqualität, Harmonie und Lebensfreunde wie beispielsweise durch Naturkosmetik, im Sauna-, Entspannungs- und Wohlfühlbereich, in der Aromaküche, durch Räucherungen und zur Raumbeduftung.

11.2.3 Aromapflege für Stomaträger und bei Inkontinenz

Wohnraumbeduftung

Sehr empfehlenswert ist ein elektrisch betriebener kleiner Ultraschallvernebler (Diffuser), in den destilliertes Wasser und ätherische Öle gegeben werden. Es entsteht ein feiner Dunst ohne Hitze, somit wird das unverfälschte, ursprüngliche Aroma im Raum verteilt. Je nach Bedarf können entspannende oder vitalisierende Duftmischungen gewählt oder auch negative Gerüche beseitigt werden. Die Anzahl der benötigten Tropfen richtet sich nach der Raumgröße (Angabe für ca. 20 m^2).

Rezept
- **Entspannende Mischung:**
  - 4 Tropfen Orange, 1–2 Tropfen Rosengeranie oder Lavendel, 3 Tropfen Sandelholz
- **Vitalisierende Mischung:**
  - 4 Tropfen Grapefruit, 1 Tropfen Basilikum, 2 Tropfen Pfefferminze
- **Raumluftklärende Mischung bei unangenehmen Gerüchen:**
  - 4 Tropfen Zitrone, 2 Tropfen Zirbelkiefer, 2 Tropfen Lemongrass oder Pfefferminze

Baucheinreibung bei Blähungen

Blähungen verursachen häufig Bauchschmerzen. Oft hilft eine sanfte Baucheinreibung mit einem entblähenden, schmerzlindernden und entkrampfenden Körperöl. Dieses wird im Darmverlauf (im

Uhrzeigersinn) in kleinen, kreisenden Bewegungen aufgetragen. Zur Verstärkung der Wirkung kann anschließend für 15–20 Minuten ein warmes Tuch, Körnersäckchen oder eine Wärmflasche aufgelegt werden.

Rezept
- 50 ml kalt gepresstes, fettes Mandelöl süß
- Je 3 Tropfen ätherische Öle Lavendel fein, Anis, Fenchel süß und Kreuzkümmel

Wirkung:
- **Mandelöl süß** ist ein gut verträgliches, hautpflegendes fettes Basisöl
- **Lavendel fein** lindert Bauchkrämpfe, wirkt angstlösend und antidepressiv
- **Anis** löst spastische Bauchschmerzen, Blähungen und Verstopfung, wirkt entspannend
- **Fenchel süß** hilft bei allen Magen-Darm-Beschwerden, wirkt entspannend und beruhigend
- **Kreuzkümmel** lindert Bauchkrämpfe und Blähungen, wirkt belebend und ausgleichend

Natürliche Narbenpflege

Operationsnarben können Störfelder sein und somit Ursache von vielen Beschwerden. Nach Entfernen des Nahtmaterials wird der Bereich durch sanftes Einölen weich und elastisch.

Rezept
- 20 ml Johanniskrautöl
- 10 ml Hagebuttensamenöl (auch als Wildrosenöl bezeichnet)
- 3 Tropfen Sanddornfruchtfleischöl
- 5 Tropfen Lavendel fein
- 1 Tropfen Niaouli- oder Karottensamenöl
- 3 Tropfen Rosengeranie

Wirkung:
- **Johanniskrautöl** pflegt irritierte Haut, wirkt schmerzlindernd
- **Hagebuttensamenöl** wirkt besonders narbenglättend
- **Sanddornfruchtfleischöl** macht Haut und Schleimhäute geschmeidig, stabilisiert die Zellwände
- **Lavendel fein** wirkt durchblutungsfördernd, desinfizierend, wundheilend, angstlösend, antidepressiv
- **Niaouli** schützt die Zellmembran, wirkt zellregenerierend und hautstoffwechselanregend
- **Karottensamen** wirkt hautzellregenerierend, stoffwechselanregend, ausgleichend, stärkend
- **Rosengeranie** löst Hämatome auf, wirkt wundheilend, hautpflegend und entkrampfend

Pflege irritierter und mazerierter Haut am Stoma

Wenn die parastomale Haut irritiert oder mazeriert ist, muss gemeinsam mit dem Pflegeexperten SKW oder Arzt nach der Ursache gesucht werden. Häufig sind eine zu große Lochöffnung der Basisplatte oder eine von Stuhlgang unterwanderte Stomaversorgung Grund für wunde Stellen. Eine wirksame Hautpflegemaßnahme ist die Verwendung von unverdünntem Sanddornfruchtfleischöl. Der betroffene Bereich wird nach der Reinigung dünn benetzt. Nach einer Einwirkzeit von wenigen Minuten werden Ölreste mit einer weichen Vlieskompresse abgetupft.

Praxistipp

Die Stomaversorgung kann bei der Anwendung fetter Öle auf der Haut die Haftung verlieren. Daher sollten sie sparsam verwendet und die Einwirkzeit eingehalten werden. Sanddornfruchtfleischöl hat eine intensiv orange Farbe, auf Wäscheschutz ist zu achten.

Hautpflege bei Strahlen- und Radiochemotherapie

Die Widerstandsfähigkeit betroffener Hautpartien kann vor und nach entsprechenden Therapien erhöht werden, indem die Haut mit einer Ölmischung gepflegt wird.

Rezept
- 50 ml Johanniskrautöl, Mandelöl oder Aprikosenkernöl als Basisöl
- 5 Tropfen Sanddornfruchtfleischöl
- 5 Tropfen Niaouli
- 5 Tropfen Lavendel fein
- 3 Tropfen Rosengeranie
- 3 Tropfen Palmarosa

Wirkung:
- Die Wirkung der Öle sind bereits beschrieben
- **Palmarosa** lindert gereizte, empfindliche Haut und regeneriert eine gestörte Hautflora

Pflege wunder Haut im Analbereich

Empfindliche, gerötete Haut im Analbereich kann mit Johanniskrautöl gepflegt werden. Eine eingelegte Vlieskompresse verhindert, dass die Hautfalten direkt aufeinanderliegen.

Rezept
- 30 ml Johanniskrautöl
- 3 Tropfen Sanddornfruchtfleischöl, wirksam bei ekzematischer, irritierter, entzündeter Haut
- 6 Tropfen Lavendel fein, wirkt wundheilend, wirksam gegen Pilze und Bakterien

Im Gegensatz zu synthetischen Cremes auf Mineralölbasis dringen Pflanzenöle in die Haut ein und unterstützen diese nachhaltig in ihrer Funktion.

Temperierte Ölkompresse bei Harnwegsinfekten und Dranginkontinenz

Ölkompressen sind einfach in der Zubereitung und eignen sich durch ihre schmerzlindernde, krampflösende und entzündungshemmende Wirkung.

Rezept 1
- 100 ml Basisöl (Mandel-, Johanniskraut- oder Olivenöl) und 20 Tropfen Eukalyptus citriodora
- Dieser spezielle Zitroneneukalyptus hat sich sehr bewährt bei Entzündungen im Urogenitaltrakt und eignet sich zur unterstützenden Behandlung von Blasenentzündungen.

Rezept 2
- 100 ml Basisöl (Mandel-, Johanniskraut- oder Olivenöl) und 20 Tropfen Cajeput
- Das starke Antiseptikum Cajeput lindert neben seiner desinfizierenden Wirkung auch bei Schmerzen von Nerven und Muskulatur.

Praxistipp

Auf ein Stofftaschentuch oder Leinenläppchen von etwa 10 mal 10 cm werden 2–3 Teelöffel der Ölmischung gegeben und auf den Unterbauch aufgelegt. Schneller und intensiver wirkt die Ölauflage, wenn sie zusätzlich durch eine Wärmflasche oder ein Kirschkernsäckchen erwärmt wird. Die Anwendung empfiehlt sich bei Beschwerden über einige Tage einmal täglich abends. Sie kann solange belassen werden, wie sie als angenehm empfunden wird.

11.3 Aromatherapie bei Schmerz

C. Worms

11.3.1 Einleitung

Die Verwendung von Heilpflanzen gegen Schmerzen ist mindestens so alt wie der Mensch selbst. Dies belegen archäologische Funde, beispielsweise „Kaugummis“ aus Birkenpech, um Zahn- oder Kopfschmerzen zu lindern (Runge 2008), oder Schädeloperationen aus der Jungsteinzeit, die eindrucksvoll im Neanderthal Museum in der Ausstellung „Loch im Kopf“ (2008) gezeigt wurden.

Heutzutage steigt die Nachfrage nach Komplementärangeboten zur Schmerzlinderung, besonders im Bereich der Altenpflege sowie der

Gesundheits- und Krankenpflege, stark an – pflegerische Expertenkommissionen fordern inzwischen ausdrücklich, Angebote hierzu zur Verfügung zu stellen. Sowohl der Nationale Expertenstandard „Schmerzmanagement in der Pflege bei akuten Schmerzen" (2011) als auch „Schmerzmanagement in der Pflege bei chronischen Schmerzen" (2015) geben Pflegefachpersonen vor, über „zielgruppenspezifisches, aktuelles Wissen zu nicht-medikamentösen Maßnahmen der Schmerzlinderung sowie deren möglichen Kontraindikationen" (DNQP 2011:25) verfügen zu müssen.

Eine der vielen Möglichkeiten zur komplementären Schmerzlinderung ist die Arbeit mit ätherischen Ölen, also mit hochkonzentrierten Essenzen aus beispielsweise Lavendel oder Cajeput, sowie die Verwendung von Pflanzenauszügen (Mazeraten) wie Johanniskrautöl oder Ringelblumenöl.

11.3.2 Ätherische Öle als nicht-medikamentöse Pflegemethode

Grundsätzlich wird der Einsatz von ätherischen Ölen bei Bewohnern und Patienten sehr eng abgesteckt und in Deutschland mit Gesetzen, wie zum Beispiel dem Heilpraktikergesetz (HeilprG), der Kosmetikverordnung oder dem Lebensmittel- und Futtermittelgesetzbuch (LFGB), konfrontiert. Hieraus entstand die Unterscheidung in Aromapflege und Aromatherapie, die sich unter anderem in den Indikationen oder in der Dosierung voneinander abgrenzen.

Die **Aromapflege** arbeitet mit Dosierungen bis maximal 2 % (= Verdünnung des ätherischen Öls in einem Trägeröl) und bewegt sich im Rahmen pflegerischer Prophylaxen sowie im Wohlfühlbereich (Wellness). Von **Aromatherapie** kann gesprochen werden, wenn sich die Dosierung im Bereich zwischen 2–10 % befindet und medizinische Indikationen wie ein offenes Druckgeschwür oder Schmerzlinderung den Beginn einer Behandlung initiieren. Ohne die in Deutschland gesetzlich vorgeschriebene Erlaubnis zur Ausübung der Heilkunde darf keine Behandlung mit Aromatherapie erfolgen – es sei denn, ein Arzt oder ein Heilpraktiker ordnet dies schriftlich an. Demnach können Pflegende mit aromafachlicher Zusatzausbildung bei schmerzgeplagten Bewohnern oder Patienten mit aromapflegerischen Maßnahmen zur Entspannung beitragen oder auf Arztanordnung mit Aromatherapie intervenieren.

Der Einsatz nicht-medikamentöser Pflegemethoden zur Schmerzlinderung ist in den nationalweit geltenden Expertenstandards des Deutschen Netzwerkes für Qualitätsentwicklung in der Pflege (DNQP) festgelegt. Basierend auf den Analysen aller relevanten internationalen Guidelines und nationalen Leitlinien sowie deren Evidenz empfehlen die Expertengruppen mehrere unterschiedliche Pflegemaßnahmen gegen akute und chronische Schmerzzustände. Sowohl im Expertenstandard „Schmerzmanagement in der Pflege bei akuten Schmerzen" (2011) als auch beim „Schmerzmanagement in der Pflege bei chronischen Schmerzen" (2015) wird eine Unterscheidung in zentral und peripher wirksame Maßnahmen vorgenommen – Beispiele hierfür können ◘ Tab. 11.1 entnommen werden. Auch wenn ätherische Öle und Mazerate aufgrund der allgemeinen dünnen Evidenzlage zur Wirksamkeit kaum erwähnt werden, kann prinzipiell jede der aufgeführten Maßnahme mit einer aromatischen Essenz kombiniert werden.

Beispiele:

- Kälte ist bei Mukositis-Schmerzen mit hoher Evidenz wirksam (DNQP 2011:96). Hier würde sich eine stark verdünnte Pfefferminzöl-Mundspülung (ein Tropfen auf 500 ml Wasser) anbieten, da das im Pfefferminzöl enthaltene Menthol die Kälterezeptoren der Mundschleimhaut anregt und zusätzlich leicht betäubt (Werner und v. Braunschweig 2012:169f, Zimmermann 2011:56).
- Ältere Menschen klagen häufig über unspezifische Schmerzen am ganzen Körper und bevorzugen eher Wärme (ebd.), sodass über eine Massage mit beispielsweise Ringelblumenöl eine Linderung versucht werden könnte. Bei Muskel- und Gelenkschmerzen fördert das leicht angewärmte Öl die Durchblutung und Entspannung des schmerzenden Bereichs (DNQP 2011:97). Die Kombination mit den heilenden Inhaltsstoffen der Calendula officinalis (v. a. Saponine, Flavonoide) könnte die Intensität des Schmerzes spürbar verringern.
- Imagination und Ablenkung bewähren sich gut bei kleinen und großen Menschen (DNQP 2011:99), die wirkungsvoll mit dem zumeist positiv assoziierten ätherischen Öl der

Tab. 11.1 Auszug aus Expertenstandard „Schmerzmanagement in der Pflege bei akuten Schmerzen" (DNQP 2011:25)

Strukturkriterium	Prozesskriterium	Ergebniskriterium
S4a: Die Pflegefachkraft verfügt über zielgruppenspezifisches, aktuelles Wissen zu nicht-medikamentösen Maßnahmen der Schmerzlinderung sowie deren möglichen Kontraindikationen.	**P4: Die Pflegefachkraft** bietet in Absprache mit den beteiligten Berufsgruppen dem Patienten/Bewohner und seinen Angehörigen als Ergänzung zur medikamentösen Schmerztherapie nicht-medikamentöse Maßnahmen an und überprüft ihre Wirkung.	**E4:** Die angewandten Maßnahmen haben sich positiv auf die Schmerzsituation oder die Eigenaktivität des Patienten/Bewohners ausgewirkt.
Erläuterungen: - Trotz weniger Studien national/international empfohlen Unterscheidung der Wirksamkeit: - peripher (Kälte/Wärme, TENS, Massage) - zentral (Ablenkung, Entspannung, Imaginationsreise) - Kenntnis der Kontraindikationen - Kenntnis des bio-psycho-sozialen Modells Mangel an wissenschaftlicher Evidenz, weil - keine eindeutige Messung möglich - Wirkung oft psychisch = nicht messbar - „Generell schmerzreduzierender Effekt" (unabhängig v. Methode) → Zuwendung als Faktor?	Erläuterungen: - stets komplementär, nicht alternativ - Betroffene und andere Berufsgruppen einbinden/anleiten - bei Auswahl unterstützen	Erläuterung: Messung des Effekts schwierig, evtl. mit einfachen Fragebögen

Mandarine rot per Duftlampe verstärkt werden könnten. Das darin enthaltene Methylanthranilat aktiviert das körpereigene Serotonin (Werner und v. Braunschweig 2012:42), das wiederum die Endorphin-Ausschüttung anregt und die Schmerzschwelle erhöht.

Leitend für die Anwendung ätherischer Öle und Pflanzenauszüge ist in erster Linie die Patientenpräferenz, jedoch ist für die Auswahl mehrerer geeigneter ätherischer Öle die genaue Kenntnis der Physiologie des Schmerzes sowie der Wirkungsweisen und Kontraindikationen der ätherischen und fetten Öle unerlässlich.

11.3.3 Physiologie des Schmerzes

Die Internationale Gesellschaft zum Studium des Schmerzes (IASP) definiert den akuten Schmerz als „ein unangenehmes Sinnes- und Gefühlserlebnis, das mit einer aktuellen oder potenziellen Gewebsschädigung verbunden ist oder mit Begriffen einer solchen Schädigung beschrieben wird." (Thomm 2011:2). Schmerz ist also ein Gefühl – und kein körperlicher Zustand – dem kaskadenartig mehrere Stufen vorausgehen und das letztendlich in eine äußerst individuelle Wahrnehmung und Bewertung mündet. Zur Linderung oder Bekämpfung dieses Gefühlszustandes „Schmerz" ist demnach nicht nur die Kenntnis der einzelnen Stufen wichtig, sondern auch das Wissen, dass erst die persönliche Bewertung die ankommenden Nervenimpulse als ein Schmerzerlebnis deutet.

Schmerzwahrnehmung akuter Schmerzen

Der rein physiologische Prozess besteht aus drei Stufen:
- Nozizeption (= Aufnahme des schädigenden Reizes)
- Weiterleitung zum Rückenmark
- Weiterleitung zum Gehirn

In der Stufe der **Nozizeption** nehmen die Nozizeptoren (= Schmerzfühler) thermische, chemische oder mechanische Reize auf und leiten sie über Nervenfasern weiter. Hierbei werden Neurotransmitter freigesetzt, z. B. Prostaglandine und Leukotriene, aber auch Histamin, welche die Weiterleitung des Reizes ermöglichen. Nach Andocken an den entsprechenden Rezeptoren öffnen sich die Natriumkanäle und setzen eine Kaskade in Gang. Bisherige pharmakologische Interventionen hemmen z. B. die Enzyme, die zur Produktion dieser Neurotransmitter beitragen (u. a. ASS, COX-2-Hemmer), oder blockieren die Natriumkanäle, um Impulse in Richtung Rückenmark zu verhindern (Thomm 2011:6).

Die nächste Stufe ist die **Verschaltung im Rückenmark:** Der schädigende Reiz wird dabei vom ersten Neuron auf ein zweites Neuron übertragen. Dies geschieht wieder durch Neurotransmitter, die den synaptischen Spalt überwinden, um nach Andocken an den spezifischen Rezeptoren des zweiten Neurons erneut Natriumkanäle zu öffnen und den Reiz zum Gehirn weiterzuleiten. Zur Ausschüttung der Neurotransmitter in den synaptischen Spalt ist allerdings eine vorherige Öffnung der Kalziumkanäle im ersten Neuron notwendig, da die Vesikel mit den Botenstoffen (Substanz P und Glutamat) zum Spalt bewegt werden müssen, um eine Ausschüttung zu veranlassen. Die Schmerzreduktion erfolgt an dieser Stelle durch die zentral gesteuerte Ausschüttung von endogenen Opioiden (= Endorphine), die an verschiedenen Stellen des Körpers (z. B. peripher, am Hinterhorn oder im Gehirn) an den Opiatrezeptoren andocken. Endorphine hemmen präsynaptisch den Kalzium- und postsynaptisch den Natriumeinstrom, was zur Unterbrechung der Weiterleitung des schädigenden Schmerzreizes führt. Gleichzeitig werden in den synaptischen Spalt die Neurotransmitter Noradrenalin und Serotonin ausgeschüttet, welche ebenfalls die Übertragung des Schmerzreizes verhindern. Pharmakologische Interventionen an dieser Schaltstelle imitieren körpereigene Wirkmechanismen: Exogen zugeführte Opioide docken an denselben Opioidrezeptoren des Hinterhorns und Neurons an, die für Endorphine vorgesehen sind. Ebenso können auch exogene Opioide die Ausschüttung von Serotonin und Noradrenalin bewirken. Ko-Analgetika, wie z. B. Antidepressiva, sind deshalb analgetisch wirksam, weil sie die Wiederaufnahme von Serotonin aus dem synaptischen Spalt hemmen – das Serotonin verweilt demnach länger im Spalt und verlängert damit die Analgesie (Thomm 2011:7ff).

Erst mit der **Verteilung der Information** in verschiedene Bereiche des **Gehirns** beginnt die Bewusstwerdung für den schädigenden Reiz. Nach der Passage des Hirnstamms gelangt der schädigende Reiz zum Hypothalamus und in das Limbische System, wo er emotional bewertet wird. Danach wird er weiter in die Großhirnrinde zur Lokalisation und Bewusstwerdung geschleust, während die Hypophyse damit beschäftigt ist, die hormonelle Stressreaktion auf den Reiz zu steuern.

■ Chronische Schmerzen

Der oben beschriebene Verlauf eines Schmerzgeschehens bezieht sich ausschließlich auf die Beschreibung und Entstehung eines akuten Schmerzes, also auf ein plötzlich auftretendes und kurzanhaltendes Phänomen, das als Warnfunktion den Körper auf einen Auslöser (z. B. Zahnweh, Prellungen, Schnittverletzung) hinweisen will. Nach Beseitigung und Heilung der Ursache klingen akute Schmerzen wieder ab (DNQP 2011:23). Der chronische Schmerz ist eine eigenständige Krankheit, die ohne körperliche Ursache länger anhaltende Schmerzzustände im Körper auslöst. Obwohl der ursprüngliche Auslöser nicht mehr vorhanden ist, hat der Körper ein Schmerzgedächtnis ausgebildet, das nach wie vor Signale an das Gehirn sendet.

Im Expertenstandard wird der chronische Schmerz als fließender und individueller Zustand beschrieben, bei dem eine kontinuierliche Zusammenschau der Faktoren Intensität und Dauer der Erkrankung gemeinsam mit physiologischen und psychologischen Faktoren erfolgen sollte (DNQP 2015:24f). Eine zentrale Stellung nimmt hierbei die Unterscheidung in „stabile" und „instabile" Schmerzsituationen ein, die z. B. anhand der Elemente persönliches Schmerzerleben, soziale Teilhabe oder Lebensqualität eingeschätzt werden könnte.

■ Schmerzbekämpfung

Zur Linderung von Schmerzen wird versucht:

- bei der Nozizeption anzusetzen und z. B. die Synthese von Prostaglandinen/Leukotriene zu verhindern,
- Natriumkanalblocker zu verwenden,

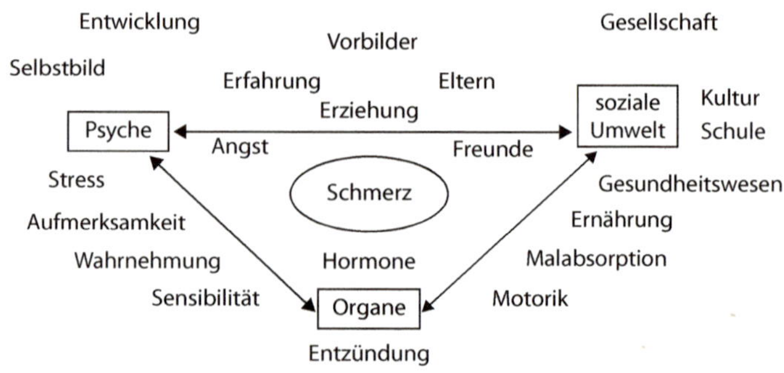

■ **Abb. 11.1** Bio-psycho-soziales Modell (nach Zernikow 2015:325)

- einen opiatähnlichen Stoff in der Peripherie einzusetzen,
- auf Rückenmarksebene Kalzium- und Natriumkanalblocker zu verwenden,
- Serotonin vermehrt bereitzustellen, um die endogene Opioidausschüttung anzuregen und
- zusätzlich den synaptischen Spalt zu blockieren,
- mit opiatähnlichen Stoffen die Opiatrezeptoren am Hinterhorn zu besetzen,
- Einfluss auf die emotionale Bewertung des Schmerzreizes zu nehmen durch eine positiv assoziierte sinnliche Ablenkung von außen oder
- durch ein persönliches, ritualisiertes und schmerzvermeidendes Verhalten der betroffenen Personen (in Anlehnung an Thomm 2011:9).

Mit der gründlichen Kenntnis der Schmerzphysiologie können pflegerische und aromapflegerische Interventionen relativ passgenau angesetzt und erfolgreich durchgeführt werden.

11.3.4 Studienergebnisse

Gezielte pflegerische Maßnahmen zur Linderung von Schmerzen erfolgen stets auf Basis des **bio-psycho-sozialen Modells** nach Engel (■ Abb. 11.1). Dieses hat sich inzwischen weltweit durchgesetzt und dessen Kenntnis wird in beiden Expertenstandards (DNQP 2011:22, DNQP 2015:24) zum Thema Schmerz explizit gefordert. Engel formulierte als Erster das Zusammenspiel körperlicher, psychischer und sozialer Faktoren. Durch aufmerksame Beobachtung körperlicher Reaktionen auf medikamentöse und nicht-medikamentöse Maßnahmen sowie die Einbindung der jeweiligen tagesaktuellen psychischen Verfassung können Pflegende die Betroffenen professionell begleiten und zu mehr Handlungskompetenz anleiten. Die Kombination mit ausgesucht positiv assoziierten Umweltfaktoren (wenn bekannt), wie z. B. Freunde, Haustiere oder Kunst, erhöht die Schmerzschwelle und stärkt die Selbstwirksamkeitsüberzeugung.

Gezielte aromapflegerische Maßnahmen zur Entspannung bei Schmerzzuständen könnten auf dem nachfolgend beschriebenen Arbeitsmodell „**Haus der analgetischen Effekte**" basieren (■ Abb. 11.2). Ursprünglich von Steflitsch formuliert (und vormalig auf vier Säulen beruhend), wurde es unter Einfluss beider Expertenstandards um eine fünfte Säule (= Selbstwirksamkeit) erweitert. Zur besseren Orientierung erhielt jede Säule eine Zuordnung zu einer Oberkategorie. Zur Legitimierung der ersten beiden Säulen, die sich auf den physiologischen Anteil des Zustands „Schmerz" beziehen, werden idealerweise Studien herangezogen.

Rund um das Thema „Ätherische Öle und Schmerzen" existieren kaum stichhaltige Nachweise zur Wirksamkeit, weil entweder kaum und/oder nur mangelhaft durchgeführte RCT-Studien vorliegen (Lee et al. 2012, Boehm et al. 2012). Ebenfalls problematisch an der Beweisführung ist die Tatsache, dass wissenschaftliches Denken gerne Einzelstoffe fokussiert, in der Annahme, dass ein einzelner Inhaltsstoff unabhängig vom Anwender und stets wiederholbar für eine stets gleiche beabsichtigte Wirkung verantwortlich ist. Die Arbeit mit ätherischen Ölen lenkt die Aufmerksamkeit jedoch auf

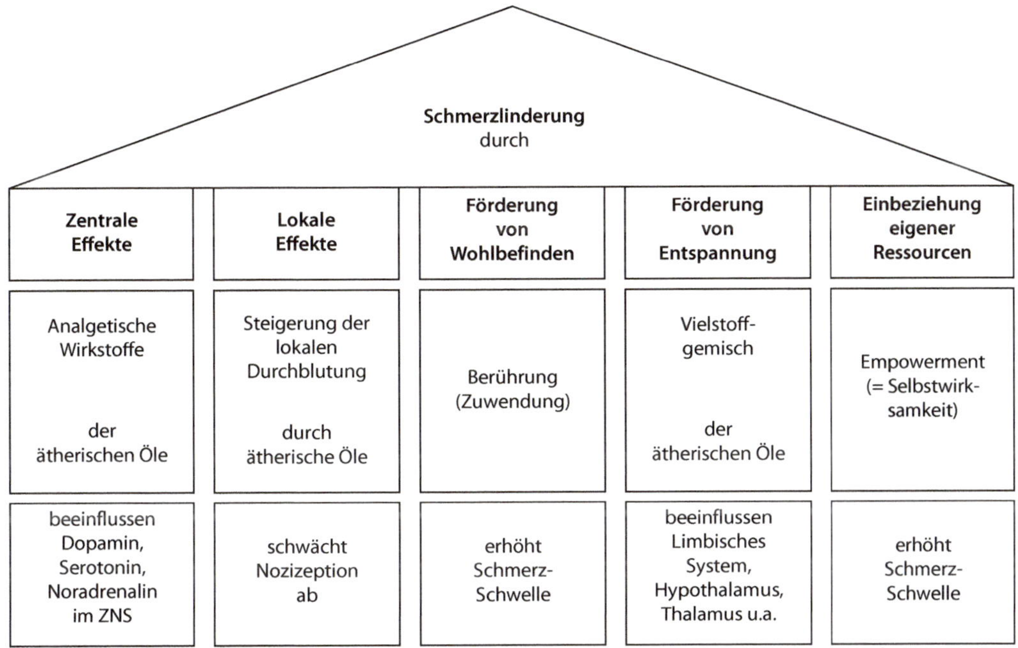

Abb. 11.2 Analgetische Effekte von ätherischen Ölen (eig. Darstellung modifiziert nach Steflitsch, zit. in Likar et al. 2009:404)

die Gesamtheit der Situation und die Vollständigkeit eines ätherischen Öls, viele Effekte beruhen auf Synergien oder Antagonisierung der Gesamtwirkung (Steflitsch et al. 2013:349). Glücklicherweise existieren für einzelne Komponenten eines Öles durchaus Studien. Die allgemeine Recherche in der Datenbank PubMed mit den Stichworten „essential oil pain" offenbart aktuell 385 Studien, allerdings vornehmlich an Mäusen oder mit menschlichen Zellen im Reagenzglas. Die Suchwortkombination „human pain relief essential oil" ergibt immerhin 22 Treffer mit Testpersonen.

Bereits sehr gut untersucht ist beispielsweise **Menthol**, ein Inhaltsstoff, der u. a. im Pfefferminzöl enthalten ist. Als Kalziumkanalblocker setzt Menthol auf der Rückenmarksebene an und verhindert die Ausschüttung der Botenstoffe in den synaptischen Spalt (Harris zit. in Steflitsch et al. 2013:350). Die Kältewirkung beruht auf der Aktivierung der thermischen Nervenfühler und löst eine wohltuende Schwächung der Nozizeption aus, ähnlich wie beim Auflegen von Eis. Weiter regt die Stimulation der Kältefasern das Gehirn an, Opioide auszuschütten, die wiederum peripher die Übertragung des Schmerzreizes verhindern (Steflitsch et al. 2013:350).

Weiterhin ist **Myrcen** sehr gut erforscht, ein Inhaltsstoff, der in hoher Konzentration im ätherischen Öl Lemongras enthalten ist. Myrcen bedient sowohl zentral als auch peripher die Opiatrezeptoren und besitzt einen direkten analgetischen Effekt (Lorenzetti et al., Seth et al. und Viana et al. zit. in Steflitsch et al. 2013:356). Myrcen ist ebenfalls im Lavendelöl (Lavandula angustifolia) enthalten. **Lavendelöl** ist ein ideales Beispiel für die Zusammenschau mehrerer Komponenten, denn neben Myrcen wirken auch Linalool sowie Linalylacetat – einzeln für sich – analgetisch. Das Linalool, biochemisch gesehen ein Monoterpenol, leistet singulär als Kalziumkanalblocker gute analgetische Arbeit, allerdings verstärkte sich die Wirkung im Tierversuch in Kombination mit Linalylacetat deutlich. Der Inhaltsstoff Linalylacetat ist ein Ester, das die Serotoninausschüttung anregt. Am stärksten analgetisch wirkte Lavendelöl, wenn die einzelnen Inhaltsstoffe eben nicht separat verabreicht, sondern das ätherische Öl „als Ganzes“ aufgetragen wurde (Steflitsch et al. 2013:357).

Die weiteren drei Säulen des Hauses der analgetischen Effekte (◘ Abb. 11.2) beziehen sich auf den psychologischen Anteil von Schmerzzuständen:

- Die Säule „Berührung erhöht die Schmerzschwelle“ verweist auf die Wichtigkeit des sozialen Umfeldes. Gezielte Massagen oder Berührungen durch andere Menschen (oder Haustiere) bedeuten meist eine in dem Moment ausschließliche Zuwendung, die emotional so positiv assoziiert wird, dass ankommende Schmerzreize im Limbischen System abgemildert oder sogar umgedeutet werden können (Lee et al. 2015).
- Die Säule „Vielstoffgemisch der ätherischen Öle beeinflussen Limbisches System“ meint – wiederum am Beispiel des Lavendelöls – den Mehrfach-Einfluss eines einzigen ätherischen Öles aufgrund der Kombination seiner Einzelstoffe. Lavandula angustifolia enthält u. a. Linalylacetat, das die Ausschüttung von Serotonin anregt. Es enthält ebenfalls u. a. Linalool, das genauso stimmungsaufhellend und beruhigend wirkt. Der geringe Anteil an ß-Caryophyllen reicht aus, um die GABA-Produktion im Gehirn wieder zu steigern und dadurch angstlösend zu wirken (Werner und v. Braunschweig 2012:32).
- Die letzte Säule „Selbstwirksamkeit erhöht die Schmerzschwelle“ zeigt die Macht der Autonomie, über den eigenen Körper selbst bestimmen und damit verbundene Schmerzzustände selbst beeinflussen zu können (= Selbstwirksamkeit).

Das Zusammenspiel aller fünf Säulen trägt wesentlich zur erfolgreichen Schmerzlinderung und Entspannung bei. Sie sollte als Basis dienen, die jeweilige optimale Zusammenstellung ätherischer und fetter Ölen zu finden, die zum vorliegenden Schmerzphänomen passt und eine größtmögliche Autonomie des Betroffenen im Umgang mit den eigenen Schmerzen erlaubt.

11.3.5 Fallbeispiele

Beispiel

Herr Norbert Neckar ist ein 43-jähriger Patient, der wegen Borreliose in die Klinik eingewiesen wird. Er leidet unter täglichen Kopfschmerzen und kann nachts kaum schlafen. Nach einer Woche ist er psychisch und physisch stark angeschlagen. Die Pflegende entscheidet sich für das aromapflegerische Angebot eines Fußbades, um die Kopfschmerzen fußwärts abzuleiten. Herr Neckar nimmt in seinem Zustand dankbar jedes Angebot als Versuch an. Nach Rücksprache mit dem Stationsarzt tropft sie in das kleine Kondensmilchdöschen (= Emulgator für Fußbad) je einen Tropfen Lavendel fein und Pfefferminze hinein und schüttet die Mischung in das warme Wasser, worin der Patient ca. zehn Minuten lang skeptisch seine Füße badet. Nach dem Abtrocknen zieht er warme Socken an – und schläft später die ganze Nacht durch ohne Schmerzen. Fortan fragt er das Pflegepersonal häufiger nach diesem Fußbad an, das ihm so gut geholfen und die Schmerzen reduziert hatte.

Hier bewährt sich das Menthol des Pfefferminzöls als Kalziumkanalblocker in der Kombination mit den oben beschriebenen Inhaltsstoffen des Lavendels (Myrcen, Linalool, Linalylacetat), um die Weiterleitung des schädigenden Schmerzreizes auf körperlicher Ebene zu unterbinden. Das nicht alltägliche Angebot eines warmen Fußbades sowie die entspannenden Düfte (hoher Anteil an Estern und Monoterpenolen) gleichen den psychischen Anteil am Gemütszustand „Schmerz“ aus. Eine Grundmedikation mit einem peripher wirkenden Analgetikum blieb während des Klinikaufenthaltes bestehen.

Beispiel

David Dreisam ist acht Jahre alt und geht in die dritte Klasse. Er ist recht ängstlich in der Schule wegen potenzieller schriftlicher Prüfungen, weshalb er häufig Bauchweh bekommt. Seine Mutter, eine Altenpflegerin mit aromapflegerischer Zusatzausbildung, bastelt ihm ein Smiley aus Filz, auf das sie zwei Tropfen Mandarine rot träufelt, und legt es ihm in sein Schulmäppchen. Bei Bauchschmerzen oder Stress nimmt David selbstständig sein Filz-Smiley aus dem

Mäppchen und riecht daran – seitdem fallen seine Noten im Durchschnitt besser aus als vorher und die Bauchschmerzen kommen nur noch selten.

Das in der Mandarine rot enthaltene Methylanthranilat aktiviert das körpereigene Serotonin, um den synaptischen Spalt zu blockieren und die Endorphinausschüttung anzuregen. Auf körperlicher Ebene wird damit die Schmerzschwelle erhöht. Auf psychischer Ebene sorgt der fruchtig-warme Geruch für positive Assoziationen und der jederzeit mögliche Zugriff auf das Filzstück trägt mit zur Entspannung bei.

Beispiel

Frau Luise Linach ist eine 72-jährige Patientin mit einem Kolostoma bei Rektumkarzinom. Ihre Haut ist um das Stoma herum stark gerötet und schuppig, unter der Stomaplatte mazeriert. Sie hat eine zweiteilige Stomaversorgung, mit der sie inzwischen recht gut zurechtkommt, obwohl ihr die Schmerzen am Stoma zu schaffen machen. Bei ihrem letzten Aufenthalt im Klinikum erhält sie von der Stomaexpertin ein Stomaspray mit verschiedenen ätherischen Ölen in Rosenwasser für die Hautpflege. Damit besprüht sie täglich die Haut um die Versorgung herum ein und lässt die Mischung trocknen. An den Tagen mit Plattenwechsel reinigt sie die Haut zunächst mit feuchten Kompressen, wie es ihr die Stomaexpertin gezeigt hat. Danach schüttelt sie das Spray zuerst kräftig und sprüht dann die mazerierte Haut und Umgebung ein. Wenn die Mischung nach 30 Sekunden noch nicht eingetrocknet ist, tupft sie vorsichtig die Haut mit einer trockenen Kompresse ab. Danach klebt sie die neue Platte auf und klickt einen neuen Beutel auf den Ring. Nach einer Woche hat sich das Hautbild stark verbessert. Beim nächsten Besuch im Klinikum berichtet Frau Linach zufrieden von der abgeheilten Haut sowie von den kaum noch vorhandenen Schmerzen und bestellt ein Stomaspray (Werner und v. Braunschweig 2012:260) nach.

Neben Pfefferminze und Lavendel fein wirken zusätzlich die Inhaltsstoffe der ätherischen Öle Niaouli (= 1,8-Cineol, alpha-Pinen, alpha-Terpineol), Rosengeranie und Benzoe positiv auf das Hautbild und die Schmerzen ein. Die körperlichen Effekte beruhen überwiegend auf der Serotoninausschüttung, die seelische Entspannung erfolgt u. a. über die Stoffgruppe der aromatischen Ester der balsamisch-vanillig riechenden Benzoe.

11.3.6 Fazit

Der Einsatz nicht-medikamentöser Pflegemethoden bei akuten und chronischen Schmerzzuständen wird von pflegerischen Expertenausschüssen national gefordert. Eine von vielen Möglichkeiten bietet die Aromapflege und -therapie an. Studienergebnisse mit ätherischen und fetten Ölen zeigen eine geringe bis mäßige Evidenz bei Menschen und eine gute Beweislage in Tierversuchen. In den Expertenstandards „Schmerzmanagement in der Pflege bei akuten Schmerzen“ und „Schmerzmanagement in der Pflege bei chronischen Schmerzen“ werden der Aromapflege und -therapie eine nur kurzzeitige Schmerzlinderung zugesprochen (DNQP 2015:150), aber deren Anwendung nicht explizit ausgeschlossen. Unter Beachtung des Arbeitsmodells „Haus der analgetischen Effekte“ können einige Forderungen der beiden Expertenstandards umgesetzt werden, beispielsweise die Stärkung der Selbstwirksamkeit oder die Zusammenschau von körperlichen, sozialen und psychischen Faktoren zur Schmerzlinderung. Voraussetzung zur gezielten Anwendung von ätherischen und fetten Ölen ist die exakte Kenntnis der Schmerzphysiologie sowie der Eigenschaften und Wirkmechanismen ätherischer Öle.

Literatur

Literatur zu 11.1

Horneber et al Integr Cancer Ther 2011
Esch, Tobias Dtsch Arztebl 2014; 111(50):A 2214–20
Eisenberg et al, 1998; JAMA 280:1569–1575
Musial, Frauke et al Forsch Komplementmed. 2011;18(4): 192–202.
Hübner et al. 2014 Anticancer Research 34
Kassab et al 2009 Cochrane Database Syst Rev. 2009 Apr 15
Bröker, 2003 Deutsches Ärzteblatt

Literatur zu 11.2

Werner M, v. Braunschweig R (2014). Praxis Aromatherapie, Haug Verlag
Deutsch E, Buchmayr B, Eberle M Aromapflegehandbuch (2013). Aromapflege.com

Literatur zu 11.3

Boehm K, Büssing A, Ostermann T (2012). Aromatherapy as an Adjuvant Treatment in Cancer Care: A Descriptive Systematic Review. IN: African Journal of Traditional, Complementary and Alternative Medicine, Jg. 9, Heft 4, S. 503–518 URL: http://www.ajol.info/index.php/ajtcam/article/view/81714 [zugegriffen am 28.02.16]

DNQP (2011). Expertenstandard Schmerzmanagement in der Pflege bei akuten Schmerzen. 1. Aktualisierung. Osnabrück: DNQP URL: http://www.dnqp.de/fileadmin/groups/607/Schmerz-akut_Akt_Auszug.pdf [zugegriffen am 28.02.16]

DNQP (2015). Expertenstandard Schmerzmanagement in der Pflege bei chronischen Schmerzen. Osnabrück: DNQP URL: http://www.dnqp.de/fileadmin/groups/607/Schmerz-chron_Auszug.pdf [zugegriffen am 28.02.16]

Fa. Grünenthal (2012). Der Patientenatlas – Schmerz URL: http://www.grunenthal.com/cmsdata/change-pain-portal/de_DE/ePaper/PatientenAtlas/index.html [zugegriffen am 28.02.16], URL: http://www.grunenthal.com/grt-web/Grunenthal_Group/Patients/Pain_Management/Dealing_with_Pain/269100051.jsp

Lee M S, Choi J, Posadzki P, Ernst E (2012). Aromatherapy for health care: an overview of systematic reviews. IN: Maturitas, 2012 Mar; 71 (3): 257–60 DOI: 10.1016/j.maturitas.2011.12.018

Lee S-H, Kin J-Y, Yeo S, Kim S-H, Lim S (2015). Meta-Analysis of Massage Therapy on Cancer Pain. IN: Integr Cancer Ther, 2015 Jul; 14 (4): 297–304 DOI: 10.1177/1534735415572885

Likar R, Bernatzky G, Märkert D, Ilias W (Hrsg.) (2009). Schmerztherapie in der Pflege. Schulmedizinische und komplementäre Methoden. Wien: Springer

Runge W (2008). Kopfschmerztherapie in der Steinzeit: Kaugummis aus Birkenpech. URL: http://www.aerztezeitung.de/medizin/krankheiten/schmerz/article/506890/kopfschmerztherapie-steinzeit-kaugummis-birkenpech.html [zugegriffen am 28.02.16]

Seitel S (2013). Stomapflege – mit ätherischen Ölen. URL: http://vivere-aromapflege.de/projektarbeiten/9-seminararbeiten/33-stomapflege-mit-aetherischen-oelen [zugegriffen am 28.02.16]

Steflitsch W, Wolz D, Buchbauer G (Hrsg.) (2013). Aromatherapie in Wissenschaft und Praxis. Wiggensbach: Stadelmann

Thomm M (Hrsg.) (2011). Schmerzmanagement in der Pflege. Berlin: Springer

Werner M, von Braunschweig R (2012). Praxis Aromatherapie. 3. Auflage. Stuttgart: Haug

Zernikow B (Hrsg.) (2015). Schmerztherapie bei Kindern, Jugendlichen und jungen Erwachsenen. 5. Auflage. Berlin: Springer

Zimmermann E (2011). Aromatherapie für Pflege- und Heilberufe. 5. Auflage. Stuttgart: Haug

Kontinenzstörungen bei Stomaträgern

D. Hayder-Beichel, G. Gruber, R. Karg-Straninger

G. Gruber (Hrsg.), *Ganzheitliche Pflege bei Patienten mit Stoma*,
DOI 10.1007/978-3-662-48429-6_12

12.1 Expertenstandard „Förderung der Harnkontinenz in der Pflege"

D. Hayder-Beichel

Unfreiwillig Urin zu verlieren, ist ein weitverbreitetes, doch tabuisiertes Thema. Dabei ist die „Harninkontinenz die Sammelbezeichnung für ein Symptom, eine Gruppe von Symptomen oder klinischen Befunden, deren gemeinsames Kennzeichen der unfreiwillige Urinverlust ist." (Hartmann-Eisele et al. 2014:46). Die Ursachen der Harninkontinenz sind vielgestaltig und es spielen sowohl Veränderungen in der Speicher- und Entleerungsfunktion wie auch funktionelle Einschränkungen eine Rolle (DNQP 2014). Risikofaktoren:

- Einnahme bestimmter Medikamente, z. B. Anticholinergika, Diuretika oder Opiate
- Vorliegen geistiger oder körperlicher Einschränkungen
- Adipositas
- Schwangerschaft und Entbindung
- Bestimmte Erkrankungen, z. B. neurologische Erkrankungen, Prostataerkrankungen oder -operationen
- Rektumoperationen (35 % der Patienten nach Rektumresektion leiden unter multifaktoriell bedingten Blasenentleerungsstörungen (Kasparek 2015)

12.1.1 Leben mit Harninkontinenz

Ausscheidungen, so lernt man es in früher Kindheit, gehören zu den intimen Verrichtungen eines Menschen. Personen, die an Harninkontinenz leiden, verlieren im Zuge eines akuten, chronischen oder psychosomatischen Geschehens teilweise oder vollständig die Kontrolle über ihre Ausscheidungsfunktion. Der Prozess der Ausscheidung, der bis dahin ganz normal und unauffällig verlief, entzieht sich nun ihrer Kontrolle. Die Betroffenen haben das Gefühl, dass sich ihr Leben durch die Harninkontinenz grundlegend ändert und ihre Aktivitäten durch die Einschränkungen der Blasenfunktion bestimmt werden. Viele schildern, dass die Inkontinenz einen negativen Einfluss auf ihre sozialen, kulturellen und sportlichen Aktivitäten, wie auch berufliche Tätigkeit hat (Hayder 2012). Weiterhin, so zeigen erste Studien, führt sie zu einer Verringerung der sexuellen Attraktivität und Aktivität. Betroffene beschreiben einen Verlust der männlichen bzw. weiblichen Identität, haben Angst um die bestehende Partnerschaft, oder, wenn sie alleinstehend sind, nie wieder einen Partner zu finden (Hayder 2012, Hayder und Kramß 2013, Ahnis 2009, Hinchcliff und Gott 2004, Gray et al. 2000).

Unkontrolliert Harn zu verlieren, beschreiben Betroffene als einen Zustand der Unberechenbarkeit, dem sie mit stetiger Wachsamkeit begegnen. Die Betroffenen setzen alles daran, ihren Alltag sozial verträglich zu bewältigen und dies heißt in erster Linie, nicht durch einen plötzlichen Harnverlust in der Öffentlichkeit aufzufallen. Aus diesem Grund entwickeln sie eine Reihe von Strategien. Auf der einen Seite sollen Harnabgänge vermieden werden, daher wird oft (auch prophylaktisch) die Toilette aufgesucht und generell wenig getrunken. Auf der anderen Seite stehen Managementstrategien wie die gezielte Auswahl von Bekleidung und Hilfsmitteln. Die Betroffenen überlegen, wie sie kommunikativ mit dem Problem umgehen, wen sie z. B. im Familien- oder Freundeskreis einweihen können und müssen. Und gleichzeitig machen sie sich Gedanken, wie sie außenstehende Personen, z. B. im Falle eines plötzlichen Harnverlusts, auf Abstand und in Unwissenheit belassen können. Die kleine Lüge der „nassen Parkbank", wenn Hose oder Rock sichtbar durchnässt sind, ist ihnen durchaus willkommen (Hayder 2012).

Harninkontinenz ist ein vielschichtiges Problem mit ganz unterschiedlichen Erscheinungsbildern. Dies hat Auswirkungen auf die Wahrnehmung der Problematik, z. B. im Belastungserleben, aber auch auf die Inanspruchnahme von Unterstützungsangeboten. Viele Betroffene, die über eine schleichende Entwicklung der Inkontinenz berichten, suchen über Jahre keine professionellen Helfer auf, sondern entwickeln über Versuch und Irrtum eigene Strategien im Umgang mit der Problematik. Andere, die aufgrund eines akuten Geschehens, z. B. eine Krebserkrankung und entsprechender Operation, mit dem plötzlichen Harnverlust zu kämpfen haben, werden im Zuge ihrer Behandlung hinreichend aufgeklärt und beraten.

Die meisten Menschen sehen das Thema Ausscheidungen als sehr privat und intim an und möchten daher nicht mit anderen Personen darüber sprechen. Professionelle Helfer im Gesundheitswesen müssen den Umgang mit ausscheidungsrelevanten Themen in der täglichen Arbeit, wie auch im verbalen Kontakt reflektieren und Strategien für eine gelingende Kommunikation und praktische Unterstützung entwickeln. Der nationale Expertenstandard zur „Förderung der Harnkontinenz in der Pflege" soll dabei helfen.

12.1.2 Expertenstandard „Förderung der Harnkontinenz"

Der Expertenstandard „Förderung der Harnkontinenz in der Pflege" vom Deutschen Netzwerk für Qualitätsentwicklung in der Pflege wurde 2007 erstmals publiziert und (gemäß des dort entwickelten qualitätsmethodischen Vorgehens) 2014 in aktualisierter Form veröffentlicht (DNQP 2014).

Im Expertenstandard werden auf verschiedenen Ebenen, aufgeteilt in Struktur-, Prozess- und Ergebniskriterien, dem Pflegeprozess folgend die pflegerischen Aspekte Assessment der Harninkontinenz, Maßnahmen zur Kontinenzförderung und Kompensation der Harninkontinenz sowie die Evaluation der pflegerischen Handlungen beschrieben. In der Kommentierung werden diese Ausführungen inhaltlich vertieft und in der anschließenden Literaturanalyse deren wissenschaftliche Basis dargestellt.

Selbstverständlich handelt es sich bei den Empfehlungen des Expertenstandards um evidenzbasiertes Wissen. Dennoch finden sich in einzelnen Themenbereichen dieses komplexen Themas große Forschungs- und Wissenslücken, so liegen wenige oder keine Erkenntnisse im Bereich geistige Behinderung und Inkontinenz, Inkontinenz bei Stomaträgern oder für die besondere Situation pflegebedürftiger Personen vor. Für diese wenig untersuchten Felder war und ist es von enormer Bedeutung, Experten aus der Praxis nach ihren Empfehlungen zu befragen. Aus diesem Grund wurde der Expertenstandard sowohl von Pflegewissenschaftlern, wie auch von Pflegepraktikern erarbeitet.

12.1.3 Identifikation der Harninkontinenz

Bei Inanspruchnahme pflegerischer Unterstützung sollten Pflegefachpersonen zeitnah, z. B. im Rahmen der Anamnese, eine mögliche Harninkontinenz identifizieren (DNQP 2014). Dabei ist auf eine ruhige und geschützte Atmosphäre zu achten. Fragen wie: „Haben Sie Schwierigkeiten, die Toilette rechtzeitig aufzusuchen?" oder „Kommt es bei Ihnen hier und da zu Problemen beim Wasserlassen?" sind denkbar. Da es sich jedoch um ein äußerst sensibles Thema handelt, wird sich nicht jeder Betroffene gleich der erstbesten Pflegeperson im ersten Gespräch anvertrauen wollen. Aus diesem Grund ist es wichtig, Offenheit zu signalisieren und im Rahmen der Krankenbeobachtung Anzeichen für eine Harninkontinenz zu erkennen, z. B. häufiger Toilettenbesuch, wenig Trinken.

Sprechen Betroffene das Thema an, können häufig schon aus den ersten Beschreibungen Hinweise auf die mögliche Form der Harninkontinenz abgeleitet werden. So spricht ein starkes Dranggefühl für eine Dranginkontinenz, während Beschreibungen wie: „Ich verliere beim Husten und Niesen immer wieder Urin.", eher auf eine Belastungsinkontinenz schließen lassen.

Wichtig ist es ebenso, die Risikofaktoren für eine Harninkontinenz zu kennen, wie etwa körperliche oder geistige Einschränkungen, Belastungen des Beckenbodens (z. B. durch Schwangerschaft, Geburt/en oder Adipositas), Erkrankungen der Prostata, die Einnahme von Medikamenten (z. B. Diuretika, Psychopharmaka) oder die Erfahrung sexualisierter Gewalt mit Verletzungen im Intimbereich. In der häuslichen Pflege sind die Umgebungsfaktoren zu beleuchten: Ist die Toilette gut zu erreichen? Wie sind Wegstrecke und Beleuchtung beschaffen? Fehlen Mobilitätshilfen oder sind diese schlecht angepasst? Gibt es Haltegriffe?

Zu beachten ist gerade für Pflegefachpersonen in langfristigen Pflegebeziehungen, dass sich die Kontinenzsituation im Laufe der Zeit ändern kann, z. B. durch eine Erkrankung oder die Verstärkung eines Handicaps, wie die zunehmende Einschränkung der Fingerbeweglichkeit. Deshalb ist die Einschätzung in individuell festzulegenden Zeitabständen zu wiederholen.

Differenzierte Einschätzung der Harninkontinenz

Wurde eine Harninkontinenz identifiziert, gilt es, die genauen Bedingungen zu erfassen. Eine Bandbreite von Assessment-Instrumenten steht dafür zur Verfügung, aus der die Pflegefachperson je nach Fall gezielt auswählen soll. Zu den Instrumenten des differenzierten pflegerischen Assessments zählen (DNQP 2014):

- **Anamnese**: erfragt werden sollten u. a. Symptome der Harninkontinenz, Dauer der Problematik und bisherige Bewältigungsstrategien, Trink- und Stuhlganggewohnheiten oder Risikofaktoren, wie die Einnahme von Medikamenten oder vorliegende Erkrankungen, welche die Inkontinenz begünstigen
- **Miktionsprotokoll**: kann diagnostisch oder bewertend und in Selbst- oder Fremdeinschätzung eingesetzt werden, bietet sich bei Aufnahme einer Person in eine Einrichtung des Gesundheitswesens an, bei Verschlechterung des Gesundheitszustandes bzw. zur Therapiebeurteilung, Ausfülldauer 3–5 Tage
- **Urinanalyse**: um einen Harnwegsinfekt, aber auch Blut oder Glukose im Urin festzustellen
- **Körperliche Beobachtung**: um Veränderungen im Intimbereich, welche eine Harninkontinenz begünstigen (z. B. eine Phimose, ein Prolaps), zu erkennen
- **Erfassung des subjektiven Belastungserlebens**: Auswirkungen der Harninkontinenz (z. B. Teilhabe am gesellschaftlichen Leben, beruflich oder privat, Angst- und Schamerleben, Einfluss auf Beziehungen, Partnerschaft, Sexualität) erfragen
- **Kontinenzprofile**: die sechs Profile geben Auskunft über die Fähigkeiten und den Unterstützungsbedarf der inkontinenten Person und können ebenso für die Darstellung pflegerischer Ziele in der Pflegeplanung genutzt werden (www.dnqp.de)
- **Restharnmessung**: unvollständige Blasenentleerung, Restharnbildung kann zu Infektionen oder Nierenschädigungen führen und sollte daher sonografisch oder (wenn nicht anders möglich) per Einmalkatheterisierung, bei entsprechender Symptomschilderung, abgeklärt werden
- **Vorlagentest**: Ziel ist die Quantifizierung der verlorenen Harnmenge, zur Identifikation der Inkontinenzschwere bzw. des geeigneten Hilfsmittels

12.1.4 Maßnahmen der Kontinenzförderung

Pflegerische Maßnahmen bei Vorliegen einer Harninkontinenz, wie auch zur Prävention einer solchen, sind vielfältig. Die Auswahl erfolgt daher in höchstem Maße individuell und orientiert sich an der vorliegenden Form der Inkontinenz, den Fähigkeiten und Einschränkungen der betreffenden Personen, wie auch deren Wünsche und Ziele.

Beratung

Wichtig ist in jeder Hinsicht eine umfassende Beratung der betroffenen Personen und gegebenenfalls der Angehörigen, sodass sie aufgrund der notwendigen Informationen eine Entscheidung bezüglich der sich eröffnenden Maßnahmen treffen können (Ebene 3 im Expertenstandard). Die Pflegefachkraft muss dazu über aktuelles Wissen und Beratungskompetenzen bezüglich Prävention, Beseitigung, Reduktion bzw. Kompensation von Harninkontinenz verfügen (DNQP 2014). Das heißt, dass neben Fachwissen ebenso kommunikative und soziale Kompetenzen vonnöten sind. Experten sind sich einig, dass dies ein Betätigungsfeld für gut aus- und weitergebildete Fachkräfte ist, für die eine lebenslange Lernen eine Selbstverständlichkeit und kein notwendiges Übel darstellt (AWMF 2009, DuBeau et al. 2009, NCGC 2012).

Die Beratung der Betroffenen sollte diskret und sensibel vonstattengehen. Der Pflegende muss sich vorher fragen: Wer nimmt teil – die betroffene Person und/oder Angehörige? Wie viel Zeit steht für das Erstgespräch zur Verfügung? Welche Unterlagen (z. B. zur Einschätzung des Problems) und Materialen (wenn etwa Hilfsmittel vorgestellt werden sollen) werden benötigt? Im Beratungsgespräch sollte der zu beratenden Person jederzeit die Möglichkeit geben werden, sich einzubringen – ihre Alltagssituation ist entscheidend, und eine sensible Fachperson versucht, diese genauso zu erfassen wie hinderliche oder förderliche Faktoren und (mangelnde) Ressourcen.

Nur wenn sich die Beratung am Alltag der Betroffenen orientiert, kann es gelingen, gezielte Unterstützungsangebote zu entwickeln und sinnvolle Interventionen auszuwählen.

▪ Allgemeine Maßnahmen

Auch wenn es kaum Studien zu diesen Aspekten der Kontinenzförderung gibt, sind nachfolgende Maßnahmen oft sehr hilfreich, wenn sie nach Beratung und individueller Absprache umgesetzt werden. Daher werden sie in vielen Leitlinien empfohlen (DNQP 2014, NICE 2006):

- **Erhalt und Förderung der Selbstständigkeit** z. B. durch Betrachtung und Optimierung der Umgebung (Lichtverhältnisse, Entfernung von Stolperfallen, aussagekräftige Beschilderung in Sichthöhe, etc.) und der notwendigen Hilfen (angepasste Gehhilfen, Toilettenhilfen, ausreichende Transfermöglichkeiten, z. B. um eine Person vom Rollstuhl auf die Toilette zu helfen).
- **Flüssigkeitszufuhr** sollte ausreichend sein (30 ml je Kilogramm Körpergewicht, bzw. 1,5 bis 2 Liter über den Tag verteilt), wenn keine medizinischen Diagnosen eine Beschränkung nötig machen. So können Harnwegsinfekte oder auch eine Obstipation vermieden werden.
- **Obstipationsprophylaxe** mit Ernährungsberatung kann bei anhaltenden Verstopfungen sinnvoll sein, da eine Obstipation das Risiko für urogynäkologische Probleme erhöhen kann.
- **Gewichtsreduktion** bei adipösen und inkontinenten Personen ist oft hilfreich, denn Übergewicht erhöht das Risiko für eine Harninkontinenz.

▪ Beckenbodentraining

Der Effekt des Beckenbodentrainings ist für Frauen mit Belastungs- und Mischinkontinenz gut untersucht. Für Männer, beispielsweise nach Prostatektomie, liegen sich widersprechende Studienergebnisse vor. Allgemein handelt es sich um eine patientenabhängige Intervention, d. h., die durchführende Person muss in der Lage sein, zu verstehen, was und warum angespannt wird und wie die Kontraktion der Muskulatur ausgeführt werden soll. Der derzeitige Forschungsstand zeigt nicht auf, welches Trainingsregime das wirkungsvollste ist, auch Langzeitstudien fehlen (DNQP 2014). Experten empfehlen tägliche Übungsfolgen, mindestens 24 Kontraktionen aufgeteilt auf drei Übungseinheiten pro Tag (NICE 2006).

Viele Personen benötigen dazu Aufklärung, z. B. über die anatomischen Verhältnisse, und Anleitung in der Umsetzung der Übungseinheiten. Eine betreuende und unterstützende Atmosphäre und anhaltende Verstärkung sollen sich dabei positiv auf den Behandlungserfolg auszuwirken (Dumolin und Hay-Smith 2010). Zudem wird diskutiert, dass erst eine erfolgreiche Integration in den Alltag der Betroffenen ein gelungenes Beckenbodentraining auszeichnet. Allerdings stellt eine langfristige Verhaltensänderung für viele Betroffene eine enorme Herausforderung dar (Hayder und Schnepp 2009, Imamura et al. 2010).

Beckenbodentraining kann mit Biofeedback, Elektro- und Magnetstimulation sowie Vaginalkonen (unterstützend) durchgeführt werden. Die Studienlage ist derzeit jedoch zu wenig aussagekräftig, um hier endgültige Empfehlungen geben zu können. Für den Einsatz der unterstützenden Technik ist vor allem der individuelle Fall entscheidend, so muss die anwendende Person diesem Einsatz offen gegenüber stehen und eine gute Unterstützung gewährleistet sein (▶ Abschn. 7.3.8) (DNQP 2014).

▪ Blasentraining

Sollen die Intervalle zwischen den Toilettengängen erhöht werden, bietet sich das Blasentraining an. Personen jeden Alters können in diese Maßnahme einbezogen werden, sofern sie sie verstehen und umsetzen können. Die Schulung der durchführenden Person ist also genauso immanent wie die Planung der Toilettengänge, ausgehend von den ursprünglichen Miktionsintervallen, welche sich im Miktionsprotokoll gezeigt haben. Zudem gilt unter Experten eine engmaschige Betreuung der über Wochen oder Monate anhaltenden Intervention als besonders wichtig (DNQP 2014, Hay Smith et al. 2009).

Die Studienlage zu dieser Intervention ist bescheiden, auch wenn sie stetig zunimmt. Der positive Effekt des Blasentrainings ist bisher also eher eine Zuschreibung, als das er auf gesicherten Erkenntnissen der Wissenschaft basiert. Da die Maßnahme jedoch keine körperlichen Nebenwirkungen verursacht, wird sie insbesondere für Frauen mit Dranginkontinenz empfohlen (NICE 2006, EAU 2012, SIGN 2012).

Kontinenzförderung für Personen mit erhöhtem Pflegebedarf

Personen mit erhöhter Pflegebedürftigkeit sind nicht selten im Erhalt ihrer Kontinenz gefährdet und benötigen daher besondere Unterstützung. Auch und vor allem für diese Personengruppe gilt, dass, sofern dies möglich ist, die angestrebten pflegerischen Maßnahmen mit den Betroffenen abgestimmt werden. Wünsche und Ziele dieser Personen können durchaus von den Ideen der betreuenden Personen abweichen, sodass Beratung und ein sensibler Abstimmungsprozess vonnöten ist. Insgesamt sollten Fakten wie Schwere der Erkrankungen(en) und auch die Lebenserwartung eine Rolle bei der Auswahl der Maßnahmen spielen, wie auch Aspekte in der Häuslichkeit, z. B. bauliche Gegebenheiten oder Ressourcen der Angehörigen (DNQP 2014).

Die Interventionen „Angebotener Toilettengang", Toilettengang zu individuellen Zeiten und der „Toilettengang zu festen Zeiten" werden von Experten für pflegebedürftige Personen empfohlen. Betreuende Personen in der Praxis schildern immer wieder Erfolge mit diesen Maßnahmen, die wissenschaftliche Datenlage ist allerdings schwach (DuBeau et al. 2009, DNQP 2014, NCGC 2012).

12.1.5 Maßnahmen zur Kompensation der Harninkontinenz

Aktive Maßnahmen der Kontinenzförderung sind der ausschließlich passiven Versorgung mit Hilfsmitteln vorzuziehen. Für die meisten der von Inkontinenz betroffenen Personen sind Hilfsmittel jedoch enorm wichtig: Sie ermöglichen die Teilhabe am gesellschaftlichen Leben. Die Auswahl der Hilfsmittel erfolgt individuell und orientiert sich u. a. an der Frequenz der inkontinenten Ereignisse, dem abgehenden Volumen und der Flussrate, den zu bewältigenden Alltagsaktivitäten sowie den körperlichen und geistigen Fähigkeiten bzw. Einschränkungen. Zur Verfügung stehen: funktionell anatomische Hilfsmittel, mobile Toilettenhilfen, ableitende und aufsaugende Hilfsmittel. Neben der Beratung ist eine gute Anleitung in der Handhabung für die betreffenden Personen notwendig (Cottenden et al. 2013).

12.1.6 Evaluation der durchgeführten Maßnahmen

Tagtäglich führen Pflegende eine Vielzahl von Pflegemaßnahmen durch, nur selten jedoch wird deren Effekt überprüft. Die Beurteilung der Arbeit ist jedoch wichtig, um entscheiden zu können, welche Maßnahmen weiterhin sinnhaft durchgeführt werden sollen und welche Interventionen eine Modifikation benötigen oder gar vollständig unterbleiben sollten. Aus diesem Grund werden die Maßnahmen der Kontinenzförderung und Kompensation der Harninkontinenz in regelmäßigen Abständen evaluiert. Dazu können die oben vorgestellten Assessment-Instrumente genutzt werden (▶ Abschn. 12.1.3), aber natürlich ist ebenso (sofern dies möglich ist) die betreffende Person nach ihren Eindrücken zu befragen.

Bei der Verlegung einer pflegebedürftigen Person sind an nachfolgende Institutionen (egal ob eine stationäre oder ambulante Versorgung erfolgt) gezielte Informationen weiterzugeben, sodass beispielsweise ein Toilettentraining nahtlos fortgeführt werden kann (DNQP 2014).

12.1.7 Hautpflege

Inkontinenz kann zu Hautreizungen führen. Durch chemische und mechanische Reize, z. B. ständige Feuchtigkeit oder die Reibung bei der Reinigung der Haut, kann es zu Schädigungen kommen. Vor allem bei einer Doppel- und Stuhlinkontinenz leiden die Betroffenen unter Hautschäden. Im Gegensatz zum Feld der Druck-assoziierten Hautschäden steht die Forschung im Bereich der Inkontinenz-assoziierten Dermatitis eher am Anfang, nimmt jedoch stetig zu. International haben sich Fachpersonen auf folgende **Definition der Inkontinenz-assoziierten Dermatitis** geeinigt: Erythem oder Ödem der perinealen oder perigenitalen Hautoberfläche, mitunter begleitet von Blasenbildung mit serösem Exsudat, Erosion oder kutanen Sekundärinfektionen (Gray et al. 2012).

Notwendig ist in erster Linie eine Risikoerfassung bzw. Einschätzung der Inkontinenz-assoziierten Dermatitis. Dazu werden im deutschsprachigen Raum derzeit zwei Instrumente auf ihre Gültigkeit und Verlässlichkeit hin überprüft. Es handelt sich einerseits um das Perineale Assessment Tool (PAT-D) und andererseits um das Incontinence Associated Dermatitis Intervention Tool (IADIT-D) (Jukic-Puntigam et al. 2011, Steininger et al. 2011).

Im Bereich Prävention und Behandlung ist die Studienlage oftmals dürftig und mangelhaft. Dennoch empfehlen Experten:

- behutsame Reinigung der Haut,
- Feuchtigkeitserhaltung,
- Applikation von Hautschutzprodukten oder Produkten mit Barrierefunktion und
- in besonderen Fällen Nutzung von Salben mit therapeutischen Inhaltsstoffen (z. B. bei Vorliegen von Pilzinfektionen).

Das Vorgehen sollte strukturiert und geplant sein und sich am individuellen Fall orientieren. Beachtet werden sollte in diesem Zusammenhang, dass Hilfsmittel, wie auch Toilettengänge, helfen können, die Haut zu schützen (Gray et al. 2012, Beeckman et al. 2009, Cottenden et al. 2009).

12.2 Kontinenzstörungen nach Rektumresektionen

G. Gruber, R. Karg-Straninger

12.2.1 Einleitung

Nach einer Rektumresektion oder Stomarückverlagerung können Stuhlentleerungsstörungen auftreten. Beratung, Versorgung und Pflege erfordern Fachwissen, um die Kontinenzstörung zu erkennen, und einen gefühlvollen Umgang mit dem Betroffenen, um einen Weg zur Verbesserung der Situation aufzuzeigen. Eine interdisziplinäre Abklärung, Diagnostik und Therapie mit Anleitung der Versorgungsmöglichkeiten helfen dem Betroffenen beim Erlernen und Nutzen von Bewältigungsstrategien.

Stuhlinkontinenz ist der Verlust der Fähigkeit, flüssigen oder festen Stuhl und Darmgase willentlich zurückzuhalten, bis sie zu einem selbstbestimmten Zeitpunkt willentlich entleert werden. Die Unfähigkeit, Blähungen nicht kontrollieren zu können, wird als Analinkontinenz bezeichnet (Kontinenzgesellschaft 2014).

Grade der Stuhlinkontinenz

- **Grad 1:** Winde/Gase können nicht willentlich zurückgehalten werden, es tritt eine leichte Sekretion von Darmschleim oder auch ein Stuhlschmieren auf
- **Grad 2:** dünnflüssiger Stuhl und Gase können nicht bewusst zurückgehalten werden
- **Grad 3:** unwillkürlicher und kompletter Stuhl- und Gasabgang

2–15 % der Bevölkerung leidet unter Stuhlinkontinenz, auch wenn keine Enddarmoperation erfolgt ist (Hayder et al. 2013). Die Deutsche Kontinenzgesellschaft spricht von einer Häufigkeit (Prävalenz) von ca. 5 %, d. h. ca. 5 Mio. Menschen in Deutschland sind betroffen (Kontinenzgesellschaft 2014). Besonders gilt dies für ältere Menschen und Frauen. In den Kliniken leiden ca. 10 %, in Pflegeheime sogar 41 % der Patienten an Stuhlinkontinenz und deren Folgen. Wissenschaftlich ist das Thema Stuhlinkontinenz längst nicht so aufmerksam aufgearbeitet wie die Harninkontinenz, nicht zuletzt auch wegen einem Tabu, über Ausscheidungen zu sprechen (Hayder-Beichel 2013).

Viele Betroffene behelfen sich zuerst selber, indem sie Vorlagen beschaffen, ohne sich zu informieren, welche diagnostischen und therapeutischen Optionen zur Verfügung stehen. Häufig wägen sie Freizeitaktivitäten und soziale Kontakte genau ab oder meiden sie schlimmstenfalls sogar. Sie wollen den Geruch durch unkontrolliertes Entweichen von Blähungen oder Inkontinenzepisoden in der Öffentlichkeit vermeiden und verständlicherweise verheimlichen.

12.2.2 Gründe und Ursachen

Primär:

- Angeborene Störungen, z. B. Analatresie
- Störung am Kontinenzorgan (Schließmuskelverletzungen, -schäden oder -schwäche), Anal- oder Rektumprolaps oder Rektozelen

- Neurologische Störungen, z. B. zentrale oder periphere Nerven- oder Reizleitungsstörungen (M. Alzheimer, Apoplexie) oder Krankeheiten, Verletzungen des Rückenmarks, der Nervenbahnen (Querschnitt, Multiple Sklerose)
- Reizdarmsyndrom, allergische Ursachen, Nahrungsmittelintoleranzen
- Pharmakologische/medikamentöse Ursachen, z. B. Psychopharmaka, Barbiturate, Laxanzien, Antibiotika, Nebenwirkungen onkologischer Therapie
- Multifaktoriell, wenn mehrere Ursachen zu einer Kontinenzstörung führen, z. B. Schwäche der Schließ- und Beckenbodenmuskulatur, neurogene Störungen, Entzündungen im Anal- oder Enddarmbereich (Geile 2010)
- Adipositas

Sekundär:
- Obstipation ohne organische Ursache
- Diarrhöen infolge von metabolischen Störungen (Diabetes mellitus), Stoffwechsel- oder Verdauungsstörungen (z. B. Gallensäureverlustsyndrom), Laxanzienabusus
- Rektumoperationen mit Reservoirverlust, Rektum- oder Analkanalverletzungen oder narbige Veränderungen (Stenosen)
- „Überlaufsymptomatik" infolge einer Rektumoperation mit Reservoirverlust oder -verkleinerung oder Anastomosen-Stenose (Kasparek 2015), die Patienten berichten über persistierenden Stuhldrang, lange Verweilzeiten auf der Toilette bei zeitgleichem Gefühl, den Darm nicht „ausreichend" entleert zu haben
- Entzündungen im After-Enddarmbereich nach operativen Eingriffen bzw. Bestrahlung (radiogene Proktitis), nach Stomaanlage (Ausschalten des Enddarmsegmentes, Diversionsproktitis) oder Pouchitits (auch infektiös) (Geile 2010)
- Operationen am Sphinkter
- Erworbene Störungen (Fistel im Analkanal bei M. Crohn, Schließmuskelverletzungen nach Geburten usw.)
- Maligne oder entzündliche Krankheiten

Begünstigende Faktoren

Allgemein:
- Mobilitätseinschränkung (Gefahr der Obstipation)
- Intellekt- oder Wahrnehmungseinschränkung
- Ungenügende Zufuhr von festen, unverdaulichen und flüssigen Bestandteilen
- Ungeeignete Kleidung (der Betroffene kann seinem Stuhldrang nicht schnell genug nachgehen)
- Nicht zeitgerechte Verfügbarkeit oder ungeeignete Toiletten

Stuhlveränderungen bzw. -beobachtung:
- Passagezeit (von der Nahrungsaufnahme bis zur Stuhlentleerung sollten durchschnittlich 24 h vergehen), in Mitteleuropa oder in westlich geprägten Ländern werden Defäkationsintervalle von 3-mal pro Tag (alle 8 Stunden) bis 3 Entleerungen in einer Woche als normal gesehen (Enders 2014)
- Pro Tag wird ca. 100 ml Wasser über den Stuhlgang ausgeschieden, laut Bristol-Stuhlform-Skala meist „wurstförmig" (Grad 3 oder 4) (Enders 2014)
- Andere Formen, z. B. einzelne feste Klümpchen, Obstipation (mehr als 48 h ohne Ausscheidung), weiche Portionen mit abgetrennten Rändern, bzw. flockiger, zerklüfteter Stuhl oder flüssiger Stuhlgang ohne feste Bestandteile, Diarrhö (mehr als 3, dünnflüssige, aggressive Ausscheidungen in 24 h) müssen, wenn sie auf Dauer auftreten, abgeklärt werden
- Stuhlfarbe: bei normaler Mischkost gelb-bräunlich, bei Vegetariern/Veganern heller
- Nahrungsmittel (eisenhaltige oder Rote Bete) können die Farbe verändern
- Stoffwechselstörungen, Darmdysbiose (Darmbakterienungleichgewicht), Medikamenteneinnahme oder Leber-, Pankreas- oder Gallenfunktionsstörungen können die Stuhlfarbe beeinflussen und die Konsistenz (schaumig) verändern (► Abschn. 3.2)
- Dunkelfärbung kann auf die Einnahme von Eisenpräparaten oder okkultes Blut (Blutung) hinweisen
- Helles Blut auf oder im Stuhlgang kann auf Blutungen der Hämorrhoiden hinweisen
- Keine oder starke Geruchsentwicklung wird durch die Nahrung, Gärungs- und Fäulnisvorgänge beeinflusst

Alle Stuhlveränderungen sind ärztlich abzuklären!

12.2.3 Anatomie und Physiologie

Der letzte Teil des Dickdarms, das Rektum (Mastdarm) und der Analkanal, bilden mit der benachbarten Muskulatur des Beckenbodens den Abschluss des Intestinaltrakts. Der untere Teil, die Ampula recti, ist als Reservoir bauchig angelegt und sammelt den Kot. Die Grenzlinie zwischen Rektum und Analkanal bildet die Linea dentata. Hier münden zwischen den Analkrypten die Proktodealdrüsen. Nach außen wird der Darm durch den Ringmuskel des Afters verschlossen. Hier wird zwischen dem glatten, inneren (M. ani internus) und quergestreiften äußeren (M. ani eternus, willentlich steuerbaren) Ringmuskel unterschieden.

Der ringförmige **innere** Schließmuskel ist eine „Fortsetzung" der inneren Ringmuskelschicht des **Rektums** und liegt unter der Rektumschleimhaut und dem sensiblen Anoderm des Analkanals.

> Der willkürliche kontrahierbare äußere Schließmuskel besteht aus einem tiefen anaorektalen und einem oberflächlichen subkutanen Anteil. Der tiefe Anteil ist mit Teilen des Beckenbodens verbunden und über das Ligamentum anococcygeum an das Steißbein fixiert. Der oberflächliche Anteil des äußeren Schließmuskels umfasst ringförmig den Analkanal und ist mit seinem unteren Abschnitt nahe der Körperoberfläche mit Muskelfasern aus dem des inneren Schließmuskels verbunden. (Mair 2013)

Zum „Verschluss" des Darms sind die arteriovenösen Schwellkörper, sog. Hämorrhoiden (Corpus cavernosum recti), nötig. Um den Schließmuskel legt sich der Puborektalmuskel (M. puborectalis), welcher als Muskel zum M. levator pelvi (Diaphragma pelvis) gehört.

Der gemeinsame Ursprung der nervalen Beziehung von Harnblase, Rektum und derer Schließmuskel, welche aus dem Beckennervengeflecht (Plexus hypogastricus inferior) versorgt werden, erklärt in manchen Fällen, dass Harn- und Stuhlinkontinenz zusammen auftreten (Mair 2013).

12.2.4 Speicher- und Entleerungsstörung nach Rektumresektion

Nach einer Rektumoperation bzw. Resektion, auch mit Stomarückverlagerung, ist die Stuhlentleerung häufig in der ersten Zeit und bis zu zwei Jahre lang Störungen oder Veränderungen unterworfen (Kasparek 2015). Nach tiefer anteriorer Rektumresektion klagen 30 % der Betroffenen über deutliche anorektale Funktionsprobleme (Fürst 2015) und berichten auch über eine Einschränkung ihrer Lebensqualität.

Als **„anteriores Resektionssyndrom"** werden zusammengefasst:

- Hohe Stuhlfrequenz in der frühen postoperativen Phase
- Weiche Stuhlgänge
- Imperativer Stuhldrang, der nur eine beschränkte zeitliche Verzögerung zulässt
- Eingeschränkte Kontinenz auch bei Blähungen oder Schleimabgang
- Obstipation mit dem Gefühl der inkompletten Stuhlentleerung, auch gepaart mit einem imperativen Stuhldrang

Chirurgische Behandlung

Durch die notwenige Resektion eines Tumors werden Anteile des Rektums entfernt. In der modernen Rektumchirurgie wird die Kontinuität nach tiefen Resektionen nicht mehr „nur" mit einer End-zu-End-Anastomose hergestellt. Nach tiefer anteriorer Resektion wird zur Verbesserung der Reservoirfunktion des Rektums über die Konstruktion eines rektalen Neoreservoirs, z. B. Kolon-J-Pouch einer geraden koloanalen Anastomose bevorzugt (Fürst 2015).

In einer Studie wurden nach Operationen die Darmfunktion in Zeitabständen von 4, 8,12, 18 und 24 Monaten überprüft, dabei wurden Kontinenz-Score, Stuhlfrequenz, fraktionierte Stuhlentleerung, Drangsymptomatik, Gebrauch stuhleindickender

Medikamente, Abführmaßnahmen und Vorlagengebrauch abgefragt. Das Ergebnis zeigte eine niedrigere Stuhlfrequenz, weniger häufige fraktionierte Stuhlentleerungen und Vorlagengebrauch in der J-Pouch-Gruppe (Fürst 2015).

Zusätzliche Komplikationen

- Akute Entzündungen oder Folgen einer Bestrahlung im After oder Enddarmbereich mit krampfartigem Stuhldrang, Drangsymptomatik ohne Entleerung, Durchfälle oder Blutungen und Schleimabsonderungen.
- Nach 6 bis 12 Monaten kann eine alle Wandschichten durchdringende Entzündung des Enddarms und der Muskulatur auftreten; Ausprägung je nach der zu bestrahlenden Fläche und Strahlendosis (Geile 2010).
- Diversionskolitis (Entzündung durch Ausschalten eines Darmsegments): Durch die fehlende Stuhlpassage kann es zu Darmmilieuveränderungen, Darmwandentzündungen und schleimig-blutigen Absonderungen kommen → bei einer Stomaanlage wird der nachgeschaltete Darmanteil im aboralen Schenkeln mittels Klysma gespült, um Infektionen und Entzündungen zu verhindern.
- Soll das Stoma verschlossen und zurückverlegt werden, muss die Diversionskolitis zuerst abklingen; zum Darmmilieuaufbau (Darmflora) können komplementäre, naturheilkundliche Empfehlungen einfließen.
- In der Kinderchirurgie wird der aborale Schenkel gespült (Anleitung der Eltern ▶ Abschn. 7.4); diese Methode wird auch für Erwachsene diskutiert.
- Pouchitits (Entzündung des angelegten Speicherorgans): kann nach 1 bis 2 Jahren mit dem Gefühl der unvollständigen Entleerung, Halteschwäche und Sensibilitätsstörungen (Luft, Flüssig und festem Stuhl) entstehen; besonders wenn zusätzlich Durchfälle auftreten, sollte eine gastroenterologische Abklärung erfolgen (Gallesäureverlustsyndrom) (▶ Abschn. 3.2).
- Pankreasinsuffizienz, mit entsprechenden „Verdauungsstörungen".

12.2.5 Diagnostik

Durch die Diagnostik soll erfasst werden, welche Kontinenzleistung vorhanden ist. Dann kann entschieden werden, ob eine Stomarückverlegung vorgenommen oder bei einer Darmresektion ohne protektives Stoma die Kontinenzleistung beeinflusst werden kann.

- Detaillierte Anamnese unter Einbeziehung der bekannten Scores:
  - Welche stuhlregulierenden Maßnahmen werden angewandt?
  - Wurde bereits eine Ernährungsberatung zum Einfluss auf die Darmfunktionen durchgeführt?
  - Werden Antidiarrhoika und in welcher Dosis und Darreichung eingenommen?
  - Wird das Medikament (der Wirkstoff) ausreichend resorbiert (▶ Abschn. 7.1.5)?
- Inspektion und digitale Untersuchung, ggfs. mit Proktoskopie, Rektoskopie:
  - Überprüfung des Sphinktertonus
  - Überprüfung der Anastomose nach Rektumoperation (Weite der Anastomose/Stenose)
  - Ausschluss einer Proktitis (Entzündung als Folgen einer Radio- oder Chemotherapie)
  - Mukosa-/Rektumprolaps, Rektozele oder Lokalrezidiv, Fisteln usw. (bei Veränderungen am Analkanal ggfs. Dermatologen hinzuziehen)
- Diagnostik möglicher Lage- oder Winkelveränderungen des Rektums
- Anale oder Endosonografie zum Ausschluss von Sphinkterdefekten
- Dynamische Funktionsprüfung, Druckmessung sowie Sphinkter- oder Rektomanometrie, Defäkografie, Irrigoskopie
- Neurologische und muskuläre Untersuchungen: Durchführung und Erfolg von Beckenbodentraining (BBT), Schließmuskeltraining oder transkutane/intraanale Nervenstimulation (TENS) oder Biofeedbacktraining
- Einschätzen von kognitiven Fähigkeiten und Mobilität

- Grunderkrankungen oder Folgen von Erkrankungen, die zur Kontinenzstörung führen können (MS, Metastasen im Rückenmark)
- Röntgen, CT, MRT
- Ergänzende gynäkologische oder/und urologische Untersuchungen
- Erfassen weiterer Einwirkung oder Nebenwirkungen auf die Kontinenz (onkologische Therapien)
- Ggfs. Blutuntersuchung (Elektrolyte) und gastroenterologische Untersuchung, bei Verdacht auf Verdauungs- oder Resorptionsstörungen oder um nach langanhaltenden Diarrhöen oder Darmverlust Störungen auszuschließen
- Stuhluntersuchung zum Ausschluss von Darminfektionen
- Medikamentenüberprüfung (z. B. Schmerzmittel und Antidepressiva)

12.3 Stuhlmanagement – Beratung

G. Gruber, R. Karg-Straninger

12.3.1 Vorbereitung der pflegerischen Beratung

Erstgespräch

Im Erstgespräch wird der Schweregrad einer Stuhlinkontinenz mithilfe des Inkontinenz-Scores der Cleveland Klinik (CCS) oder eine bekannte Kontinenzstörung anhand des Wexner-Score- eingeteilt (Mair 2013) ermittelt.

Inkontinenz-Score (CSS):

- Wie oft verlieren Sie unkontrolliert Stuhl?
- Wie oft verlieren Sie unfreiwillig Winde?
- Wie oft tragen Sie Vorlagen?
- Wie oft müssen Sie wegen Stuhlproblemen die festen Lebensgewohnheiten ändern?

Wexner-Score (Jorge und Wexner):

- Häufigkeit der Inkontinenzepisoden
- Konsistent des Stuhlgangs (fest, flüssig)
- Blähungen
- Vorlagengebrauch
- Unkontrollierter Harnverlust

Praxistipp

Pflegende müssen explizit fragen: „Haben Sie Probleme mit der Stuhlentleerung oder mit Ihrem Darm?" „Wie waren Ihre bisherigen Stuhlgewohnheiten?" „Ist eine Veränderung in der Stuhlentleerung nach der Operation aufgetreten." Falls das Thema nicht angesprochen wird, äußert sich der Betroffene vielleicht nicht, weil die Stuhlinkontinenz ein Tabuthema darstellt.

Mit solchen Fragen kann das bisherige Verständnis des Patienten, wie „seine Kontinenz" sein sollte, hinterfragt werden. Ein diskreter Blick in die Unterwäsche zeigt oft mehr als tausend Fragen. Benutzt der Betroffene bereits Vorlagen, kann nachgefragt werden, welcher Bedarf vorliegt oder ob es eine Vorsichtsmaßnahme ist. Daraus ergibt sich oft ein offenes Gespräch, wenn auch über Umwege.

Einschätzung vor und nach Diagnostik

- Falls in einer Beratung festgestellt wird, dass der Betroffene noch keine spezielle Diagnostik (▶ Abschn. 12.2.5) und ärztliche Beratung erfahren hat, sollte diese unmittelbar empfohlen werden. Hierzu ist es wichtig, Anlaufstellen, spezialisierte Praxen oder Ambulanzen zu kennen und dem Patienten einen Kontakt anzubieten. Gemeinsam mit ihm und auf Wunsch mit seinen Bezugspersonen und Angehörigen werden notwendige Fragestellungen, diagnostische Möglichkeiten und mögliche Interventionen besprochen.
- Die detaillierte Stuhlanamnese kann evtl. mit einem Stuhltagebuch ergänzt werden; Inhalte: Ernährung, Trinkverhalten, Angaben und Beschreibung der Ausscheidung, Frequenz, Konsistenz, Ausscheidungsverhalten und Entleerungszeitpunkt, möglicher Zusammenhang mit Grund- oder Begleiterkrankungen bzw. Medikamenteneinnahme.
- Die Ergebnisse werden ausgewertet, mit den Betroffenen besprochen und zusammen mit den Ergebnissen der Diagnostik im multiprofessionellen Team für die Betroffenen abgestimmt, um mögliche Therapie- und Pflegeoptionen erarbeiten.

- **Pflegeplanung und -handlung**

Ziel ist es, Patienten einen möglichen Umgang mit ihren Kontinenzstörungen aufzuzeigen, der in den Alltag integriert werden kann, falls sie unter einer hohen Stuhlfrequenz, weichen Stühlen oder einem imperativen Stuhldrang nach Reservoirverlust des Rektums („anteriores Resektionssyndrom") leiden. Für die Betroffenen und deren Angehörigen ist es entscheidend, die Zusammenhänge der Ursache(n) und möglicher Interventionen zu verstehen. Beratungsgespräche beinhalten die Feststellung der Situation, deren Ursachen, mögliche Lösungen und anvisierte Zeitkorridore. Die Situation kann positiv verändert werden, ohne Angst, der Situation „ohnmächtig" gegenüberzustehen (Mair 2013).

12.3.2 Durchführung der pflegerischen Beratung

- **Flüssiger Stuhlgang**

- Bei **Diarrhöen** müssen nach Absprache mit dem Arzt Flüssigkeits- und Elektrolytverluste ausgeglichen werden. Fertige Elektrolytlösungen, Tees mit hohem Gerbsäureanteil und Gemüsebrühen können angeboten werden. Falls die Grunderkrankung nicht dagegen spricht, ist eine tägliche Flüssigkeitszufuhr von ca. 2–2,5 l (auch Suppen und halbflüssige Nahrungsmittel eingerechnet) zu empfehlen.

> **Die nachfolgenden „stopfenden" Nahrungs- und Nahrungsergänzungsmittel können die Aufnahme von Flüssigkeit beeinträchtigen! Vorsicht, falls eine Stenose im Darm vorliegt → Gefahr der Passagestörung!**

- **Stopfende Nahrungsmittel** und Medikamente empfehlen; Hinweise zur Zubereitung, ob roh oder gekocht, ergänzen die Beratung ebenso wie die Selbstbeobachtung mit einem „Ernährungsprotokoll".
- **Quellmittel**/„ feuchtigkeitsaufnehmende" Nahrungsergänzung vorschlagen:
  - Flohsamen oder Flohsamenschalen (über das Essen streuen, nicht mit großen Mengen Wasser bei Durchfall einnehmen!)
  - Pektine in geriebener Apfelschale (Fertigprodukt: Aplona® oder Kohlekompretten®)
  - Pulverförmige Ballaststoffe aus der Guarbohne (Benefiber®, Optifiber®)
- **Antidiarrhoika** verabreichen, z. B. Loperamid (Störungen in der Resorption beachten!) (► Abschn. 7.1.5)
- Bei Verdacht auf Pankreasinsuffizienz → Diagnostik und ggfs. Gabe von Pankreasenzymen

> **Die Herstellerangaben zur Wirkung, Anwendung und zum Einfluss auf die Verdauung/Resorption (auch Medikamente) sowie den Stoffwechsel (Diabetes mellitus) sind unbedingt zu beachten!**

- Eine **Störung der Darmflora** kann Verdauungsstörungen, Diarrhöen oder vermehrte Blähungen verursachen. Durch die temporäre Stuhlableitung wird der Darm von der Stuhlpassage ausgeschaltet, was zu einer Veränderung der Darmflora führt. Die Darmzotten können atrophieren oder es kann eine Diversionskolitis entstehen. Mithilfe einer Stuhlprobe können Laktobazillen und Darmflora untersucht (Enders 2014) und bei Bedarf „aufgebaut" werden. Auch Nahrungsmittelunverträglichkeiten bzw. -intoleranzen können in Verbindung mit Erkrankungen des Magen-Darm-Traktes gebracht werden.

- **Fester Stuhlgang mit Entleerungsstörungen**

Mit den Betroffenen sollte geklärt werden, ob es sich um eine Obstipation (Entleerungshäufigkeit weniger als 2 bis 3-mal Woche) oder eine inkomplette Entleerung (Gefühl der „Verstopfung") vorliegt. Bei der inkompletten (frustrierenden) Entleerung kommt es zu langen Verweilzeiten auf der Toilette. Hintergrund können große Stuhlmengen sein, die nicht passieren können.

Mögliche Beratungsinhalte:

- Ernährungs- und Trinkberatung zur Wirkweise der Nahrungsmittel (Ernährungsprotokoll)
- Vorstellen und Besprechen möglicher Abführmittel oder -techniken (Kasparek 2015).
  - **Abführmittel:** schleimstoffbildende Substanze (z. B. geschroteter Leinsamen), stuhlformende oder quellende Substanzen (z. B. Ballaststoffe oder Quellmittel),

Magnesium in höheren Dosierungen oder Makcrocol®
Diese Substanzen greifen in die Flüssigkeitsresorption ein und können zu Blähungen führen!
- **Laxanzien** (Arztverordnung!): verkürzen die Verweildauer des Stuhls im Darm durch Steigerung der Flüssigkeitssekretion in den Darm, Steigerung der Motorik, Bindung von Wasser an schwer lösbare Substanzen oder Hemmung der Flüssigkeit und Elektrolytresorption aus dem Darm in den Organismus
- **Abführzäpfchen**: regen die Darmtätigkeit so an, dass eine Darmentleerung nach ca. 15 bis 30 Minuten ausgelöst wird, stimulieren auf unterschiedliche Art (chemisch/Stimulation durch CO_2) die Peristaltik (je nach Wirkstoff und Wirkweise sollten sie nicht auf Dauer eingesetzt werden!)
- **(Mini-)Klysmen**: 5 bis 250 ml Flüssigkeit (meist salzhaltig) wird körperwarm in den Enddarm eingebracht und für mehrere Minuten einhalten → löst die Peristaltik aus (viele Produkte sind nicht für den täglichen Gebrauch vorgesehen!)

Praxistipp

Falls eine Stimulation mit Wasser vorgesehen ist, stehen Klistierbirnen oder -bälle mit integriertem Konus zur Verfügung. Zubehör aus den Produktgruppen „anale Irrigation" kann Verwendung finden (Herstellerangaben beachten!).

12.3.3 Anale/rektale Irrigation

Für eine anale Irrigation ist eine ärztliche Indikation mit vorheriger Abklärung möglicher Kontraindikationen erforderlich. Eine Delegation (Durchführungskompetenz) für die Anleitung durch Pflegefachpersonen muss vorliegen.

Aufklärung

Ziele und Durchführung der analen Irrigation werden dem Patienten erklärt. Er muss die Bedienungsanleitung des Systems kennen und wissen, wie er sich bei Schwierigkeiten und möglichen Nebenwirkungen verhalten soll.

Relative bzw. absolute Kontraindikationen

- Schmerzende Analkrankheiten und oder Hämorrhoidalknoten
- Bekannter Dickdarmverschluss
- Akute, entzündliche Darmerkrankungen (M. Crohn, Colitis ulcerosa)
- Anorektale Veränderungen (z. B. Missbildungen)
- Laufende oder abgeschlossene Radio-/Chemotherapie mit Nebenwirkungen wie Diarrhöen (Abklären mit dem Gastroenterologen, ob eine Darmwandschädigung vorliegt)
- Stoffwechselstörungen, z. B. Gallensäureverlustsyndrom, Elektrolytverschiebungen, katabole Stoffwechsellage, Pankreasinsuffizienz
- Divertikulitis
- Kurzdarmsyndrom
- Rektum- oder Analprolaps
- Abdominale oder anale Operation innerhalb der letzten 3 Monate
- Schwangerschaft
- Mangelnde Zuverlässigkeit des Betroffenen, kognitive Einschränkungen

Indikationen

- Abklärung und Indikation durch den Arzt
- Zuverlässiger, motivierter Betroffener
- Darmentleerungsstörungen, Störung der Transportfunktion
- Stuhlinkontinenz
- Obstipation, z. B. bei Opiumgabe
- Chronische Verstopfung, wenn konservative Maßnahmen ohne Erfolg (bei neurogenen Darmfunktionsstörungen)
- Stuhlinkontinenz im Rahmen von neurogenen Darmfunktionsstörungen wenn konservative Maßnahmen ohne Erfolg sind z.B., Spina bifida, Querschnittlähmung

Der Zeitpunkt der Entleerung wird durch die Irrigation bestimmt. Das Irrigationsintervall wird immer vom Arzt festgelegt. In der Regel sollte die anale Irrigation täglich zur gleichen Zeit angewendet werden.

Vorteile

- Der Darm wird distal und bis zur rechten Flexur entleert, Blähungen treten zeitverzögert zur Irrigation auf
- Zeitliche Kontrolle der Stuhlausscheidung, Kontinenzperioden von 24–48 Stunden
- Ggfs. können Laxanzien reduziert werden (Arztabsprache)
- Hautschäden vermindern sich, positiver Einfluss auf mögliche Harnwegsinfekte (kein Stuhlschmieren)
- Nach der Anleitungsphase Zeitverminderung und positiver Einfluss auf die Lebensqualität

Praxistipp

- Individuelle Herstellerangaben zwingend berücksichtigen!
- Zu kaltes oder zu warmes Wasser (Schädigung der Darmzotten!) kann zu Bauchkrämpfen führen → Irrigation unterbrechen und Ursache ermitteln, z. B. zu große Wassermenge oder zu schnelle Einlaufgeschwindigkeit.

Vorgehen (Übersicht)

Es stehen verschiedene Systeme zur Verfügung (Schwerkraft, Handpumpe, elektrisches System):

- Die anale Irrigation wird normalerweise auf der Toilette sitzend durchgeführt, Materialien vorher vorbereiten
- Körperwarmes Wasser (ca. 36 °C), je nach Anatomie und Körperbau oder Darmfunktionsstörung des Erwachsene anfangs ca. 250–500 ml (in einem Wasserbehälter)
- Rektalkatheter oder Trichter in den Darm einbringen, Wasser einfließen lassen
- Bei insuffizientem Sphinkter werden für die anale Irrigation häufig Systeme mit Ballon benutzt, dieser wird geblockt, damit das eingelaufene Wasser ca. 3–5 Min. im Darm gehalten werden kann
- Die Massenperistaltik wird aufgrund der Volumenvergrößerung (Wasser) und den Wärmereiz durch die Dehnungsrezeptoren ausgelöst
- Rektalkatheter entfernen (entblocken) → Darm entleert sich, Massenperistaltik klingt ab
- Nach der Entleerung verwendete Einzelteile des Irrigationssets nach Herstellerangaben reinigen und entsorgen

Probleme bei der Durchführung

- Übelkeit, Blähungen, Völlegefühl, Bauchkrämpfe, Schwindel, kalter Schweiß, Schwitzen oder Frösteln und Blutdruckveränderungen → Hinweise für eine Fehlregulation des Sympathikus/Parasympathikus (besonders bei Menschen mit Querschnitt) → Irrigation unterbrechen und Betroffenen überwachen
- Falls die Spülflüssigkeit nicht einläuft → Lage und Einführwinkel des Katheters überprüfen
- Häufige, auch leichte Blutungen, z. B. der Hämorrhoidal-Polster → proktologisch abklären
- Irrigationsflüssigkeit wird nicht mit Stuhl ausgeschieden (bei Exsikkose), da der Darm das dem Körper fehlende Wasser aufnimmt → unterbrechen der Irrigation und Betroffenen zum Trinken anleiten
- Schlimmstenfalls Perforation des Darms → schnellstmöglich Arzt konsultieren!
- „Autonome Hyperreflexie", besonders bei Menschen mit einer Lähmung (Querschnitt) oberhalb Th 7 → Ursache klären, Notfallmaßnahmen durchführen

12.3.4 Stuhlauffang- oder Ableitungssysteme bei immobilen Pateinten

Für **immobile** Patienten können Stuhlauffang- bzw. Ableitungssysteme, wie Fäkalkollektoren, Damverweilkatheter oder Stuhlableitungssysteme, verwendet werden. Die Genitalregion und der Sakralbereich werden so vor Stuhlkontakt und entsprechenden Folgen geschützt und eine Bilanzierung der Ausscheidung ist möglich.

- **Fäkalkollektoren** fangen den dünnflüssigen Stuhl direkt am Anus über einen Auffangbeutel auf oder werden in einen Auffangbeutel abgeleitet; die Befestigung auf der Haut wird durch eine hydrokolloide Hautschutzfläche ermöglicht.

- **Ableitende Systeme** werden über weiche und flexible Darmverweilkatheter direkt in den Enddarm eingebracht, geblockt und leiten den Stuhlgang in eine Auffangsystem ab.

12.3.5 Hilfsmittelversorgung

Die **Hilfsmittelversorgung mit Inkontinenzvorlagen** (saugende Systeme) ohne genaue Diagnostik und pflegerische Beratung darf nicht die erste und einzige Lösung darstellen. Eine „saugende" Versorgung kann flüssige, oft mit Schleim oder Nahrungsbestandteilen vermengte Stuhlausscheidung über die „Saugkissen" nur langsam oder ungenügend aufnehmen. Die Stuhlausscheidung liegt in diesem Fall auf dem Vlies der Vorlage und hat Kontakt mit der Haut. Durch die Stuhlbestandteile und bei Harninkontinenz durch die Entstehung von Ammoniak steigt der pH-Wert (alkalisch) und die Barriere- und Schutzfunktion der Haut gerät aus dem Gleichgewicht. Pathogene Keime können in die Haut eindringen und Hautschäden entstehen (Junkic-Puntigam et al. 2010).

Bei der Benutzung von Hilfsmitteln ist es von immenser Bedeutung, die Betroffenen individuell zu beraten, Hinweise zum Wechselrhythmus und vor allem zur Hautpflege im Analbereich zu geben.

Praxistipp

Bei der Verwendung von sogenannten Pants oder Pull-On sind Hinweise hilfreich, wie diese in öffentlichen Toiletten im Stehen mit Alltagskleidung gewechselt werden können (seitlich aufreißen) und wie die neue Versorgung mit Hose und Unterwäsche wieder angelegt wird. Evtl. empfiehlt sich eine Inkontinenzversorgung mit gut sitzender Fixierhose (Netzhose) und passenden Vorlagen als alltagstauglicher.

Analtampons oder Darmverschlusssysteme: Vor der Verordnung derartiger Systeme sollten zunächst durch proktologische Untersuchungen therapeutische Alternativen geklärt werden. Der Arzt oder qualifizierte Pflegeexperte unterweist danach in der Handhabung des in Frage kommenden Systems. Der Tampon passt sich im Darm den anatomischen Gegebenheiten an, über das Rückholband kann er wieder entfernt werden. Dies wird für die Versorgung nach geformter Stuhlausscheidung oder auch analer Irrigation empfohlen. Auch nach einer Rektumoperation ist der Einsatz mit dem Arzt abzuklären, da hier die Restdarmfunktion und die Abheilung der Anastomose (Komplikation: Anastomoseninsuffizienz) eine entscheidende Rolle spielen (Verordnung und Kostenerstattung ▶ Abschn. 9.7).

12.3.6 Beckenbodentraining und/oder Biofeedback-Training

Für das aktive **Beckenbodentraining** gilt, es kann – richtig angeleitet, in der entsprechenden Intensität und vor allem täglich angewendet – eine positive Wirkung auf das Schließmuskelsystem, den Beckenboden und die an der Kontinenz beteiligten Muskelgruppen haben. Spezielle Übungen im Liegen und im Stehen, in den Alltag integriert, werden von spezialisierten Physiotherapeuten angeboten (▶ Abschn. 7.3) (www.ag-ggup.de). Die Verordnung wird vom behandelnden Arzt nach der Erstoperation oder dann erneut nach Stomaverschluss ausgestellt. Das Training kann mittels Geräten unterstützt oder „sichtbar" gemacht werden (**Biofeedback-Training**). Hierfür werden über Sonden die Aktivität und Intensität im Analkanal abgeleitet und über das Gerät hör- oder sichtbar (Ton, Signallampe) gemacht.

Eine konservative Übung der beteiligten Organe stellt die **Elektrostimulation** (TENS) als Aktivierung mittels elektrischer Impulse dar. Auch hierfür ist eine Verordnung und eine genaue und individuelle Anleitung und Unterweisung nötig.

12.4 Spezielle Hautpflege (Anal-/Intimhygiene)

G. Gruber, R. Karg-Straninger

Hautschädigende Einflüsse müssen vermieden bzw. ausgeschaltet werden, damit die physiologische Funktion der Haut aufrechterhalten bleibt bzw. wiederhergestellt wird. Dazu benötigen die Betroffenen und Angehörigen ein grundlegendes Verständnis von Hautpflege und Prävention von Problemen, z. B. durch Vermeiden mechanischer Hautschäden durch Scher- und Zugkräfte, zu starkes Reiben und Rubbeln oder Vermeiden von Toxinen. Die gezielte und individuelle Planung und Beratung zur adäquaten Analhygiene dient auch dazu, einer IAD (Inkontinenz-assoziierten Dermatitis) vorzubeugen (Junkic-Puntigam et al. 2010).

Durch Kontakt mit Schleim, Stuhl oder Verdauungsenzymen wird der Säureschutzmantel der Haut gestört und geschädigt (▶ Abschn. 8.1). Feuchtigkeit und/oder okklusive Inkontinenzversorgungssysteme führen zu einem Auseinanderweichen und Aufquellen der obersten Hautschicht (Stratum corneum). Diese Hautschicht besteht aus Korneozyten, die von einem Fettfilm (Lipiden) umgeben sind. Die Keratinozyten produzieren Keratin (Harnstoff), das der Haut Festigkeit verleiht und eine wasserabweisende vor mechanischen Einwirkungen schützende Schicht bildet. Der kontinuierliche Nachschub und Reifung an neuen Keratinozyten unterstützt die sogenannte Barrierefunktion der Haut (Smola 2008).

Durch exogene Einwirkungen, wie vermehrte Feuchtigkeit oder Reizungen durch Zersetzungsprodukte der Ausscheidung (Amonniak), tritt verstärkt Feuchtigkeit aus der Haut aus. Zusätzlich durch die Zersetzung von Ammoniak steigt der pH-Wert (in den alkalischen Bereich), die Barriere- und Schutzfunktion nimmt ab, pathogenen Keime können sich ansiedeln und gedeihen (Junkic-Puntigam et al. 2010). Eine Zunahme von Hautirritationen ist zu erwarten (Mair 2013). Hautschäden können bereits nach wenigen Stunden bis spätestens nach 3 Tagen unzureichender Behandlung oder Pflege und Reinigung im Perianalbereich, im Genitalbereich, bis hin zum Gesäß, der Oberschenkelinnenseiten und den Hautfalten auftreten.

Charakteristische Einflussfaktoren für Hautschäden

- Harn- und/oder Stuhlinkontinenz
- Chronische Belastung mit Feuchtigkeit und unsachgemäße und zu häufige Hautreinigung
- Alkalischer pH-Wert
- Okkludierende Inkontinenzversorgungen
- Keimwachstum und Reibung

12.4.1 Mögliche Hautprobleme

- **Altershaut**: Das Altern beeinträchtigt die Hautbeschaffenheit und das Hautbild. Die Elastizität der Haut nimmt ab, sie wird „dünner“, die Schutzfunktion ist fragiler und kann schneller gestört werden. Die Erneuerungsrate (Zellteilung der epidermalen Zellen) sinkt auf 30–50 %, die Kollagensynthese ist beeinträchtigt. Die Haut ist durch die geringere Abwehrfunktion (Immunabwehr) anfälliger, die Hautschutzbarriere wird im höheren Alter schwächer und die Talg- und Schweißbildung nimmt ab (Smola 2008).

> **Jedes Hautproblem muss vom Arzt diagnostiziert (Abstrich) und die Therapie in die Beratung und Versorgung mit Hilfsmitteln einbezogen werden. Juckreiz und trockene Haut erfordern eine effektive Hautpflege.**

- **Seborrhoische Dermatitis**: Die Talgdrüsen im Genitalbereich produzieren bei älteren Menschen zu wenig Talg, Rötung/Läsionen (Erytheme) treten häufig mit mikrobieller Besiedelung (Candida) auf.
- **Xerose** (trockene empfindliche Haut): Die Abschuppung verläuft ungeordneter, die Schuppen verbleiben auf der Haut. Es kommt zu Juckreiz und durch die geringere Elastizität der Haut zu Hautrissen, die Eintrittspforten für Infektionen und Entzündungen sind.

12.4.2 Reinigungs- und Pflegehinweise

> **Weniger ist mehr!**

- Zum Entfernen von Stuhlresten auf der Haut weiche „Einmal-Waschhandschuhe“, z. B. aus Vlies oder Frottee und lauwarmes statt zu heißes Wasser verwenden.
- Wenn die Reinigung mit Zusätzen nötig ist, keine Seife (häufig alkalisch, verändert den pH-Wert, entzieht der Haut die epidermalen Fette/Lipide), sondern besser pH-neutrale, ggfs. rückfettende Waschsyndets verwenden. Diese müssen unbedingt mit klarem Wasser wieder abgewaschen werden, nicht dem

Waschwasser zufügen! Bei anderen Reinigungsmitteln, z. B. Pflegeschäumen; unbedingt prüfen, ob sie nötig sind, wie sie eingesetzt und wieder abgewaschen werden (!).

Praxistipp

Hersteller bieten alternativ zur Reinigung mit Wasser und „Seife" „feuchte Einmal-Waschhandschuhe oder Reinigungstücher" an. Mit dieser sog. „Reinigung ohne Wasser" wird eine parfüm-, alkohol- und seifenfreie Reinigung, z. B. unterwegs ermöglicht. Achtung, diese sind **nicht** mit feuchtem Toilettenpapier zu verwechseln. Präparierte Hautreinigungstücher sowie feuchtes Toilettenpapier sind **nicht** zum ständigen Gebrauch gedacht.

- Die Haut schonend ohne Zug und mechanische Belastung (Reiben) reinigen und trocknen.
- Auf die Kleidung achten, sie darf nicht im direkten Kontakt die Haut reizen.
- Je nach Hauttyp und Pflegeproblem sollten bevorzugt bei trockener Haut feuchtigkeitsspendende Emulsionen (W/O, d. h. Wasser in Öl) eingesetzt werden, die auch feuchtigkeitsregulierendes Panthenol und Kreatin als Schutz der obersten Hautschicht enthalten können. Produkte mit Zink (hier sind keine Zinkpasten gemeint) können sich positiv auf die Heilung von Hautdefekten auswirken. Natürliche Pflegeprodukte ▶ Abschn. 11.2.
- Hautschutzprodukte (Cremes, Lotionen oder transparente Filme) sind unterschiedlich in der Zusammensetzung und es ist unbedingt die spezifische Zusammensetzung der Produkte als auch die Anwendung zu beachten (Herstellerangaben!). Manche Hautschutz-/Barrierefilme können je nach Verwendung mehrere Tage auf der Haut wirksam sein, bei zu häufiger Anwendung entstehen „Schichten" des Hautschutzfilms, die auch Störungen nach sich ziehen können, wie eine „ Okklusion der Haut" mit Rötung und eingeschränkter Funktion. Dieser Effekt ist auch bei Produkten, die eine auf Mineralölbasis verwendete Fettgrundlage besitzen, wie Melkfett, Vaseline, Salben oder Pasten, zu beobachten. Die körpereigene Regulierungsfunktion wird reduziert.

Hautpflegeprodukte müssen gut dosiert eingesetzt werden, da Reste auf der Haut und auf dem Vlies der saugenden Inkontinenzvorlage aufliegen und somit die Poren des Rücknässevlieses unpassierbar machen. Die Ausscheidung kann dann nicht in den Saugkern einwandern und verbleibt in der Vorlage und somit auf der Haut.

12.4.3 Pflege der perianalen Haut

Akute Beschwerden, wie Brennen, Jucken oder Nässen der entzündlich veränderten Haut mit Rötungen, sind typisch, wenn es zur ständigen Benetzung der Analhaut mit Schleim oder Ausscheidung kommt. Die Folge sind Oberflächenschädigung bis zu Empfindungsstörungen der perianalen Haut führen, die die Inkontinenz beeinflussen (z. B. Drangsymptomatik) oder sogar verschlimmern können (Geile 2010).

- Die Reinigung der perianalen Haut erfolgt nach dem Stuhlgang oder Stuhlabgang wie unter ▶ Abschn. 12.4.2 beschrieben: reinigen, abduschen oder kurz mit warmen Wasser abwaschen.
- Ein feuchtes Mikroklima kann durch gutes Trocknen und die Verwendung von weichen Materialien (z. B. mit Vlieskompressen oder weichen Handtüchern abtupfen, nicht mit groben Mullkompressen oder gar Zellstoff reiben) verhindert werden; auf regelmäßigen Wechsel der Handtücher oder Waschlappen achten (Keime, Infektionsgefahr); kein recyceltes oder gefärbtes Toilettenpapier verwenden (Allergiepotenzial), nicht föhnen (trocknet aus, Keime verwirbeln).
- Vermeiden von Reizstoffen, wie parfümierte Pflegeprodukte, Intimsprays, Kamille (Allergien) oder scharfe Gewürze in der Ernährung (Chili, Tabasco, scharfe Gewürze, stark säurehaltige Nahrungsmittel).
- Keine fetthaltigen, luftabschließenden Salben: Im Analbereich liegt Haut auf Haut, es gibt viele Schweißdrüsen (starkes Schwitzen) und die Haut kann durch falsche Pflege oder

Pflegeprodukte okkludieren, regelrecht mazerieren; unter „Luftabschluss" können Keime (z B. Candida) noch schneller zu einer Hautstörung oder Infektion führen.
- Keinen gewöhnlichen Kinderpuder verwenden, dieser setzt sich in der feuchten Analfalte ab und führt durch Konkrementansammlung zu Hautreizungen.
- Inkontinenz-Barriercremes einsetzen, die nicht wie Pasten abdecken und die Hautstruktur nicht verändern.
- Jedes Ekzem (irritativ-toxisches, kontaktallergisches, atopisches Analekzem) abklären, es kann sich um Entzündungen, Allergien, Infektionen, Candida oder IAD (► Abschn. 12.4.4) handeln (► Kap. 8).
- Es können auch Mischinfektionen vorliegen (bakteriell, virusbedingt oder mykotisch). Diese werden mit entsprechenden, am besten wässrigen und alkoholfreien Medikamenten (vorher Abstrich!), ausreichend lang behandelt. Medikamente müssen häufig über das Beschwerdeintervall hinaus (nach Abklingen der Rötung und des Juckreizes, z. B: bei Mykosen) angewendet werden.
- Bei Bedarf individuelles und adäquates Hilfsmittel, wie z. B. saugende Produkte auswählen

Diese Hinweise sind im Beratungsgespräch sehr wichtig, um immer wiederkehrende Infektionen zu vermeiden.

12.4.4 IAD (Inkontinenz-assoziierte Dermatitis)

Früher wurde bei Hautschäden häufig von einer „Windeldermatitis" gesprochen. Dieser Begriff sollte, schon allein um das Wort „Windel" in der Erwachsenenpflege zu vermeiden, nicht mehr benutzt werden (Hayder-Beichel 2013, Mair 2013). Bei Hautschäden nach Kontakt mit Ausscheidungen, wie Entzündungen mit Bläschenbildung (klares Exsudat) oder als Erosion (nässender Hautdefekt) mit Verlust der Barrierefunktion im Genital- und Analbereich, muss immer abgeklärt werden, ob es sich um eine IAD oder einen entstehenden Dekubitus handelt (Junkic-Puntigam 2010).

Erscheinungsbild

Das Erscheinungsbild (Rötung und Blasenbildung) der IAD und des Dekubitus Grad 1 kann sehr ähnlich sein. Deshalb muss durch genaue Diagnostik, Pflegeanamnese und Verwendung von Einschätzungstools aus dem Expertenstandard „Dekubitus" und dem IADIT-D (Inkontinenz-assoziierte Dermatitis Tool in Deutsch, Junkic-Puntigam 2010) unterschieden werden, um welchen Hautschaden es sich handelt. Bei einer IAD ist nachzuprüfen, ob bereits Diagnostik und Therapie oder Interventionen zur Stuhlinkontinenz eingeleitet wurden, ob die verwendeten Hilfsmittel, die Hautpflege und die kontinenzfördernden Maßnahmen geeignet sind oder angepasst werden müssen. Bei einem sich entwickelnden Dekubitus steht zusätzlich die Druckentlastung und Lagerung im Vordergrund.

Grobe Faustregel: Ein Dekubitus braucht immer einen harten Gegendruck (Knochen) zur Entstehung.

Dieses Wissen ist besonders bei der Pflege von Menschen mit „Altershaut", Mobilitätseinschränkungen oder Immobilität wichtig, um eine spezielle Pflege und entsprechende Hilfsmittelauswahl den Bedürfnissen anzupassen und Interventionen nach den Expertenstandards (Dekubitus, Mobilität und ggfs. Förderung der Harnkontinenz) einzuleiten.

Beratung

- Trink- und Ernährungsberatung, ggf. mit Trink-, Ernährungs- und Ausscheidungsprotokoll
- Wirkweise der Nahrungsmittel und Zusammensetzung der Mahlzeiten (Ballaststoffe) prüfen, denn sie können die Ausscheidung (stopfend, zu Durchfällen führend) oder das Hautmilieu verändern. Medikamente und deren Nebenwirkungen werden mit dem Arzt besprochen.
- Das Beratungsgespräch muss einfühlsam erfolgen, denn das Thema ist scham- und tabubelastet. Die Beschwerden werden den pflegenden Bezugspersonen verständlich erklärt (Hayder-Beichel 2013), damit klar ist, warum bei einer Drangsymptomatik (plötzliches Auftreten von Stuhldrang) zeitnah ein Toilettengang folgen muss.

- Bedarfsgerechte Auswahl der geeigneten, erforderlichen Hilfsmittel mit dem Betroffenen und seinen Angehörigen.
- Beratung zu saugenden Produkten: Größe (Passgenauigkeit), Saugstärke (Aufnahmevolumen/Rücknässeschutz), Ausstattung (Qualität), Bewegung/Aktivität und Fixierung und Wechselmöglichkeiten (offene Systeme mit Fixierstreifen kombiniert mit gut sitzenden angepassten Fixierhosen oder falls tatsächlich notwendig Inkontinenzhosen, sog. geschlossene Systeme), Auswahl der Tag- und Nachtversorgung mit Empfehlung des geeigneten Wechselintervalls (Verordnung und Anspruch der Erstattung durch die Krankenkasse ▶ Abschn. 9.7).

Praxistipp

Pants dürfen nicht als Fixierhosen benutzt, also keine zusätzlichen Vorlagen eingelegt werden, da häufig auch das Saugkissen der Pants mit Ausscheidung benetzt ist. Der Versorgungswechsel beinhaltet dann beide Artikel. Diese Versorgungsform ist auch nicht wirtschaftlich und die Kosten werden nicht von der Krankenkasse übernommen (▶ Abschn. 9.7).

» Auch unter dem Kostendruck im Erstattungswesen ist zu berücksichtigen, dass Hilfsmittel nur dann ihren Wert und ihre Bedeutung für den Rehabilitationsprozess einnehmen können, wenn sie unter qualifizierter Beratung eingesetzt werden. Derzeitig werden auf verschiedenen Ebenen Bestrebungen unternommen, damit weiterhin qualitativ hochwertige, erstattungsfähige und individuelle Inkontinenzprodukte für den Betroffenen verfügbar sind. (Laumann 2016)

Diese Entwicklungen und die Erstattungsfähigkeit der Hilfsmittel bedeuten für viele Menschen einen großen Schritt in die selbstbestimmte Eigenständigkeit, einen besseren Umgang mit der Kontinenzstörung und damit eine Steigerung der Lebensqualität.

▪ Zusammenarbeit mit allen Beteiligten

Eine Zusammenarbeit im multiprofessionellen Team ist unentbehrlich, um den Betroffenen von Anfang an bei der Kompensation und Verbesserung der Kontinenzstörung zu unterstützen und um Beeinträchtigungen abzubauen und weitere Verschlechterungen vorzubeugen. Pflegeexperten können die Koordination für den Pflegeprozess einnehmen, wenn die Kompetenzen geklärt, die benötigten Strukturen, Ressourcen und Materialien zur Verfügung stehen (Gruber 2008).

Aufgaben in der Beratung („Sprechstunde") oder nach Entlassung aus der Klinik:

- Entlassungsmanagement oder weitere Versorgung in der Häuslichkeit planen und durchführen
- Bei Bedarf Kontaktvermittlung zu anderen Berufsgruppen und Selbsthilfegruppen
- Betrachtung des sozialen und beruflichen Umfelds (Wiedereingliederung in den Alltag oder ins Berufsleben) mit dem Sozialdienst
- Als langfristiger Ansprechpartner bei Fragen und Problemen fungieren
- Kontakt und Kommunikation mit Krankenkassen

12.5 Kontinenzstörungen bei Stomaträgern

G. Gruber

Für Menschen mit einer Stomaanlage bedeutet eine Kontinenzstörung nicht die „Inkontinenz" durch eine notwendige Harn- oder Stuhlableitung durch das Stoma, sondern die zusätzlich auftretende Inkontinenz.

12.5.1 Sozial-gesellschaftliche Situation der Betroffenen

Kontinenzstörungen der Harnblase oder des Darmes sind mittlerweile die häufigsten Alterserkrankungen in den Industrieländern der westlichen Welt. Inzwischen treten sie häufiger auf als kardiovaskuläre Krankheiten oder Gelenkserkrankungen. Man schätzt, dass über 9 Millionen Betroffene an einer Harn- und/oder Stuhlinkontinenz leiden (Kontinenzgesellschaft 2016).

Das zusätzliche, plötzliche Unvermögen, seine Ausscheidungen kontrollieren zu können, bedeutet für viele Betroffene eine erneute Veränderung im gesellschaftlichen Leben, verbunden mit sozialer Isolation, evtl. auftretenden rezidivierenden Hautproblemen und/oder Harnwegsinfekten. Dabei kann bei älteren Menschen die Selbstversorgung plötzlich gefährdet sein, was zu einer Einschränkung der Lebensqualität führt. Bei jüngeren Betroffenen zieht die Inkontinenz Veränderungen im Berufs- und Privatleben nach sich. Hinzu kommt, dass kompetente Ansprechpartner häufig immer noch nicht flächendeckend bekannt sind oder fehlen. Diese Situation mit allen ihren Facetten stellt ein sozio-ökonomisches Problem dar. Betroffene benötigen professionelle Hilfe, Behandlung und Beratung sowie bedarfsgerechte Betreuung und Versorgung (DNQP 2014).

Diese Entwicklungen stellen enorme Anforderungen an die Pflegenden. Neben dem Erkennen und Einschätzen von Kontinenzstörungen, einer frühzeitigen Pflegeplanung und optimalen Versorgung wird die sektorenübergreifende Zusammenarbeit zwischen Krankenhaus, stationärer Rehabilitation, Ambulanz und Nachsorge immer wichtiger, um die Behandlung/Rehabilitation über den Krankenhausaufenthalt hinaus zu gewährleisten und Versorgungseinbrüche zu vermeiden.

Beeinflusst wird diese Situation auch durch die Veränderungen im Gesundheitswesen, wie z. B. verkürzte Liegezeiten in Akutkliniken und damit verbundene Reduzierung der Möglichkeit, Kontinenzstörungen aufzudecken (Gruber 2008). In den vergangenen Jahren zeigten sich negative Einflüsse in der Versorgungsqualität. Von den Pflegenden wurde vermehrt eine nicht qualitative Versorgung bemängelt. Die wachsenden Anforderungen in der Pflege von Menschen mit Kontinenzstörungen werden eine umfangreiche und differenzierte Qualifizierung der Pflegenden weiter nötig machen (DNQP 2014). Dazu gibt es spezielle Weiterbildungen im Bereich der Kontinenzversorgung (▶ Abschn. 1.4) und es etablieren sich Beckenboden- und Kontinenzzentren sowie spezielle Physiotherapiepraxen (▶ Abschn. 7.3) im niedergelassenen Bereich (Kontinenzgesellschaft 2016).

12.5.2 Prozessphasen

Zur Umsetzung der Anforderungen, Handlungsabfolgen, Zielsetzungen und gewünschten Ergebnisse der Pflege bei Kontinenzstörungen können Pflegeprozesse genutzt werden, um die einzelnen Schritte für die praxisorientierte und bedürfnisorientierte Pflege zu beschreiben (Gruber 2008).

Prozessphasen

I. Erstgespräch (einschätzen der Situation und Vertrauen aufbauen)
II. Pflege und Einschätzung vor Diagnostik, Überleitung zum Arzt (vermeiden, dass Hilfsmittel als Therapie gesehen werden)
III. Pflege und Einschätzung nach erfolgter Diagnostik (therapiebegleitend werden Beratung und/oder auch Hilfsmittel angeboten)
IV. Pflegeplanung
V. Pflegehandlungen
VI. Zusammenarbeit mit Prozessbeteiligten
VII. Evaluation und ggfs. Anpassen des Bedarfs

I. Erstgespräch

Die Informationssammlung ist ein fester Bestandteil des Pflegeprozesses und dient u. a. dazu, die Pflege einzuschätzen und nachvollziehbar zu machen, um eine pflegerische Lösung (z. B. Anleitung, Beratung und Schulung) für den Patienten zu erarbeiten (Sailer 2010). Eine Reihe definierter, voneinander abhängiger Überlegungs-, Entscheidungs- und Handlungsschritte führt zielgerichtet zur Lösung. Hier ist es häufig Aufgabe der Pflegefachkraft oder des Pflegeexperten SKW in einem Erstgespräch, im Rahmen der pflegerischen Anamnese evtl. vorliegende Kontinenzstörungen zu eruieren bzw. erfragen, da nicht selten die Betroffenen diese verschweigen oder bisher nicht öffentlich machen konnten (Hayder-Beichel 2013). Oft werden Kontinenzstörungen als „Zufallsbefund" im Gespräch ermittelt. Aus pflegerischer Sicht bieten sich für dieses Gespräch standardisierte Fragebögen an, um ein weitestgehend einheitliches Ergebnis zu ermitteln.

II. Pflege und Einschätzung vor Diagnostik, Überleitung zum Arzt

Vor Einleitung der Pflegehandlungen sollte immer geklärt werden, ob bereits eine medizinische Diagnostik der vorliegenden Kontinenzstörung erfolgte, um dann die entsprechenden pflegerischen Maßnahmen zu planen. Falls die Diagnostik nicht zeitnah durchgeführt wurde, ist diese mit dem Arzt einzuleiten. Die Rehabilitation des Betroffenen mit Kontinenzstörung erfordert ein interdisziplinäres Zusammenspiel im Krankenhaus, in der Rehabilitationseinrichtung und im ambulanten Bereich, die sich in ihren verschiedenen fachspezifischen Kenntnissen und Fertigkeiten ergänzen.

Eine endgültige Hilfsmittelauswahl ohne vorhergehende Diagnostik ist eine rein „symptomatische" Pflege.

III. Pflege und Einschätzung nach erfolgter Diagnostik, Zielsetzung der Pflegeplanung

Nach erfolgter Diagnostik werden mit dem Betroffenen mögliche Therapien und pflegerische Maßnahmen besprochen, angeboten und nach Prioritäten geplant, z. B.:

- Hautinspektion und bei Bedarf Hautpflege
- Auswertung des Miktionsprotokoll und Besprechen der daraus resultierenden pflegerischen Interventionen
- Auswahl, Beratung, Anleitung oder Schulung der vorläufigen Maßnahmen und Versorgung (Hilfsmittel)
- Ermitteln der Bedürfnisse unter Berücksichtigung des psychosozialen Umfeldes
- Einbezug der Angehörigen

Dieses Vorgehen bietet ein zielgerichtetes Vorgehen unter Berücksichtigung der individuellen Probleme, Ressourcen und Fähigkeiten des Betroffenen und seines Umfeldes. Die Interventionen/Maßnahmen können evaluiert, im Zusammenhang beurteilt und mögliche Wechselwirkungen erkannt werden.

IV. Pflegeplanung

Die Pflegeplanung ist dynamisch und zyklisch. Bei Abweichungen zum momentanen Ergebnis oder gesteckten Ziel muss der Prozess überprüft und ggf. neu definiert oder durchlaufen werden. Ziel ist eine kontinuierliche, bedarfsgerechte Umsetzung des Maßnahmenplans (► Kap. 2).

V. Pflegehandlungen

Die Pflegefachkraft muss möglichst alle relevanten Therapien und vorhandenen Materialien und Interventionsmöglichkeiten kennen (DNQP 2014). Dies erlaubt es, auch über die momentanen Versorgungsmöglichkeiten hinaus Auskunft zu geben, um patientenorientierte Lösungen anbieten zu können. Dieses Wissen trägt auch zum geforderten ökonomischen Handeln in der Pflege bei.

Begleitend oder ergänzend zur Therapie und Pflege können Maßnahmen wie Hautpflege und Aufklärung zum Schutz der Haut, Toilettentraining, Beckenbodentraining, intermittierender Katheterismus und die Ausstattung mit saugenden oder ableitenden Inkontinenzhilfsmitteln zur Kompensation der Kontinenzstörung für den Betroffen in Frage kommen (DNQP 2014). Patienten müssen in der Klinik, in der Ambulanz und darüber hinaus in der Häuslichkeit in ihrem Gebrauch angeleitet werden.

Da die derzeitige Versorgungssituation, bedingt durch Ausschreibungen einiger Krankenkassen, nicht immer qualitativ und quantitativ ausreichend ist, sollten die Patienten vermehrt darauf hingewiesen werden, wer ihr direkter Ansprechpartner bei der Krankenkasse ist.

Psychosoziale Betreuung

Zusätzlich zu diesen sehr spezifischen Pflegehandlungen sollten psychosoziale Aspekte in die Behandlungskonzepte einfließen. Zur Förderung der Selbstständigkeit und Selbstbestimmung des Betroffenen dienen weitere Informationen zur eigentlichen Krankheitsentstehung sowie zu Einflussfaktoren auf die Kontinenzstörung und prophylaktische Maßnahmen. Auch Hinweise, dass nicht nur das persönliche Verhalten, sondern auch das Umfeld (Lage und Ausstattung der Toilettenräume im häuslichen Umfeld) oder gesellschaftliche Strukturen Einfluss auf die Kontinenzstörung haben, können zur besseren Krankheitsbewältigung beitragen. Um Ressourcen der Betroffenen zu mobilisieren oder neue Anforderungen zu bewältigen, ist es sinnvoll, die

Informationen durch Anleitungen, Beratungen oder auch Schulungen zu ergänzen.

Kontrolle und Korrektur der Versorgung

Die benötigte Anleitung, Schulung und Beratung im Gebrauch der Hilfsmittel werden von Pflegeexperten und Physiotherapeuten mit dem Betroffenen durchgeführt. Um den individuell notwendigen Bedarf an Versorgungsartikeln/Hilfsmitteln nach der Entlassung oder im kontinuierlichen Verlauf abzudecken, müssen die im multidisziplinären Team beteiligten Ärzte und Pflegefachkräfte die nötigen Produkte kennen und über die gültigen Erstattungsmodalitäten informiert sein (DNQP 2014), um Produktverordnungen möglichst ohne wirtschaftliche Aufzahlung zu ermöglichen (Laumann 2016). Die Versorgung ist dem Therapieverlauf als auch den Veränderungen der Ressourcen des Betroffenen kontinuierlich anzupassen. Wünscht der Betroffene darüber hinaus zusätzliche, nicht im Leistungskatalog der Krankenkassen gelistete Hilfsmittel, wird er informiert, dass er diese in Eigenleistung erhalten kann oder eine wirtschaftliche Zuzahlung leisten müsste (▶ Abschn. 9.7).

Die Dokumentation und Überprüfung der Maßnahmen tragen dazu bei:

- eine auf die Bedürfnisse des Betroffenen angepasste professionelle, systematische, aktualisierte Pflege nachzuweisen,
- die Sicherung der Kontinuität und Organisation der Pflege übersichtlich, konkret und vollständig im Verlauf darzustellen,
- die Kommunikation auch an Schnittstellen zu ermöglichen,
- die pflegerische Dienstleistung intern und extern dazustellen,
- Informationen für das Personal- oder Verwaltungscontrolling bereitzustellen und
- die pflegerische Leistung auch im Rechtsfall nachzuweisen.

Wirkung der Pflegehandlung (Evaluation)

Die Pflegemaßnahmen werden gemeinsam mit dem Betroffenen besprochen und beurteilt, um ihre Wirkung zu bewerten. Bestehende Mängel und deren Ursachen können erkannt werden, somit ist eine Basis für entsprechende Korrekturen vorhanden. Unter Einbeziehung des Betroffenen kann die Zielsetzung angepasst oder ggf. neu formuliert werden.

VI. Zusammenarbeit mit Prozessbeteiligten

Von Beginn an, d. h. von der Einschätzung der Kontinenzstörungen bis hin zur Diagnostik und Therapieplanung, arbeiten Teammitglieder des multiprofessionellen Teams eng zusammen, um die Kontinenz zu fördern, zur Kompensation der Kontinenzstörung beizutragen und Beeinträchtigungen des Betroffenen zu vermeiden. Ziel sollte sein, möglichst standardisiert vorzugehen, um einen hohen Akzeptanzgrad bei allen Beteiligten zu erreichen.

Die Pflegeexperten SKW und spezialisierte Pflegefachkräfte werden aufgrund ihrer Nähe zum Betroffenen eine Koordinationsfunktion im Prozess einnehmen können. Inhalte der Zusammenarbeit mit allen Prozessbeteiligten:

- Absprache und Austausch mit dem behandelnden Arzt und Fachärzten
- Absprache sowie Mitarbeit im multidisziplinären Team
- Planung und Durchführung eines Entlassungsmanagements; Durchführung von **Entlassungsplänen** (§ 39, Abs. 1a SGB V) und Expertenstandards (DNQP 2009)
- Kontaktvermittlung zu anderen Berufsgruppen und Selbsthilfegruppen
- Betrachtung des sozialen und beruflichen Umfelds (Wiedereingliederung) mit dem Sozialdienst
- Langfristiger Ansprechpartner bei Fragen und Problemen sein, z. B. Anbieten einer Sprechstunde
- Mitarbeit in der Fort- und Weiterbildung, Anleitung von Krankenpflegepersonal sowie Unterricht für Auszubildende, Zusammenarbeit mit Mentoren
- Gutachtertätigkeit
- Kontakt und Kommunikation mit Krankenkassen
- Kontakt zur Industrie; Hinweise zur Weiterentwicklung der Produkte

Bei der prozessorientierten Arbeit ist es wichtig, Zuständigkeiten der jeweiligen Berufsgruppen und deren Aufgabenfelder sowie Assessment-Instrumente zu definieren und transparent zu machen. Dies unterstützt die benötigte Form der Dokumentation und Informationsübermittlung. Prozessdarstellungen, wie deren Kern-, Management- und Hilfsprozessdarstellungen, werden die hierarchischen Strukturen bzw. die bisherigen Organisationsstrukturen ablösen, um prozess- und bedarfsorientiert zu arbeiten.

Besonders bei Verlegungen innerhalb einer Einrichtung sowie beim Übergang vom stationären in den poststationären Bereich können Versorgungseinbrüche auftreten oder sich manifestieren und zu unnötiger Belastung der Betroffenen oder deren Angehörigen führen (DNQP 2009). Diese Situation eröffnet dann den sogenannten Drehtüreffekt, d. h. erneute Einweisung oder wieder beginnende Diagnostik und Behandlung. Werden im fragmentierten Bereich des Gesundheitswesens interdisziplinäre sowie multiprofessionelle Ansätze und nach der Entlassung auch einrichtungs- bzw. sektorenübergreifende Versorgungsmöglichkeiten im Gesundheitssystem angestrebt, kann ein bedarfsorientiertes Netzwerk einen wesentlichen Beitrag zur Verbesserung der Situation von Menschen mit Kontinenzstörungen beitragen.

Die Persönlichkeit, die Wünsche sowie der Schutz individueller Daten sind im Interesse des Betroffenen zu berücksichtigen!

Inkontinenz ist in den vergangenen Jahren aus dem Tabubereich herausgetreten. In der Öffentlichkeit wird heute offen über Inkontinenz, deren Diagnostik, Therapie und Versorgung gesprochen (Kontinenzgesellschaft 2016). Diese Entwicklungen und die Erstattungsfähigkeit der die Therapie ergänzenden Hilfsmittel bedeuten für viele Betroffene einen großen Schritt in die selbstbestimmte Eigenständigkeit, einen besseren Umgang mit der Kontinenzstörung und somit eine Steigerung der Lebensqualität. Informationen zu „Netzwerken vor Ort" stellen für viele Betroffene und Betreuende eine Anlauf- oder Koordinationsstelle dar, um Informationen und kompetente Ansprechpartner für die Behandlung bei Kontinenzstörungen und Selbsthilfe zu erhalten.

12.5.3 Fazit

Unter dem Kostendruck im Erstattungswesen muss berücksichtigt werden, dass Hilfsmittel nur dann ihren Wert und ihre Bedeutung für den Rehabilitationsprozess einnehmen können, wenn sie qualitativ hochwertig, erstattungsfähig und individuell für den Betroffenen verfügbar sind. Diese Voraussetzung trägt dazu bei, Einschränkungen in der Pflege, im Versorgungsprozess und in der Rehabilitation entgegenzuwirken. Aktuelle Informationen zu „mehr Qualität, mehr Transparenz: Vorschläge für eine bessere Hilfsmittelversorgung" finden sich im Positionspapier des Patientenbeauftragten und Pflegebevollmächtigten der Bundesregierung (Laumann 2016).

Literatur

Literatur zu 12.1

Ahnis, A. (2009). Bewältigung von Inkontinenz im Alter: Subjektives Belastungserleben, Krankheitsverarbeitung und subjektives Wohlbefinden bei alten Menschen mit Harn- und Analinkontinenz (1. Aufl.). Bern: Verlag Hans Huber.

AWMF(Arbeitsgemeinschaft der Wissenschaftlichen Medizinischen Fachgesellschaften) (2009). Harninkontinenz: S2-Leitlinie, Registernr. 084 - 001. Leitlinien der Deutschen Gesellschaft für Geriatrie. http://www.awmf.org/uploads/tx_szleitlinien/084-001_S2_Harninkontinenz_09-2009_09-2014.pdf

Beeckman, D., Schoonhoven, L., Verhaeghe, S., Heyneman, A., & Defloor, T. (2009). Prevention and treatment of incontinence-associated dermatitis: literature review. J Adv Nurs, 65(6): 1141–1154.

Cottenden,A., Blizz, D.Z., Buckley, B., et al. (2009). Management Using Continence Products. In P. Abrams, L. Cardozo, & S. W. A. Khoury (Eds.), Incontinence. 4th International Consultation on Incontinence. 2009 ICI Book (4th ed., pp. 1519–1644). Paris: EDITIONS 21.

DNQP (2014): Expertenstandard Förderung der Harnkontinenz in der Pflege. 1. Aktualisierung 2014. Deutsches Netzwerk zur Qualitätsentwicklung in der Pflege. Osnabrück, 2014.

DuBeau, C. E., Kuchel, G. A., Johnson, T., et al. (2009). Incontinence in the Frail Elderly. In P. Abrams, L. Cardozo, & S. W. A. Khoury (Eds.), Incontinence. 4th International Consultation on Incontinence. 2009 ICI Book (4th ed., pp. 961–1024). Paris: EDITIONS 21.

Dumoulin, C., & Hay-Smith, J. (2010). Pelvic floor muscle training versus no treatment, or inactive control treatments, for urinary incontinence in women. Cochrane Database of Systematic Reviews

EAU (European Association of Urology) (2012). Guidelines on Urinary Incontinence (Vol. 18). http://www.uroweb.org/gls/pdf/18_Urinary_Incontinence_LR_1%20October%20 2012.pdf

Gray, R.E.; Fitch, M.; Phillips, C.; Labrecque, M.; Fergus, K. (2000): Managing the impact of illness: The experience of men with prostate cancer and their spouses. Journal of Health Psychology 5, (4): 531–548

Gray, M., Beeckman, D., Bliss, D. Z., et al. (2012). Incontinence-associated dermatitis: a comprehensive review and update. J Wound Ostomy Continence Nurs, 39(1): 61–74.

Hartmann-Eisele, S.; Kuno, E.; Müller, M. (2014): Kategorisierung der Harninkontinenz. IN: Deutsches Netzwerk für Qualitätsentwicklung in der Pflege (DNQP). Expertenstandard – Förderung der Harnkontinenz in der Pflege. 1. Aktualisierung, 2014, 46–48.

Hayder, D. (2012). The effects of urinary incontinence on sexuality: Seeking an Intimate Partnership. J Wound Ostomy Continence Nurs, 39(5): 539–544.

Hayder-Beichel, D.; Kramß, D. (2013): Sexualität und Partnerschaft – Ein tabuisiertes Beratungsfeld der professionellen Pflege. In: Hayder-Beichel, D. (Hsrg). Interdisziplinäre Kontinenzberatung: Patientenorientierte Pflege, Medizin und Therapie. Stuttgart: Kohlhammer, 106–119

Hayder, D., & Schnepp, W. (2009). Wie Betroffene und pflegende Angehörige den Alltag mit Harninkontinenz gestalten. Pflege und Gesellschaft, 14(4): 343–361.

Hinchliff S.; Gott M. (2004): Intimacy, commitment, and adaptation: Sexual relationships within long-term marriages. Journal of social and personal relationships, 21(5): 595–609

Hay Smith, J. (2009a). Adult Conservative Management. In P. Abrams, L. Cardozo, & S. W. A. Khoury (Eds.), Incontinence. 4th International Consultation on Incontinence (4th ed., pp. 1025–1120). Paris: EDITIONS 21.

Imamura, M., Abrams, P., Bain, C., Buckley, B., Cardozo, L., & Cody, J. e. a. (2010). Systematic review and economic modelling of the effectiveness and cost-effectiveness of non-surgical treatments for women with stress urinary incontinence. Health Technol Assess, 14(40): 1–188

Jukic-Puntigam, M., Steininger, A., Urban, W., & Müller, G. (2011). Die Interrater-Reliabilität des deutschsprachigen Perinealen Assessment Tools (PAT-D): Ein Instrument zur Risikoerfassung der Inkontinenzassoziierten Dermatitis (IAD). Pflegewissenschaft, 13(11): 590–596.

Kasparek, M.S. 2015. Komplikationen und deren Management. In: M. E. Kreis, Hrsg. Moderne Chirurgie des Rektumkarzinoms. Berlin: Springer Verlag.

NCGC (National Clinical Guideline Center) (2012). Urinary incontinence in neurological disease: management of lower urinary tract dysfunction in neurological disease. Methods, evidence and recommendations (Clinical Guideline 148). London: National Clinical Guideline Centre. http://www.nice.org.uk/nicemedia/live/13855/60375/60375.pdf.

NICE (National Institute for Health and Clinical Excellence) (2006). Urinary incontinence: the management of urinary incontinence in women. National Collaborating Centre for Women's and Children's Health (Clinical Guideline 40). London: RCOG Press. http://www.nice.org.uk/nicemedia/live/10996/30281/30281.pdf.

SIGN (Scottish Intercollegiate Guidelines Network) (2004). Management of urinary incontinence in primary care: A national clinical guideline (clinical guideline 79). Edinburgh. www.sign.ac.uk/pdf/sign79.

Steininger, A., Jukic-Puntigam, M., Urban, W., & Müller, G. (2011). Übersetzung, Anpassung Prüfung der Inhaltsvalidität des Übersetzung, Anpassung und Prüfung der Inhaltsvalidität des Instruments „Perineales Assessment Tool" (PAT). procare, 16(4): 3–8.

Literatur zu 12.2 bis 12.5

DNQP (2009). *Expertenstandard Entlassungsmanagement in der Pflege*. [Online] Available at: http://www.wiso.hs-osnabrueck.de/fileadmin/users/774/upload/ExpertenstandardEntlassungsmanagement_Akt.pdf [Zugriff am 14. Mai 2014].

DNQP (2014). *Expertenstandard Förderung der Harnkontinenz in der Pflege*. Osnabrück: s.n.

Enders, G. (2014). *Darm mit Scharm*. 17. Auflage Hrsg. Berlin: Ullstein Buchverlage GmbH.

Fürst, A. (2015). Rekonstruktionsmöglichkeiten nach tiefer Rektumresektion. In: K. M. E., Hrsg. Moderne Chirurgie des Rektumkarzinoms. Berlin: Springer Verlag, p. 139.

Geile, D. (2010). Einschränkung der Schließmuskelfunktion, Stuhlinkontinenz als Operationsfolge. *ILCO-Praxis*, April.

Gruber, G. (2008). Menschen mit Kontinenzstörungen Prozess-Phasen der Versorgung. *Pro Care*, Issue 05/2008.

Hayder, D., Kuno, E. & Margit, M. (2012). *Kontinenz - Inkontinenz - Kotninenzförderung*. Bern: Verlag Hans Huber.

Hayder-Beichel, D. (2013). Harninkontinenz - Sicht der Betroffenen und pflegenden Angehörigen. In: D. Hayder-Beichel, Hrsg. *Interdisziplinäre Kontinenzberatung*. Stuttgart: W. Kohlhammer GmbH.

Junkic-Puntigam, M. et al. (2010). Risikoerfassungs- und Klassifizierungsintrumente für Inkontinenz Assozierte Dermatitis (IAD). *Pflegewissenschaft*, Issue 10.

Kasparek, M. S. (2015). Komplikationen und deren Management. In: M. E. Kreis, Hrsg. *Moderne Chirurgie des Rektumkarzinoms*. Berlin: Springer Verlag, p. 191.

Kontinenzgesellschaft, D. (2016). *http://www.kontinenz-gesellschaft.de/Stuhl-Inkontinenz.29.0.html*. [Online]

Available at: http://www.kontinenz-gesellschaft.de/Stuhl-Inkontinenz.29.0.html [Zugriff am 23. Januar 2016].

Laumann, K.-J. (2016). *Patientenbeauftragter der Bundesregierung für die Belange der Patientinnen und Patienten sowie Bevollmächtigter der Pflege*. [Online] Available at: http://www.patientenbeauftragter.de/images/positionspapiere/20160220_Positionspapier_Hilfsmittelversorgung.pdf [Zugriff am 31. März 2016].

Mair, D. (2013) Beratungsbedarf bei Stuhlinkontinenz: Basisassessment und Management. In: D. Hyder-Beichel, Hrsg. *Interdisziplinäre Kontinenzberatung Patientenorientierte Pflege, Medizin und Therapie*. Stuttgart: Kohlhammer Verlag, p. 152.

Sailer, M. (2010). Patientenedukation. In E.-M. Panfil, & G. Schröder (Hrsg.), Pflege von Menschen mit chronischen Wunden - Lehrbuch für Pflegende und Wundexperten. Bern: Verlag Hans Huber

Smola, H. (2008). Inkontinenz assoziierte Hauterkrankungen und allgemeine Hautfunktionsstörungen bei älteren Menschen. *Damit Inkontinenz die Haut unberührt lässt - Minilexikon „Hauterkrankungen und -funktionsstörungen"*, Dezember.

Serviceteil

G. Gruber (Hrsg.), *Ganzheitliche Pflege bei Patienten mit Stoma,*
DOI 10.1007/978-3-662-48429-6

Liste wichtiger Internet-Adressen

Arbeitsgemeinschaft deutscher Tumorzentren	http://www.tumorzentren.de/
AWMF (Arbeitsgemeinschaft der Wissenschaftlichen Medizinischen Fachgesellschaften e. V.; Leitlinienprogramm)	http://www.awmf.org/leitlinien/leitlinienprogramme.html
BMG (Bundesministerium für Gesundheit), Krankenhausstrukturgesetz	http://www.bmg.bund.de/themen/krankenversicherung/krankenhausstrukturgesetz.html
BMG (Bundesministerium für Gesundheit),, Pflegestärkungsgesetz II	http://www.bmg.bund.de/themen/pflege/pflegestaerkungsgesetze.html
bvkm (Bundesverband für körper- und mehrfachbehinderte Menschen e. V.	http://bvkm.de/
BVMed (Bundesverband Medizintechnologie)	https://www.bvmed.de/
DBfK (Deutscher Berufsverband für Pflegeberufe)	https://www.dbfk.de/de/index.php
Deutsche Gesellschaft für Palliativmedizin	http://www.wegweiser-hospiz-palliativmedizin.de/
Deutsche ILCO e. V. (Selbsthilfevereinigung für Stomaträger und Menschen mit Darmkrebs)	https://www.ilco.de/leben-mit-stoma-und-darmkrebs.html
Deutsche Kontinenz Gesellschaft e. V.	http://www.kontinenz-gesellschaft.de/Startseite.2.0.html
Deutsche Krebshilfe	http://www.krebshilfe.de/nc/startseite.html
Deutsches Krebsforschungszentrum – Krebsinformationsdienst, Beratungsstellen	https://www.krebsinformationsdienst.de/
DKG (Deutsche Krebsgesellschaft e. V.) Erhebungsbögen	https://www.krebsgesellschaft.de/deutsche-krebsgesellschaft/zertifizierung/erhebungsboegen.html
DNQP (Deutsches Netzwerk für Qualitätsentwicklung in der Pflege)	https://www.dnqp.de/de/
DRV Bund (Deutsche Rentenversicherung Bund)	http://www.deutsche-rentenversicherung.de/Bund/de/Navigation/0_Home/home_node.html
EAUN (European Association of Urological Nurses)	http://nurses.uroweb.org/nurses/guidelines/
Fachgesellschaft Stoma Kontinenz Wunde e. V.	http://www.fgskw.org/gesellschaft.php
Forum Gesundheitsziele Deutschland	http://gesundheitsziele.de/
G-BA (Gemeinsamer Bundesausschuss)	https://www.g-ba.de/
GK-V Spitzenverband (zentrale Interessenvertretung der gesetzlichen Kranken- und Pflegekassen in Deutschland, z. B. für Hilfsmittel)	https://www.gkv-spitzenverband.de/
Institut für Qualität und Wirtschaftlichkeit im Gesundheitswesen	https://www.iqwig.de/
KID (Krebsinformationsdienst)	https://www.krebsinformationsdienst.de/
KOK (Konferenz der Onkologischen Krankenpflege und Kinderkrankenpflege)	https://www.kok-krebsgesellschaft.de/
Komplementäre Behandlungsmethoden bei Krebserkrankungen (Bundesministerium für Gesundheit und Frauen Sektionen Gesundheit)	http://www.bmgf.gv.at/home/Gesundheit/Medizin/Komplementaer_Alternativmedizin/Komplementaermedizin_komplementaere_Methoden/
KRINKO (Kommission für Krankenhaushygiene und Infektionsprävention)	http://www.rki.de/DE/Content/Kommissionen/KRINKO/krinko_node.html
Kurzdarmsyndrom	http://www.koordination-kurzdarmsyndrom.de/
Selbsthilfe Kurzdarmsyndrom	http://www.koordination-kurzdarmsyndrom.de/aktuelles/selbsthilfe-kurzdarmsyndrom.htm
	http://www.koordination-kurzdarmsyndrom.de/artikel/praktische-ernaehrungs-tipps.htm

Onkozert	http://www.onkozert.de/index.htm
Deutscher Hospiz- und Palliativverband e. V.	www.dhpv.de
Wegweiser Hospiz und Palliativmedizin	www.wegweiser-hospiz-palliativmedizin.de
REHADAT (Zentrales Informationsangebot zur beruflichen Teilhabe von Menschen mit Behinderung)	http://www.rehadat.info/de/ueber-uns/index.html
Robert-Koch-Institut	http://www.rki.de/DE/Content/Institut/OrgEinheiten/orgeinheiten_node.html
Selbsthilfe-Bund Blasenkrebs e. V.	http://www.blasenkrebs-shb.de/
SGB V (Sozialgesetzbuch V unter Bundesministerium für Justiz und Verbraucherschutz)	https://www.gesetze-im-internet.de/sgb_5/
Sozialverband VdK Deutschland e. V.	http://www.vdk.de/deutschland/
Stoma-Welt.de Das Selbsthilfeportal für Stomaträger	http://www.stoma-welt.de/
Reisezertifikat	http://www.stoma-welt.de/pdf/travel_certificate.pdf
Weiße Liste (Krankenhaus- und Pflege-Suche der Bertelsmann Stiftung)	https://www.weisse-liste.de/de/krankenhaus/krankenhaussuche/
WHO (World Health Organization)	http://www.who.int/en/
CBF (Club Behinderter und ihrer Freunde in Darmstadt und Umgebung e.V.) Euro-Toilettenschlüssel	http://www.cbf-da.de/
Deutsche Morbus Crohn/Colitis ulcerosa Vereinigung e. V.	https://www.dccv.de/
AG GGUP – Gynäkologie Geburtshilfe Urologie Proktologie- im Deutschen Verband für Physiotherapie ZVK e.V.	http://www.ag-ggup.de/
Dkfz -Deutsches Krebsforschungszentrum - Krebsinformationsdienst	https://www.dkfz.de/de/index.html
UPD –Unabhängige Patientenberatung Deutschland	https://www.patientenberatung.de/de
Sozialverband Deutschland e. V.	https://www.sovd.de/sozialberatung.0.html
Infonetz-Krebs der Deutschen Krebshilfe e. V.	www.infonetz-krebs.de

Sponsoren

Ein herzlicher Dank für die Unterstützung, dass dieses Buch in diesem Umfang und farbig gestaltet werden kann, geht an:

Coloplast GmbH
Stoma, Kontinenz, Wunde und Urologie
service@coloplast.com
www.coloplast.de

ConvaTec (Germany) GmbH
Stoma, Kontinenz, Wunde
Convatec.servicede@convatec.com
www.convatec.de

Eakin GmbH
Stoma-, Wund- und Fistelversorgung
info@eakin.de
www.eakin.de

FOR LIFE GmbH
Stoma-, Inkontinenz- und Trachestomaversorgung
Stoma: mail@forlife.info
Inko-, Tracheostoma: mail@forlife-produkte.de
www.forlife.info

Hollister Incorporated
Stoma, Kontinenz Critical Care
beratungsteam@hollister.com
www.hollister.com

Marlen Europe
Stomaversorgung
info@marleneurope.eu
www.marleneurope.de

Nationale Gesundheits-Akademie NGA GmbH
Veranstaltungen, Seminare für Pflege, Ärzte, Fachpersonal und Study Nurses im Gesundheitswesen
info@ng-akademie.de
http://www.ng-akademie.de

OxMed International GmbH
Stomaversorgung
info@oxmed.de
www.ox-med.de

PAUL HARTMANN AG
Inkontinenzversorgung und Hautpflege
info@hartmann.info
www.hartmann.de

SCA Hygiene Products Vertriebs GmbH
Kontinenzversorgung und Hautpflege
info.tena@sca.com
www.sca.com

KCM Konzeptionelles Care Management GmbH
info@kcm-versorgt-sie.de
http://www.kcm-versorgt-sie.de/

Lamed Vertriebsgesellschaft mbH
Wundversorgung, Hämostase
info@lamed.de
www.lamed.de

WEGIMED GmbH
Stoma-, Kontinenz- und Wundversorgung
info@wegimed.de
www.wegimed.de

Stichwortverzeichnis

A

B

F

H

I

J

K

L

M

Q

R

S

T

U

Z